JN458036

제2판

생명윤리

고영주 김동운 김선화 남지란 문경희 민계식 유 민
육미경 이원유 정귀남 정미현 주영희 최영아 공저

정문각 JMK

머리말

지난 2018년, 21세기 의료 환경의 변화와 생명과학기술의 급속한 발달로 생명윤리 논쟁이 가히 혁명적으로 전개되고 있고, 철학분야에서도 생명철학이나 생태철학이 핵심 연구주제가 되고 있으며, 생명 관련 보건의료 전문직업인이나 생명과학을 연구하는 생명공학자들도 윤리적 차원에서의 인간 존엄성과 관련된 딜레마를 깊이 성찰해야 할 상황에서 "생명윤리"첫 판을 출간하였다.

그동안 짧은 기간이었지만 2019년에는 헌법재판소에서 낙태와 관련된 형법 제269조 제1항(자가낙태죄)과 제270조 제1항(의사낙태죄)에 대한 헌법불합치 결정을 내렸으며, 줄기세포, 유전자치료, 이종이식 연구 등에 관한 특별법인「첨단재생의료 및 첨단바이오의약품 안전 및 지원에 관한 법률」이 제정되기도 하였다.

이러한 변화는 이 책에 포함된 주된 내용인 제4장 유전공학과 생명복제, 제5장 출생과 관련된 낙태(인공임심중절) 문제와 밀접한 관련이 있어서 개정의 필요성이 대두되었다. 따라서 이 책의 전면개정에 앞서 이러한 추세를 반영하기 위하여 우선 이들 변화된 내용 위주로 개정하여 두 번째 판을 내놓게 되었다.

생명과학과 기술공학의 놀라운 발전과 의료기술의 혁신 속에서 환자와 가족들의 의료행위에 대해 알권리와 자기결정권 존중에 대한 권리 의식이 높아지고 있고, 동시에 의료사고에 따른 의료분쟁도 급격히 늘어나고 있다. 또한, 인간생명을 다루는 의료현장에서도 다양하면서도 새로운 윤리적 딜레마에 직면하게 된다. 전문 직업인인 의사나 간호사가 임상현장에서 인간의 존엄성과 생명의 기본권을 존중하기 위해서는 윤리적 갈등에 직면했을 때 윤리적 의사결정을 할 수 있어야 한다. 따라서 인간생명과 관련된 전문직의 윤리를 실천하고 사회에서 요구되는 전문직에 대한 의무와 책임을 다 할 수 있도록 건전한 가치관 확립이 매우 중요하기 때문에 이 책을 집필하게 된 이유이기도 하였다.

두 번째 판에서도 첫판의 형식을 그대로 유지하였다. 제1장에서는 생명윤리와 전문직 윤리에 대한 개념을 통해서 윤리와 도덕에 대하여 이해할 수 있도록 하였으며, 제2장에서는 윤리이론을 통하여 윤리적으로 사고할 수 있는 방법과 그것의 규범이 되는 윤리이론, 즉 생명윤리는 철학 내의 전통적 윤리이론으로서의 규범윤리나 덕 윤리에 대한 이론적 이해를 전제로 하기 때문에 공리주의와 의무론이 담긴 행위의 보편적 규범이나 덕 윤리, 여성주의윤리, 배려윤리 등에 대한 이해를 통해서 인간의 존엄성, 죽음, 인격 등에 대한 개념적 이해를 할 수 있도록 하였으며, 제3장에서는 생명에 관련된 생명윤리에 대한 이해를 돕도록 생명윤리의 원칙 및 규칙에 대하여 사례를 제시하여 비판적 성찰을 통해 윤리적 의사결정을 할 수 있는 능력을 갖도록 하였다. 제4장에서는 생명과학의 발달로 인한 생명윤리 문제 중 이슈가 되는 문제, 즉 유전공학과 생명복제 문제에 대한 주제를 다루면서 인간의 존엄성과 자율성 등을 보장하기 위한 윤리적 의사결정 방법과 윤리적으로 사고하고 실천할 수 있는 기회를 제공하고자 하였으며, 제5장에서는 인간생명 시작과 관련된 이슈로 인공임신중절 등에 관련된 쟁점을 통하여 인간의 존엄성을 이해할 수 있는 생명의료윤리의 문제점들을 다루었으며, 제6장에서는 인간답게 죽을 권리와 죽음에 대한 기준, 즉 의료기술의 개입에 의한 새로운 죽음의 유형이나 죽음의 선택과 관련된 안락사, 자살 등에 대한 윤리적 접근법에 대하여 살펴보았으며, 제7장에서는 죽음에 대한 생명윤리 문제로 치료중단 문제, 존엄사, 뇌사 문제 등에 대하여 심도 있는 논의를 통해 당면할 윤리적 문제를 살펴보고 이에 대한 윤리적 판단을 할 수 있도록 하였으며, 말기암 환자에 대한 쟁점을 통하여 인간다운 죽음에 대한 생명윤리에 대하여 심도 있게 접근할 수 있도록 하였다.

이와 같이 오늘날 생명윤리 문제가 대두되고 있는 보건의료현장이나 다양한 실무현장에서 일어날 수 있는 인간생명과 관련된 도덕적 딜레마 상황에서 윤리적 의사결정을 할 수 있도록 전문 직업인으로서의 바람직한 자세와 건전한 윤리적 가치관을 가질 수 있도록 하는 데 목적을 두고 이 책의 내용을 구성하였다.

이 책의 특징은 생명윤리와 관련된 문제들을 주제별로 논의를 통하여 윤리적 · 법적 딜레마에 직면했을 때 윤리적 질문에 대하여 바람직하게 해결할 수 있는 비판적 성찰을 통한 접근을 모색하도록 하여 스스로 문제를 해결할 수 있는 능력을 함양하도록 한 것에 있다.

이 책을 통해서 생명윤리와 윤리이론을 이해하고 직업인으로서 자긍심을 높이고 윤리적으로 사고하고 실천하는 방법을 익혀서 업무 현장에서 직면하게 되는 윤리적, 법적 문제에도 건전하게 대처할 수 있는 전문 직업인으로 성장하는 데 초석이 되고, 생명공학을 다루는 학도들과 전문 직업윤리를 필요로 하는 보건의료인들에게 도움이 되기를 바란다.

이번 개정판에서는 유전공학과 생명복제 및 출생과 관련된 문제 위주로 개정작업이 이루어졌지만, 다음에 개정할 때에는 독자분들의 다양한 의견을 수렴하고 변화된 최신 지견 및 생명윤리 관련 정책 등을 종합적으로 반영하여 수정 보완할 것이다.

끝으로 이 책이 나오기까지 애써주신 JMK 사장님 이하 임직원들께 감사를 드리며, 특히 편집부 직원들의 아낌없는 지원과 노력에 감사드린다.

2021년 1월

집필자 일동

차 례

07 말기환자 간호 >> 161

부록 >> 187

찾아보기 >> 278

chapter

01 생명윤리와 전문직 윤리

학습목표

1. 윤리의 기본적인 개념을 이해할 수 있다.
2. 윤리학의 종류를 열거할 수 있다.
3. 생명윤리를 이해할 수 있다.
4. 직업윤리를 이해할 수 있다.

1. 윤리와 도덕

윤리와 도덕을 거의 같은 뜻으로 사용하고 있으나 윤리(倫理)는 옳은 마음가짐과 옳은 행실이 표준으로 사람이 그 사회적 관계, 즉 인간관계에 있어서 지켜야 할 도리와 규범이며, 사람이 살아가는 동안 각자가 각기의 입장에서 지켜야 할 의무이행의 내용적인 기준이라고 할 수 있다. 즉 인간과 인간의 관계를 다스리는 실제적인 도덕규범의 총체이다. 윤리는 내적으로는 품성, 양심, 인격 등과 관련을 가지고 있으나 외적으로 나타나는 표준이나 형태에 있어서는 그 시대, 그 사회의 풍습, 예의 또는 전통, 생활양식과 문화수준, 그리고 시대적인 영향과 사회적, 지역적인 것에 영향을 받는다.

그러나 도덕(道德)은 윤리가 객관화된 사회정신 또는 사회제도에 입각한 상황에서 대개 외적인 행위로 표현된다. 도덕은 사회집단이 가지고 있는 전통적 행동의 규범을 준수하는 성격 혹은 행동경향으로 볼 수 있다. 도덕의 특징은 인간행위의 가치영역으로 선(善)과 악(惡), 정(正)과 사(邪)의 판단을 전제로 한다. 그리고 사회대중의 적극적 참여와 지각 위에서 성립되며, 이론이 아닌 실천적 행위의 문제이다. 도덕적 행위의 특징은 선과 악의 분별적 행위이며, 자유의지적 행위 즉, 자율적으로 되는 행위이고, 주관적이며 의식적인 행위이다.

윤리학의 특성은 실천철학으로 인간중심의 학문이며 행위에 대한 규범의 학문이다. 윤리학에서 가장 기본적인 용어는 옳음(right)이나 그름(wrong)이다. 그러나 좋다(good)나 나쁘다(bad)와 같은 가치들도 윤리와 관련된다. 특히 공리주의자들은 궁극적으로 좋은 것을 옳은 행위로 간주한다.

윤리학은 기술윤리학(descriptive ethics), 규범윤리학(normative ethics), 메타윤리학(meta ethics), 응용윤리학(applied ethics)으로 분류된다. 규범윤리학은 이론규범윤리학과 응용규범윤리학으로 분류하며, 공리주의와 의무론이 이론 규범윤리학에 속하고, 생명윤리와 직업윤리, 환경윤리가 응용규범윤리학에 속한다.

2. 윤리학의 종류

1) 기술윤리학

기술윤리학(descriptive ethics)은 도덕현상을 서술하고 설명하여 윤리적 문제에 관련된 인간성에 관한 이론을 전개하는 것을 목적으로 하는 서술적이고 경험적인 탐구이다. 기술윤리학의 입장은 도덕적 규범이 역사적으로 크게 변천해왔다는 사실과 도덕은 문화와 민족과 사회체제를 달리함에 따라서 다르며, 또한 도덕에는 유일하고 절대적인 것이 있을 수 없다는 윤리의 상대적인 입장이다. 심리학, 사회학, 역사, 인류학 등이 해당된다. 간호윤리학 측면에서는 윤리적 태도 연구나 윤리적 의사결정 절차 연구, 간호윤리강령 연구 등이 해당된다.

2) 규범윤리학

규범윤리학(normative ethics)은 가치의 규범과 당위, 의무의 규범을 연구하며, 도덕적 평가기준과 관련되어 도덕적으로 옳고 그른 것을 판단하는 데 중점을 둔다. 규범윤리학은 도덕의 본질에 관한 학문이라고 할 수 있다. 그러므로 규범윤리학을 윤리철학 또는 도덕철학이라고 부른다. 윤리원칙과 규칙이 포함되며, 거의 모든 전문직 윤리가 해당된다. 보참(T. Beauchamp)과 칠드레스(J. Childress)에 의해 알려진 도덕적 기준은 일반적인 도덕이라고 할 수 있다. 진실을 말하는 것, 친절을 표하는 것, 자비를 베푸는 것이 도덕적 행위라는 믿음은 일반적인 도덕의 일부이다.

규범윤리학을 간호윤리학적 측면에서 살펴보면, 관계윤리(간호사와 대상자 간 돌봄의 윤리, 간호사와 의사와의 관계, 간호사와 동료 간호사와의 관계 등), 생명윤리(인간복제, 체외수정, 임신중절, 장기이식, 안락사, 뇌사, 진실말하기 등), 제도윤리(의료법, 간호윤리강령 제정 등), 품성윤리(전문직업인이 갖추어야 할 도덕적 품성 등) 등이 이에 속한다.

3) 메타윤리학

메타윤리학(meta ethics)은 종래의 규범윤리학과는 다르게 논리적, 인식론적 혹은 의미론적 문제를 제기하고 그에 답하고자 하는 것이다. 메타윤리학은 도덕적 판단의 근거나 선악(善惡) 등의 뜻을 밝히고 윤리학 자체의 근거를 명시하려는 윤리학을 의미한다.

메타윤리학은 인간이 행위를 함에 있어서 올바른 규범이 무엇인가에 대해서는 관심을 두지 않는다. 단지, 규범을 진술하는 언어적 표현과 관련된 개념을 분석하려는 데 초점을 맞춘다.

4) 응용윤리학

응용윤리학(applied ethics)은 현실적인 도덕 문제에 대한 철학적 이론을 전개함으로써 대처해 나가고자 하는 요구로 시작되었다. 규범윤리학에 속하는 응용윤리학에서 주로 세부적으로 논의되는 영역은 생명윤리, 의료윤리, 법윤리, 성윤리, 직업윤리, 환경윤리, 공공윤리, 전쟁윤리, 경제윤리, 평화윤리, 학문윤리, 정보윤리 등이 있다. 응용윤리학에 속하는 영역 대부분이 우리 사회에서 논쟁이 되고 있고 시급히 해결해야 하는 사회 문제들, 즉 사회정의의 문제, 인종 및 성차별, 처벌의 정당화, 임신중절, 안락사, 자살과 죽음, 환자의 자율성 등으로 사회윤리학(social ethics) 혹은 실천윤리학(practical ethics)이라고도 한다.

3. 생명윤리의 이해

응용윤리학의 한 분야에 속하는 생명윤리학(bioethics)은 생명 또는 생물을 뜻하는 bio와 윤리를 의미하는 ethics의 합성어로서 생물학과 의학의 분야에서의 모든 윤리적 문제를 다루는 것으로 넓게는 생명활동의 장을 논하는 환경유리까지 포괄하다. 1969년 생명윤리라는 용어가 처음으로 등장한 이래로 생명윤리 분야에 대한 논의와 연구가 활발히 이루어져 왔다.

1900년대 들어 의학기술이 급속히 발전하고 1940년대와 1960년대에 걸쳐 항생제 및 항암제 등 다양한 약제들이 임상에서 일상적으로 사용되며 장기이식수술이 시행되고 인공호흡기 등의 생명유지장치가 발명되면서 생명윤리에 대한 관심이 대두되기 시작하였다. 특히 제2차 세계대전 당시 독일군과 일본군에 의해 자행된 생체실험이라는 반인륜적 범죄가 뉘른베르크 전범 재판에 회부되면서 이 사건을 계기로 1947년에 인간을 대상으로 하는 연구의 기본원칙을 담은 '뉘른베르크 강령(Nurenberg Code)'이 선포되었고, 이어 1948년에 '세계인권선언'이 등장하고 1964년에 헬싱키에서 뉘른베르크 강령을 기초로 '헬싱키선언'을 채택하여 여러 차례 개정을 거쳐 오늘에 이르고 있다. 미국의 경우 1977년에 '생명의료의 원칙들(principles of biomedical ethics)'이 출간되어 지금까지 널리 활용되고 있다.

생명윤리학 분야는 보건의료의 윤리적 문제에 초점을 맞추고 있으며, 당위적 사고(ought thinking)에 관한 것이다. 따라서 생명윤리학은 도덕적 가치와 원칙에 근거하여 생명과학과 보건의료분야에서 인간행동을 검토하는 체계적 연구라고 할 수있다.

생명윤리학은 하나의 완전한 분야가 아니라 전통적인 윤리이론을 과학, 의학, 생명공학 분야 같은 특수한 영역에 적용시킨 학문이다. 최근에는 유전자의 재구성이나 행동과학 등 의학영역을 넘어선 부문에서 개발되는 기술이 사회적으로 큰 영향을 미치게 되었고 의료는 인권과 밀접하게 관련되어 있다는 인식이 강해지며 의료의 정보나 기술의 공개성이 강조되기 시작하면서 생명윤리학에 대한 연구는 더욱 중요하며 사회적 합의과정도 필요하다.

생명윤리학은 방법론보다는 다루는 주제가 더 중요하다. 중요한 관련 주제들로는 다음과 같은 것들이 있다.

생명윤리학 분야의 중요한 관련 주제들

인공임신중절(낙태), 죽음의 정의, 안락사, 선천적 기형, 유전공학, 장기이식, 인간을 대상으로 하는 실험, 행태수정, 환자의 권리, 자살 등

생명윤리는 인간 개개인에 대한 존중이다. 오늘날 각 전문직마다 윤리기준이나 윤리강령이 존재하지만, 그와는 별개로 생명윤리에 대한 건전한 가치관 확립은 무엇보다 중요하다고 하겠다. 그리고 생명공학자들의 복제 기술의 윤리적인 문제 외에도 복제된 생물이 자라나면서 당초 예상치 못했던 유전적 기형 등 생물의 재해를 초래할 수 있는 생물학적 재해(bio-hazard)에 대해서도 심각하게 고려해 볼 필요가 있다.

4. 직업윤리

직업은 성인이 생계수단으로 경제적 보상을 받고 하는 일상적인 일이다. 직업이라고 하면 직책이나 직분을 의미하는 직(職)과 생계유지를 위한 생업의 의미인 업(業)이 합성된 단어라고 보면 일을 통하여 직분을 맡고 생계유지를 위한 활동이라고 정의될 수 있다. 직업윤리의 개념은 일반적으로 직업을 가진 모든 이들에게 적용되는 직업생활 윤리라고 할 수 있으며, 그리고 개별 직업에 따라 지켜야 할 사회적 규범이 따로 있다. 예를 들어 의사의 윤리, 간호사의 윤리, 공무원의 윤리 등 각자의 위치에서 지켜야 할 특별한 윤리의식이 필요하다. 직업윤리를 배우는 목적은 첫째, 좋은 인간성을 함양하는 데 있으며, 둘째, 건전한 생활철학을 함양하는 데 있고, 셋째, 직업에 대한 가치관을 형성하는 데 있다.

외국의 직업윤리의 예로는 고대 그리스의 철학자이자 의사였던 히포크테스에 의한 '히포크라테스

선서(Oath of Hippocrates)'는 전문직 윤리의 공식적인 시초라 할 수 있으나 현 시대적 상황과는 맞지 않기에 히포크라테스선서를 현대화하여 제네바선언(Declaration of Geneva)을 채택하고 의사선서(Physician's Oath)로 활용하고 있다. 국제의료윤리강령(International Code of Medical Ethics of the World Medical Association)은 일반적인 의사의 의무, 환자에 대한 의사의 의무, 의사 상호 간의 의무로 구성되어 있다.

우리나라 보건의료분야의 전문직 윤리강령은 대한의사협회 윤리강령, 약사의 윤리강령, 간호사의 윤리강령 등이 있으며 전문직업인으로서의 지켜야 할 윤리적 의무들로 구성되어 있다.

사전적 의미에서 윤리란 '사람이 지켜야 할 도리'로 설명하고 있지만 간호윤리를 예로 들어 보면, 간호윤리란 현재 간호사들이 간호현장에서 실제로 따르고 있는 윤리규범과 윤리원칙을 말한다. 그리고 간호사들의 간호행위를 안내하는 지침으로 한국간호사 윤리강령 및 한국간호사 윤리지침을 들 수 있다.

간호윤리란 간호사가 마땅히 지켜야 할 도리나 의무를 실천하는 것으로 법이나 어떤 규칙에 의해서가 아니라 자율적이고 자발적인 의지에 의해 이루어지는 실천행위를 뜻한다. 즉 간호윤리란 간호전문직업인이 지켜야 할 행동규범으로서 국가와 사회와 국민과의 관계 속에서 간호의 가치와 당위성, 그리고 공정성이 인정되는 존재방식을 실천하는 것이다.

보건의료인들은 환자를 잘못된 의료로부터 보호할 의무, 즉 실존적 옹호자 역할을 수행해야 한다. 환자는 알권리, 자기결정권 등을 지니고 있으며, 올바른 의료적 돌봄을 받을 권리를 지닌다. 의료인에 의한 환자 옹호는 환자 보건의료권의 본질이며 모든 의료활동의 초석이 된다.

최근에는 전문직 종사자로서 쉽게 접하게 되는 도덕적 딜레마와 윤리적 갈등을 어떻게 철학적 기반을 가지고 해결할 수 있을지 그 기준을 제시할 필요성이 대두되고 있다. 각각의 의사결정의 상황에서 법적, 윤리적 문제를 올바르게 해결하고 가치의 갈등이 있을 때 의사나 간호사는 다른 사람의 가치를 존중하고 환자의 권리와 전문직의 의무 간의 관계를 고려하여 가치의 균형을 잡기 위해서는 의료인들 자신의 윤리적 가치체계 확립이 필요하다.

전문적 직업윤리의 확립은 보건의료인들이 업무활동 과정에서 일어나는 복잡하고 다양하며 이해가 상반되는 문제에 직면했을 때 윤리적 가치관에 따라 임무를 수행하는 데 도움을 준다. 특히 생명윤리는 인간 개개인에 대한 존중이며, 질이 높은 보건의료를 베풀기 위해 필요한 의료인의 숭고한 이념으로서 인간 생명을 존중하고 인류애를 실천하는 전문 직업윤리에 대한 확립이 중요하다.

전문직업인의 윤리적 의사결정은 의료인 개개인의 가치관과 윤리 지식이 근거가 되고 체계적, 논리적 사고가 기반이 되어 이루어진다. 그러므로 좀 더 인간적인 보건의료를 제공하기 위해서는 의료인으로서의 책임과 의무, 윤리의식 등을 강화하고 인간생명과 실무에 대한 깊이 있는 이해와 철학적 반성이 강조될 필요가 있다. 현대에 들어오면서 본격적으로 논의되고 있는 생명윤리의 문제와 관련하여서도 문제해결의 지침을 마련해 줄 수 있는 근거를 철학적 이론들에서 찾을 수 있기 때문이다. 기본적인 생명윤리 원칙들에 대한 철저한 이해는 윤리적 결정이 필요한 상황에서 유용하고 합리적인 의사결정을 할 수 있도록 도와줄 뿐만 아니라 미래에 야기될 건강문제를 예측 · 해결할 수 있게 해준다.

선의지란?

옳은 행동을 오로지 그것이 옳다는 이유에서 항상 택하는 의지를 말한다. 의무 그 자체를 존중하는 마음에서 의무를 수행하고자 하는 뜻임.

생각해보기

1. 도덕과 윤리의 차이점은 무엇인가?

2. 윤리학의 종류에는 어떤 것들이 있는가?

3. 생명윤리가 필요한 이유는 무엇이라고 생각하는가?

4. 직업윤리에서 가장 중요한 것은 무엇이라고 생각하는가?

참고문헌

1. 강익화 외(2013), "간호학개론", 수문사.
2. 고수현(2013), "개정판 생명윤리학", 양서원.
3. 공병혜(2001), "생명의료윤리와 간호-간호사의 윤리적 딜레마", 이화여자대학교 간호과학연구소, 학술토론자료집.
4. 공병혜 외(2017), "제2판 생명윤리", 현문사.
5. 김혜숙 외(2000), "간호학개론: 전문직론", 현문사.
6. 김모임 외(1997), "간호윤리와 실무", 현문사.
7. 김상득(2000), "생명의료윤리학", 철학과 현실사.
8. 김상득(2001), "생명의료윤리학", 철학과 현실사.
9. 김일순 외(1999), "의료윤리의 네원칙", 계축문화사.
10. 김중호(1999), "의학윤리란 무엇인가", 바오로의 딸.
11. 김태길(1987), "윤리학", 박영사.
12. 김현경(2000), "윤리적 딜레마 사례에 대한 간호사의 의사결정분석", 연세대학교 석사학위논문.
13. 대한간호협회(2002), "2002년도 보수교육 공통과목 간호사의 생명윤리의식", 대한간호.
14. 대한간호협회(2003), "간호사가 경험한 간호윤리문제 및 윤리지침 요구도", 대한간호협회 윤리소위원회 보고서, 대한간호협회.
15. 문영임 외(2004), "인간생명에 대한 간호사의 윤리의식", 간호행정학회지, 9(4).
16. 생명공학 기술의 기원(2009), "기술의 역사", ㈜살림출판사.
17. 안성희(2003), "간호사가 경험한 간호윤리문제 및 윤리지침 요구도", 대한간호, 43(6).
18. 안성희 외(2016), "생명윤리에 기초한 간호전문직 윤리", 대한간호협회.
19. 한성숙 외(2004), "간호윤리학 2판", 대한간호협회 출판부.
20. 한국카톨릭의사협회 편(1994), "의학윤리", 수문사.
21. 황경식 외(1998), "생명윤리학이란", 서광사.
22. Bandam E. & Bandman B.(2002), Nursing Ethics through the Life Span. 4th ed. Prentice Hall.
23. Beauchamp T. L, Childress J. F.(2013), Principles of biomedical ethics. 7th ed. Oxford Univercity Press.
24. Callahan D.(1972), Abortion: Law Choice & Morality. Mac-cmillan.
25. Dempski, K. M.(2009), Informed consent. In S. J. Westrick & K. Dempski. eds. Nursing law and ethics pp.77~83. Jones and Bartlett.
26. Fry S.T.(1986), Ethical inquiry in nursing; The definition and methods of biomedical ethics. Periop Nurse Qtr. 2,1-8.
27. Jonsen, A. R.(2000), A short history of medical ethics. Oxford University Press.
28. Jonsen, A. R.(2005), Bioethics beyond the headline: Who lives? Who dies? Who decides? Rowman & Littlefield.
29. Janie B., Butts, Karen L., Rich, 김혜옥 외 공역(2016), Nursing ethics(5th ed), "간호윤리학", JMK.
30. Mangan, J. An historical analysis of the principle of double effect, Theol-ogical studies 10, 1949. http://plato. stanford. edu/entries/double-effect에서 재인용
31. Reich, W.T.(1978). Introduction, In W. T. Reich(Ed), Encyclopedia of Bioethics (P.xix). Free Press.
32. webster's. The New International Dictionary. 1971.

33. http://100.daum.net/encyclopedia/view/b16a3961a
34. http://www.doopedia.co.kr
35. http://www.naver.com
36. http://www.mw.go.kr
37. http://www.mogef.go.kr

chapter

02 윤리이론

학습목표

1. 공리주의를 설명할 수 있다.
2. 의무주의를 설명할 수 있다.
3. 덕 윤리를 설명할 수 있다.
4. 배려윤리를 설명할 수 있다.
5. 여성주의 윤리를 설명할 수 있다.

1. 공리주의

공리주의(utilitarianism)는 결과 이전의 원인이나 의도보다는 결과적으로 나타난 선(善)의 유무가 윤리행동의 척도가 된다는 결과론적, 목적론적 주장을 하는 것으로, 수단은 중요시 되지 않고 행위의 결과(結果)만 중요시하는 이론이며, 결과주의(consequentialism)라고도 한다. 공리주의에서는 유용성(utility)을 어떤 행위의 선악을 평가하는 기준으로 삼는다. 공리주의를 윤리적 행위를 이해하는 기반으로 삼을 때 사람들은 직면하는 상황에서 최대의 선(행복, 즐거움)을 추구하고 최소의 악(불행, 고통)을 달성하고자 한다. 즉 최대다수의 최대행복(쾌락, pleasure)을 추구하는 것이 사회에 가장 중요하다고 본다. 그러므로 공리주의는 공리(功利), 이익(利益)을 최대화하는 행위를 도덕적으로 좋은 행위라고 보는 입장이다.

공리주의를 창시한 대표적인 학자로는 영국의 철학자 벤담(Jeremy Bentham, 1748~1832)이 있으며, 벤담의 공리주의적 접근법은 행복(幸福)과 즐거움은 양이 아닌 질에 의해 측정된다고 주장한 밀(John Stuart Mill, 1806~1873)과 달리 모든 종류의 행복을 동등하게 평가하였다. 이후에 공리주의의 두 가지 유형인 규칙공리주의(rule-utilitarianism와 행위공리주의(act-utilitarianism)가

파생되었다. 규칙공리주의자들은 살인의 금지, 약속의 이행, 거짓금지와 같은 특정 규칙이 존재한다고 믿는다. 이러한 규칙(規則)들을 지켰을 때 최대다수의 최대행복의 결과를 창출해 낸다고 본다. 행위공리주의자들은 특정상황에서 보편적인 도덕적 규칙을 따르는 것보다 좋은 결과를 도출할 가능성이 높은 행위를 선택한다. 예를 들면, 임신한 여성이 자궁암에 걸렸을 때 임신을 지속하지 않는 쪽을 선택하여 아기와 엄마가 죽는 것보다 암수술을 받아서 가족들에게 더 많은 행복(幸福)을 준다면 행위공리주의 입장에서는 그것을 수용한다. 공리주의 입장에서는 불치병 환자, 낙태, 부족한 의료자원의 할당 등의 상황에 결과를 평가하는 데 관심을 두고 있다.

오늘날에는 사람들 개개인의 선호를 취합하여 선호를 극대화하는 행위가 도덕적으로 옳은 행위라는 선호공리주의(preference-utilitarianism)가 대두되어 '최대다수의 최대선호'를 행동의 기준으로 삼는다.

공리주의는 쾌락(快樂)이나 행복의 유무로 선악(善惡)을 판단한다는 점에서 쾌락주의이며, 행위의 옳고 그름을 판단하는 기준으로 행위의 동기보다 결과(結果)를 중시한다는 점에서 결과주의이다. 이기주의는 '자기 행복의 극대화'를, 공리주의는 '최대 다수의 최대 행복'을 옳은 행위의 기준으로 본다. 공리주의는 주어진 상황에서 선택 가능한 행위 중, 그 행위에 의해 영향을 받을 모든 사람들의 욕구충족을 극대화할 수 있을 때 그 행위는 옳은 것이 된다. 따라서 개인의 자유와 쾌락을 보호하기 위해서는 일정 선에서 사회와 조화를 추구할 것을 인정하고 있다.

공리주의는 우리로 하여금 좋은 결과를 낳고 나쁜 결과를 방지하도록 함으로써 자신의 행위에 대해 책임질 것을 강조한다. 행위 결과에 대한 책임을 강조하는 것은 공리주의의 장점이라고 할 수 있다. 그러나 행위의 도덕성을 평가함에 있어서 행위자의 동기나 행위 자체의 도덕적 성질을 고려하지 않는 점에서는 비판의 여지가 있다.

2. 의무론

의무론(deontology)은 의무(義務)와 규범(規範)에 초점을 맞춘 윤리학적 접근법이다. 대표적인 학자로는 독일의 철학자로서 비판철학의 창시자인 칸트(Immanuel Kant, 1724~1804)가 있다. 칸트의 의무론에 따르면 모든 이성적인 존재는 윤리적으로 의무에 매여 행동할 수밖에 없다고 규정한다. 따라서 어떤 행위의 결과보다는 행위 자체의 특성이 옳고 그름을 결정한다고 주장한다. 즉 결과보다는 취해진 행동의 형태나 본질(本質)을 더 중요하게 여기는 이론으로 행위의 결과와 관계없이 적어도 어떤 행위는 옳고 다른 어떤 행위는 그르다는 것을 주장해야 하며 의무론의 체계에서 옳음을 만드는 특성에는 약속이나 계약에 대한 신의(信義), 받은 은혜에 대한 보은(報恩), 신뢰(信賴), 정의(正義) 등이 포함된다. 칸트에 따르면 인간은 각자만의 존엄성을 지니며 그 누구도 다른 사람의 개인적 목적을 위해서 수단(手段)으로 취급되어서는 안 되며 다른 사람을 수단화 할 때 인간의 존엄성이 훼손된다고 보았다. 예를 들면, 인간을 대상으로 하는 연구가 연구참여자들에게 이득(利得)이 될 것이라고 확실하게 믿는 연구자들이 연구참여자들에게 충분한 설명을 하지 않고 동의서를 받는 데 태만한 경우 도덕적 의무를 다하지 못하여 피해를 주어 인간의 존엄성이 훼손될 수 있다.

칸트는 인간을 이성적이고 자율적인 존재, 즉 보편적이고 객관적인 법칙을 아는 능력과 도덕적으로 행동하기 위한 결정을 내릴 자유를 지닌 존재로 정의한다. 칸트의 의무론에서 모든 이성적인 존재는 윤리적으로 의무에 매여 행동할 수밖에 없다고 규정하면서 인간은 의무적인 행동들을 통해서만 도덕적일 수 있다고 믿었다.

칸트는 사람들이 스스로의 의무에 대해 사고하는 데에 지침이 될 수 있는 규칙들로 가언명령(假言命令, hypothetical imperative)과 정언명령(定言命令, categorical imperative)이라는 두 가지 종류의 의무를 구분지어 설명하였다. 특정 목적을 달성하기 위해 사람들이 지켜야 하는 선택적 의무 혹은 규범을 가언명령이라고 하였다. 그리고 행동의 정당성과 도덕적 의무를 알기 위한 지침으로 도덕적 의무와 관련된 보편적이고 무조건적인 금언이나, 규칙, 지침의 틀 같이 사람들이 마땅히 따라야만 하는 절대적이고 무조건적인 의무들을 정언명령이라고 하였다.

가언명령은 어떤 조건이 붙은 명령으로 '만약 네가 A를 원한다면, 너는 B를 행해야 한다.'의 형식으로 되어 있다. 여기서 A는 'B를 행하라.'는 명령의 전제가 되는 상위의 목표이다. 가언명령의 예를 들면, '네가 효도하고 싶으면 도둑질을 하지 말라'이다. 정언명령은 모든 행위자가 무조건 절대적으로 지켜야 하는 도덕률로서 정언명령은 다음과 같은 격언(maxim)으로 표현되기도 한다. '너 자신이나 다른 사람의 인격을 항상 목적으로 다루고 결코 수단으로 다루지 말라.'이다.

칸트는 실천이성(實踐理性)을 통해서 위의 두 명령을 도덕(道德)의 자명한 법칙으로 인식할 수 있으며, 위의 두 명령에서 '사람을 죽이지 말라', '거짓말하지 말라', '도둑질하지 말라' 등의 다른 도덕 법칙들이 모두 파생될 수 있다고 보았다.

칸트의 정언명령(定言命令)

1. 보편적 관점에서 옳고 그름을 판단하여 행위해야 한다. – 보편주의 원칙
2. 자신과 다른 사람의 인격을 수단이 아닌 목적으로 대해야 한다. – 인격주의 원칙
3. 인간은 이성적인 존재이며 이성을 통해서 스스로 도덕법칙을 만들어 낼 수 있는 자율적인 존재이다. –자율의 원칙

칸트는 '자율(自律)은 인간과 모든 이성적 존재의 존엄성의 근거'라고 말하고 있다. 자율성이란 우리 안에 옳고 그름을 구별할 수 있는 능력을 지니고 있다는 것을 의미하는데, 이는 곧 우리의 이성(理性) 안에 있는 능력 그 자체이며, 우리의 행위 준칙들이 정언 명법의 다양한 정식 과정을 통해 검증 과정을 통과할 수 있는지 확인하는 능력이다. 결국 칸트의 주장은 스스로 자신에게 의무를 명령하였기 때문에 의무를 다하는 사람이 자율적 존재임을 드러내고 있다. 이러한 인간 존엄 사상은 오늘날 인권사상(人權思想)의 근거가 되기도 한다. 인간은 절대적 가치를 지닌 존재로서 어떤 경우에

도 결코 물건처럼 단순히 수단으로만 취급되어서는 안 되며, 언제나 동시에 목적(目的) 그 자체로서 존중되어야 한다는 정신은, 인간은 누구나 침해될 수 없는 기본권(基本權)을 지닌다는 생각으로 연결되기 때문이다.

칸트의 의무론은 일상적 도덕의식과의 정합성, 즉 정의, 인권, 특수한 의무와 같은 문제들을 다루기 위한 특수한 규칙들을 제시함으로써 일상적인 도덕의식과 규칙이나 의무의 절대성을 강조함으로써 규칙을 단순한 대체의 규칙으로 간주하는 결과주의의 편의주의를 넘어서는 장점이 있다.

반면에 칸트가 중요시한 인간의 존엄성과 자율성 존중의 정신이 대부분의 전문직 윤리강령에서는 엄격하게 지킬 것을 강조하고 있다. 그러나 의무론의 한계점은 칸트의 의무론이 가진 엄격한 규칙들은 예외를 인정하지 않기 때문에 도덕적 딜레마 해결의 난점, 즉 두 가지 다른 도덕규칙(의무)이 상충할 때 어떤 도덕규칙을 선택해야 할지에 대한 명확한 기준을 제시하지 못한다는 데 있다.

3. 덕 윤리

덕(德)은 사람이나 사물의 우수함, 즉 스스로의 목적에 맞는 최선의 상태를 나타내는 말로서 플라톤(457~429 BCE)과 아리스토텔레스(384~322 BCE)의 시기부터 그리스어로 아레테(arete)인 미덕(virtue)을 말한다. 아레테는 모든 종류의 탁월성(卓越性)을 뜻한다. 덕윤리(virtue ethics)는 행위의 결과나 의무와 관련하여 옳고 그름이 무엇인지 판단하기보다는 사람의 성품(性品)에 주목한다.

플라톤은 감각적 세계를 초월한 곳에 있는 이데아를 참된 존재라고 하면서 덕으로 설명하였으며 아리스토텔레스는 덕이란 현실 속에서 참다운 존재를 찾고자 한 것이라고 하였다. 즉 덕은 사물이나 사람이 자신의 존재의 목적에 일치하여 이룰 수 있는 최고의 수준, 탁월함(excellence)이다.

아리스토텔레스는 소크라테스와 플라톤의 사상적 흐름을 이어 받아 이성(理性) 중심의 사유를 펼쳤다. 그러나 그는 현실의 세계와 이상(이데아)의 세계를 구분한 소크라테스나 플라톤과 다르게 현실 세계에서 도덕적 이상을 추구하였다. 아리스토텔레스의 윤리사상은 목적론적 세계관을 주창하며 이성의 습관화를 곧 덕 있는 사람으로 보았으며, 품성적 덕은 중용(中庸)으로 설명하고, 지성적 덕은 실천적 지혜(phronesis)로 설명하였다. 그에 따르면 덕은 품성적인 형태와 지성적인 형태의 두 가지로 구분된다. 품성적인 덕은 의지의 지배하에 있는 반면 지성적인 덕은 과학, 예술, 철학, 실천적인 지혜와 같이 지성적인 본성의 지배하에 있다. 지성적인 덕은 품성적인 덕보다 우위에 있다. 왜냐하면 품성적인 덕은 동물적 차원의 관능적 향락이나 인간적 차원의 사회적 향락 등 비이성적인 부분을 함께 가지고 있으나, 지성적인 덕은 인간 정신 중 순수하게 이성적인 부분의 훌륭함이기 때문이다. 또한 아리스토텔레스는 지덕체(智德體) 세 가지의 탁월함(excellence)을 말했는데, 그중 덕 윤리와 관련된 것은 지적인 덕과 성품이다. 지적인 덕은 타고나지만 교육(敎育)을 통하여 증가할 수 있고 성품은 습관화(習慣化)를 통하여 이루어질 수 있다고 보았다.

아리스토텔레스는 '니코마코스 윤리학(Nicomachean Ethics)'에서 자연계에서 일어나는 모든 물리 현상과 생물계에서 일어나는 모든 활동 또한 어떤 목적(目的)을 지향한다고 주장한다. 인간의 모든 행위는 그 특성상 목표 지향적 또는 목적을 추구하는 행위라고 하였다. 인간의 목표 혹은 행복(幸福)과 안녕(eudaimonia)의 이상적인 목적에 도달하길 원하는 사람에게는 실천적 지혜가 선과 유리함을 고찰하는데 필수적이라고 주장하였다.

그리고 사람이 지성적인 탁월함을 성취하기 위하여 실천적 지혜를 개발할 필요가 있다고 하였다. 아리스토텔레스의 실천적 지혜는 플라톤이 제시한 사리분별의 미덕의 개념과 유사하다. 지혜(智慧)는 특정 상황에서 어떻게 행동해야 할지 알고 신중하게 생각하며 좋은 인격을 지녔음을 의미한다. 아리스토텔레스가 말하는 덕이 있는 인간은 타인에게 탁월한 친구이고, 시민이고, 사색가이다. 우리가 행위를 통해서 추구하는 몇몇 목적들 또는 선들은 그 이상의 다른 어떤 선을 얻기 위해서 필요한 것이거나 필요한 행위이며, 자신을 넘어선 그 이상의 어떤 것을 획득하는 데 도움이 되는지에 따라서 가치가 결정되는 도구적인 선 또는 행위라고 하였다. 아리스토텔레스는 목적(目的)이라는 측면에서 모든 사물을 해석하고 그에 따라 움직인다는 세계관을 본격적으로 제시한 최초의 사상가이다. 그는 인간의 행위에도 목적이 있으며, 최종적인 목적으로서 최고선(最高善)이 존재한다고 보았다. 인간과 자연에 대한 이러한 목적론적 접근 방식은 그 후 2천 년 동안 서양 사상을 지배하였으며, 근대 초 새로운 자연과학이 등장하여 그러한 세계관을 거부하기 전까지 막대한 영향을 미쳤다.

아리스토텔레스의 행복: '니코마코스 윤리학'

첫째, 최고선은 우리 인간이 오직 그것을 위하여 다른 모든 것을 추구하는 그러한 목적이어야 한다. 둘째, 최고선은 무조건적으로 완전해야 한다. 최고선은 오직 그 자체로서만 가치를 지니며 다른 어떤 것에 대한 수단이어서는 안 된다. 셋째, 최고선은 자기 충족적이어야 한다.

아리스토텔레스는 행복은 우리 모두가 목표로 삼는 목적이며, 또한 행복을 더욱 가치 있는 것으로 만들기 위하여 다른 어떤 것을 더할 필요도 없다고 하였다. 그리고 최고선을 행복과 동일시하고, 행복을 잘 살고 잘 행하는 것과 동일시하고 있다. 또 아리스토텔레스는 인간에게 고유한 일을 잘하는 것이 인간의 삶을 행복하게 만든다고 보았다. 그의 사상에 따르면 인간은 유일하게 이성(理性)을 지닌 존재로서 윤리적 의무를 훌륭하게 수행하는 삶 속에서 행복을 누릴 수 있다고 할 수 있다. 아리스토텔레스는 덕을 행복의 필수 조건으로 보았다. 고대그리스 사상가들은 덕을 일종의 '훌륭함', 또는 '탁월함'으로 보았으나 아리스토텔레스는 '인간의 고유한 기능을 가장 잘 발휘하는 상태'로 설명하면서 덕 있는 사람은 이성적 기능을 잘 발휘하는 사람으로 보았다. 그리고 지성적 덕의 하나로 품성적 덕을 갖추기 위한 필수적 요소이며, 변화 가능한 인간의 감정과 행위에 대해 중용(中庸)을 선택할 수 있게 해 주는 실천적 지혜에 대해 언급하고 있다. 아리스토텔레스는 좋은 것도 극단(極端)으로 치달으면 나쁜 것이 될 수 있으므로 중용의 필요성을 주장하였다.

아리스토텔레스는 인간이 가지고 있는 덕이란 자연적 상태는 아니며 태어날 때 우리는 완벽한 도덕적 본성과 일련의 도덕적 성향을 갖추고 이 세상에 태어나지 않는다고 하였다. 오로지 덕이란 교육을 통해서 덕이 있는 행위를 하도록 훈련받고 또 이를 꾸준히 실천함으로써 습관화를 통해서 도달할 수 있는 것으로 설명하고 있다. 우리는 동일한 행위들을 반복함으로써 본성(本性)의 상태 또는 성향(性向)을 발전시켜 나가며 그에 따르면 도덕적이 된다는 것은 습관화를 통해서 '어떤 종류의 사람'이 되는 것, 즉 자신의 도덕적 본성을 말과 감정과 행위를 통해서 표현하는 사람이 된다는 것이다.

아리스토텔레스의 덕(德) 있는 사람이 되는 방법

1. 이성(理性)의 습관화: 덕 있는 행위를 꾸준히 반복해서 이성적인 것을 나의 성품(性品)으로 만들어야 한다.
2. 의지(意志)를 통한 앎의 실천: 습관화를 통해 의지의 나약함(akrasia)을 줄여야 한다.
3. 덕 있는 사람의 특징: 덕에 대해 알고, 실천할 수 있는 의지력이 있으며, 실제로 행할 수 있어야 한다.

아리스토텔레스는 인간은 본성적으로 정치 공동체(polis)를 이루고 사는 동물이므로 국가 안에서 윤리적 삶의 완성이 가능하고 개인과 공동체(共同體)는 밀접한 관계를 맺고 있어서, 개인은 공동체의 운명(運命)을 결정하며, 공동체는 개인에게 행복한 삶의 터전을 제공한다고 보았다. 그리고 국가의 모든 구성원이 덕 있는 사람이 될 때 이상적인 국가가 실현된다고 하면서 국가의 역할은 교육과 입법, 정치를 통해 국민을 덕 있는 사람으로 만들도록 노력해야 하는 것이라고 하였다. 아리스토텔레스는 '한 마리의 제비가 날아온다고 봄이 오는 것은 아니다.'라고 말하면서 하루의 실천으로 행복한 사람이 될 수 없다고 하였다. 즉, 이성을 습관화하여 덕 있는 행위를 꾸준히 실천할 때 행복해질 수 있다고 보았다.

이러한 아리스토텔레스의 덕 윤리사상은 많은 윤리학자들이 근대 윤리의 한계를 극복하는 데 기여할 수 있다고 보았다. 그의 덕 윤리와 인간 내면의 도덕적 성품을 무시한 채 도덕적 의무와 원칙만을 강조하는 근대 윤리의 관계는 상호보완적(相互補完的) 관계이지 흑백논리(黑白論理)로 보아서는 안 되기 때문이다.

우리는 의지뿐만 아니라, 덕을 향하는 본성적 능력을 소유하고 있다. 아리스토텔레스는 바로 이것이 우리로 하여금 덕스러운 사람이 될 수 있게 해주는 것이라고 한다. 그러나 이 본성적인 능력은 잠재성일 뿐이다. 그 잠재성을 실현하기 위해서는, 즉 가능성을 현실성으로 만들기 위해서는 의지를 적절하게 사용해야 한다. 그렇게 함으로써 우리의 의지가 이성적이고 도덕적인 원리에 따라 옳은 행동을 하도록 우리를 인도할 수 있다.

아리스토텔레스는 옳은 행동이란 올바른 목적을 위하여 올바른 범위 내에서 올바른 방식으로 올바른 사람에게 올바른 것을 행하는 것으로 보았다. 그러나 사람이 한 번 올바른 행동을 했다고 해서 덕스런 삶이 만들어지는 것은 아니다. 그보다는 오랜 시간에 걸쳐서 자발적으로 형성해 온 습관이 의지의 방향을 좌우한다. 이런 이유로 행복한 삶은 성품(性品)의 덕스러운 기질을 부단히 계발함으로써 이루어지는 것이다. 다시 말해서, 행복한 삶은 우리가 옳은 행동을 계속함으로써 좋은 습관을 가지도록 노력했을 때 비로소 실현될 수 있다.

덕 윤리의 등장배경을 살펴보면, 근대 윤리 사상이 도덕을 원리나 법칙으로 체계화하려고 했던 이유를 사회 변화의 맥락(脈絡)에서 찾을 수 있다. 근대 시민 사회가 등장하면서 전통과 신(神)의 권위가 사라지고 대규모의 공동체 속에서 친숙하지 않은 개인들이 모여 살아야 하는 상황이 전개되었다. 이러한 상황에서 누구에게나 적용될 수 있는 도덕의 보편성과 객관적인 정당성의 필요성과 근대 윤리에 대한 불만에서 비롯되었다고 할 수 있다.

오늘날 윤리학에서 덕 윤리가 새롭게 관심을 끌게 된 것은 덕 윤리의 관점에서 볼 때, 근대 윤리는 인간 내면의 도덕성의 근원과 개인의 인성(人性)을 무시한 채 도덕적 의무(義務)와 법칙(法則)만을 강조하였기 때문이다. 이는 '최대 다수의 최대 행복'을 도덕과 입법의 원리로 삼은 공리주의나 '정언명령'을 도덕 법칙으로 삼은 칸트 윤리도 모두 마찬가지였다. 그래서 현대의 덕 윤리는 이들을 모두 '의무의 윤리' 혹은 '원칙의 윤리'라고 비판하면서 그 대안으로 사람의 품성(品性)을 중시했던 전통 윤리에 주목할 것을 강조한다. 현대 덕 윤리의 특징은 구체적인 행위자의 인품(人品)과 덕성(德性)에 주목하고 있다. 즉 덕 윤리에서는 의무나 행위의 옳고 그름을 따지기보다는 덕과 취향에 대한 고려를 강조한다 .

1980년대에 들어와 덕 윤리를 본격적으로 부활시킨 대표적인 학자는 도덕 철학과 정치 철학, 철학의 역사, 그리고 신학분야에 공헌한 스코틀랜드의 철학자이자 기독교 윤리학자인 매킨타이어(Alasdair MacIntyre, 1929~)이다. 그는 현대 사회는 자유주의적 개인주의(個人主義)와 정의주의 그리고 윤리적 상대주의(相對主義)로 말미암아 심각한 위기(危機) 상태에 놓여 있다고 보았다. 즉, 현대 사회는 개인의 이익과 권리만을 지나치게 강조한 나머지 인간의 공동체적 삶을 도외시하고 있으며, 인간 삶에 있어 옳고 그름을 판단하는 기준이 저마다 다르기 때문에 어떤 공통된 기준이나 원리를 상정하는 것은 바람직하지 못하다는 생각이 만연하고, 바람직한 가치와 도덕적 삶에 대한 견해는 개인의 단순한 감정의 표현으로 무시되는 경향이 있다. 따라서 이러한 현대 사회의 위기를 극복하기 위해 개인의 자율성(自律性)과 보편적 윤리규칙을 가지고 대응하려는 칸트적 해결책과 계몽주의적 정책은 문제를 해결하는 것이 아니라 오히려 이를 더욱 증폭시키고 있다고 보았다.

매킨타이어는 이러한 현대윤리의 문제를 진단하여 현대 공동체주의론과 덕 윤리를 발흥시킨 사람 중의 하나일 뿐만 아니라 그것의 발전에도 결정적인 기여를 한 사람이라고 할 수 있다. 스포츠 학계에서도 아놀드(P. Arnold) 등 몇몇 학자들이 매킨타이어의 덕론(德論)에 근거해서 새로운 스포츠 윤리를 제시하고 있다. 덕 윤리는 결과지향적인 '행위중심'이 아닌 '행위자 중심'의 윤리로의 이행을 통해 현대 사회의 도덕적 갈등을 해결하고자 하고 있다.

상대주의(相對主義)

모든 진리나 가치의 절대적 객관성과 보편타당성을 부정하고, 모든 것을 상대적으로 보는 사상을 말한다.

근대 윤리는 인간 내면의 도덕성(道德性)의 근원과 개인의 인성(人性)을 무시한 채 도덕적 의무와 법칙만을 강조하였는데, 공리주의는 '최대 다수의 최대 행복'을 제1원칙으로 삼았다. 칸트 윤리학은 도덕 법칙을 정언명령의 도덕적 의무로 제시하면서 사람들의 욕구나 감정, 관심은 도외시하고, 도덕적 행위는 행복한 삶과 거리가 먼 추상적이고 엄격한 의무가 되어 버렸다. 이는 '무엇을 해야만 하는가'에만 초점을 맞추고, '어떤 사람이 되어야 하는가'를 소홀히 한 결과로 볼 수 있다. 이에 매킨타이어, 테일러, 샌델 등 공동체주의자들을 중심으로 덕 윤리의 필요성을 강조하게 되었다. 이 중 가장 대표적인 사람은 매킨타이어라고 할 수 있다.

매킨타이어는 덕과 선에 대한 역사적 측면을 견지하면서, 그는 덕(德)의 보편성(普遍性)을 확보하기 위한 3가지 요소를 제시한다. 그것은 실천(practice), 인간 삶의 서사적 통일성(narrative unity of a human life), 그리고 전통(tradition)이다. 즉 덕이란 실천 속에 드러나는 선을 만들기 위해 필요한 것이고 인간 삶의 구체적인 서사들에 통일성(統一性)을 부여하도록 하는 것이며 지속적인 사회 전통을 통해 구현되는 것이라고 지적한다. 그는 이러한 세 가지 조건을 충족해야만 덕으로 인정받을 수 있다고 주장한다.

근대 윤리와 현대의 덕 윤리의 차이점은 근대 윤리는 도덕적 원칙과 행위의 일치 여부를 중시하였다. 즉 무엇이 의무이고, 무엇이 허용될 수 있고, 무엇이 옳고 그른지의 관점에서 생각한 반면에 현대의 덕 윤리는 윤리적 주체로서 개인의 정체성을 중시하였다. 즉 무엇이 훌륭하고, 무엇이 칭찬할 만하고, 무엇이 좋고 나쁜지의 관점에서 생각하였다. 그리고 덕 윤리의 특징은 도덕적으로 이상적인 인격 모델을 제시하였으며 도덕적 탁월성이 실현 가능하다는 모범을 보여 주었을 뿐만 아니라 윤리(倫理)의 실천가능성을 높여주고 인간의 욕구나 감정 및 인간관계의 맥락에 주목함으로써 도덕적 행동을 실천하는 데 구체적인 동기를 제공하고 있다. 또한 자발적으로 도덕적 행동을 하도록 고무하고 덕 윤리는 인간의 공동체적 삶을 중시하여 도덕 판단이 더 구체적이며, 유연해질 수 있으며 도덕 공동체를 지향하게 한다. 덕 윤리에서 선한 사람은 선한 성품(性品)으로 말미암아 선을 자연스럽게 행하는 사람을 말한다. 도덕은 공동체의 오랜 전통과 생활양식에서 비롯되었으며, 도덕적 덕목(德目) 또한 공동체적 삶 속에서 비롯된 것으로 본다.

매킨타이어의 '우리는 이미 존재하는 사회의 구성원으로 태어나서 사회 속에서 살다가 사회 속에서 죽는다.'라고 주장하는 공동체주의는 개인의 자유를 지상의 가치로 여기는 자유주의에 맞서 공동체(共同體)의 소중함을 강조한다. 공동체주의에 속하는 사람들은 '인간은 사회적 동물'이라고 말한 아리스토텔레스를 시조로 하여 매킨타이어, 샌델(Michael Sandel) 등이 있다. 매킨타이어와 샌델은 아리스토텔레스의 사상을 계승하고 재발굴한 현대의 덕 윤리학자들로 덕 윤리의 특징을 고스란히 계승하였기에 이들 역시 상황, 맥락, 관계를 중시한다. 또한, 이들은 공동체주의자이며, 개인을 소속된 자아, 관계적 자아로 보았다.

자유주의적 공동체

공동체주의는 극단적인 개인주의로 공동(共同) 선(善)을 침해하는 자유주의의 한계를 비판하면서 등장했지만, 결코 개인의 권리(權利)와 자유(自由)를 경시하지 않는다. 인간은 독립적인 인격을 갖춘 자유로운 존재인 동시에 공동체(共同體)의 구성원으로서 다른 사람과 함께 살아가는 존재이다. 그러나 공동체주의는 극단적으로 흐르면 전체주의나 권위주의로 변질될 수 있다.

공동체의 상실과 덕의 부재에서 비롯된 자유주의적 폐해를 극복하기 위해 우리는 공동체적 삶과 덕성(德性)의 함양을 중시하는 방향으로 나아가지 않으면 안 된다고 보았다. 이러한 문제점을 해결하기 위해서는 새로운 공동체의 창출과 그러한 공동체에서의 삶을 가능하게 하는 덕을 육성해야 할 필요성을 인식하였다. 즉, 현대 자유주의 사회의 폐해를 극복하기 위해서는, 진정한 의미의 도덕생활을 유지할 수 있고 또 그럼으로써 도덕성과 시민성이 발현될 수 있는 새로운 형태의 공동체를 형성하여, 그 속에서 바람직한 삶을 사는 일이 중요한데, 바로 이런 일을 위해서 덕의 육성이 필수적이라고 생각했다.

매킨타이어는 현대 자유주의 사회에 대한 대안적 사회로서 아리스토텔레스의 전통을 현대적 관점에서 부활시키는 공동체를 모색해야 하며, 공동체의 전통과 역사 속에서 인간에게 좋은 것이라고 여겨지는 선과 목적을 실현시키기 위해 그것을 가능하게 하는 획득된 인간 특질로서의 덕을 구비하게 하는 일을 추구할 것을 강조하였다. 선한 것들은 사적(私的)인 것이 아니므로 덕 교육이 우리에게 가르치는 것은 선이 특별히 나에게만 속한 것도 아니고 당신에게만 속한 것도 아니기 때문에 인간으로서의 나의 선이 내가 속한 공동체 속에 결합되어 있는 다른 모든 사람의 선과 동일하다는 것을 인정하고 그렇기 때문에 아리스토텔레스는 인간관계의 기본적 형식인 우애를 공유된 선이라는 의미에서 정의하였다. 매킨타이어는 덕을 인간의 공동체적 삶과 연관지어 공동의 선으로 설명하였다. 그는 '나는 무엇을 해야 하고 어떻게 살아야 하는가?'라는 물음에 답하려면, 내가 누군가의 자식이고 누군가의 친구이며 이 나라에서 살고 있는 나를 둘러싼 삶의 이야기를 배제할 수 없다고 말한다. 자율적이고 주체적이지만, 구체적인 삶의 이야기가 생략되고 공동체에서 배제된 개인은 추상화되고 원자화된 개인이라는 것이다.

1958년에 앤스컴(Elizabath Anscombe, 1919~2001)이 발표한 논문 '현대도덕철학(modern moral philosophy)'에서 의무, 책임, 옳음, 그름 등과 같은 개념이 중심을 이루는 규칙 윤리학은 이제 타당성(妥當性)을 상실했으며 아리스토텔레스의 전통에 입각한 덕 윤리학의 의미를 부활시켜야 한다고 주장하였다. 이를 계기로 오늘날 덕 윤리학이 윤리학의 한 중요한 방법으로 자리매김하게 되었으며, 앤스컴을 현대 덕 윤리의 길을 연 사람으로 평가하기도 한다.

앤스컴의 덕 윤리학에서는 아리스토텔레스의 전통으로 돌아가 어떤 종류의 인간 또는 존재가 되어야 마땅하며 그러한 인간이 되기 위해 어떤 덕들을 지녀야 하는지 탐구하는 덕 윤리를 그 본령으로 할 것을 말하고 있다. 현대에 와서는 윤리학 분야에서도 신(神)의 관념이 사라진 마당에 여전히 무엇인가에 대한 의무나 책임, 옳고 그름 등을 붙잡고 있는 규칙 윤리학은 사리에 맞지 않는다는 것이다.

인간에게 있어 덕 윤리는 다음과 같은 질문을 던진다. '내 의무는 무엇인가?'보다는 '훌륭한 사람이 되기 위해서는 어떠한 사람이 되어야 하는가?'를 질문한다. 인간의 덕은 일상적이지 않더라도 습관적이어야 하는데 이는 훌륭함을 갖추기 위해 노력해야 한다는 것이다.

안나스(Annas)는 '개인에게 있어 덕이란 지속적인 특성이다. 또한 특정시점, 특정상황에 걸쳐 적극적으로 개발된 것이다. 더 나아가 덕이란 고난과 역경에도 지속되는 것이다. 덕이란 꾸준히 드러나는 성질로 잠깐 나타났다가 사라지는 것이 아니다.'라고 하였다.

아리스토텔레스에 따르면 덕 윤리에 있어서 지적인 덕은 가르침에 의해 존재하고 고양되는 반면에 인성적 훌륭함은 습관(習慣)에 의해 결정된다고 하였다. 그리고 지혜롭지 않고서는 처음부터 인성적 훌륭함을 가지는 것은 불가능하며 인성적 훌륭함 없이 지혜로워지는 것도 불가능하다고 하였다.

덕 윤리를 언급할 때 가장 흔한 예로 스코틀랜드 철학자 흄(David Hume, 1711~1776)과 독일 철학자 니체(Friedrich Wilhelm Nietzsche, 1844~1909)가 있다. 그들은 각각 덕 윤리에 관해 고대 그리스의 철학자와 차별되는 철학적 관점을 제시해 왔다. 흄에 따르면 덕은 인간의 자연스러운 성향(性向)으로서 타인에게 공감하고 선의(善意)를 베푸는 기질이라고 하였다. 미덕(美德)의 유용성에 초점을 맞춘 흄의 덕 윤리 접근법은 공리주의와도 관련된다.

덕 윤리에 대한 또 다른 급진적인 관점은 니체의 철학에 근거를 두고 있다. 사람을 배려하고 공감하는 존재로 여기는 대신 니체는 권력에 대한 의지가 사람들에게서 배양되는 특징이라고 주장하였다. 니체는 권력에의 의지를 세상에서 지배력을 얻고자 하는 동기로 보았다. 니체에 따르면 덕은 위계적 권력 또는 대중 위에 선 권력과 일치되는 개념이며 기독교적 미덕인 겸손(謙遜)을 악덕(惡德)으로 만든다.

많은 학자들이 자유주의 폐해를 극복하는 방법으로 덕 윤리를 강조하고 있으나 이 또한 한계가 있다. 덕 윤리의 한계로는 먼저 주관적 요소를 들 수 있다. 행위자 중심의 도덕적 판단의 경우 근대 사회가 요구하는 보편성(普遍性)의 확보가 어렵기 때문에 주관적으로 흐를 수 있다. 그리고 덕은 특정 사회의 전통이나 문화와 밀접한 관련이 있으므로 보편성을 확보하기 어려워 상대주의의 위험성을 가져올 수 있으며, 도덕적 판단의 유연성이 때로는 판단의 불확정성을 동반할 수 있다. 덕을 갖추는 일은 나의 의지와 노력뿐만 아니라 적절한 주변 환경이 마련되어야 가능한데 도덕적 선을 운에 맡기게 되는 우연성이 있는 것이 덕 윤리의 한계라고 할 수 있다.

덕 윤리의 한계점

근대 윤리와 비교해서 덕 윤리는 근대 사회의 보편성(普遍性)을 확보하기 어렵고, 따라서 상대주의적인 경향이 강한 문제점을 지니고 있다.

이러한 덕 윤리의 한계와 상대적 위험성을 극복하기 위해서는 덕 윤리와 근대 윤리의 관계는 상호 보완적(相互補完的) 관점에서 바라보아야 하며, 보편성 및 개인적 감정과 욕구를 모두 고려한 근대 윤리의 토대 위에 덕 윤리의 장점을 수용해야 한다. 이를 실천하는 방법은 근대 윤리의 기본 원칙을 지키고 구체적 행위를 위한 품성(品性) 교육 및 습관화 교육을 실시하는 것이다.

4. 여성주의 윤리

여성주의 윤리(feminism ethics)는 여성에 대한 사회적 차별(差別)과 남성 위주의 사고방식(思考方式)에 대한 반발로 시작되었다. 여성주의의 대표적 사상가로 남녀는 똑같이 이성(理性)을 지닌 존재라고 주장하는 울스턴크래프트(Mary Wollstonecraft, 1759~1797)와 여성은 태어나는 것이 아니라 만들어지는 것이라고 주장하는 보부아르(Simone de Beauvoir, 1908~1986)를 들 수 있다. 이 중 울스턴크래프트는 최초의 여성주의자로 불리며, 남성과 여성은 똑같이 이성을 지닌 존재라고 주장하면서 남녀의 차이는 선천적인 것이 아니라 차별적 사회 구조에서 비롯된 것이라고 보았다. 그녀의 저서 '여성의 권리옹호(vindication of the rights of woman)'는 여성의 교육에 대한 것을 요지로 하고 있으며, 여성 자신의 자각을 중점적으로 호소하고 있다.

보부아르는 "여성은 태어나는 것이 아니라 만들어지는 것이다."라는 주장을 통해 여성성이나 여성다움이 사회 구조와 문화의 산물에 불과하다는 것을 폭로하였다. 그녀는 본격적인 여성주의 윤리의 시작을 알린 사람으로 1949년에 출간한 '제2의 성'을 통하여 여성은 남성과 관련해서 규정되고 구별되는 비본질적 존재로 간주되고 있다고 주장한다. 즉 남성이 절대적 존재인 반면, 여성은 타사(他者)로 간주된다고 하였다.

여성주의 윤리는 정치적 함축을 가지고 여성을 우세한 사회집단, 특히 남성에 의해 억압받는 대상으로 표현하는 경향이 있다. 통(Tong)에 의하면 '적든 많든 간에 윤리의 모든 여성주의적 접근법은 성 편견(gender bias)에 의해 왜곡(歪曲)되어 있다.'고 한다. 이는 여성주의 윤리가 윤리적인 상황을 평가하는 데 있어 이러한 상황들이 여성에 어떤 영향을 미치는지에 초점이 맞춰져 있다.

20세기 들어 등장한 여성주의 윤리는 여성이 아닌 남성 중심 사회의 차별(差別)과 억압(抑壓)에서 해방(解放)되어야 한다고 주장하고 있다. 그러나 오늘날에도 여성에 대한 차별적 인식은 여전히 사라지지 않고 있다. 그 심층적 원인은 비단 사회 · 문화적 환경뿐만 아니라, 남성 중심적으로 형성된 철학 사상에서도 찾을 수 있다.

이러한 사상과 달리 여성의 권리를 옹호한 사상가도 있다. 19세기 중반 남성에 의한 여성의 종속을 당연시하는 사회적 분위기에도 불구하고, 밀은 '여성의 종속'이라는 책을 통해 인간이라면 남녀를 불문하고 누구나 스스로의 능력을 발휘하고 행복을 추구할 권리가 있다고 주장하였다. 따라서 밀은 남녀의 동등한 관계를 회복하는 것이 여성은 물론 남성에게도 유익할 뿐만 아니라, 사회 전체에도 큰 혜택(惠澤)이 된다고 보았다.

밀처럼 여성을 옹호한 철학자가 있는 반면, 유명한 철학자들 중의 상당수가 여성에 대한 편견(偏見)을 가지고 있었다. 예를 들면, 루소는 여성은 이해를 잘 못하고 감정과 분노에 쉽게 따르는 경향이 있다, 또 대부분 예술을 사랑하지 않는다, 그리고 예술에 대한 이해도 없으며 그에 대한 재능은 찾아볼 수 없다고 주장하였으며, 루소와 같이 칸트, 쇼펜하우어 등도 여성에 대한 편견(偏見)을 가지고 있던 철학자들이다. 이러한 상황은 지금도 달라지지 않고 있다. 우리에게 가장 많이 알려진 인간에 대한 철학적인 정의는 '인간은 이성적인 동물이다.'라는 것이다. 하지만 남성들이 자신들에게서 두드러지는 특징인 합리성(合理性)을 가지고 인간을 규정하면서 여성들을 '비합리적(非合理的) 동물'로 규정하였기 때문에 여성들은 오랜 기간 동안 인간 존재에서 소외(疏外)되어 왔다.

20세기 이전 인류의 전 역사를 통해, 여성은 남성의 소유물로서 정치적 권리도 행사할 수 없었으며, 오직 남성이 만든 테두리 안에서만 생존이 가능하다고 여겨졌다. 인간의 이성(理性)과 권리에 대해 그 어느 시기보다도 진보적이었던 18세기 계몽주의 사상가인 로크나 루소조차도 여성은 자연적으로 남성보다 약한 존재이므로 남성과는 절대로 평등(平等)해질 수 없다는 편견을 가지고 있었다. 그러한 시기에 여성도 인간이며 당연히 누려야 할 인권(人權)이 있음을 주장한 최초의 사람이 바로 울스턴크래프트이다.

최초의 여성주의자인 울스턴크래프트는 여성 불평등(不平等)의 원인은 신체적 열등성에 있는 것이 아니라 이성적인 존재로 인정하지 않는 데 있다고 보았다. 여성도 남성과 동등한 이성(理性)을 갖고 있으며, 여성이 복종해야 할 대상은 남성이 아니라 이성이다. 여성도 인간의 일원으로서 자신들을 개혁하고 세계를 개혁하기 위해 노력해야 함을 말하면서 여성의 권리(權利) 옹호를 주장하였다.

초기의 여성주의는 주로 자유주의적 여성주의를 표방하면서, 여성도 남성과 똑같은 인간으로서 동등한 권리(權利)와 기회(機會)를 누리는 것을 목표로 하였다. 따라서 그들은 투표권 행사, 교육의 기회, 결혼, 법적 권리를 행사하는 데서 나타나는 명백한 성 차별(差別)을 극복하려고 노력하였다.

그러나 1960년대 이후 급진적 여성주의는 명백한 성적 차별뿐만 아니라 성차별주의라 불리는 은밀한 형태의 차별을 폭로하고 극복하고자 등장한 것으로, 남성과 경쟁해서 이기는 것은 여성답지 않다거나, 여성들은 수학이나 과학 분야에 재능이 없다거나, 성폭력을 당한 여성은 스스로 자초한 것이라는 등의 남성 중심주의적 가치관(價値觀) 및 문화를 바로 잡아야 한다고 주장하였다.

여성주의(페미니즘)는 남성 중심적 사고 및 가치관을 비판하고 여성을 지배와 억압으로부터 해방하여 양성(兩性)이 평등한 사회를 이루기 위한 운동 및 사상이다. 여성주의 철학을 개척한 사람들이 말하고자 하는 것은 무엇보다 이성(理性)의 중립성(中立性)이다. 즉, 인간의 앎과 행위에 대한 다양한 형식들을 반성할 때 성별에 따라 그 특징을 나타내려고 해서는 안 된다고 주장한다. 따라서 여성주의 윤리학은 전통적인 윤리학에서 나타나고 있는 단편적인 인간이해와 이러한 인간이해를 토대로 하여 생겨난 편협한 도덕이론들을 수정하는 것을 과제로 인식하고 있다.

여성윤리의 최초 사상가인 울스턴크래프트는 여성도 이성을 가지므로 남녀가 평등하게 교육받을 기회가 주어져야 한다는 것을 주장했고, 보부아르는 실존주의의 영향으로 여성이 자신의 삶의 주체가 되어야 한다고 하였다. 그러므로 여성주의 윤리의 의의는 양성(兩性) 평등에 대한 인식을 높이고, 이를 실현하는 제도적 장치 마련에 이바지한 데 있다.

5. 배려윤리

서양사회에서 배려(配慮)가 윤리적 가치를 적극적으로 인정받아 이에 대한 윤리학적 논의가 본격적으로 일어난 것은 1982년 여성윤리학자 길리건(Carol Gilligan, 1936~)이 '다른 목소리(in a different voice: psychological therapy)'라는 저서를 내면서부터이다. 배려윤리(ethics of care)는 콜버그의 정의윤리를 비판하면서 기존의 남성 중심적이고 정의 중심적인 윤리를 보완하기 위해 등장하였다. 미국의 윤리학자인 길리건(Carol Gilligan, 1936~)과 나딩스(Nel Noddings, 1929~)가 대표적 배려윤리사상가들로서 남성 중심적이고 가부장적 권위를 중시하는 사고방식에 대해 비판하면서 여성의 도덕성은 따뜻한 배려임을 강조하였다.

길리건은 여성과 남성의 도덕적 지향성이 동일하지 않다고 주장하였는데, 남성은 권리와 의무, 정의의 원리를 중시하지만 여성은 개별적인 관계, 특히 배려(配慮)를 중시한다고 하였다. 배려윤리에서는 법이나 정책을 통한 정의의 구현보다 다른 사람들을 보살피고 배려하는 공동체적 관계가 삶에서 더 중요하다고 주장한다. 객관적으로 옳고 그름을 추구하는 것도 중요하지만, 다른 사람을 배려하고 더불어 살아가려는 자세가 도덕적으로 더 바람직한 덕목(德目)이라고 보는 것이다. 정의윤리는 칸트의 윤리이론에 영향을 받은 콜버그, 롤스 등의 윤리사상으로 이들은 보편적 도덕 원리, 이성, 합리성, 정의 등을 강조하고 있다.

미국의 심리학자인 콜버그(Rawrence Kohlberg, 1927~1987)는 도덕 판단에 대한 발달 이론에서 아동의 도덕성은 인지 발달 단계에 따라 타율적 도덕 단계, 개인주의 단계, 대인간 기대 단계, 사회 시스템 도덕 단계, 개인의 권리 및 사회 계약 단계, 보편적 · 윤리적 원칙 단계의 6단계(3수준 6단계)로 이루어진다고 주장했다. 이에 대하여 길리건은 지나치게 이성적 논리적 추론을 강조한다며 콜버그를 비판하였다. 또 콜버그는 남성 피험자를 대상으로 도덕발달에 대한 연구를 수행하여 여성은 평균적으로 '착한 소년, 좋은 소녀 지향'인 3단계에 속하고, 남성은 평균적으로 '법과 질서 지향'인 4단계에 속한다고 하였다.

길리건은 콜버그의 이러한 연구 결과들은 여성은 남성보다 도덕적으로 더 성숙(成熟)할 수 없다는 성편견(gender bias)을 나타내고 있다고 비판하였다. 남성과 여성은 도덕적 문제들에 대하여, 남성은 사회적 관계들을 위계적 질서로 해석하는 경향이 있고 권리의 도덕성(道德性)에 비중을 두는 반면에, 여성들은 인간관계적 연관성, 따뜻한 배려, 민감성, 다른 사람에 대한 책임을 소중하게 여기므로 각기 다른 목소리를 지향(志向)하고 있다고 주장하였다. 즉 남성과 여성은 근본적으로 상이한 도덕 이론과 도덕적 언어를 사용하고 있다고 보았다. 예컨대, 도덕적으로 동일한 상황에 직면했을 때, 남성은 그 상황을 최소한의 공통분모로 환원하여 일반적인 특징을 발견하고자 시도하지만 여성은 구체적이고, 특수하며, 독특한 것을 추구한다고 주장하였다.

길리건은 정의윤리와 배려윤리를 구분하고 양자의 상호 보완성을 강조했다. 정의, 이성, 공정성, 보편성을 강조하는 남성적 정의윤리와 배려, 공감, 유대감, 책임을 강조하는 여성적 배려윤리를 구분하면서 정의윤리와 배려윤리는 구분되어야 하지만 배타적이거나 대립적인 것이 아니므로 상호보완적인 관계를 맺어야 한다고 강조했다.

나딩스(Noddings, N. 1929~)는 길리건의 도덕성 개념을 더욱 발전시켜 “따뜻한 배려의 윤리”를 전개하고 있다. 맥락(脈絡)에 대한 고려 없이 특정 덕목을 주입하려는 시도에 반대하며 관계(關係)를 중시하고, 여성의 도덕적 특징인 타인(他人)에 대한 배려나 보살핌, 다른 사람에 대한 유대감이나 상호 의존성, 다른 사람에 대한 책임 등을 중시한다. 나딩스는 따뜻한 배려(care)의 도덕적 의미를 구체화하기 위하여 ‘윤리적인 따뜻한 배려’(ethical caring)라는 용어를 사용하고 있다. 따뜻한 배려란 타인과 공감(共感)하는 것(a feeling with other)이라고 하면서 나딩스는 그것을 ‘몰입(engrossment)’이라고 표현하고 있다.

나딩스는 우리가 타인을 도덕적으로 만나는 관계인 윤리적으로 따뜻한 배려는 우리가 사랑, 자연적인 이끌림으로부터 따뜻한 배려를 해주는 사람으로서 반응하는 관계, 즉 자연적 배려로부터 기인하는 것이라고 하고 있다. 길리건은 여성의 특징을 바탕으로 하는 배려윤리를 제시한 반면, 나딩스는 자연적 배려를 바탕으로 하는 배려윤리를 제시하였다. 윤리적 배려는 자연적 배려에 예속된다고 보았으며, 어머니와 자녀 관계를 자연적 배려의 원형으로 설명하였다.

정의윤리와 배려윤리의 차이점으로는 정의윤리는 도덕성이 자유나 정의 등의 보편적 목표를 향해 직선적으로 발달한다고 보았으며, 남성 중심적 도덕성은 객관적 · 합리적 이성을 중시하며, 보편적

표 2-1 나딩스가 보는 원리 윤리와 배려윤리의 비교

원리 윤리(ethics of principle)	배려윤리(ethics of care)
• 모호하고, 불안정하며, 우리를 다른 사람들로부터 분리시키는 것 • 보편화의 원리만을 강조 – 칸트학파나 공리주의자들은 도덕적 행위자로 하여금 원리와 논리를 사용하여 그들의 윤리적 결정을 내릴 것을 기대하고 있음	• 진정한 윤리적 삶의 본질은 서로 알게 되고 상대방이 느끼는 것을 같이 느끼며, 상대방에 의해 영향을 받게 되는 것 – 타인을 향한 수용성 혹은 개방성이 윤리적 삶의 본질 – 인간적 만남, 따뜻한 배려의 원리가 더 중요한 사회적, 도덕적 기초가 될 수 있음 – 따뜻한 배려를 해주는 사람, 따뜻한 배려를 받는 사람

가치의 실현을 추구한다.

배려윤리에서는 정의윤리를 비판하고 공동체적 관계를 강조하면서 옳고 그름보다 상대방에 대한 공감(共感)과 역지사지(易地思之)의 태도를 더 중요시 한다. 정의윤리는 배려, 공감, 동정심, 타인에 대한 유대감이나 책임감 등 여성의 도덕적 특징을 간과했다고 비판하였다.

배려윤리에서는 법(法)이나 정책(政策)을 통한 정의의 구현보다 다른 사람들을 보살피고 배려(配慮)하는 공동체적 관계가 삶에서 더 중요하다고 주장한다. 객관적으로 옳고 그름을 추구하는 것도 중요하지만, 다른 사람을 배려하고 더불어 살아가려는 자세가 도덕적으로 더 바람직한 덕목이라고 보는 것이다.

정의윤리는 이성, 개별성, 공정성, 보편적 원리 등을 강조하는 도덕성이지만 나딩스의 배려윤리는 보편화 가능성을 거부한다. 보편화 가능성은 도덕적으로 정당화되는 것에 대해 비슷한 상황에 처한 사람은 누구라도 필연적으로 그렇게 할 의무가 있다는 개념이기 때문이다.

정의윤리는 정의와 공정성을 강조하는 반면, 배려윤리는 소수자의 권리(權利)와 존엄성을 강조하고 있다. 그러므로 배려윤리를 통해 정의윤리가 간과할 수 있는 도덕적 덕목(德目)을 보완할 수 있다.

배려윤리는 미국의 여성 윤리학자 길리건과 나딩스에 의해 제시된 윤리로, 배려(配慮)와 인간관계(人間關係) 등의 가치를 여성이 강조한다는 사실을 밝혀냈다. 길리건은 여성과 남성의 도덕(道德)은 질적으로 다르다고 주장하면서 배려윤리의 여성적 목소리, 즉 공감, 배려, 동정심, 관계성, 구체적 상황, 맥락 등을 강조하였다. 나딩스는 배려의 원형으로 어머니와 자녀 사이의 관계로 설명하면서 배려를 상호적인 것으로 규정하면서 낯선 타인, 동식물과 지구 환경 등에까지 배려가 확대되어야 한다고 주장하고 있다.

이와 같이 배려윤리는 정의 중심의 추상적 도덕 원리로 해결할 수 없는 윤리 문제를 해결하는 데 도움을 줄 수 있으므로 도덕적 실천에 효과적이며, 다문화 사회에서 약자 보호와 동물 보호 및 환경 보존 등의 문제에 적절한 시사점을 줄 수 있다.

생각해보기

1. 공리주의자들이 주장하는 최고의 선은 무엇인가?

2. 아리스토텔레스가 언급한 인간의 궁극적 목적은 행복이라고 했다. 덕이 있는 사람이 되기 위한 방법은 무엇인가?

3. 인간 생활의 궁극적 목적은 최고선이다. 그렇다면 과연 무엇이 최고선인가?

4. 덕이란 어쩔 수 없이 특정 사회의 전통, 관행, 문화 등과 밀접한 관련이 있기 때문에 덕 윤리가 근대 윤리를 완전히 대신할 수 없는 이유는 무엇인가?

5. 울스턴크래프트가 말한 인간으로서 동등한 권리와 기회를 누리기 위한 방법은 무엇이었는가?

참고문헌

1. 고수현(2013), "생명윤리학", 양서원.
2. 공병혜 외(2017), "제2판 생명윤리", 현문사.
3. 박선엽 외(2012), "고등셀파 윤리와 사상", ㈜천재교육.
4. 안성희 외(2016), "생명윤리에 기초한 간호전문직 윤리", 대한간호협회.
5. 이원유(2014), "생명윤리", 현문사.
6. 이지항(2015), "스포츠에서의 덕 윤리 적용 가능성 연구: A. MacIntyre 덕 윤리에서 '실천' 개념을 중심으로", 기독사회윤리, 제31집.
7. 이희영 역(2009), "제2의 성(시몬 드 보루아르)", 동서문화사.
8. 한성숙 외(2004), "제2판 간호윤리", 대한간호협회출판부.
9. 황경식 외(1991), "현대 사회와 윤리", 서광사.
10. Alasdair Macintyre(1984), A Short History of Ethics, Routledge.
11. Alasdair Macintyre, 이진우 역(1985), "덕의 상실", 서광사.
12. Alasdair Macintyre(1998), Whose Justice? Which Rationality? University of Notre Dame Press.
13. Annas, J.(2011), Intelligent virtue[Kindle version]. Oxford University Press.
14. Anscomb, G. E. M.(1970), "modern moral philosophy" Philosophy 33.
15. Aristotle.(2002), Nicomachean ethics(C. Rowe, Trans.). Oxford University Press.
16. Arnold, P. J. Sport(1997), ethics and education. Cassell.
17. Beauvoir, S. D, 이희영 옮김(2009), "제2의 성", 동서문화사.
18. Gilligan, C.(1982), "In a different voice: Psychological theory and women's development". Havard University Press.
19. Irwin, T.(1999), Nicomachean ethics(T. Irwin ED. 2nd ed.) Hackett Pub. Co.
20. Janie B., Butts, Karen L., Rich, 김혜옥 외 공역(2016), Nursing ethics(5th ed), "간호윤리학", JMK.
21. MacIntyre, A.(1981), After Virtue, University of Notre Dame Press.
22. McFee, G. The intrinsic value of sport: A reply to Culbertson. Sport, Ethics and Philosophy, 3(1), 19-29. 2009.
23. McNamee, M.(1995) Sporting practices, institutions and virtues: A critique and a restatement. Journal of the Philosophy of Sport, 22(1), 61-82.
24. Mike Mcnamee(2008). Sports, virtues and vices. Routledge.
25. Techmann, Roger(2008), Philosophy of Elizabath Anscombe. Oxford U.K.
26. Tong, R(1997). Feminist approaches to bioethics: Theoretical reflections and practical applications. Boulder, Co: Westview Press.
27. http://cafe.daum.net/te-le-illi
28. http://100.daum.net/book/37/list
29. http://dohwan.tistory.com/1411?category=525422
30. http://getfondof.tistory.com./2
31. http://getfondof.tistory.com/8?category=713536
32. http://homoehicus.tistory.com/39

chapter

03 생명윤리의 원칙과 규칙

학습목표

1. 생명윤리의 역사적 배경을 설명할 수 있다.
2. 생명윤리의 필요성을 설명할 수 있다.
3. 생명윤리의 기본 원칙인 자율성의 원칙, 악행금지의 원칙, 선행의 원칙, 정의의 원칙을 설명할 수 있다.
4. 생명윤리의 규칙인 정직의 규칙, 신의의 규칙, 성실의 규칙, 이중효과의 원칙을 설명할 수 있다.

1. 생명윤리의 원칙

최근 보건의료계에서 생명윤리학(bioethics)이 강조되고 있는 이유로 바루흐 브로디(Baruch Brody)는 다음과 같이 말하였다.

첫째, 의료기술의 발전으로 시험관아기, 인공장기이식술, 인공호흡기, 고가의료장비산출 등의 문제 대두, 둘째, 도덕적 여건의 변화로 여성의 사회 진출의 증가, 핵가족화, 노인문제 등 여러 가지 문제 대두, 셋째, 도덕적 가치관의 변화로 인한 인간생명경시풍조로 자살, 안락사, 인공임신중절 즉, 낙태의 증가 등을 들고 있다.

생명윤리학의 학문적, 사회적 배경으로는 1970년대 이후 의학, 과학, 보건학의 기술상의 눈부신 진보로 삶의 질을 좌우할 능력이 증가되었다. 이로 인해 삶의 의미와 연관된 새로운 윤리적 딜레마에 부딪치게 되었다. 또한 사회의 구조적 변화로 새로운 윤리적 난제(難題)를 야기하게 되었다. 예를 들면, 여성의 사회참여로 한 낙태 등의 문제와 노인의 소외 문제 등으로 인한 노인의 자살률 증가 등, 생명경시(生命輕視) 풍조 사상이 만연하게 되었다.

기술혁명은 출생부터 사망에 이르기까지 우리의 모든 삶에 지대한 영향을 끼치고 있다. 분만의 시기를 피임법을 통해서 조절하고, 유전자 조작(造作)을 통해 아기를 '디자인'하는 시대까지 왔으며,

생명연장의 부분에서도 불가능했던 자연통제가 가능해짐으로써(인공호흡기의 사용으로 인한 생명연장 등) 미래를 완전히 새롭게 설계하는 잠재력을 지니게 되었다. 이로 인해 살아있음의 정의가 어렵게 되었음은 물론 수명연장의 도덕적인 해답이 어려워지게 되었다. 물론 생활수준의 향상도 가져온 것은 인정해야 하나 역사상 20세기 후반부터 인간의 삶은 극적일 정도로 변해왔음을 또한 인정해야 한다.

의사결정규칙은?

의사결정과정은 신속하고 효과적이어야 하며, 그 체계의 각 부분들이 조화롭게 작용하도록 어떤 구체적인 규칙에 따라 이루어져야만 한다.

생명윤리학은 철학과 의학의 만남에서 이뤄진다. 의료와 생명(生命)에 대한 중대한 현실 문제를 철학적 반성(反省)을 거침으로써 당면한 문제에 대한 보다 깊은 이해와 넓은 문제의식을 갖게 되어 보다 인간적이고 성찰적 방식으로 인술(仁術)을 베풀게 된다.

인간의 생명은 가장 신성하고 존경할 만하다. 인간존엄성의 문제로는 생명의 시작과 끝에 첨예화(尖銳化)되어 나타난다. 즉 생명의 시작과 끝의 정의를 적용하는 문제가 중요하다. 그러므로 존엄한 생명을 다루는 의료인들은 생명윤리(生命倫理) 교육을 통해 생명의 존엄성에 대해 다시 한 번 생각해 보는 기회를 갖는 철학적 반성이 필요하다. 그리고 생명공학을 연구하는 생명공학도 역시 이러한 반성이 필요하다고 하겠다.

인간생명 존엄성의 두 가지 입장

1. 철학적 입장: 인간은 근본적으로 가치 있는 존재
2. 신학적 입장: 인간은 신의 형상에 따라서 신과 유사하게 창조되었으므로 존엄성을 획득

최근 생명윤리 분야에서 중요한 연구 주제

1. 생명의 시작과 관련된 주제
2. 죽음과 관련된 주제
3. 의료자원의 분배문제
4. 장기이식과 관련된 문제
5. 연구방법에 관한 문제

제2차 세계대전의 인체실험으로 인한 비윤리적 문제의 제기에서 비롯된 미국의 벨몬트 보고서(Belmont report)는 모든 인체 실험에 있어 필요한 3가지 기본원리로 인간존중의 원리, 선행(善行)의 원리, 정의(正義)의 원리를 담고 있다. 이 보고서는 사전 동의, 연구 참가자들에 대한 위

험성 등에 대한 지침을 포함하고 있다. 이 보고서 이후에 보참(T. Beauchamp)과 칠드레스(J. Childress)가 '생명의료윤리의 원칙들(principles of biomedical ethics)'의 첫 개정판을 출판하면서 자율성 존중, 악행금지, 선행, 정의와 같은 생명윤리의 4대원칙을 제시하였다. 생명윤리 영역에서 사용하고 있는 생명윤리원칙으로 보참과 칠드레스가 제안한 생명윤리의 4원칙은 다음과 같다.

1) 자율성의 원칙

자율성(自律性)은 자유와 자기결정권을 가지고 행동할 수 있는 능력을 말한다. 즉 개인이 스스로 선택한 계획에 따라 자신의 행위 경로를 결정할 수 있는 권리를 가진다는 개인적 자유를 말한다. 자율성이란 의사결정 시 속임, 강요, 속박, 강제로부터 자유로운 선택(選擇)과 개인의 행위에 대한 외적 간섭(干涉)을 배제하는 것을 말한다. 자율성 존중의 원칙이라고도 하는 자율성의 원칙(principle of autonomy)은 타인(他人)의 자율적인 자기결정을 존중하라는 윤리원칙을 말한다.

자율은 인지된 승인(혹은 통지된 승인), 치료의 거부, 자살 등을 포함한다. 다른 학자들도 성실, 사생활, 비밀보장 등의 원리를 포함하는 자율성을 모든 원리 중 최고(最高)로 고려한다.

보건의료분야에서 대상자의 자율성을 존중하는 것은 수술이나 중요한 처치 시 사전 동의를 받는 것, 대상자의 선택권(選擇權) 존중과 치료 거부를 수용하는 것, 진단과 치료에 있어서 완전하고 신뢰성 있는 정보를 제공하는 것, 사생활과 비밀을 보장해 주는 것 등이 포함된다.

자율성 존중의 원칙의 주요 내용

1. 진실을 말하기
2. 사적인 정보를 보호하기
3. 환자치료에 대한 동의를 구하기
4. 타인의 사생활을 존중하기
5. 요청이 있을 경우에는 타인이 중요한 결정을 하는 데 도움을 주기

(1) 사전 동의

건강관리체계에서 환자의 자율성(自律性)의 원리를 보장하기 위한 장치는 충분히 설명에 근거한 동의이며, 건강관리제공자로부터 치료과정과 방법, 필요한 약품의 효능과 부작용 등을 거짓 없이 상세히 이해하기 쉽게 충분히 설명을 듣고 자발적으로 치료를 선택(동의)하거나 거절할 권리이다. 환자의 치료에 있어서 사전 동의는 자율성의 합법성과 윤리성의 문제이며, 사전 동의의 중심 내용은 개인이 실제 혹은 잠재적 상황에 대한 정보(情報)를 적절히 취합하여 결정을 내릴 수 있는 자율성을 존중하는 것이다. 보참과 칠드레스가 제시한 일곱 가지 요소에 기반한 사전 동의(informed consent)의 요소는 다음과 같다.

사전 동의의 요소

Ⅰ. 전제조건
1. 이해하고 결정할 수 있는 능력
2. 스스로 의지에 따라서 결정할 수 있는 능력

Ⅱ. 정보요소
3. 제공되는 정보에 대한 사실 전달
4. 계획과 절차에 대한 권유
5. 3과 4에 대한 이해

Ⅲ. 동의요소
6. 원하는 계획과 절차에 대한 결정
7. 선별된 계획에 대한 승인

댐프스키(Dempski)는 사전 동의에 필요한 세 가지 요소로 첫째, 정보에 대해 알기, 둘째, 환자 스스로 동의하기, 셋째, 결정권(決定權)을 행사할 수 있는 능력을 제시하고 있다. 또한 사전 동의를 윤리적으로 말할 수 있는 일반적 조건으로는 첫째, 알려주어야 할 내용은 전문직에서 시행되는 모든 내용이며, 둘째, 합리적인 보통 사람이 알고 싶어하는 것, 셋째, 환자가 알고 싶어 하는 것이다.

사전 동의의 규칙은 자율성(自律性)의 원리에 근거를 두고 있으며, 환자로부터 치료에 대한 동의를 받기 위해서 관련된 모든 정보(情報)를 제공해 주어 시행될 치료와 처치에 자발적(自發的)으로 동의하고 협조하도록 해야 한다는 법률적(法律的)이고 윤리적(倫理的)인 요구조건이다.

충분한 정보에 근거한 동의는 우리가 흔히 '사전 동의'라는 용어로 사용되는 윤리규칙으로 대상자가 정보의 내용을 실질적으로 이해하고 또한 타인의 강요 없이 스스로 선택(동의) 또는 선택하지 않는 것을 말한다. 핵심정보를 전달하는 것은 물론 충분히 질문할 시간을 주어야 하며 언제라도 결정을 철회할 수 있음을 알려주어야 한다.

뉘른베르크 규약(인간을 대상으로 하는 연구에 관한 윤리규약)

1. 동의할 사람이 동의할 수 있는 능력이 있어야 하고,
2. 선택권을 자유로이 행사할 수 있도록 외부의 강요나 간섭은 없어야 하고,
3. 결정하는 데 필요한 지식을 충분히 전해 듣고 이해할 수 있어야 한다.

충분한 설명에 근거한 동의의 종류에는 명시적 동의와 묵시적 동의가 있다. 명시적 동의는 말이나 글로 의사를 분명하게 표명한 것이며, 묵시적 동의는 행위나 상황으로 보아 동의한 것으로 볼 수 있는 경우를 말한다.

진정한 동의가 갖추어야 하는 요소는 동의자의 능력으로 의사소통, 이해력, 자발성이 있어야 한다. 정보에 자율적으로 동의할 수 있는 환자의 능력이 문제시되는 상황(예: 치매환자, 무의식 환자 등)이나 교통사고로 식물인간이 된 환자에게 우리는 정보를 얻어 낼 수 없다. '그러면 대리인은 누구

로 할 것인가? 의사표명이 불가한 환자의 의사를 어떻게 확보하는가?'라는 물음에 대한 대안으로 ① 대리판단표준, ② 순수자율성표준, ③ 환자의 최선이익표준이 있다.

① 대리판단표준

'이 환자가 의사를 표현할 수 있다면, 이 상황에서 무엇을 원하는가?'라는 물음에 따라 결정을 내리는 것이 대리판단표준이다.

② 순수자율성표준

환자가 의사표현 능력을 상실하기 전에 표명한 견해를 대리인이 그대로 전달하는 방법이 순수자율성표준이다. 사전 동의의 하나인 생전유언(living will)이 그 대표적인 방법이다.

③ 환자의 최선이익표준

환자의 최선이익표준은 그 상황에서 무엇이 환자에게 최선의 이익이 되는가를 찾아내는 삶의 질 표준을 말한다.

치료적 면책특권 아래 이루어지는 사전 동의(informed consent)의 법적 예외가 되는 상황은 첫째, 응급상황, 둘째, 포기, 셋째, 의사무능력자, 넷째, 암묵적 동의가 있는 경우이다.

사례: 오른쪽 귀 대신 왼쪽 귀 수술

갑은 어느날 갑자기 귀가 잘 들리지 않아 병원에 가서 검사를 받았다. 담당의사로부터 오른쪽 귀를 수술해야 한다는 설명을 듣고 그는 수술에 동의하였다. 수술 도중 담당의사는 수술이 필요한 귀가 왼쪽이라는 사실을 알게 되어 오른쪽 귀 대신 왼쪽 귀를 수술하였다. 갑은 그 의사를 고소했고, 법정은 의사가 왼쪽 귀 수술에 관한 환자의 동의를 구해야 했다고 판결했다.

◎ 사례에서 무엇이 문제인가? 그리고 충분한 정보에 근거한 동의란 어떤 것인가?

생명의 존엄성과 인간의 권리에 대해 생각하기

※ 인간의 가장 근본이 되는 권리

1. 품위 있는 죽음의 인정
2. 사람답게 태어날 권리
3. 사람답게 살 권리
4. 사람답게 죽을 권리

사례: 말기 신부전증 환자

말기 신부전증으로 신장투석을 받으면서 신장이식에 생명의 마지막 희망을 걸고 있는 어머니를 둔 14세의 소녀가 있다. 그녀는 자신의 신장을 어머니에게 기증하겠다고 하였다. 병원에서는 이 기증을 받아들여야 하는지, 받아들이지 않아야 하는지에 대하여 병원의 윤리위원회에 의뢰하였다.

◎ 14세 소녀는 어머니에게 신장을 줄 수 있을까? 줄 수 없다면 이유는 무엇인가?

환자나 연구대상자에게 제공하게 되는 실질적인 정보의 기준은 첫째, 전문적인 실무기준, 둘째, 합리적인 기준, 셋째, 주관적인 기준이 있다.

사전 동의 시 동의자의 능력이 중요한데 다음 사항 중 한 가지 혹은 모든 사항에 해당된다면 동의 능력이 없는 것으로 간주한다.

(1) 관련 정보를 이해할 수 없다.
(2) 선택의 이유를 표명할 수 없다.
(3) 자신의 상황과 그 결과를 이해할 수 없다.
(4) 선호나 선택을 표현하거나 의사소통을 할 수 없다.
(5) 선택에 대한 합리적인 이유를 표명할 수 없다.
(6) 합당한 결정을 내릴 수 없다.
(7) 손해나 이익과 관련되어 그 이유를 표명할 수 없다.

그리고 환자나 연구대상자에게 올바른 결정을 할 수 있도록 환자나 연구대상자에게 다음과 같은 정보의 내용을 알려주어야 한다.

환자나 연구대상자에게 알려주어야 할 정보의 내용

1. 환자나 연구대상자가 중요하다고 생각하는 사실과 해석
2. 전문인의 충고
3. 동의를 구하는 이유 및 동의가 갖는 권한 위임의 의미
4. 전문인 자신이 중요하다고 생각하는 사실과 해석

(2) 선의의 간섭주의

'보호한다'는 선의(善意)와 선행(善行)의 원칙을 기본으로 하여 보호받는 개인의 바람과 희망을 고려하지 않고 보호자의 주관으로 이롭다고 생각하고 해로움을 예방한다고 생각하는 행동을 우선적으로 선택하는 것이다. 선의의 간섭주위(paternalism)는 결정에 대한 피간섭자의 선호나 동의를 무시하거나 기피하는 것으로 강요, 기만, 거짓말, 정보조작, 정보의 비공개 등이 포함된다.

선의의 간섭주의는 온정적 간섭주의라고도 불리는 것으로 환자에 대한 자율성 존중의 원칙과 의료전문인의 선행의 원칙이 갈등을 일으키는 경우이다. 상황에 따라서는 의료진들의 선행이 환자의 자율성보다 우선하는 경우도 있다.

약한 의미의 선의의 간섭주의는 충분한 동의 없이 내려진 결정, 심리적으로 불안정한 상태에서 내려진 비합리적인 결정, 약물중독상태에서 내려진 선택 등 비자율적인 행동으로 인하여 발생할 수 있는 악한 결과를 예방하는 차원에서만 간섭이 정당화된다는 것이다.

약한 의미의 선의의 간섭주의 정당화 조건

1. 간섭으로 인한 행동이 자율성의 침해나 그로 인한 독립성의 손실을 능가해야 한다.
2. 간섭받는 자는 자율적인 선택이 상당히 제한되는 상태이어야 한다.
3. 행해지는 간섭은 그와 유사한 상황에서는 일반적으로 정당화되는 것이어야 한다.
4. 간섭받은 자가 후에 합리적으로 생각할 수 있을 때에는 그 결정에 동의할 것이 명백하여야 한다.

반면에 강한 의미의 선의의 간섭주의는 충분한 정보에 근거하여 자율적으로 결정을 내린 것이라 하더라도 그것이 본인에게 피해가 되거나 선이 되지 않는다면 선행을 베풀기 위해서 간섭할 수 있다는 것이다.

강한 의미의 선의의 간섭주의를 할 수 있는 정당화 조건

1. 심각하지만 예방 가능한 피해의 위험이 있다.
2. 선의의 간섭주의 행동이 그 해악을 예방할 수 있다.
3. 간섭의 결과가 그에게 미칠 것으로 예상되는 위험을 능가한다.
4. 이 정도로 이득을 보장하고 위험은 줄이면서 자율성을 덜 제한하는 다른 대안이 없다.

인간존엄성과 관련된 이슈들

1. 선천성 기형과 출산
2. 임신중절 시의 진료보조
3. 가망이 없는 환자에 대한 적극적인 치료와 안락사 시키는 문제
4. 회복 불가능한 환자에 대한 보호자의 포기

인간생명이 존엄한 이유

1. 인간종족의 보존
2. 타인을 보호하는 데서 기쁨을 얻을 수 있는 권리
3. 개인적인 선행과 자기결정에 대한 존중
4. 개인의 신체에 대한 불가침성
5. 가계의 보존

사례: 선의의 간섭주의

23세의 운동선수 김 씨는 탈장수술을 받기로 하고 수술 전에 약을 복용했다. 약을 먹은 후 그는 침대 양쪽레일을 올리는 것을 원하지 않는다고 말하였다. 김 씨는 정신이 말똥말똥하였으며 침대레일을 왜 올려야 하는지도 이해하고 있었다. 그러나 그는 그 원칙이 자기에게는 적용될 필요가 없다고 느꼈다. 왜냐하면 그는 약 때문에 졸리지도 않았고 침대에서 굴러 떨어지지도 않을 것이기 때문이다. 환자와 간호사 간에 의견 교환이 있은 후 김 씨의 간호사는 침대레일을 올렸다.

◎ 위의 사례에서 간호사의 결정은 환자의 자율성을 침해하였는가?

2) 악행금지의 원칙

악행금지의 원칙(principle of nonmaleficence)은 간호를 수행하면서 타인에게 의도적으로 해(害)를 입히거나 타인에게 위험을 초래하는 것을 금지하는 것을 의미한다. 이것은 생명윤리뿐 아니라 사회도덕의 근본을 이루는 원칙이다.

악행금지의 원리는 무해성의 원칙이라고도 하며, 무해는 이중효과의 원리, 안락사, 치료방법, 대리결정자를 포함하는 원리로 즉 '우선 무엇보다도 해(害)가 되는 일을 하지 말라'는 것이다.

악행금지의 원칙에 따르면 의료인은 환자에게 신체적, 정신적으로 해가 되는 행위를 해서는 아니 된다는 의미이다. 그러나 우리 의료인들은 치료과정상 환자에게 고통을 줄 수밖에 없는 상황에 부딪히곤 한다. 그러므로 악행금지의 원칙은 무조건적으로 상해나 고통을 주어서는 아니 된다는 의미보다는 환자에게 가해지는 위험과 고통을 최소화하여야 한다는 의미로 해석해야 할 것이다.

악행금지의 원칙과 관련된 문제 및 개념들에 대해 보참과 칠드레스는 다음과 같이 제시하고 있다.

악행금지의 원칙과 관련된 문제 및 개념들

1. 주의의무를 다한다는 것은 그 자신의 직무에 관련된 기준을 지키는 것을 의미한다. 즉, 동종직업에 종사하는 사람이라면 합리적으로 예상하고 수용할 기준이다.
2. 방안은 '주의의무의 부재'이며 비고의적이든 고의적이든 해를 입히는 행위이다.
3. 치료 포기의 연명치료 결정에 관한 규칙 구분하기
   a. 생명연장치료의 중단과 포기
   b. 특별 치료와 일상적 치료
   c. 유지 기술과 치료
   d. 의도된 결과와 그렇지 못한 것(이중결과의 원칙)
   e. 살인(죽이는 것)과 자연사(죽도록 내버려 두는 것)

악행금지의 원칙에서 중요한 것은 환자가 얻게 되는 최종적인 선(善)과 해(害)의 크기를 따져서 결정하는 이중효과의 원칙(principle of double effect)이다. 이 원칙은 공리주의적인 입장으로 때때로 환자에게 이익이 되도록 어떤 일을 하게 되는 결정이 이차적으로 피치 못할 해로운 영향을 가져오는 경우가 있다(예를 들면 낙태). 자세한 내용은 윤리규칙에서 다루도록 하겠다.

사례: 마음이 변한 사촌

갑은 재생불량성빈혈로 죽어가고 있다. 의사는 골수이식을 하면 그가 1년 더 살 수 있을 가능성이 25%에서 40~60%로 늘어날 수 있다고 하였다. 환자의 사촌 을은 자신이 골수기증자가 되기에 적합한지를 알아보기 위한 검사에 응하기로 했다. 그래서 그는 조직적합성 검사를 받았다. 이 검사 후 그는 심경의 변화가 일어나 유전자 적합성검사에는 응하지 않았다. 갑의 변호사는 을이 두 번째 검사를 받고 그 결과가 골수이식에 적합하다는 판정을 받을 경우 그의 골수를 이식할 수 있게 해달라고 법원에 소송을 제기하였다.

◎ 과연 사촌 을은 어떠한 경우에도 약속을 지켜야 할까?

생각해보기

선택적 치료수단과 의무적 치료수단

1. 해야만 하는 진료(obligatory to treat)
   - 그 진료를 하지 않는 것은 도덕적으로 옳지 못하다.
2. 금지된 진료(obligatory not to treat)
   - 그 진료를 하는 것이 도덕적으로 옳지 못하다.
3. 선택적인 진료(optional to treat)
   - 중립적인 진료(neutral): 그 진료는 해도 그만이고 하지 않아도 무방하다.
   - 의무 이상의 진료(supereogatory): 그 진료는 하지 않아도(혹은 해도) 무방하나, 하면(혹은 하지 않으면) 도덕적 칭찬을 받는다.

1. 위의 내용 중에서 해야만 하는 진료(obligatory to treat)에 속하는 것은 무엇인가?

2. 위의 내용 중에서 금지된 진료(obligatory not to treat)에 속하는 것은 어떤 것인가?

3) 선행의 원칙

보참과 칠드레스는 '선행의 원칙(principle of beneficence)은 자비, 친절, 우정, 자선 및 그와 같은 행위를 실천하는 것이다.'라고 하였으며, 선행에 대한 원칙으로 다음과 같이 제시하고 있다.

선행에 대한 원칙

1. 다른 이들의 권리를 지키고 수호한다.
2. 다른 이들에게 일어날 위해를 방지한다.
3. 다른 사람에게 위해를 야기할 상황들을 제거한다.
4. 장애가 있는 사람을 돕는다.
5. 위험에 처한 사람을 구한다.

건강관리제공자의 역할은 흔히 적극적인 선행(善行)을 필요로 한다. 선행이란 일반적으로 인정, 친절, 자비 등을 의미하며, 이타주의, 사랑, 인본주의 등을 포함하는 개념으로 넓게는 타인에게 이득을 주려는 의도의 모든 행동이 여기에 속한다. 선행의 원칙은 악행금지의 원칙을 넘어서 해악(害惡)의 예방과 제거와 적극적인 선의 실행을 요구하는 것이다.

선행의 원칙에는 적극적 온정적 간섭주의에 근거를 둔 선행의 원칙이 있으며, 그것은 적극적인 선을 실행하기 위해 환자의 자율성을 무시하는 경우의 선행원칙이다. 거기에는 선을 실행하기 위해 환자의 의사표현 능력과 관계없이 환자의 자율성을 무시하고 간섭하는 경우의 강한 온정적 간섭주의가 있다. 윤리학자 로스(Ross)가 제시한 실제적 의무들로는 타인의 권리를 보호하고 옹호하기, 타인에게 발생하는 피해를 예방하기, 무능력한 사람을 돕기, 위험에 처한 사람 구하기, 타인에게 피해를 불러일으키는 상황들을 제거하기 등이 있다.

① 반성적 성찰(CRI, critical reflection inquiry): 선행의 의무조건

사례: 선한 사마리아인 변형

어떤 행인이 길을 가다가 깊은 물에 빠져 허우적거리고 있는 사람을 보았다. 그 행인은 수영을 잘 못할 뿐만 아니라 물에 빠진 사람과 아무런 특별한 관계가 없다. 이럴 경우 이 행인은 물속에 뛰어 들어 그 사람을 구하기 위해 10m를 수영해야 할까? 아니면 구조대원에게 도움을 요청하지 않은 채 지나가도 괜찮은가?

◎ 그 사람을 구하기 위해 10m를 수영해야 할까? 아니면 구조대원에게 도움을 요청하지 않은 채 지나가도 괜찮은가?

② 특정한 선행: 선행의 의무조건

계약과 같은 특별한 도덕적 관계를 맺지 않아도 다음과 같은 조건이 모두 충족되고 X가 관련 사항을 알고 있을 경우에 X는 Y에 대해 특정한 선행의무를 지니게 된다.

1. Y는 생명이나 건강 혹은 그 밖의 다른 주요한 이해관계에 있어서 중대한 손실이나 상해를 입을 위험에 처해 있다.
2. 이 손실을 막는 데에는 X의 행동(단독 혹은 다른 사람과 함께)이 요구된다.
3. X의 행동은 손실을 막을 가능성이 아주 높다.

4. X의 행동은 X 자신에게 심각한 위험이나 비용 등의 부담을 가져다주지 않는다.

5. Y가 얻을 수 있다고 기대되는 이득이 X가 입게 될 상해나 비용 등의 부담을 능가한다.

온정적 간섭주의의 충족 조건

1. 환자는 심각하지만 예방 가능한 피해를 받을 위험에 처해 있다.
2. 아마도 온정적 간섭주의 행동이 그 해악을 예방해 줄 것이다.
3. 온정적 간섭이 그 환자에게 미칠 것으로 예상된 위험을 능가한다.
4. 이러한 이득을 보장하고 또 위험을 줄이며 자율성을 덜 제한하는 다른 대안책이 없다.

4) 정의의 원칙

정의란 공정함, 평등함, 적절함 등과 관련된 용어로 정의는 여러 가지 정의의 개념, 자원의 배당, 공정성을 포함한다.

정의의 원칙(principle of justice)은 주로 "비교적 정의(comparative justice)"와 "분배적 정의(distributive justice)"에 제한된다. 왜냐하면 의료시설이나 의료자원이 한정되어 있을 때 누가 치료를 받을 것인가? 또는 의료보험제도와 같은 것을 국가나 사회가 어떻게 하면 공정하게 처리하는 것인가? 하는 것이 주된 문제이기 때문이다. 특히 장기이식에서의 공평한 분배의 문제 등이 해당된다. 그러므로 생명윤리에서 다루는 정의는 주로 분배적 정의에 해당된다.

환자들을 치료하는 데 해악과 선행이 공존하는 상황이 발생하는데 이때 윤리적 관심사는 어떻게 해악과 이득을 공평하게 분배하는가에 있다. 정의를 적용하기 위해서는 실질적 원칙들이 요구되는데, 각자에게 적당한 몫을 지불하도록 하는 전통적 분배의 실질적 기준으로는 다음과 같은 것들이 있다.

(1) 엄밀한 평등의 추구
(2) 필요에 따라 자원을 분배하라는 규범
(3) 개인의 노력에 따라 분배를 결정하라는 규범
(4) 사회적 기여에 따른 분배

분배에 대한 전통적 기준

1. 획일적인 분배
2. 필요에 따른 분배
3. 노력에 따른 분배
4. 성과에 따른 분배
5. 공적에 따른 분배

의료자원의 분배는 어떤 원칙에 따라 행해져야 하는가? 의료계에서 말하는 유용성의 원칙이란 일종의 성과에 따른 분배를, 사회적 유용성은 능력에 따른 분배를 의료관행에 적용시킨 결과라고 하겠다.

생각해보기

■ 분배적 정의

1. 당신은 모든 인간이 그들이 지닌 재능이나 업적과는 상관없이 그 자체로서 귀중하고도 가치 있다고 생각하는가?

2. 의료전문직에 종사하는 사람은 왜 질병과 죽음에 대항하여 싸우는 그들의 노력에 한계를 설정하는 것이 어렵다고 생각하는가?

3. 당신은 다수를 위해서 개인의 권리를 어느 정도까지 제한해야 된다고 생각하는가?

■ 의료자원의 할당

1. 사회에는 어떤 종류의 의료 서비스가 존재할 것인가?
2. 누가 그 서비스를 받으며, 또 그 근거는 무엇인가?
3. 누가 이 서비스를 운영(전달)할 것인가?
4. 재정 부담은 어떻게 분배되어야 하는가?
5. 이러한 서비스의 힘과 통제는 어떻게 분배되어야 하는가?

1. 자유롭게 의견을 제시해 보기 바랍니다.

사례: 정신지체 동생으로부터의 신장이식

40세 여자 환자의 생명이 신장이식에 달려 있었다. 그녀의 14살 된 딸이 신장을 제공하겠다고 한다. 두 사람의 조직형이 상당히 적합하여 이식 수술에 무리가 없었다. 그런데 이 환자에게는 조직형이 더 잘 맞는 35살의 정신지체 남동생이 있었다. 간호사, 사회사업가, 의사들을 비공식적으로 조사하였더니 대다수는 수용소에 감금되어 있는 정신지체 동생으로부터 신장을 가져오기 위해서 법원의 명령을 구하겠다고 대답하였다.

◎ 여러분의 생각은 어떤가?

사례: 장기이식의 공평성과 형평성

김 간호사는 뇌사자로부터 신장을 수여받기 위해 대기하고 있는 3명의 환자를 간호하고 있다. 권 씨는 45세로 3명의 어린 자녀를 두고 있으며 2년 동안 이식을 기다린 가장 오래된 환자이다. 그녀는 합병증으로 점점 악화되고 있는 상태이다. 한편 박 씨는 63세 된 정년퇴직한 홀아비로 3달 동안 기다리고 있다. 그는 4년 전에 부인과 사별하고 우울 증세를 보이고 있으며, 양 씨는 39세 된 실직한 노동자로 14개월째 신장이식을 기다리고 있다. 1주 후 박 씨와 양 씨는 신장을 기증 받아 성공적으로 이식수술을 받았으나, 권 씨는 기다리는 동안 상태가 계속 악화되어 결국 사망하였다.

◎ 정의로운 분배란 어떤 것을 의미하는가?

2. 생명윤리의 규칙

1) 정직의 규칙

다른 사람을 존중하고 선을 위해서 진실을 말해야 한다는 것이다. 정직하기 위해서는 선행의 원리나 악행금지의 원리, 정의의 원리가 함께 관련된다. 또한 인간존중의 원리와 공리, 성실의 규칙과도 관련된다. 전문 의료인들이 업무수행과 관련하여 진실을 말해야 하는 이유는 우리가 그렇게 함으로써 타인들을 존중할 수 있기 때문이다. 정직의 규칙(veracity rule)에서 말하는 진실이란 '진실전체(whole truth)', 그리고 '진실만(nothing but the truth)'을 말해야 하는 것을 의미한다.

사례: 정직의 규칙

정신과병동에 근무한 경력이 있는 김 간호사는 비만치료를 위해 센터를 방문한 27세 여자인 송 씨와 같이 내원한 약혼자가 전에 HIV감염자로 진단받아 약물치료를 받았던 환자였음을 알았다. 김 간호사는 송 씨의 약혼자와 따로 이야기를 한 결과 약혼녀가 전혀 모르고 있으므로 거짓말을 해 달라는 부탁을 받았다.

◎ 만약 여러분이 이러한 경우에 처한다면 어떻게 할 것인가?

2) 신의의 규칙

신의의 규칙(confidentiality rule)은 환자의 사생활을 유지시킬 의무와 환자의 비밀을 지킬 의무이다. 즉 비밀 보장을 통하여 환자의 개인차와 독자적인 인격을 존중하여야 한다. 대부분의 간호 및 의학윤리 강령의 기초가 되는 의무지향적 이론은 임상현장에서 얻게 되는 정보를 보호하는 의무를 포함한다. 신의의 규칙은 나이팅게일선서와 의료법에 명시되어 있다.

대상자의 비밀유지와 사생활보호는 역사적으로 오랫동안 의료인의 실무에서 강조되어 온 윤리규칙이다. 나이팅게일선서나 히포크라테스선서에서도 이와 관련된 규정을 볼 수 있다.

사례: 비밀유지

외래상담실에 근무하고 있는 최 간호사에게 15세의 여중생인 권 씨가 정형외과에서 의뢰되어 왔다. 권 씨는 대퇴 골절 후 정기 진찰을 위해 내원하였는데 혈액검사 결과 심한 빈혈로 영양 상담을 해주기 위해 상담실에 의뢰한 것이다. 상담 중 임신 7개월임을 알게 되었으며, 어머니가 아는 것을 원치 않는다고 하였다.

◎ 신의의 규칙을 준수할 수 있는 최선의 선택은 어떤 것인가?

3) 성실의 규칙

성실의 규칙(fidelity rule)은 자율성의 원리와 개인 인격의 독자성으로부터 기인되는 도덕적 법(Beanchamp & Childress)이며, 성실은 규정보다 강한 것(Veatch & Fry)으로 약속은 지켜야 한다는 윤리의 규칙이다. 계약적 관계에서는 더욱 기본적인 윤리규칙이며 이것을 약속이행과 동일하게 사용한다. 성실의 규칙은 충실성과 약속이행과 관련되며, 의료인들은 사회로부터 실무에 대한 권리를 부여받았기 때문에 실무에 대한 책임을 져야 하는 사회적 계약을 맺는다.

4) 이중효과의 원칙

이중효과의 원칙(principle of double effect)은 의료행위 시 계획한 행위의 두 가지 효과, 하나는 좋은 효과(합법적이고 성취하고자 하는 효과), 하나는 나쁜 효과(의도하지 않은 효과)를 낳는 경우를 말한다.

이중효과의 원칙은 자궁암 환자가 임신 중인 경우 치료를 위해서 자궁을 제거한 결과 태아가 죽게 되는 경우나, 통증이 심한 환자에게 많은 양의 진통제를 투여함으로써 호흡기능을 저하시키는 결과를 낳을 때의 문제를 해결하는 데 적용된다.

이중효과의 원칙을 적용하기 위한 균형: 맥코르믹(McCormick)

1. 그 중요성에 있어서 적어도 희생된 가치와 동등한 가치가 관련되어야 하고,
2. 우리가 지지하는 가치를 보호하는 데 덜 해로운 다른 방법이 존재하지 않아야 하며,
3. 지금 어떤 가치를 보호하는 방식이 미래에 그 가치를 해치는 것이 되어서는 안 된다.

맥코르믹(McCormik)은 균형성을 얻는 것이 단순히 선과 악을 가감하는 지적인 계산이 아니라 오히려 다양한 여러 선들에 있어서 우선순위를 결정하려는 시도라고 하면서 이를 통해 나의 삶과 가치관, 의도들을 검토하는 것이 우리의 의무라고 강조하였다.

이중효과의 원리는?

1. 어떤 행위가 좋은 결과를 낳는다고 해서 그것만으로 그 행위가 정당화되지는 않는다.
2. 목적이 수단을 정당화시켜주지는 못한다.
3. 나쁜 결과는 단지 허용되거나 용납된 것에 불과해야 하며 의도된 것이어서는 안 된다.
4. 선(善)과 악(惡)을 계산할 경우 선이 악을 능가해야 한다.

의료행위 시 전체성의 원리를 염두에 두고 이중효과 원칙을 적용한다면 우리가 추구하는 선이 악을 능가할 수 있을 것이다. 인간은 자기 신체의 소유자가 아니라 관리자이며, 인간은 의학적으로 요구되는 경우에만 신체의 일부분이나 그 기능을 제거할 수 있다. 그리고 신체 전체의 건강을 보존하기 위하여 필수적인 경우에만 신체의 일부분을 합법적으로 희생시킬 수 있으며, 어떤 부분도 전체를 위해 존재하고 있다. 맹건(J. Mangan)이 정리한 이중효과의 원리는 다음과 같다.

이중효과 원리의 충족 조건

1. 그 행위 자체는 그 행위의 직접적 목적에서 보아 선하거나 최소한 가치 중립적이어야 한다.
2. 좋은 효과가 의도되어야지 나쁜 효과가 의도되어서는 안 된다.
3. 좋은 효과는 나쁜 효과를 수단으로 해서 생겨나서는 안 된다.
4. 나쁜 효과를 허용할 만한 비례적으로 심각한 이유가 있어야 한다.

생각해보기

1. 생명윤리의 원칙을 열거하시오.

2. 생명윤리의 원칙 중 자율성(自律性)의 원칙을 설명하시오.

3. 생명윤리의 규칙을 열거하시오.

참고문헌

1. 강익화 외(2013), "간호학개론", 수문사.
2. 고수현(2013), "개정판 생명윤리학", 양서원.
3. 공병혜(2001), "생명의료윤리와 간호-간호사의 윤리적 딜레마", 이화여자대학교 간호과학연구소, 학술토론자료집.
4. 공병혜 외(2017), "제2판 생명윤리", 현문사.
5. 김혜숙 외(2000), "간호학개론: 전문직론", 현문사.
6. 김모임, 이원희(1997), "간호윤리와 실무", 현문사.
7. 김상득(2001), "생명의료윤리학", 철학과 현실사.
8. 김일순 외(1999), "의료윤리의 네원칙", 계축문화사.
9. 김중호(1999), "의학윤리란 무엇인가", 바오로의 딸.
10. 김태길(1987), "윤리학", 박영사.
11. 김현경(2000), "윤리적 딜레마 사례에 대한 간호사의 의사결정분석", 연세대학교 석사학위논문.
12. 대한간호협회(2002), 2002년도 보수교육 공통과목 간호사의 생명윤리의식", 대한간호.
13. 대한간호협회(2003), 간호사가 경험한 간호윤리문제 및 윤리지침 요구도".
14. 대한간호협회, "윤리소위원회 보고서", 대한간호협회.
15. 문영임 외(2004), "인간생명에 대한 간호사의 윤리의식", 간호행정학회지, 9(4).
16. 생명공학 기술의 기원(2009), 기술의 역사, ㈜살림출판사.
17. 국가법령정보센터, "생명윤리 및 안전에 관한 법률".
18. 안성희(2003), "간호사가 경험한 간호윤리문제 및 윤리지침 요구도", 대한간호, 43(6).
19. 안성희 외(2016), "생명윤리에 기초한 간호전문직 윤리", 대한간호협회.
20. 한성숙 외(2004), "간호윤리학 2판", 대한간호협회 출판부.
21. 한국카톨릭의사협회 편(1994), "의학윤리", 수문사.
22. 황경식, 김상득 역(1998), "생명윤리학이란", 서광사.
23. Bandam E. & Bandman B.(2002), Nursing Ethics through the Life Span(4th ed). Prentice Hall
24. Beauchamp T. L, Childress J. F.(2013), Principles of biomedical ethics. 7th ed. Oxford Univercity Press.
25. Callahan D.(1972), Abortion: Law Choice & Morality. Mac-cmillan.
26. Dempski, K. M.(2009), Informed consent. In S. J. Westrick & K. Dempski. eds. Nursing law and ethics pp.77~83. Jones and Bartlett.
27. Fry S.T.(1986), Ethical inquiry in nursing; The definition and methods of biomedical ethics. Periop Nurse Qtr. 2,1-8.
28. Jonsen, A. R.(2000), A short history of medical ethics. Oxford University Press.
29. Jonsen, A. R.(2005), Bioethics beyond the headline: Who lives? Who dies? Who decides? Rowman & Littlefield.
30. Janie B., Butts, Karen L., Rich, 김혜옥 외 공역(2016), Nursing ethics(5th ed), "간호윤리학", JMK.
31. Mangan, J. An historical analysis of the principle of double effect, Theol-ogical studies 10, 1949. http://plato. stanford. edu/entries/double-effect에서 재인용.
32. McCormick, R.A.(1981), How brave a new world-dilemmas in bioethics. Doubleday & Company, Garden City, New York.

33. Reich, W.T.(1978), Introduction, In W. T. Reich(Ed), Encyclopedia of Bioethics(P.xix). Free Press.
34. webster's. The New International Dictionary. 1971.
35. http://www.doopedia.co.kr
36. http://www.naver.com
37. http://www.mw.go.kr
38. http://www.mogef.go.kr

chapter

04 유전공학과 생명복제

학습목표

1. 생명복제의 기술적 측면들을 이해하고, 생명 존중에 대한 기본적인 태도를 갖추도록 한다.
2. 대리모의 현황과 사례들을 이해하고, 현실적 문제와 윤리적 문제 사이에 일어나는 갈등에 대해 고찰한다.
3. 냉동성세포에 대한 기술적 발전에 대해 이해하고, 생식의학의 발전이 주는 장점과 단점을 비교, 고찰한다.
4. 치료를 위한 유전자 조작이 인류에게 제공해 주는 장점과 단점에 대해 고찰하고, 합리적인 제재 방안에 대하여 논의한다.
5. 장기이식에 대한 현재 법안과 이를 대체할 생물학적 기술들에 대하여 고찰한다.

1. 인간생식과 관련된 문제

1) 인간복제

(1) 생명복제

복제 양 "돌리"가 태어난 이후 전 세계는 복제 연구에 경쟁적으로 뛰어들었다. 쥐, 소, 원숭이 등 여러 동물들이 잇달아 복제되었고, 우리나라에서도 개와 늑대를 복제해 낸 적이 있다. 생명복제란 기존의 생식방법을 벗어나 남성과 여성의 구별 없이 그대로 원본을 복사해내는 기술이다. 생물학적으로는 일종의 무성생식(asexual reproduction)인 셈이다. 경쟁이 뜨거운 만큼 복제 기술은 이제 더 이상 숨겨진 기술이 아니며 이를 이용한 상업화 움직임도 여기저기서 나타나고 있다. 애완동물을 복제해주고, 멸종된 생물을 다시 되살려내는 등 생명복제의 이점도 많다. 물론 한편에서는 거부감이 있기도 하지만 난임(難妊)을 온전히 해결할 수 있는 유일한 생식기술이라는 점도 장점이다. 그러나 자칫 잘못하면 인류의 멸망을 초래할 수도 있기에 이를 둘러싼 윤리논쟁이 뜨거울 수밖에 없다.

복제를 찬성하는 측에서는 복제 기술이 산업이나 의학 분야에서 긍정적인 이점이 너무 크기 때문에 연구를 더욱 촉진시켜야 한다고 강조한다. 그러나 반대 의견도 만만치 않다. 자연의 법칙을 깨뜨리는 것 자체가 엄청난 위험을 내포하기 때문에 당장 금지시켜야 한다는 것이 반대측 주장이다. 종교계에서도 복제는 신의 영역을 침범하는 행위라는 논리로 반대하고 있다.

(2) 복제 방법과 기술

① 유성생식적인 복제

지금까지 보고된 일란성쌍둥이는 여덟 쌍둥이가 최고이다. 이론상으로도 수정란이 8개 이상의 세포로 분열되면 각 세포의 운명이 개별 장기로 결정되어 버리기 때문에 각각의 할구(割球)는 온전한 사람이 될 수가 없다. 물론 이것도 자궁이 여덟 명의 아기를 지탱할 수 있거나 대리모가 있어야 가능한 일이다. 1993년에 제리 홀(Jerry Hall) 박사는 배양접시에서 수정된 난자를 2세포기 때 인위적으로 둘로 나누어 다시 발생시키는 데 성공하였다. 이 기술은 일란성쌍둥이를 인위적으로 만들어 낼 수 있다는 점에서 당시에 엄청난 지탄을 받았다. 둘로 나눈 수정란을 다시 발생시키고, 2세포기가 되면 또다시 나누는 방법으로 무한정의 복제가 이론상 가능함을 시사하였기 때문이다. 그러나 제리 홀 박사의 목적은 인간복제에 있지 않았다. 다만 난임 시술의 효율을 높이려는 것이었다. 실제로 이 방법으로 복제된 생물도 아직 없지만 그럼에도 불구하고 당시에 생식의학 기술발전 그 자체가 인류 사회에 던진 충격은 상상을 초월할 정도로 큰 것이었다.

② 무성생식적인 복제

복제양 돌리(Dolly)를 탄생시킨 핵치환 기술은 사실상 무성생식 방법이다. 이 기술은 "핵이식 기술"이라고도 부른다. 머리카락이나 피부세포에서 세포핵을 꺼내어 무핵난자에 넣어주는 방법이다. 무핵난자란 핵을 제거한 난자인데 미세조작기(micromanipulator)로 핵을 꺼내거나 방사선으로 핵을 빨아들여 파괴하여 만든다. 이렇게 만든 난자에는 미토콘드리아의 유전자만 소량 남을 뿐, 대부분의 유전자가 전혀 들어있지 않다. 이렇게 해서 인공적으로 만든 수정란을 일시적으로 영양결핍 상태로 만든 다음에 전기 충격을 가하면 난할(卵割)이 새로 시작된다. 이를 대리모 자궁에 착상시켜서 배아기(임신 2주에서 8주까지의 기간)를 거쳐 온전한 개체로 발생시키는 기술이다. 대리모란 다른 사람의 수정란을 대신 임신하고 출산까지 해주지만 유전적으로는 전혀 관계가 없는 어머니를 지칭한다. 이 기술을 응용하면 사람도 붕어빵 찍어내듯이 대량으로 찍어낼 수 있기 때문에 인간복제공장을 연상할 수도 있다. 아무 생각 없이 흘린 세포를 누가 주어서 복제했다면 수십 년이 지난 어느 날 병원 앞에서 자기의 복제인간을 만날 수도 있는 것이다. 유전자가 같으니까 같은 시기에 같은 병으로 같은 병원에 오게 된다는 조금은 과장된 이야기지만 앞으로 얼마든지 가능한 이야기이다.

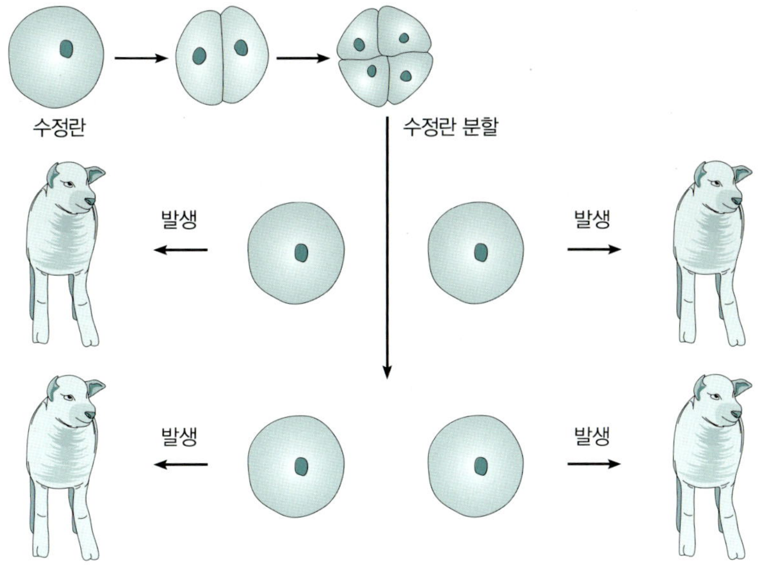

그림 4-1 수정란 분할 복제의 원리(유성생식적인 복제)

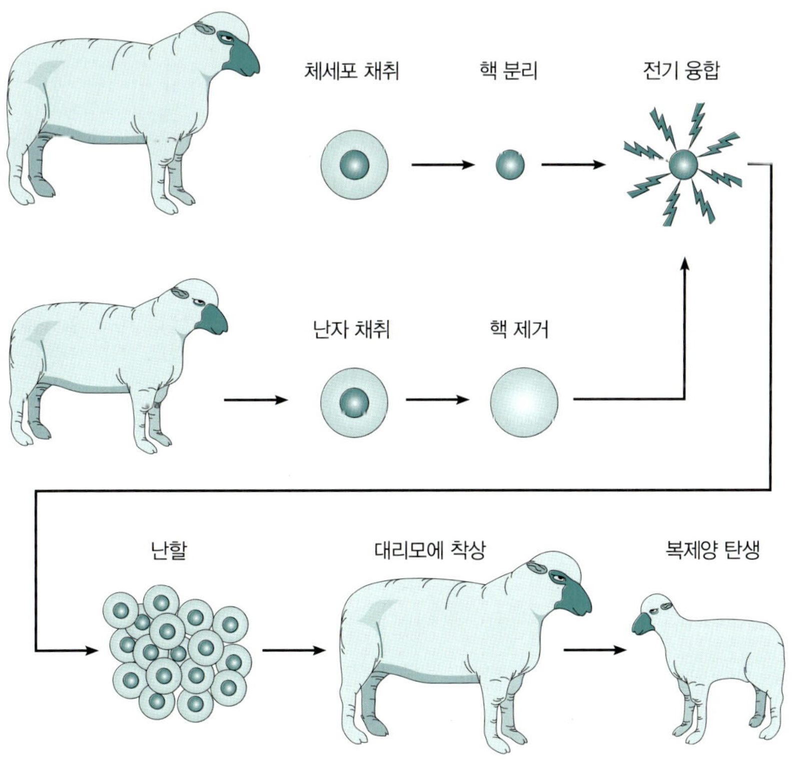

그림 4-2 핵이식 기술에 의한 체세포복제(무성생식적인 복제)

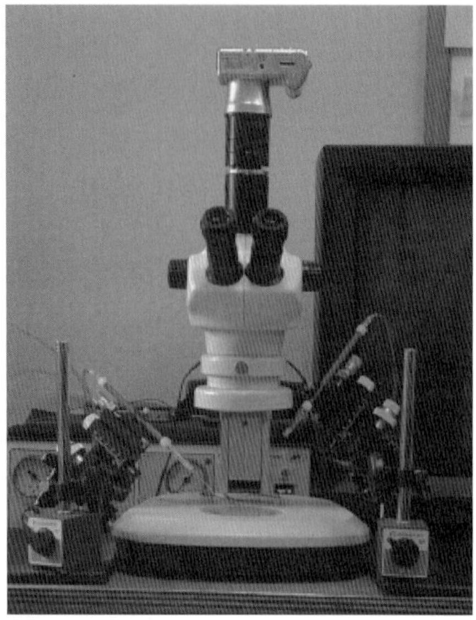

그림 4-3 미세조작기(micromanipulator)

(3) 인간복제에 얽힌 이야기

우리나라 동화에 이런 이야기가 있다. 손톱, 발톱을 아무 데나 깎아서 버리는 아이를 부모님이 깔끔하게 정리해서 버리라고 야단을 친다. 그런데도 이 아이는 말을 듣지 않고 계속 아무 곳에나 손톱을 깎아 버렸는데 이를 쥐가 먹어버린 것이다. 그리고 이 쥐가 아이로 환생을 해서 가족들 앞에 나타난다. 문제는 부모조차 이 둘을 전혀 구별할 수 없을 정도로 성격이나 하는 행동이 같았기 때문에 진짜 아이는 더 미치고 답답할 지경이 된다. 그런데도 불구하고 부모는 쥐가 변한 아이가 더 귀엽게 구니까 결국 진짜 아이를 내쫓아 버린다. 그때서야 진짜 아이는 평소에 부모 말씀을 듣지 않고 아무 데나 손톱을 깎아서 버린 것을 후회하게 된다는 이야기이다.

생명복제에 대하여 이렇듯 우리는 서양보다 앞선 사고를 가지고 있었다. 이제 우리는 인간복제의 우려를 표하면서 혹시나 나도 모르는 새 나의 세포가 어딘가에 흘려져서 복제라도 되면 어떻게 하나를 실제로 걱정해야 하는 시대에 진입하였다. 나도 모르게 복제물이 만들어져 장기이식용으로 사용되고 또 폐기되고 있을지 알 수 없는 시대가 기술적으로 도래했기 때문이다.

꼭 장기이식 목적이 아니더라도 누군가의 복제인간을 정말 만들고자 한다면 세포를 구하기는 그다지 어렵지 않을 것이다. 이론상 악수를 하면 서로가 약 3,000개의 세포를 주고받게 된다. 누군가를 복제하고 싶다면 그 사람에게 악수를 청한 다음 복제 전문 회사에 맡기면 되는 것이다. 심지어는 머리카락을 슬쩍 뽑든지 해서 복제할 수도 있을 것이다. 유명한 운동선수나 연예인의 머리카락을 훔쳐 복제해 자기 자녀로 삼으면 나중에 돈을 많이 벌어 올 것이니까 미래 사회에서는 그렇게 복제를 원하는 사람이 생길 수도 있다.

(4) 생명복제의 필요성

그러면 생명복제를 굳이 하려는 이유는 무엇일까? 주된 이유는 줄기세포를 확보해서 필요한 장기(臟器)를 수급하려는 의학적 목적 때문이다. 물론 궁극적으로는 장기를 대신할 줄기세포를 윤리적 논쟁 없이 만드는 것이 목적이지만 현재로서는 동물을 이용해 사람의 장기를 수급하는 방안을 찾을 수 있다.

예를 들어 복제 돼지가 그것이다. 조금 작게 만들기 때문에 장기이식용 미니돼지라고도 한다. 이 돼지들은 면역학적으로 사람과 이종임을 인식하지 못하게 유전자 조작된 다음에 복제된 것들이다. 돼지는 사람과 크기가 대체로 비슷하다는 것이 장점이다. 때문에 내장기관의 크기와 구조도 사람과 비슷해서 장기 수급이 어려울 때 대신해 줄 수 있다. 무엇보다도 돼지의 큰 장점은 인류와 오랫동안 함께 살아왔기 때문에 새로운 질병을 옮길 가능성이 적다는 것이다. 때로는 동물에게만 있는 수인성(水因性) 질병이 사람에게 옮을 수도 있기 때문이다. 이렇게 면역학적으로 조작된 돼지의 장기는 이론상 사람에게 거부 반응을 일으키지 않기 때문에 이식용으로 사용 가능하다. 물론 이런 돼지 한 마리를 만들기 쉽지 않지만 일단 한 마리만 만들면 적은 비용으로 빠르게 복제하여 많은 사람에게 필요한 장기를 공급할 수 있기에 효율적인 복제 기술을 자꾸만 개발하는 것이다. 물론 그럼에도 불구하고 미처 알려지지 않은 돼지의 바이러스가 장기이식을 통해 사람에게로 옮겨올 가능성은 늘 주의하고 지켜보아야 하는 숙제이다.

또 한편으로는 멸종된 생물들을 되살릴 수 있다. 영화 "쥬라기 공원"에서 보았듯이 사라진 공룡도 이론상 혈액 한 방울이면 재창조해낼 수 있다. 환경오염 등으로 매년 멸종되어 가는 동식물이 수천 종에 달하는 지금, 복제 기술은 천연 동식물 자원을 보존하는 새로운 수단이 될 수 있다.

이외에도 다양한 산업적 목적 때문에 복제 기술은 단순히 윤리 차원에서 해도 좋거나 해서는 안 되는 문제를 떠나 합리적 차원에서 진행되어야 할 프로젝트로 인식되고 있다.

(5) 배아복제와 줄기세포

요사이 뜨거운 논쟁을 불러일으키는 것이 줄기세포를 얻기 위한 배아복제이다. 배아란 배양접시에서 수정되어 100여 개의 세포로까지 분열된 상태이며 아직 자궁에 착상되기 이전 상태를 말한다. 이 상태의 세포들은 모두 앞으로 개개의 장기로 분화(分化)될 수 있는 줄기세포이다. 줄기세포는 각종 난치병을 치료하는 데 있어서 획기적인 도구가 될 수 있으며 심각한 이식용 장기의 부족을 해소할 수 있기에 이 줄기세포를 얻기 위해서 배아복제가 국가 간 경쟁적으로 연구되고 있다. 그리고 배아복제 연구를 적극적으로 육성하여야 한다는 측은 이와 같은 의학적 이득을 근거로 하고 있다. 그러나 이러한 의학적 · 산업적 · 과학적 이득을 현실화하기 위해서는 해결되어야 할 윤리적 · 법적 · 사회적 문제가 매우 많은 것도 사실이다.

배아복제 연구의 허용 근거는 수정 후 14일 이내의 인간 배아를 단순한 세포덩어리로 보는 데 있다. 따라서 이 시점까지의 연구는 크게 문제가 되지 않는다고 보는 것이다. 그러나 이 주장 역시 보는 관점에 따라 다르다. 특히 종교적 관점에서 보았을 때는 인간의 생명이 수정(受精)되는 순간부터 시작되는 것이므로 수정 후 14일 이내의 배아라 하더라도 배아복제 연구는 곧 인간을 실험 대상으로 삼는 것이 된다. 게다가 배아복제 연구가 결국 인간복제로 이어질 수 있다는 점에서 배아복제를 금지시켜야 한다는 주장이 당연히 제기되고 있다. 배아복제를 허용하면 표면상 줄기세포를 얻고자 배아를 복제한다 했지만 궁극적으로 인간을 복제할 가능성을 배제할 수 없기 때문이다. 물론 "인간 생명의 시작을 언제부터로 보는 것인가" 하는 것은 오랜 시간 동안 논쟁의 핵심에 서 있었던 문제로서 많은 과학자와 이론가들이 여러 학문적 입장에서 풀어왔지만 아직도 공통된 해답을 얻지 못한 과제이다.

배아복제가 허용되고 그 기술의 발달로 이식용 장기가 생산된다고 하더라도 이러한 과학의 성과가 이를 필요로 하는 모든 사람들에게 과연 아무런 차별과 제한 없이 이용될 수 있을까 하는 문제 또한 생각해 보아야 한다. 지금도 이식용 장기를 얻기 위해 어두운 곳에서 매매가 행해지고 있으며, 고가에 거래가 이루어지기도 한다. 과연 배아복제와 같은 첨단의학으로 만들어진 이식용 장기가 곧 소외된 계층에 돌아갈 수 있을까? 잘못하면 배아복제에 의한 장기 역시 권력에서 소외된 소시민 계층에게는 또 다른 차별로 다가갈 것이 분명하다.

그렇다면 이러한 찬성과 반대의 논쟁으로 인하여 모든 연구를 중단하여야만 할까? 쉽지 않은 문제임은 분명하다. 우리는 현명하게 인류의 복지증진과 과학의 발달을 위해서 대안을 찾고, 허용과 규제의 범위를 명확하게 하여 첨단 과학기술이 우리에게 희망으로 다가올 수 있도록 지혜를 발휘해야 할 것이다.

(6) 성체줄기세포

배아복제를 이용하지 않은 줄기세포 연구도 있다. 성인의 피부나 골수에서 발견되는 줄기세포를 이용하는 것이다. 다만 이런 줄기세포는 분화 능력이라든가 재생 능력에서 한계가 있는 것이 문제이다. 로마 교황청에서는 인간 배아의 의학적 연구 대안으로 탯줄과 태반에 들어 있는 제대혈을 이용한 연구를 지지하고 있다. 이 제대혈에는 일부 줄기세포가 포함되어 있기에 윤리적 문제없이 연구가 가능하다는 주장이다. 제대혈은 면역학적으로 순수한 상처이기 때문에 타인의 제대혈을 제공받더라도 거부반응이 적다는 장점 또한 있다.

(7) 연속 복제

지금은 한 번 복제된 생쥐에서 세포를 떼어내 또다시 복제하는 일도 가능해졌다. 심지어는 4회까지 연속 복제가 이루어진 기록도 있다. 소, 양, 원숭이, 돼지 등 그 복제의 대상도 다양해졌다. 이제 복제 기술은 더 이상 어렵거나 아주 고차원적인 기술이 아니다. 다만 기술이 앞서 있어도 그 저변에 숨어 있는 원리를 우리가 아직 알지 못하는 것이 문제이다. 실제로 우리는 핵을 치환해 놓고도 이렇게 치환된 핵이 어떤 질서와 절차를 거쳐 온전한 생명체로 발생되는지는 정작 알지 못한다. 우리가 할 수 있는 일은 그 재료인 핵과 난자를 섞어주는 것일 뿐 그 후의 일은 아직도 전적으로 조물주에 달려 있다. 그래서 생명복제는 "기술이 앞서가고 이론이 뒤져 있다"라고 말하는 것이다. 이것이 바로 위험한 점이다.

(8) 인간복제 소동

한때 클로네이드(Clonaid)라는 생명과학 전문회사가 인간복제에 성공했다고 발표해서 전 세계를 깜짝 놀라게 한 적이 있다. 난임부부에게 복음이라고 말하던 그 복제아기가 정말 탄생했다는 소식은 금방 전 세계를 강타하였다. 프랑스에 본부를 둔 이 회사에서는 심지어 한국에서 복제아기 실험이 진행 중이라고 인터뷰까지 공개적으로 하는 바람에 그 신뢰성이 더 있어 보였다. 그러나 결국 이 회사의 인터뷰는 잠깐의 해프닝으로 끝나고 말았다. 이 회사는 "라엘리안 무브먼트"라는 특종 종교에서 운영하는 회사로서 사람이 외계에서 이주해왔다고 믿는 모임이 주도하는 회사였다. 그러다 보니 외계에서 지구로 이주해 와서 복제하는 형식으로 번식해 왔다는 것을 입증할 필요가 있었기 때문에 벌인 자작극이었다. 회사에서 신문에 공개한 복제아기의 사진도 그 아기에게 핵을 제공한 사람을 입증하지 못했기 때문에 결국 해프닝으로 정리되고 말았다.

(9) 만약에 인간복제가 허용된다면 어떤 일들이 생길까?

- 가장 큰 문제는 복제 과정에서 발생할 수 있는 기형아의 문제이다. 돌리를 탄생시키기 위해서 이안 윌머트(Ian Wilmut) 박사는 277번의 실험을 되풀이하였고, 그중 온전하게 태어난 유일한 양이 돌리였다. 이는 다른 276마리의 양이 태어나기도 전에 죽었거나 기형이었다는 것을 간접적으로 시사하는 것이다. 단순한 동물보다 훨씬 복잡한 유전체계와 생리활동을 보이는 인간은 이보다 더 낮은 성공률을 보일 수 있다. 그러면 만약 기형(畸形)으로 태어난 복제아기들은 하나의 개체로 인정받을 수 있을까? 또는 실험실에서 그냥 폐기되어 버린다면 그에 대한 윤리적 문제는 누가 책임지어야 할까? 인간의 존엄성을 배제한 채 복제아기를 연구의 결과물로만 본다면 생명은 어떻게 보장받을 수 있으며, 그 생명을 임의대로 처리할 권리와 결정권을 누가 가질 수 있는가?
- 우리는 지금 시험관 아기에 대해 처음보다 급격히 희석된 논리로 받아들이고 있다. 그러나 시험관 아기에 대해서 관대할 수 있는 이유는 자궁 대신 시험관이란 장소만 빌린 것에 불과할 뿐, 정자와 난자의 수정이라는 생명 탄생 법칙을 거스르지 않았기 때문이다. 그러나 인간복제의 경우에는 피부세포나 혈액 등 소량의 체세포만으로 부모 중 한 사람과 똑같이 닮은 쌍둥이를 만들어 낸다는 것이 문제이다. 부모의 형질을 모두 물려받은 것이 아닌 어느 한 쪽만 복사한 모습으로 태어난 아기를 정상적인 자녀로 볼 수 있을지 지극히 의문스럽다. 이는 인류의 보편적 가치에 어긋나는 것이기 때문이다.
- 인터넷 암시장에서 공공연하게 유명 스포츠 스타의 이름을 대면서 세포와 머리카락을 경매에 붙일지도 모른다. 유전공학의 문제는 이론이나 사회적 견제 장치가 마련되기도 전에 기술이 더 빠르게 앞서간다는 것이다. 물론 모든 사람이 공통적으로 훌륭한 양심을 가지고 있다면 문제가

없겠지만 현실은 그렇지 못하다. 역사적으로 볼 때 사람은 돈 앞에서 무력해졌고 자신의 이익이 걸리면 그만큼 악한 행동을 되풀이해 왔다. 자신의 아이가 죽어갈 때 장기가 필요하거나 또는 부모님이 치매로 돌아가실 때 뇌세포 몇 개만 있으면 치료할 수 있는 경우, 사랑하는 배우자가 교통사고로 장기가 필요한 경우, 인터넷에서 몇 글자만 두들기면 그리 비싸지 않은 비용으로 장기를 복제할 수 있는 경우 등, 과연 누가 그 유혹으로부터 자유스러울 수 있을까? 올바른 판단력과 이성이 절실히 필요한 때이다.

- 또 하나의 문제는 반인반수(半人半獸)의 탄생이다. 물론 지금까지의 복제 실험이나 줄기세포 실험은 모두 2주일 이내에 멈추도록 되어 있었고, 다정자수정(polyspermy)으로 인하여 그 이상 실험을 한다 해도 정상적으로 태어날 수 없는 수정란을 사용한 것이라 문제가 없었다. 그러나 현실적으로는 동물의 난자에 사람의 핵을 치환하는 일도 종종 시도되고 있다. 사람의 난자를 구하기가 그만큼 어렵기 때문이다. 이럴 경우 옛날 그리스 신화에서처럼 얼굴은 사람이고 몸은 말인 반인반수가 만들어질지 아무도 모르는 일이다. 더욱이 동물과 사람은 상호 바이러스를 교환할 수 있기 때문에 자칫 잘못하면 동물 세계가 파괴되든지 인류가 멸망하든지 둘 중의 하나가 일어날 가능성도 배제할 수 없다. 게다가 동물과 사람은 미토콘드리아의 유전자가 다르다. 이로 인해 대부분의 유전자는 사람의 것을 가졌지만 0.01%의 동물 유래 미토콘드리아 유전자 때문에 동물과 사람 간의 모자이크가 탄생할 수도 있다.
- 현재 인공자궁에 대한 연구도 활발히 진행 중에 있다. 사람과 동물의 임신 기간이 다르기 때문에 만약 동물의 난자를 사용하려면 이를 일치시키기 위해 꼭 필요한 기술이다. 예를 들어 쥐의 난자와 사람의 핵을 융합(融合)하려면 쥐는 임신기간이 3주, 사람은 10개월이니까 이를 조화롭게 맞추어 줄 인공자궁이 필요한 것이다.

아직은 생식의학 분야에 너무나도 많은 일들이 해결되어야 할 숙제로 남아 있다. 그리고 수정란의 조작은 그 자체가 생명체이기 때문에 더욱 조심스럽다. 최근 영국에서는 소의 난자에 사람의 핵을 치환하는 실험을 허용하였다. 반면에 우리나라는 사람과 동물 사이에 체세포 핵을 이식하는 실험을 금지하는 법안을 통과시켰다. 과학 기술은 분명히 인류 공동체의 밝은 미래를 위해서 발전하는 것이다. 정치적 목적이나 국가적 이익을 잠시 접어두고 합심하여 더 나은 사회를 건설하도록 노력해야 하겠다.

- 난자 수급 또한 생각해 보아야 할 문제이다. 우리나라에서는 타인의 난임치료를 위해 난자를 제공하는 것을 평생 3회로 제한하였고, 난자 제공자에게는 교통비 등 실비 보상을 하기로 입법 공지하였다. 이 법률은 "생명윤리 및 안전에 관한 법률"에 포함되어 있다. 여기에 따르면 제공자는 반드시 혈액형 검사, 매독 검사 등 13개 항목의 건강검진을 받게 되어 있기 때문에 건강하지 못한 난자를 매매하여 수익을 창출하려는 행위를 원천적으로 봉쇄하고 있다. 그리고 난자 제공은 어디까지나 자발적인 것에 한하기 때문에 비용은 교통비, 식비, 숙박비 등 꼭 필요한 경비에

한하여 지불하는 것으로 제한하고 있다. 난자 제공을 평생 3회로 제한하여 여성의 건강을 보호하기 위한 법률적 장치를 마련한 것은 대단히 환영할 만한 조치라 여겨진다.

- 섣부른 인간복제는 여러 가지 윤리적인 문제를 낳게 된다. 반드시 대리모가 필요하기 때문이다. 대리모가 원했든 원하지 않았든 간에 실험에 사용된다는 것 자체가 인간이 실험 도구로 전락할 수 있다는 점에서 비판의 대상이 된다. 이는 인간의 존엄성을 상실한 채 돈이나 다른 협박에 의해서도 여성이 실험을 위한 대리모로서 원치 않은 상태에서 이용될 수 있으며 이러한 행위가 인간 존엄에 대한 전면적인 도전으로 받아들여질 수 있기 때문이다. 이를 위해 여성단체 · 환경단체 · 시민단체들은 대리모 금지와 난자 매매 금지 및 배아의 관리를 포함하는 인공수정에 관한 법 제정을 따로 요구하고 있다.
- 생태계의 혼란이라는 문제점을 생각해 보자. 복제인간이나 동물의 경우 유전자군의 경쟁력이 결여되어 있다는 연구 결과가 있다. 즉 자연 상태의 개체의 경우 생식세포 결합 시에 경쟁적 재조합으로 다양한 유전자군이 형성되는 데 반해 복제의 경우 재조합 과정이 생략된 채 이전 개체의 핵을 이식받기 때문에 상상하지 못한 생태적 재앙과 함께 복제된 개체의 멸종을 초래할 수 있다는 것이다.
- 인간복제는 그 기술로 인한 이익도 매우 크지만 반면에 우리 사회가 감당하기 어려운 종교적 · 문화적 · 사회적 충격을 가져온다. 인간복제가 허용될 경우, 인간생명이 상품화되어 어디서든 생명을 구할 수 있게 되며, 언제든 조작할 수 있고, 마음에 들지 않을 때 폐기 처분할 수 있게 된다. 결국 인명 경시 풍조가 만연해 갈 것이며, 인간의 존엄성과 경외감은 사전적 의미로만 남게 될지도 모를 일이다.

(10) 실험동물

현대판 반인반수는 동물과 사람과의 핵치환을 이야기한다. 그리고 그 뉘앙스는 사람이 불이익을 받는 당사자라는 가정을 전제로 한다. 그러나 따지고 보면 지구는 사람뿐 아니라 사람보다 더 많은 동물들과 공유하는 공간이다. 따라서 실험동물에 대해 사람이 마음대로 희생을 시켜도 된다거나 원하지 않는 약물 투여로 고통을 주어도 된다는 권리가 우리에게 없다. 사람도 생물학적으로는 그들 중 한 부분일 뿐이기 때문이다. 그럼에도 불구하고 우리는 마치 동물은 마음대로 희생시켜도 되는 것처럼 착각하는 경우가 종종 있다.

과학의 발전을 위해 실험은 반드시 필요하고 이를 위해서 실험동물의 희생은 어쩔 수 없이 병행된다. 그러나 실험을 미리 잘 계획하고 디자인한다면 그만큼 희생되는 동물의 수를 줄일 수 있고, 또 고통도 완화시킬 수 있다. 그만큼 생명 존중과 사랑에 대한 의식을 함양해야 할 것이라 생각된다.

(11) 종교적 시각

생명복제에 대한 종교적 시각도 살펴볼 필요가 있다. 언제부터인지 종교와 과학은 마치 서로가 상극인 것처럼 갈라서서 왔다. 그러나 종교계에 종사하는 성직자들도 아프면 병원을 찾는다. 사람의 육체를 가지고 있는 한 과학이 제공하는 편의성으로부터 결코 자유로울 수가 없다. 과학도 마찬가지로 생명자원이 무한적으로 주어진 것이 아니라는 것을 깨달아야 한다.

사람의 유전자 지도가 완성되고 복제양 돌리가 탄생하면서 과학계와 종교계의 갈등이 더욱 심각해지고 있다. 정상적인 "성관계"가 아닌 "복제"로 만들어진 우리 아이들이 뛰노는 미래를 연상하면 정말 끔찍하기도 하다. 그럼에도 불구하고 서로가 극단적인 주장만 펼친다면 미래 사회는 더욱 희망이 없을 수밖에 없다. 종교는 과학을 이해하고, 과학은 종교를 존중하며, 그야말로 둘의 관계가 결혼한 배우자들의 관계처럼 되는 것이 문제 해결의 시작이다. 문제 해결은 대립에서 오지 않고 대화에서 시작하기 때문이다.

(12) 생명복제 그 후

최초의 복제 포유동물인 돌리가 죽은 지도 이미 여러 해 지났다. 돌리를 복제하기 위한 세포는 6년생 암양에서 왔고, 양의 수명은 9년이기 때문에 처음부터 돌리에 대해서는 논란이 많았다. 과연 돌리의 진정한 나이가 6살인지, 아니면 한 살부터 새로 시작하는지에 대해서 말이다. 만일 한 살부터 새로 시작한다면 이 기술을 응용해 적어도 육체적으로는 영생이 가능하기 때문이다.

그러나 돌리는 꼭 6년을 살았고 심한 고통 속에 안락사(安樂死) 처리되었다. 그리고 사는 동안 노화 증상들을 미리 모두 겪었다. 심장질환, 동맥경화, 관절염 등이 그 대표적인 질환인데 이들은 모두 사람에서는 노인이 되었을 때 겪는 퇴행성질환들이다. 아이러니컬하게도 그 후에 복제된 동물들은 비교적 정상적인 수명을 살았다는 것이다. 이 부분은 지금도 이해되지 않는데 아마 돌리가 최초의 동물 복제 케이스였기 때문에 치명적인 기술적 결함이 있었던 것이 아닌지 궁금한 내용이다.

분명한 것은 아직도 정신세계는 복제가 요원하다는 것이다. 따라서 나의 부모님을 복제하였다 해도 그 사람이 분명 모습만 같을 뿐 나의 부모님이 아니라는 것이다. 정신세계는 자라온 온갖 기억과 적응, 교육 등이 함께 어우러져 만들어진 복잡한 현상이기 때문이다.

2) 대리모

(1) 대리모란?

대리모(代理母)는 다른 여성을 대신해서 임신과 출산을 해 주는 어머니를 말한다. 즉, 다른 여성의 자궁을 빌려 아기를 출산한다는 뜻인데, 난소가 제대로 기능을 하고 난자 역시 정상이지만 자궁에 문제가 있어 착상이 제대로 일어날 수 없는 경우 대리모를 필요로 한다. 사실 대리모를 필요로 하는 경우는 다양하다. 자궁내막의 유착이 심해서 기능이 없거나, 처음부터 자궁에 기형이 있어서 아기를 가질 수 없는 경우, 자궁 출혈이 너무 심하거나 자궁을 적출한 경우들이 모두 이에 속한다. 자궁 적출 수술을 받았거나 자궁이 어떤 이유로든지 열 달 동안의 임신 과정을 버틸 수 없다면 대리모를 필요로 한다. 물론 이럴 경우 대체로 남자도 같이 검사를 받아야 된다. 남편의 정액이 정상이고 건강한지, 부부에게 또 다른 감염 질환은 없는지 확인을 해야 한다.

대리모 임신의 가장 큰 문제는 물리적으로, 그리고 생물학적으로, 그리고 또한 정서적으로 부모와 자녀 간의 맞물림에 관한 것이다. 때로는 정자를 기증 받아서 수정란을 만드는 경우도 있고(정자공여), 또 반대로 난자를 기증받아서 수정란을 만드는 경우(난자공여)도 있다. 이런 경우들은 더 넓은 의미의 대리모 개념이다.

(2) 대리모 시술

시술 과정은 다음과 같다. 대리모를 요하는 경우 정확하고 안정된 임신을 유도해야 하기 때문에 호르몬 투여를 하고, 필요하면 주사를 맞는 등 상당한 준비가 필요하다. 난임부부의 정자와 난자를 시험관에서 수정시킨 뒤에 그것을 대리모 자궁에 착상시키는데 이때 자궁의 영양상태가 충분히 발달되어 있어야 성공률이 높기 때문이다. 또 한 가지는 월경주기를 대리모와 수정란을 제공하는 생물학적 여성 사이에 맞추어가는 것이다. 보통은 대리모의 월경주기가 수정란을 제공하는 여성보다 한 주일 정도 먼저 일어나도록 맞추어준다. 투여하는 호르몬은 에스트로겐과 프로게스테론이다. 에스트로겐은 자궁내막의 발달을 유도하고, 프로게스테론은 착상을 위해 안정된 자궁 환경을 만들어준다.

대리모의 경우와 그에 맞추어 시술하는 방법도 여러 가지이다. 가장 흔한 경우 중 하나는 아내의 생식기관에 문제가 생겨 난자를 배출하지 못해 아기를 가지지 못할 때이다. 대리모는 영어로 surrogate mother이다. 동물을 복제하거나 형질전환동물을 만들때에도 수정란을 이용하는데 대리모 동물을 이용한다. 대리모의 역사는 시험관아기가 시작된 때인 1970년대 말이라고 보인다.

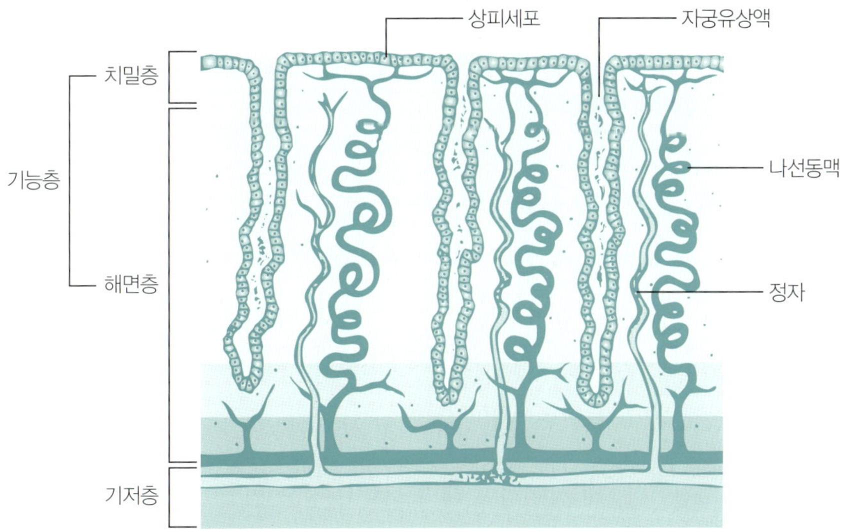

그림 4-4 자궁내막의 구조

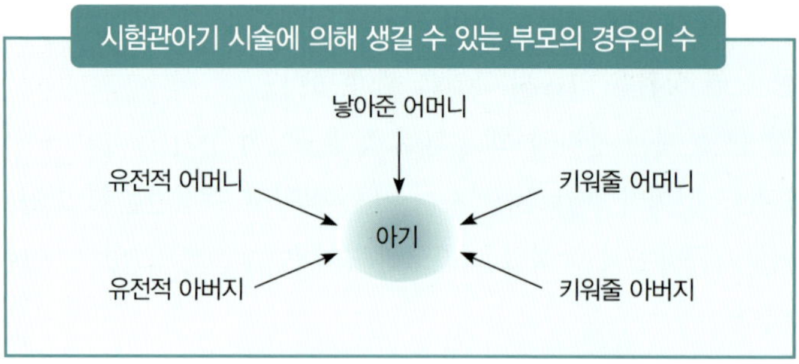

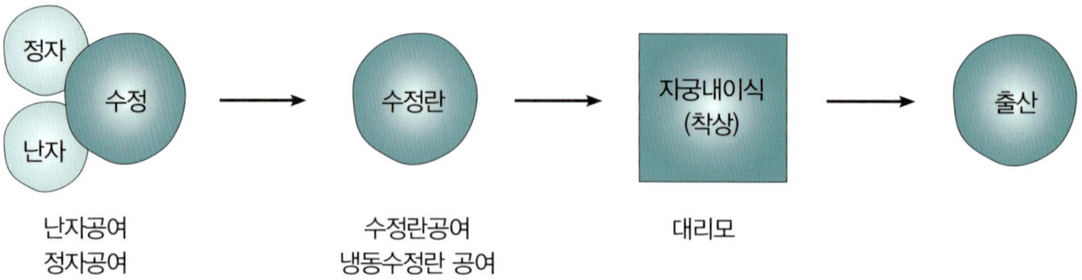

그림 4-5 대리모 시술 순서

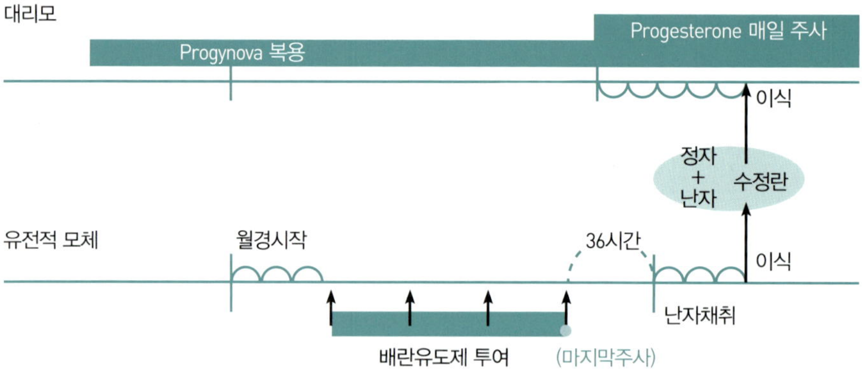

그림 4-6 대리모와 유전적 엄마의 날짜 맞추기

대리모는 생물학적으로 전혀 관계가 없는 여성과 여성, 그리고 남성이 얽혀서 아기를 출생시키는 것이기 때문에 감정적이고 정서적인 문제들이 많이 생길 수밖에 없다. 게다가 여기에는 금전적 보상과 정신적 후유증이 함께 발생함으로 여전히 사회적 논란의 소지가 많다. 성공적인 임신을 위해 보통은 대리모와 유전적 모체의 생리주기를 조절하여 맞추어 준다.

(3) 대리모 사례들

- 태국에서 있었던 사건이다. 태국 여성이 대리모로서, 정상 임신이 불가능한 호주인 부부의 아기를 임신했는데 아들과 딸의 쌍둥이로 확인되었다. 임신 몇 개월 뒤에 산전검사(prenatal diagnosis)가 실시되었고, 그 결과 딸은 정상이었지만 아들은 다운증후군을 가지고 있음이 확인되었

다. 호주인 부부들은 아들을 낙태시킬 것을 대리모에게 강하게 요구하였고, 심지어 추가적인 금전적 보상까지도 제시하였다. 그러나 대리모는 이미 아기들과 정서적 유대가 형성되었고, 임신된 그 자체가 생명이라고 주장하면서 낙태를 거부하였다. 결국 2013년에 아기가 태어났는데 호주인 부부는 의뢰했던 아이들 중에서 건강한 딸만 데리고 가버렸다. 당연히 이 사건은 사회적 반향을 크게 일으켰다. 대리모는 자기 자신의 아이들이 이미 있음에도 불구하고 다운증후군을 가지고 태어난 이 아들까지 함께 키우겠다고 선언하였다. 결국 시민단체들이 모금을 해주었고 일단 이 여성의 생활을 뒷받침할 수 있게 되었다. 문제는(반드시 그런 것은 아니지만) 경제적으로 어려운 여성들이 대리모를 지원하는 경향이 높다는 것이다. 그렇기 때문에 아기에게 문제가 생기면 의뢰인이 쉽게 낙태를 요구하는 것 같은 인상을 줄 수 있다. 대리모 여성의 경우 경제적 문제 때문에 자신의 목소리를 높이기 어려운 상황에 처하기 때문이다. 이 사건 이후로 태국에서는 상업적인 대리모 출산(出産) 행위를 전면 금지시켰다.

- 일본에서도 엽기적인 대리모 사건이 있었다. 대규모의 대리모 출산 사건이다. 무대는 2014년, 태국에서 발생한 사건이었다. 방콕 시내의 한 아파트에서 아홉 명의 아기가 동시에 발견된 것이다. 이들은 모두 대리모를 통해서 태어난 아이들이었는데 주변 주민들이 계속해서 아기 울음소리가 난다고 경찰에 신고를 했고, 경찰이 아파트를 확인 검색한 결과 생후 1개월에서 2년쯤 되는 아기들 아홉 명이 집단으로 방치되어 있었던 것이다. 이 아파트의 소유자는 일본인으로 드러났고 재벌가의 상속자로 판명되었다. 아기들에게는 각각 태국인 베이비시터가 한 명씩 딸려 있었다. 더욱 놀라운 것은 모두 인공수정으로 태어난 아이들인데 생모가 스페인, 스웨덴, 말레이시아, 호주, 브라질 등 다양한 인종의 여성들이었다는 사실이다. 이외에도 여섯 명의 아기가 추가로 출산된 사실이 확인되었다. 이들 대부분은 재벌 상속가를 아버지로 하여 출생신고까지 마친 상태였다. 대리모 출산을 위해서 이 남성은 태국에서 대리모를 구하였고, 대리모 여성들은 방콕의 한 클리닉에서 수정란을 착상받아 임신하고 출산한 것이다. 클리닉은 허가를 받지 않은 불법 클리닉으로 드러났다. 이 사건은 외국에서 성장하고 있는 아이들에게 재산을 물려줄 경우 상속세를 물지 않아도 된다는 법을 교묘하게 이용한 대리모 사건으로 여겨지기에 사회적 충격을 안겨 주었다.
- 인도에서도 대리모 출산이 사회적 윤리 문제가 되고 있다. 인도에서는 매년 수백 명 이상의 아이들이 대리모를 통해서 태어난다고 추산되고 있다. 이 때문에 인도 당국에서도 대리모에 관한 법규를 정비하려고 준비 중이다. 특히 외국인이나 동성애자는 대리모 출산할 수 없다는 것을 확정지으려 하는데 그 이유는 자칫 인도가 아기 공장이라는 수치스러운 별명을 안게 될까봐 우려스럽기 때문이다. 다만 5년 이상 정상적인 결혼 생활을 했는데도 불구하고 아기가 생기지 않을 경우 대리모 출산을 인정하는 형태로 지금 법을 바꾸고 있는 중이다. 인도의 경우, 경제적으로 어려운 사람들이 생업에서 버는 돈이 얼마 되지 않는데 대리모를 하면 그만큼의 돈을 한 번에 벌 수 있어서 오히려 일반인들은 대리모 출산을 찬성하기도 한다.

- 중국의 문제는 남아선호사상이 강하다는 것이다. 때문에 남아를 낳기 위해서 대리모를 통한 불법적인 출산이 성행하는 상태이다. 여기서의 문제 역시 금전적 보상이다. 심지어 상당한 액수를 내면 아들을 반드시 보장한다는 억지스러운 약속까지 하는 상태이다. 그러나 중국도 법적으로는 대리모 출산이 불법이다.
- 영국이나 캐나다에서는 대리모의 개념이 많이 다르다. 인도적 차원에서 임신이 어려운 사람들에게 아기를 낳아서 기부해 주는 그런 개념으로 대리모를 인정한다. 그럴 경우에는 대리모에 대한 금전적 보상은 사실상 없다. 심지어는 친척이나 친구가 대리모를 할 수도 있는 것이다. 일종의 기부 개념이다.

생물학적으로 볼 때 가장 크고 절실한 문제는 엄마와 아기의 유대이다. 물론 금전적인 문제 때문에 대리모 역할을 할 경우라도 그렇다고 해서 완전히 교감이 없을 수는 없다. 호르몬적으로도 아기와 엄마 사이에 교감이 분명히 있을 수밖에 없는 상황이다. 그러나 과연 교감이 정상적으로 잘 이루어지고 있느냐 하는 정서적 문제, 그리고 대리모가 어느 시점에서 마음이 바뀌어 아기에 집착하는 경우에 대한 법적인 판단 문제 등의 문제가 빈번하게 대두된다.

- 일본인 부부가 대리모를 의뢰한 뒤 출산 이전에 이혼해 버린 경우가 있었다. 여성은 자신이 난자를 제공하지 않았기 때문에 인공수정과 임신 과정에 관여한 바 없다고 주장하였다. "본인은 아이와 전혀 관계가 없다"라고 주장한 것이다. 남성이 어쩔 수 없이 아기를 자기가 키우려고 했지만 법이 정하는 생물학적 의미로 볼 때 남자가 혼자 아기를 가질 수 없다는 것이 문제였다. 반드시 양쪽 부모가 있어야 하기에 불가능해진 것이다. 이른바 '난자공여'에 해당하는 사건이다. '정자은행 또는 정자공여'의 경우도 근본적으로 마찬가지이다. 부모가 없이 남성 또는 여성 혼자서는 아기를 가질 수 없다는 것이 법적인 해석이다. 이는 어떤 면에서 대리모와 조금 다른 개념이 될 수가 있지만 궁극적으로는 만들어진 수정란이 누구의 자궁엔가 착상되어야 하기 때문에 연결된 문제이다.
- 미국에서 일어난 일이다. 선천적 장애를 가진 아기를 잉태한 대리모가 생명을 자기 마음대로 포기할 수 없다는 주장을 하였고, 낙태하기를 거부한 사건이 있었다. 결국은 의뢰한 부부가 아기를 포기하였고, 대리모는 대리모에게도 부모 자격을 주는 미시간주로 이사를 하였다. 그리고 경제적으로 혼자서는 아기를 키울 수 없으니까 양부모를 사방에 구하였고, 결국 경제적 지원을 자청한 양부모가 나타나 아기를 출산하였다. 아기는 태어나자마자 응급처치를 받았고 계속해서 생존에 필요한 여러 종류의 수술을 받았다. 살아가면서도 계속 수술을 받아야 하는 상황인데 그럼에도 불구하고 이 아이가 걷지도 못하고 말도 할 수 없는 확률마저 상당히 높은 상태였다. 그럼에도 불구하고 대리모와 양부모는 생명에 대한 경이로움을 느낀다고 하며 매우 보람 있는 결정을 했다고 생각하고 있다.

여기서 또 다른 질문이 하나 던져진다. 과연 아기가 이토록 평생 고통을 지고 갈 것을 알면서도 낙태를 하지 않고 출산까지 진행한 것이 옳은 결정이었는가 하는 것이다. 오히려 태어나는 아기에게 사회적 장애를 안겼고, 대리모와 양부모는 자신의 행위로 인해 보람을 느꼈을지 몰라도 삶의 가치로 볼 때 잘못된 결정이 아니었는가 하는 문제이다.

인공수정을 시도한 부부들은 보통 수정란을 여러 개 동시에 얻게 되고 착상되지 않은 수정란을 냉동보관하는 것이 이제 일반적인 생식의학의 기술이 되었다. 이렇게 해서 대리모를 구해 착상을 했는데 임신 과정 중에서 아기의 선천성 장애가 발견이 되는 경우가 있다. 이럴 경우 아기가 태어난다 해도 앞으로 제대로 살아가기 힘들 것이고 의료 지원을 위해 엄청나게 많은 비용이 들 것이며, 무척 자주, 그리고 많이 수술을 받아야 하며, 그래도 아이가 정상적인 사회 활동을 보장받지 못할 것 같으면 대리모에게 낙태를 권하는 일이 당연한 것처럼 보일 수도 있다.

동성애 커플이 대리모를 구해서 아기를 가지게 되는 경우도 문제가 있다. 아기의 유전적 상태라든지, 사회적 보호의 문제라든지 등등이 문제가 될 수 있을 것이다. 게다가 생물학적 부부가 아닐 경우 대리모 아기에 대해서 어디까지 권리를 가질 수 있는지도 명확하게 결정지어야 할 필요가 있다.

위의 예시들에서 본 것처럼 많은 경우에 대리모는 경제적으로 약한 상태이다. 즉, 약자 입장에 있다는 것이다. 그러나 그렇다고 해서 대리모를 의뢰한 사람들이 마음대로 낙태를 강권할 수 있을까? 대리모를 구하는 것 자체가 여성으로서의 인권을 포기하게 한 것이며, 가난한 여성을 착취하는 사회적 문제가 되는 것이 아닌가 이런 질문이 계속되고 있다.

3) 냉동성세포의 관리

(1) 냉동성세포의 필요성

우리는 오래전부터 “병에 걸린 사람을 얼릴 수 없을까” 하고 공상을 해왔다. 지금은 고칠 수 없는 병이라도 언젠가는 치료 방법이 개발될 것이고 그때 다시 녹여내 치료하겠다는 기대 때문이다. 아직도 사람을 통째로 냉동하는 것은 불가능하지만 조금씩 그런 공상이 현실화되어 가는 것 같다. 지금도 생물학 실험실에서 세균을 보관하려면 영하 70℃에서 얼리는데 이렇게 하면 10년 이상 거뜬히 세균이 생존할 수 있다. 세균보다는 조금 복잡하지만 정자와 난자도 얼릴 수 있다. 실제로 가축연구소에서는 이런 일들이 일상화되어 있다. 예를 들어 한국의 암소와 미국의 수소를 교배시키려면 어떻게 해야 할까? 수소를 통째로 비행기에 태워 와야 하겠지만 그럴 필요가 없다. 미국 소에서 정자를 채취한 뒤 급속으로 냉동시켜 튜브에 담아 우리나라로 가져오면 되는 것이다. 그리고 정자를 필요로 하는 농가에 나누어주어 암소를 인공 수정시키면 되는 것이다. 난자는 정자보다 약해서 얼리는 것이 쉽지 않지만 기술 발달에 힘입어 역시 냉동보관이 가능해졌다. 최근에 한 가지 더 발전한 것은 정자와 난자가 만난 후에, 즉 수정란을 얼리는 기술이다. 이 기술은 우리나라가 다른 나라보다 훨씬 앞서 나가고 있는 분야이다.

시험관 아기에 대한 에피소드도 많다. 처음 시험관 아기를 시술한 것은 1976년인데 당시만 해도 시험관에서 사람을 만들어낸다는 것은 엄연히 신의 섭리(攝理)에 어긋나는 것이었다. 때문에 선한 의도에서 시작한 시술이 당연히 사회 각 분야, 특히 종교계로부터 엄청난 질타를 받은 것은 보지 않아도 선하다. 그러던 것이 30여 년의 세월을 거치면서 이제는 너무도 흔하고 난임부부에게는 당연한 처방이 되어 버렸다. 시험관 아기를 반대했던 종교계도 이제는 자기 교구에 난임부부가 있으면 오히려 시험관 아기를 추천할 정도로 인식이 달라진 것이다. 아직도 성공확률이 100%는 아니지만 그동안 기술도 많이 발달하였다.

이런 것을 보면 사람의 윤리관과 가치관은 절대적이 아니라는 것을 알 수 있다. 일반적인 상황에서는 한쪽을 지지하다가도 막상 그 일이 자기 자신의 일로 닥치게 되면 신념을 쉽게 꺾어 버리기 때문이다. 시험관 아기에 대한 신념도 그 윤리적 · 사회적 가치관이 불과 반세기를 버티지 못한 것이다. 바이오테크놀로지의 매력은 시험관 아기보다 훨씬 강하다. 마음대로 장기도 갈아 끼우고 수명도 연장시킬 수 있다. 그렇기 때문에 지금은 배아복제를 반대하는 보편적 윤리관이 언제까지나 버틸 수 있을지 조차 의심스럽다.

(2) 시험관 아기

참고로 시험관 아기를 시술하는 과정은 다음과 같다. 여성에게 배란촉진호르몬(LH, leuteinizing hormone)을 주사하여 배란을 유도한 뒤 얻어진 난자를 배양접시 위에 놓고 그 위에 정자를 붓는 것이다. 이때 성공 확률을 높이기 위해 10여 개의 난자를 동시에 수정시키고 제일 건강한 2~3개를 동시에 자궁에 착상시킨다. 시험관 시술을 했을 때 쌍둥이가 자주 나오는 이유가 바로 이 때문이다. 그러나 주위에서 보듯이 여전히 시험관 아기의 성공률은 그다지 높지 못하다. 때문에 여러 번 반복해서 시술을 해야 하는데 여성에게 반복적으로 배란촉진호르몬을 주사하면 그만큼 건강을 해치게 된다.

그렇다면 한 번 배란했을 때 채취해 수정시킨 난자들을 버리지 않고 냉동보관할 수는 없을까? 배란된 난자 중 6개가 수정되었다면, 그리고 지금 그중에서 3개를 자궁에 착상시키고 나머지 3개는 보관하였다가 둘째, 셋째 아기를 원할 때 그냥 녹여서 자궁에 착상시키면 되지 않을까? 이것이 바로 금세기 생식의학(reproductive medicine)의 최고 테크닉인 냉동수정란 기술이다.

냉동성세포와 윤리 문제는 냉동수정란이 여러 윤리적 문제들을 수반한다는 것이다. 6개의 냉동된 수정란을 어느 순서로 자궁에 착상시킬 것인가? 동시에 수정된 이 여섯 개의 수정란을 우리 마음대로 형, 동생으로 탄생시켜 순서를 바꾸는 것은 괜찮은 행위인가? 어느 수정란은 착상시켜서 살리고 어느 수정란은 폐기 처분할지를 우리가 마음대로 정해도 괜찮은가? 냉동보관된 수정란을 녹이기 전에 부부가 이혼해 버린다면 그 수정란은 누구의 소유인가? 등등이 그런 것들이다.

- 실제로 영국에서 일어난 고소 사건을 보면 이런 일이 아주 심각하다. 수정란을 냉동보관하였는데 몇 년이 지나도 부부가 나타나지를 않고 연락조차 닿지 않아 병원에서는 폐기 처분하려고 했

는데 사회단체에서 엄연한 생명체인 수정란을 폐기하지 못하도록 병원을 고소하였다. 어쩔 수 없이 병원은 주인 없는 수정란을 보관하기 위해 더 많은 냉동고를 구입해야 했고 이를 위해 더 많은 건물을 지어야 할 형편에 놓여 버렸다. 갈수록 이혼이 늘어나고 있는 현대 사회에서 당연히 생길 수 있는 문제이다. 이 사건 이후 영국을 비롯한 여러 나라에서 냉동수정란 보관기간을 법에 명시하려는 움직임을 보이고 있다. 우리나라에서는 보관기간을 5년으로 한정하고 있다.

- 한편 폐기된 수정란이 원하지도 않는 연구용으로 쓰이거나 암시장에서 아기가 없는 가정에 거래될 가능성도 충분히 있다. 만약 부부가 이혼을 했는데 이 과정에서 여자는 더 이상 수정란을 보관하지 않기를 원한 반면 남자는 새로 결혼한 부인의 자궁에 착상시켜 아이를 낳기 원한다면 어떻게 될까? 남자의 욕심과 옛 부인의 권리, 그리고 새 부인의 인권을 어디까지 인정하고 누구의 손을 들어주어야 할 것인가? 냉동수정란의 소유는 과연 누구에게 있는 것인가? 이 사건은 재판으로 이어졌고 결과는 옛 부인의 의견을 존중하는 것으로 결론이 났다.

생식의학(reproductive medicine)이 발달하면서 과거에는 생각지도 못했던 문제들이 자꾸만 제기되고 있다. 실제로 후진국에서는 부모의 동의 없이 수정란이 폐기(廢棄)되거나 매매되는 일이 있을지도 모른다. 21세기 바이오테크놀로지 시대에는 정말 지금은 생각할 수 없는 여러 가지 논쟁거리들이 생겨날 가능성이 지극히 높다. 이에 대비하기 위해서 지금이라도 사회 각 분야의 지식인들이 머리를 맞대고 미래를 준비하는 현명함이 필요하다.

(3) 폐경기 후에 낳은 아기

최근에 63세의 여성이 나이를 속이고 인공수정된 난자를 착상받아 아기를 낳은 사건이 일어났다. 이 여성은 세간의 이목을 집중시키고 돈을 벌어볼 욕심으로 나이를 속였던 것이다. 어쨌든 간에 이 여성은 금세기 최고령 출산자로서 기네스북에 오르게 되었다. 이 여성은 이 아이를 대신 키워줄 연하의 남자를 인터넷으로 모집까지 하였다.

생식의학의 발달로 이제는 나이가 무색해진 정도이다. 폐경기에 다다른 여성들도 적절하게 호르몬 치료를 받으면 갱년기 증상이 완화될 수 있으며, 심지어는 자궁의 상태도 건강하게 유지해 늦은 임신이 가능해졌다. 심지어는 자기 자궁을 적출해내고 젊은 여성의 자궁을 이식받아 아기를 낳은 후에 그 자궁을 되돌려주는 이식도 실험 중에 있다. 조직배양을 원하는 과학자들은 임신기간 10개월이 너무 길다면서 3개월에 임신을 끝낼 수 있는 인공자궁 개발에 착수하였다. 이런 혁혁한 발전은 유전공학과 발생공학을 결합시킨 바이오테크놀로지의 뛰어난 기술적 성과라 할 수 있다.

물론 기술 발전 뒤에는 여러 가지 문제들이 사회적, 윤리적 차원에서 그대로 남아 있다. 이렇게 태어난 아기의 육아문제, 냉동수정란을 이용해 낳은 아기의 친자확인 문제, 여성을 아기 낳는 도구로 전락시키지 않는 사회적 인식 등이 당면한 문제이다.

(4) 맞춤아기

바이오테크놀로지와 생식의학의 발달은 당연히 새로운 우생학의 문제를 몰고 왔다. 인간게놈프로젝트의 결과 여러 가지 열성유전자와 우성유전자가 이미 확인되었고 성급한 벤처회사들은 아이의 지능과 앞으로 당뇨병에 걸릴 확률을 진단해준다고 광고하고 있을 정도이다. 서로가 사랑하여 결혼을 했는데 원하지 않는 열성유전자가 진단되었거나 유전병의 가족력이 있는 경우 당연히 이 유전자를 제거하고 싶어질 것이다. 더 나아가서 예술적 재능이 있고 지능까지 우수한 아이를 만들어준다면 누구나 한 번쯤은 귀가 솔깃할 수밖에 없다.

과학의 기술은 항상 발전하기 마련이고 지금은 공상과학 수준인 아이디어도 가까운 미래에 반드시 실현되기 마련이다. 이때가 되면 부모들은 의사에게 여러 가지를 요구하게 될 것이 분명하다. 예를 들면 얼굴은 갸름하게, 눈은 갈색으로 등등 각종 요구를 하게 될지도 모른다. 어쩌면 주민등록증을 발급받듯이 태어나자마자 유전자 검사 합격증을 받아야 할지도 모른다.

성세포와 수정란을 냉동하는 것이 가능해지면서 유전자 검사 역시 일반화시키는 것이 가능해졌다. 검사를 통해 혹시나 있을지도 모르는 유전자 이상을 미리 교정함으로써 결함이 아예 없도록 만든 아기를 맞춤아기(perfect baby)라고 한다. 되풀이되는 문제이지만 머지않은 미래에 질환 유전자를 제거하는 정도에서 그치지 않고 유전적으로 매우 이상적인 맞춤아기를 조합하여 만들어내게 될지도 모른다. 즉, 체형이 아름답도록 유전자를 조작한다든지, 머리카락의 색을 바꾼다든지, 체격과 체력을 완벽하게 조작함으로써 이상적으로 만든다든지 하는 생존과 상관없는 미용 차원의 변형을 말한다. 물론 아직까지의 기술과 능력으로는 불가능하지만 법과 규제를 앞서가는 바이오테크놀로지의 속도를 생각하면 이렇게 디자인된 아기가 머지않은 미래에 태어나지 않을 것이라고 어느 누구도 장담할 수 없을 것이다.

지금도 유전자 진단은 실시되고 있다. 갓 태어난 아기의 발바닥에서 조금 채혈하여 선천성질환 여부를 테스트하는 것이 그것이다. 기술이 발달할수록 이런 유전자진단도 검사 시기가 점차 빨라지고 있다. 양수는 임신된 자궁에 태아가 떠 있는 액체이다. 주성분은 태아의 소변이다. 양수에는 태아의 상피세포가 들어 있기 때문에 양수를 검사하면 태아의 유전질환이나 선천성기형을 예측할 수 있다. 이런 방법을 양수천자라 한다. 전에는 모체의 양수를 검사하던 출산 전 진단이 지금은 아예 배아단계까지 거슬러 올라가 착상 전 진단도 가능해졌다. 맞춤아기의 경우 새로운 우생학의 문제를 야기할 위험성을 충분히 지니고 있다. 새로운 계급사회가 만들어지고 계층간 격차가 더욱 심화되어 또 다른 사회 문제로 인류를 괴롭힐지도 모를 일이다.

(5) 냉동수정란

냉동수정란은 액체질소로 인해 영하 196℃로 얼려진 정자와 수정된 난자이다. 일단 냉동되면 특별한 위험 없이 오랫동안 보관될 수 있고, 필요할 때마다 녹여서 여성 또는 대리모에게 착상시킴으로써 아기를 탄생시킬 수 있기 때문에 생식의학에서 한 발자국 진보된 방법이다.

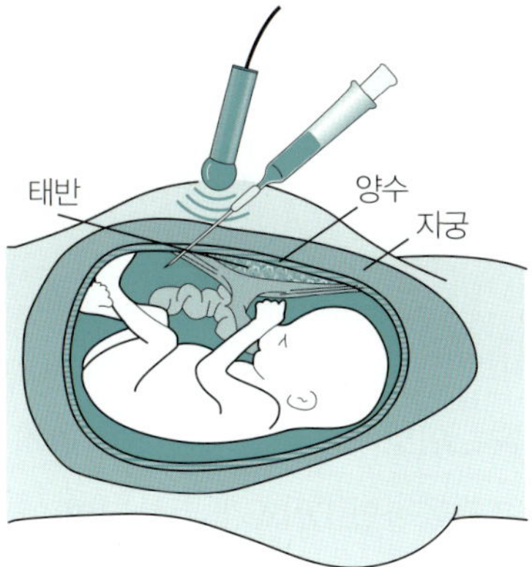

그림 4-7 양수천자

냉동수정란은 동결수정란이라고도 한다. 1984년에 호주의 모나쉬 대학과 빅토리아 병원의 연구진들이 수정란을 얼리고, 보관하고, 녹여서 착상시킨 끝에 임신과 출산 전 과정을 처음 성공한 기술이다. 엄마는 원래 난관에 문제가 있어 배란할 수 없는 상태였지만 의료진이 난소에서 난자를 추출하고, 이를 시험관에서 인공수정 시킨 뒤 만들어진 총 열 개 중에서 냉동보관과 해동 과정을 거치면서 살아남은 3개를 착상시킨 것이다. 이 실험의 성공이 주는 의미는 이것이다. 난임 여성의 경우 그동안은 연속적으로 수차례에 걸쳐 난자를 추출했어야 했기에 이 과정에서 여성들의 건강을 해칠 수도 있었으나 이제는 한 번만 추출해서 냉동보관하면 되니까 그만큼 여성 건강을 보호할 수 있게 되었다는 것이다. 물론 과배란을 유도하는 것은 보통 수면 마취 상태에서 이루어지기 때문에 여성이 불편하거나 통증을 느끼지는 않는다. 또한 수정란을 냉동하는 과정에서 검사를 통해 여러 가지 복합 임신의 위험성도 감소시킬 수 있게 되었다. 사실 냉동기술의 3가지 대상은 냉동정자, 냉동난자, 그리고 냉동수정란이다.

(6) 유전자 가위(CRISPR)

우리나라에서는 전면 금지되어 있지만 인간의 수정란에서 '원하지 않는 유전자'를 마음대로 자르고, 대신 그 자리에 원하는 유전자를 편집해 집어넣는 실험이 최근 영국에서 승인되었다. 목적은 어떤 유전자가 유산의 원인이 되는지를 밝혀내기 위한 것이다. 한때 중국 연구진이 폐기된 인간 수정란으로 유전자 편집 실험을 진행한 바 있었지만 국가가 공식적으로 승인하고 실험이 진행되는 것은 이번이 처음이다. 유전자 가위, 또는 크리스퍼라 불리는 이 기술은 마음대로 유전자를 자르고 붙일 수 있는 기술로서 21세기 바이오테크놀로지의 최첨단 기술이다. 자궁에 착상되기 전 수정란을 마음대로 변형시킬 수 있다는 점에서 맞춤형 아기를 만들 수 있는 기술로 인식되어 있다. 때문에 그만큼 윤리논쟁도 치열할 전망이다. 영국에서는 이 실험을 최장 14일까지만 진행한다는 조건으로 허용하였다. 인간이 조작한 수정란이 태아로 자라나는 것을 막기 위한 최소한의 장치이다. 그럼에도 불구하고 유전자 가위를 이용하면 치명적인 유전병을 막을 수 있다는 장점과 함께, 마음대로 사람이 사람을 조작한다는 점에서 앞으로의 논쟁이 치열할 전망이다.

(7) 냉동기술

핵심은 세포 내 수분을 어떻게 처리하느냐에 달려 있다. 왜냐하면 얼리는 과정에서 부피가 늘어나기 때문에 잘못하면 세포가 터질 수도 있고, 또는 결정이 생기면서 세포막이나 세포소기관들을 해칠 수도 있기 때문이다. 특히 중요한 유전물질인 DNA가 손상되면 안 된다. 따라서 전체 부피를 조절하기 위해서 수분을 조금 제거하고 냉동시키는 것이 핵심 기술이다. 정자의 경우는 세포질이 거의 없고, 세포소기관도 훨씬 적기 때문에 냉동시키기가 훨씬 유리하고 간편하다. 이미 가축에서는 냉동정자가 그동안 널리 사용되었지만 사람에게서는 비교적 짧은 역사를 갖고 있다. 냉동정자의 생존율은 상당히 높아서 50~90% 정도까지 생존 가능하다고 이야기한다. 반면 난자는 냉동과정이 까다로울

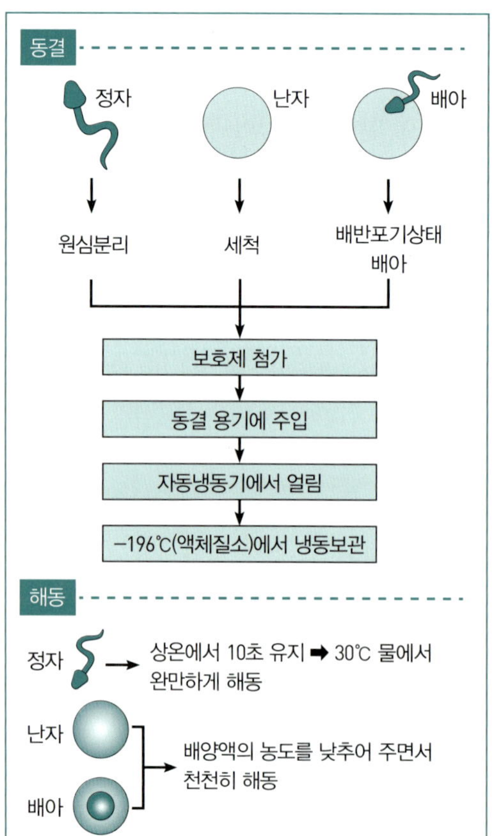

그림 4-8 정자, 난자, 배아의 동결·해동 과정

수밖에 없다. 왜냐하면 세포질이 풍부하기 때문에 이를 어떻게 잘 제어하느냐 하는 조건을 잡아야 하기 때문이다. 난자를 냉동시킬 때 사용하는 보호제로는 폴리에틸렌글리콜(polyethylene glycol)이나 글리세롤(glycerol)이 있다. 보통 영하 50℃까지 온도를 내린 다음에 액체질소에 넣어 영하 196℃까지 급속하게 냉동시킨다. 반대로 녹이는 과정은 얼리는 과정을 거꾸로 실시하는데 얼릴 때보다 훨씬 간편하고 난이도도 낮다. 냉동정자의 경우에는 최장 21년까지의 생존 기록이 남아 있고, 냉동수정란의 경우에는 12년이라는 기록이 남아있다. 그러나 난자의 경우에는 아직 확실한 기록이 없다.

냉동기술과 관련된 문제들은 다음과 같다. 첫째, 간혹 보관된 잉여 난자나 수정란을 과학자들이 줄기세포 연구에 사용하려는 경향이다. 여성이 연구용으로 허락한 적이 없는데 만약에 자기의 분신인 난자나 수정란이 자기도 모르게 냉동되어서 이리저리 연구용으로 돌아다니면 안 되기 때문이다. 둘째는 동일한 순간에 수정된 두 개의 수정란을 가지고 인위적으로 터울을 조절하는 것이다. 같은 시기에 수정되었는데 어느 것이 먼저이고, 어느 것이 몇 년 뒤에 동생으로 태어날 것인지를 인위적으로 결정하는 것은 사회적 윤리에 위반되기 때문이다. 셋째, 어느 수정란은 착상시켜서 살리고, 어느 수정란은 폐기 처분할지를 우리가 마음대로 정해도 괜찮은가? 넷째, 냉동보관된 수정란을 녹이기 전에 부부가 이혼해 버린다면 그 수정란은 누구의 소유인가? 등의 문제들이다.

2. 유전자 조작과 관련된 문제

1) 유전자요법

유전자를 흔히 생명의 근본 물질 또는 생명의 원동력이라고 한다. 사람의 생리적 현상 하나 하나가 모두 유전자의 통제 아래 있기 때문이다. 반대로 말하면 유전자 통제 시스템이 고장나면 곧 질병에 걸린다는 말이기도 하다. 따라서 유전자를 적절히 조절할 수만 있다면 인류를 위협하는 많은 질병들을 치료할 수 있다.

현대인의 가장 큰 소원은 "건강하게 오래 사는 것"이다. 지금은 여러 가지로 생활 여건이 좋아졌기 때문에 "웰빙(well-being)"을 외치는 목소리도 점점 높아지고 있다. 바로 이 소원을 풀어줄 첨단 의학이 유전자치료이다. 그리고 유전자치료는 본인에게뿐만 아니라 앞으로 태어날 아기의 건강까지도 보장할 열쇠로 부상하고 있다.

유전자치료의 본격적인 역사는 아직 20년도 채 못 되었다. 그러나 이 짧은 기간 동안 유전자치료가 우리에게 보여준 잠재력은 참으로 희망적인 것이 아닐 수 없다. 21세기 미래 의학으로서 유전자치료는 이미 우리 생활 속에 깊숙이 들어와 있다. 소위 유전공학이니 유전자 재조합 기술이니 하는 첨단 기술들과 함께 유전자치료는 금세기 최고의 의료 기술 혁명이라 할 수 있다.

(1) 유전자치료의 역사

유전자치료는 유전학, 발생학, 유전공학 등 기초 학문들이 합쳐서 이루어낸 걸작이다. 그동안의 몇 가지 역사적 성과들을 살펴본다면 1976년에 암유전자(oncogene)가 최초로 보고되었고, 1977년에는 사람의 성장호르몬 유전자를 대장균에 조합해 넣는 데 성공하였다. 1982년에는 유전자재조합기술(DNA recombinant technique)로 만든 휴물린(Humulin)이라는 이름의 인슐린이 시판되기에 이르렀다. 1980년대를 우리는 인체유전학의 전성기라 부르는데 이 시기에 여러 가지 대사 이상과 관련된 유전자들이 분리되었기 때문이다. 1980년대 말에는 유전자 차원에서의 산전진단이 가능해졌고 그 결과 선천성 대사 이상을 가진 어린이들의 출생을 예방할 수 있게 되었다. 그러나 산전진단만으로는 치료의 효과를 기대할 수가 없고 특히 암과 같은 질환에는 응용이 어렵다는 한계가 있으므로 보다 직접적인 유전자 차원에서의 치료법 개발이 학자들 사이에서 끊임없이 요구되었다. 이러한 요구에 의해 마침내 1990년 9월 14일 인류 역사상 처음으로 “선천성면역결핍증” 어린이를 대상으로 유전자 치료가 시도되었고 그 결과는 기대를 넘어 대단히 고무적인 것으로 확인되었다.

우리는 지금 유전자치료 시대에 살고 있다. 지금도 밤낮없이 전 세계의 과학자들은 새로운 처방전을 개발하기 위해 노력하고 있다. 한편으로는 이미 여러 환자들을 대상으로 상당한 치료 효과를 거두기도 하였다. 유전자치료에 사용되는 재료는 생명의 근본물질인 DNA이다. 그런 만큼 유전자치료가 인류가 그동안 꿈꾸어 온 근본적인 치료법으로서 “질병 없고 건강한 인생”을 가져다주기를 우리 모두 기대하고 있다.

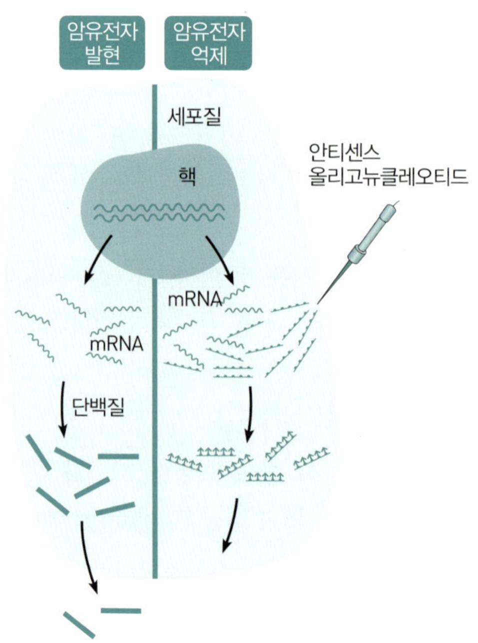

그림 4-9 암유전자 발현과 암유전자 억제

(2) 유전자치료의 원리

유전자치료는 한 마디로 정상적인 유전자를 환자에게 넣어 주어 유전적 결함을 치료하고자 하는 기술이다. 조금 더 자세히 표현하면 기능이 정상인 유전자를 환자의 세포로 이식시켜 주는 기술이다. 유전자치료는 원래 선천성 대사 이상을 치료하기 위해 개발되었지만 지금은 암이나 에이즈 치료 등에 더욱 많이 이용되고 있다. 유전자치료의 원리는 크게 촉진(促進)과 억제(抑制)로 구분해 생각해 볼 수 있다.

- 유전자의 이상이 기능 저하를 일으키는 경우이다. 이때는 환자에게 정상적인 유전자를 이식해 주어 기능을 촉진시켜야 할 것이다. 여기서 기능이란 유전정보에 따라 필요한 단백질이 만들어지는 것을 의미한다. DNA를 생명의 근본 물질이라 부르는 이유는 DNA의 유전 정보에 따라 단백질이 만들어지고 그 단백질이 우리 몸에서 각종 생리 현상을 수행하기 때문이다. 즉 우리 몸에서 실제로 일을 하는 것은 단백질임에도 불구하고 이들 단백질이 DNA의 유전 정보대로 만들어지기 때문이다. 만약에 유전자가 고장이 나면 단백질이 만들어질 수 없고 결과적으로 그 단백질이 조절하는 생리 기능이 마비되어 암이나 대사 이상이 초래된다.
- 또 다른 경우는 유전자가 변이를 일으켜 그 기능이 지나치게 증가한 경우이다. 이럴 때는 거꾸로 기능을 억제해 주어야 한다. 대표적인 예가 바로 암을 유발하는 유전자들이다. 이들은 평소에는 정상적인 생리 기능을 담당하지만 어떤 원인에 의해 갑자기 촉진되어 정상 세포를 암세포로 전환시켜 버린다. 따라서 이런 경우에는 이들 암유전자의 발현을 억제할 수 있어야 할 것이다. 보통 안티센스 올리고뉴클레오티드(antisense oligonucleotide)라 불리는 짧은 DNA를 합성하고, 이를 상보적인 암유전자의 mRNA와 결합시킴으로서 단백질로의 발현을 막아버린다.

(3) 최초의 유전자치료

1990년 9월 14일은 사람이 처음으로 사람의 유전자를 재조합해서 유전자치료를 실시한 역사적인 날이다. 환자는 당시 4살 난 아샨티(Ashanthi V. DeSilva)라는 여자아이였다. 질환의 명칭은 아데노신탈아미노효소 결핍증(adenosine deaminase deficiency)인데 열성 유전병으로서 부모가 모두 보인자인 경우에만 100,000명당 1명 꼴로 나타나는 희귀한 유전질환이다. 선천적으로 면역성이 전혀 없어 약간의 감기 증상에도 사망하게 되는 무서운 질병이다.

아데노신탈아미노효소는 DNA의 전구체인 데옥시아데노신(deoxyadenosine)이라는 화학물질을 데옥시이노신(deoxyinosine)으로 바꾸어 주어 소변으로 배설될 수 있게 도와주는 효소이다. 만약 이 효소의 유전자가 고장나면 데옥시아데노신이 체내에 쌓이게 되는데 특히 면역세포인 T 림프구에 축적되면 강한 독성을 나타내어 T 림프구를 모두 죽이고 만다. 그 결과 환자의 혈액에는 T 림프구가 절대적으로 부족하게 되고 면역성이 심각하게 저하되는 것이다. 유전자치료가 개발되기 전에는 골수를 이식받거나 상품명 아다젠(Adagen)이라는 소의 효소를 주사 맞는 것이 최선의 처방이었는데 이식에 적합한 골수를 찾는 것이 워낙 어려운데다 아다젠 역시 그다지 큰 효과가 없어서 근본적인 치료가 사실상 불가능한 형편이었다.

유전학자들의 노력으로 아데노신탈아미노 효소의 유전자는 이미 1983년에 분리되어 있었다. 먼저 어린이의 혈액을 채취하여 백혈구의 일종인 T 림프구를 분리한 다음 여기에 정상적인 유전자를 이식한 뒤 어린아이에게 다시 주사해 넣어준 치료였다. 당시에 이 방법으로 치료받은 어린이는 두 명이었는데 이들은 모두 유전자치료가 없었으면 아마도 벌써 사망했을 어린아이들이다. 유전자치료 이후 이 두 아이가 다른 아이들처럼 건강하게 학교 생활을 즐기고 있는 것으로 알려져 우리에게 매우 고무적인 사실이 아닐 수 없다. 게다가 아직까지 아무런 부작용이 관찰되지 않았다는 것도 반가운 소식이 아닐 수 없다.

그러나 아직은 이 치료법 역시 완전하지 못해서 앞으로 많이 개선되어야 할 것이다. 그것은 3~6개월마다 정기적으로 치료를 되풀이해야 하기 때문이다. T 림프구의 수명(壽命)은 제한되어 있다. 따라서 이 세포가 체내에서 수명을 다하면 넣어준 유전자도 함께 소멸되어 버리기 때문이다. 이 때문에 세계 각국의 유전학자들은 T 림프구 대신 줄기세포(stem cell)에 유전자 이식을 하기 위한 연구를 진행하고 있다. 줄기세포는 여러 조직으로 분화할 수도 있지만 계속 복제하여 새로운 딸세포를 만들어 내는 것이 특징이다. 따라서 줄기세포에 유전자를 이식하면 새로 만들어지는 모든 세포들에게 자동적으로 이식 유전자가 전해지므로 영구적인 치료가 가능하다.

유전자치료가 인류 건강과 복지에 미칠 앞으로의 영향은 아직 아무도 예측할 수 없다. 그러나 한 가지 분명한 것은 이제 우리는 과거에 경험하였던 것과는 전혀 성격이 다른 새로운 의학의 장을 열었다는 것이다. 최초의 유전자치료가 성공적이라는 것은 우리에게 그만큼 시사하는 바가 큰 것으로 장차 암과 같은 질환들의 정복도 결국은 우리의 노력에 달려 있음을 분명히 말해 주는 것이다.

(4) 암 치료를 위한 유전자치료

유전자치료의 본래 목적은 유전병을 치료하기 위한 것이었으나 지금은 오히려 암 치료에 더 많이 이용되고 있다. 통계로 보면 1990년부터 지금까지 실시되었던 유전자치료 중 순수하게 유전병 치료를 위한 경우는 겨우 20%에 지나지 않는 반면 오히려 50% 이상의 사례가 모두 암 치료를 위해서 실시된 것들이다. 나머지는 에이즈 등 기타 질병들에 실시된 사례이다. 이렇듯 유전자치료가 암 치료에 많이 이용되었다는 것은 유전병 환자보다 암 환자가 더 많다는 뜻도 되겠지만 그보다는 유전자치료가 암 치료에 그만큼 희망적이기 때문이다.

원인이야 다양하겠지만 근본적으로 암은 암을 억제하는 유전자와 암을 유발하는 유전자들 사이에 균형이 깨지면서 생겨나는 것이다. 따라서 근본적인 치료를 위해서는 유전자 차원에서의 치료법이 강구되어야 하는 것이다. 현재 암을 치료하기 위한 유전자치료로는 p53 같은 종양억제유전자를 암세포에 넣어 죽여 버리거나 자살유전자(suicide gene)를 암세포에 넣어 주는 일, 면역세포의 항암 효과를 증대시켜 주는 일, 암 백신을 개발하는 일 등이 시험 중에 있거나 연구 중에 있다. 자살유전자는 티미딘키나아제(thymidine kinase)라는 유전자로 이를 암세포에 넣어주고 항바이러스제인 gancyclovir를 투여하면 암세포가 자살하듯이 선택적으로 죽는 데서 비롯된 별명이다. 이미 여러 종류의 암 치료를 위해 유전자치료가 시도된 바 있고 그 결과 역시 고무적이기에 유전자치료에 대한 기대는 날로 높아가고 있다.

(5) 윤리적 문제와 유전상담

유전자 검사가 비록 건강한 아기와 행복한 가정을 보장하는 과학적 발달의 산물이라 할지라도 다음과 같이 몇 가지 문제점을 안고 있다.

- 유전자 검사를 누구한테 적용하느냐의 문제이다. 35세 이상 임산부에게 적극 권장되는 양수천자라도 본인이 원하지 않으면 강제로 시술할 수 없기 때문이다. 사람에 따라서는 35세가 안 되었더라도 아기에 대해 지나치게 걱정하여 검사를 여러 번 되풀이해 받으려는 경우도 있다. 이런 것들을 종합해 볼 때 검사 자체가 강제적으로 이루어져서는 안 된다는 것이 분명하다. 게다가 의료보험 등의 여건으로 인해 어떤 사람은 쉽게 검사를 받을 수 있는 반면 어떤 사람에게는 경제적으로 굉장히 어려울 수도 있다. 게다가 어떤 사람은 유전자 검사의 결과를 믿지 않으려는 경향을 보일 수도 있다. 심지어는 국가가 대부분의 비용을 지불한다 하더라도 검사를 원하지 않는다면 강요할 수 없기에 이는 전적으로 개인적 결정일 수밖에 없다.
- 검사 결과가 부정적일 때 낙태(落胎)를 결정하는 문제이다. 이것은 윤리(倫理)적 문제이기도 하고 법적 문제이기도 하다. 그리고 전적으로 생명의 시작을 언제로 간주할 것인가와 관련되어 있다. 가톨릭에서는 수정과 동시에 생명이 시작된다고 보고 있다. 반면에 발생학자들은 14주까지는 아직 완전한 착상이 이루어지지 않았기에 세포덩어리로 간주하려는 경향이 짙다. 사람의 수정란을 실험실에서 14일까지 배양하도록 허용하는 이유도 이 기준에 의한 것이다. 초기 기독교 시절에는 태아에게 영혼이 들어가는 시기가 남자아이는 40일, 여자아이는 80일이라고 규정되어 있었다. 이것은 발생에 대해 지식이 부족했던 결과이기도 하지만 남자와 여자를 구별 지은 것도 전혀 맞지 않다. 중요한 것은 생명의 시작을 언제로 보느냐에 따라 낙태 시기의 합법적 기준이 달라진다는 것이다. 현대 의학에서는 대체로 24주 이후에 태아가 모체로부터 분리되어도 살아갈 수 있기에 그 이전에 임신 상태를 인위적으로 중단하는 것을 유산으로 본다. 이처럼 아직 통일된 의견이 없기 때문에 유산을 결정하는 것 역시 개인적 상황에 거의 달려 있다. 비록 낙태를 법으로 금지한 나라도 있지만 질환을 뻔히 가지고 태어날 아이를 생각한다면 그냥 출산하기도 쉬운 결정이 아니다. 정신적 준비뿐 아니라 경제적 준비도 함께 뒤따를 수 있어야 하기 때문이다. 법으로 낙태를 금지해놓고 막상 태어난 장애아에 대해서는 아무런 사회적 보호 장치가 없다면 그것은 오히려 태어남이 더 고통일 수도 있기 때문이다.

그러면 어떤 아기들이 낙태의 대상이 아닐까? 물론 질병의 경중을 따지기는 무척 어렵지만 분명하게 치유할 수 있는 질환들도 있다. 예를 들어 언청이는 성형수술이 발달했기 때문에 거의 구별이 불가능할 정도로 치유할 수 있다. 손가락이나 발가락의 숫자 정도가 문제라면 살아가는 데 아무런 지장이 없다.

성감별에 따른 낙태도 문제다. 원래 신생아의 성비는 1 : 1임에도 불구하고 보수적인 성향의 지역에서는 이 성비가 완전히 어긋나는 경향이 짙다. 이런 것은 검사 기술과 낙태 기술이 음성적으로 사용된 잘못된 예이다. 치유가 분명하거나 온전한 생명체임에도 불구하고 선택적 출산을 원하여 낙태를 결정한다면 그것은 생명의 소중함을 경시한 행위임에 틀림없다.

어쨌든 최종 낙태를 결정하는 당사자는 의사가 아니라 전적으로 부부 본인들이어야 한다. 의사는 결정을 내리는 데 필요한 의학적 정보만 최대한으로 제공하고 낙태와 출산의 장단점을 설명해 주어야 한다. 절대로 강권하거나 어느 한쪽으로 몰고 가서는 안 된다. 의사는 부부에게 편안함 마음으로 천천히 시간을 두고 생각하되 확고히 결정할 수 있도록 도와주어야만 할 것이다. 예전 같으면 검사조차 되지 않았을 경미한 질병도 요즈음은 기술이 발달하여 미리 알게 되었다. 그러기에 결정을 내리기는 더욱 힘들어졌다. 생명을 존중하면서, 경제적 상황과 아기에 대한 확고한 의지 등 제반 여건을 충분히 고려하고, 필요한 사회적 지원과 제도 등도 함께 검토하여 어디까지나 부부의 의지로 현명한 판단을 할 필요가 있다.

(6) 모자보건법

최근에 젊은 산부인과 의사들을 주축으로 낙태 근절운동이 일어나고 있다. 모자(母子)보건법에 따르면 임신부에 유전학적 정신장애가 있거나, 전염성 질환이 있거나, 근친상간 또는 강간 등에 의한 임신이거나, 임신이 지속되면 산모의 건강이 위험해지는 경우만을 낙태의 법적 허용 범위에 넣고 있다. 즉 미혼 임신이나 터울 조절, 태아 기형 등으로 인한 낙태는 불법으로 간주하고 있다. 만약 불법 낙태가 이루어지면 원칙적으로 의사와 산모 모두 징역 2년 이하의 처벌을 받게 되어 있다. 보다 자세한 내용은 제5장 출생과 관련된 문제에서 다루도록 하겠다.

2) 인간에 대한 유전자 조작

과학자들의 초창기 관심은 유전자를 어떻게 조합하여 인류에게 유용한 새로운 생명체를 만들어 낼까, 그리고 어떻게 자르고 붙이는 것이 효율적일까 하는 방법을 개발하는 데에 집중되었다. 유전물질이면서 동시에 생명의 설계도인 DNA를 인위적으로 재조합하여 생명을 재창조하는 유전공학의 개념이 확립된 것이다. 이와 동시에 DNA를 자르고 붙이는 여러 종류의 효소들이 차례로 개발되었는데 각 효소별로 DNA의 일정한 부분만을 자르기 때문에 이들을 제한효소라 부른다. 대표적인 예로 *Eco*RI, *Hin*dIII 같은 것들이 있다. DNA를 붙이는 효소는 DNA ligase이다.

1977년에는 사람의 성장호르몬 유전자를 대장균에 재조합해 넣는 데 성공하였고, 1982년에는 유전자재조합기술(recombinant DNA technology)로 만든 인슐린이 휴물린(Humulin)이란 이름으로 생산, 시판되었다. 1983년에는 사람의 성장호르몬 유전자를 생쥐에 재조합하는 데 성공하였고, 그 결과 몸집이 3배나 커진 슈퍼마우스(super-mouse)가 탄생하였다. 1980년대는 또한 여러 가지 암유전자 및 선천성대사이상에 관련된 유전자들이 분리된 시기이다. 그래서 간혹 이 시기를 인체유전학(human genetics)의 전성기라 부르기도 한다.

1980년대 후반에는 유전자 검사를 통해 출생 전에 미리 선천성질환 여부를 진단(prenatal diagnosis)할 수 있게 되었고, 기형 어린이의 출생을 예방할 수 있게 되었다. 1990년대 초에는 단순 진단과 예방 차원을 넘어 건강한 유전자를 직접 사람 몸에 재조합해 넣어주는 유전자치료(gene therapy)가 시행되었다.

사람에 대한 직접적인 유전자 조작은 근본적으로는 허락을 받지 못한 상태이다. 다만 사례별로 검토를 거쳐 일부 치료 목적의 유전자치료만 허가하고 있다. 우선 사람에게 직접 유전자 조작을 가하기 위해서는 그동안의 생물학적 지식뿐 아니라 물리, 화학, 통계적인 자료까지 종합적으로 발달해야 하는 것이다. 또 새로운 기술이 나타난다 하더라도 사람에게 그 치료를 적용하거나 예방 차원에서 시술하는 단계까지 가려면 반드시 예비 실험을 거쳐야 한다.

실험은 간단하게는 세균이나 곤충 등에서 이루어질 수도 있다. 초파리나 대장균이 그 대표적인 예이다. 그러나 이런 것들은 사람과 생리적 차원에서 차이가 많기 때문에 궁극적으로는 그보다 고등한 동물, 즉, 포유동물이나 영장류를 대상으로 실험을 하는 것이다.

실험실에서 가장 널리 이용되는 포유동물은 쥐다. 그러나 이 역시 실험 결과가 사람의 경우와 꼭 들어맞는 것은 아니다. 한때 입덧 억제제로 사용되었던 탈리도마이드(thalidomide) 같은 경우 쥐에서는 아무 문제가 없었지만 사람에게서는 임신 기간에 복용했을 때 사지 기형을 일으키는 불행한 사고가 있었다. 그렇다면 궁극적으로 가장 좋은 실험 대상은 인간일 수밖에 없다.

그러나 인간을 대상으로 하는 실험을 하였을 때 잘못되면 돌이킬 수 없는 불행을 초래하기 때문에 신중해질 수밖에 없다. 게다가 긴급한 치료를 요하는 경우에는 조금 더 상황이 복잡해진다. 환자에게 또 다른 치료법이 없을 때 마지막 치료 방법으로써 검증되지 않은 유전자 조작 치료를 해야 되는건지, 또 환자 본인만 승낙하면 시도해도 괜찮은 것인지 등의 문제를 따져보아야 한다. 하나의 사례가 생기면 또 다른 경우에 영향을 미칠 수 있기 때문이다. 임상 실험은 일단 동물 시험을 거치고, 절차를 거쳐서 그 다음에 사람을 대상으로(자원자들을 우선 대상으로 해서) 이루어지는 것이 순서이다.

암 치료 목적으로 유전자를 직접 조작하는 것은 지금 유전자치료라는 이름으로 시도되고 있다. 유전자치료는 유전자 진단과 함께 병행되어야 한다. 예를 들어 전에는 당뇨병 환자에게 인슐린을 간접 투약하였다면 이제는 직접 해당 건강한 유전자를 환자에게 넣어주는 형식이다. 사람의 유전자에 의해서 만들어진 인슐린일지라도 대장균이 만드는 것은 구조가 다르기 때문에 효능이 떨어지는 데다가 시간이 지나면 점차 면역거부반응을 일으키기 때문에 효과가 점점 더 떨어진다는 단점이 있다. 이 때문에 아예 유전자를 넣어 주는 것이 그만큼 효과가 더 있게 마련이다.

① 체세포와 생식세포

유전자치료는 대상 세포에 따라 분류가 된다. 유전자 조작을 가하는 대상이 체세포인가 생식세포인가 하는 것이다. 현재 생식세포에 유전자 조작을 가하는 것은 금지되어 있다. 한때 정자에 칼슘을 처리하는 아주 간단한 벙법으로 원하는 유전자를 넣어 주었고, 그 정자로 난자와 수정시켜 수정란을 만들고, 다음 세대로 건강한 유전자를 전달해준다는 실험이 있긴 했지만 검증단이 검토한 결과 실험 자체가 되풀이되지 않아서 그 효능이 인증되지 않았다.

생식세포를 건드리는 것은 굉장히 위험하다. 만에 하나 잘못된 유전자가 세대를 거쳐 내려가다 보면 인류가 통째로 멸망할 수도 있기 때문이다. 때문에 신중에 신중을 기하고, 또 몇 번씩 확인을 거쳐서 시도하는 것이다. 물론 미국국립보건원(RAC, recombinant DNA advisory)라고 하는 기구와 미국식품의약국(FDA, food and drug administration) 허가를 거치는 공식 승인 절차도 마련되어 있다. 그만큼 사람에 대한 직접적인 유전자 조작은 어렵기도 하고 위험하기도 하기에 신중하게 접근해야 하는 것이다.

② 성체줄기세포

재생 프로그램에는 우리 몸에 있는 다양한 세포들이 대부분 해당된다. 간세포(liver cell) 또는 피부세포(skin cell) 등이 모두 재생 가능하다. 그 중에서도 줄기세포를 사람들이 찾는 이유는 줄기세포에 유전자를 넣어주면 그 다음에 만들어지는 모든 세포에 그 유전자가 전달될 수 있기 때문이다.

③ 우생학적 문제

생각해 봐야 하는 것들이 또 몇 가지 있다. 어떤 사람의 병원 기록들에 대한 보안 문제이다. 질병에 관한 기록이 외부로 노출되면 이 사람은 결혼이라든가 취업 등에서 손해를 볼 수 있다. 언제, 얼마나 그 사람이 아플지 예측할 수 있고, 그로 인해 보험회사에서는 의료보험을 처리해 주기를 망설이게 되는 것이다.

또한 우리가 어떤 유전자 조작 실험을 한다고 할 때는 근본적으로 건강과 질병을 없애고 예방과 치료를 하기 위해서 실험을 하는 것에 국한되어야 한다. 우생학적 목적을 위한 유전자 조작은 금해야 한다는 것이다. 예를 들어 아프지 않은 사람이 콧대를 높이기 위해서 유전자 조작을 한다든가, 신체의 어느 부분을 더 강화시키기 위해서, 다른 사람보다 더 강하게 만들기 위해서 조작을 가한다면 미래 사회에는 다양성이 사라지고 말 것이다. 뿐만 아니라 모든 유전적 열성을 제거한 맞춤아기까지도 나오게 될 것이다. 인류 사회의 다양성을 해치는 일이 바람직한가라는 질문을 다시 한 번 던질 필요가 있다. 유전자 조작은 대상자에게 분명한 이득을 줄 수 있어야 실시 가능할 것이다. 유전자 조작 후 환자에게 있을 수 있는 정신적 스트레스나 트라우마에 대한 대책도 마련해야 한다. 법적으로도 문제가 없고, 사회 모든 분야가 동의할 수 있도록 절차도 깨끗해야 할 것이다. 금전적으로 어려운 사람들에게 자유 의사에 반해서 억지로 동의하게 만들어서는 안 될 것이고, 스스로 판단이 어려운 어린이 또는 수감자, 정신적으로 약한 사람들은 유전자 조작의 대상에서 제외시켜야 한다.

유전자 조작에 마지막 희망을 걸고 있는 환자의 경우를 생각해보자. 환자에게는 어떠한 방법으로라도 치료를 받고 싶기에 의사와 신약을 개발한 연구원의 말 한마디가 절대적으로 중요하다. 그렇기 때문에 유전자 조작을 위해서는 환자에게 절대적인 신뢰를 주는 것과 책임감 있는 설명이 필요하다. 그리고 연구자들은 철저히 자기 양심에 따라 신중히 판단해서 정확하게 모든 정보를 환자에게 주고 이미 질병으로 인해 고통받는 환자에게 실망이라는 또 다른 고통을 남겨서는 안 될 것이다. 되풀이 되는 말이지만 가계에 유전질환이 있다고 해도 유전자 조작은 정자와 난자 같은 생식세포에 가해져서는 안 된다.

수정란에 대한 유전자 조작도 원칙적으로 금지되어 있다. 그럼에도 불구하고 출생 전에 자궁내 배아에게 유전자 조작을 통해 선천성질환을 치료하려는 시도도 있기는 하다. 수정란은 잠재적 인간이기 때문에 개별화된 인간으로서의 실험을 할 때는 신중하게 접근해야 한다. 그뿐 아니라 유전자 조작을 통해서 파킨슨병이나 알츠하이머병 같은 정신 질환을 치료하기 위한 시도도 많이 있다. 이런 질환을 치료하기 위해 발생중인 세포를 필요로 하게 되는데 이를 위해 불법적으로 낙태를 한다든지 노인을 치료하기 위해 인위적으로 임신과 낙태를 되풀이하거나 여성을 이를 위한 도구로 이용하는 문제도 조심해야 할 윤리적 문제이다.

사람에 대한 인간 실험은 오용되거나 남용되면 그 결과가 아주 참혹할 수 있다. 유전자 조작은 분명히 21세기의 현대 의학의 새로운 장르이다. 그러나 어떤 한두 과학자의 욕심이나 야심, 또는 제약회사의 금전적 목적으로 인해 부도덕한 일들이 벌어지는 것은 철저하게 피해야 한다. 이를 위해 사회적으로 보호 장치가 이뤄져야 할 것이며 또한 의사나 연구자 또한 그 유용성과 위험의 양면을 잘 평가해서 상반되는 이 두 가지를 환자에게 잘 설명할 수 있어야 한다. 유전자를 조작한다는 것은 근본적으로 생명의 청사진을 변경한다는 말과 똑같다. 생명체를 바꾸게 되면 그 유전자는 다음 세대로 이어질 가능성이 높고 또한 생명의 기본 구조를 완전히 바뀌 버릴 가능성이 높다. 그래서 더욱 신중하게 다루어야 할 명제이다.

(1) 인간게놈프로젝트

1977년은 유전공학 기술이 급진전한 중요한 한 해였다. 미국 하버드 대학의 맥삼(Maxam) 박사와 길버트(Gilbert) 박사, 그리고 영국의 생거(Sanger) 박사가 DNA의 알파벳 염기서열을 밝혀낼 수 있는 DNA 염기서열결정법(DNA sequencing)을 개발하여 노벨상을 받았기 때문이다. 생거는 이미 단백질의 아미노산 서열을 밝히는 방법을 개발해 노벨상을 받은 적이 있기 때문에 이것이 생애 두 번째 노벨상이 되었다.

1984년에는 멀리스(Mullis)가 미량의 DNA만 있어도 이를 육안으로 관찰할 수 있을 정도의 많은 양으로 증폭해내는 PCR(polymerase chain reaction) 방법을 개발하였다. 이로써 각종 범죄 해결과 친자 확인이 가능해졌고, 실험실에서는 연구에 필요한 DNA를 대량 생산할 수 있게 되었다. 영화 "쥬라기 공원"에서 공룡의 DNA를 증폭해내는 기술이 바로 이 PCR이다. DNA 염기서열결정법과 PCR, 이 두 가지 기술이 바로 인간게놈프로젝트를 가능하게 만든 기반 기술이다.

인간의 게놈(genome)을 통째로 밝혀내자는 의논은 1987년에 처음 시작되었다. 너무 많은 예산이 소요되고 당시의 기술로는 30년 이상의 시간이 필요하다는 우려 때문에 반대도 많았지만 왓슨(Watson)과 길버트의 적극적인 지지가 큰 도움이 되었다. 이후에도 인간게놈프로젝트는 우여곡절을 겪었지만 기술이 급속도로 발전하면서 처음 예정보다 훨씬 앞선 2001년 2월 12일에 일차 완성본이 만들어지게 되었다(99% 완성본). 그리고 2003년에 최종본이 완성됨으로써 포스트게놈 시대가 열리게 되었다.

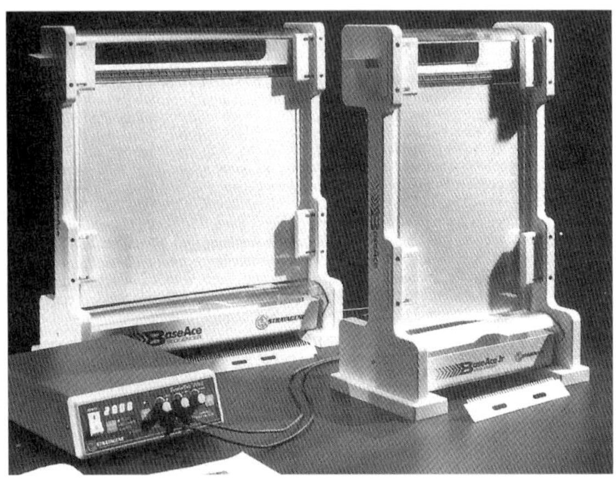

그림 4-10 **DNA 염기서열분석장치(DNA sequencer)**

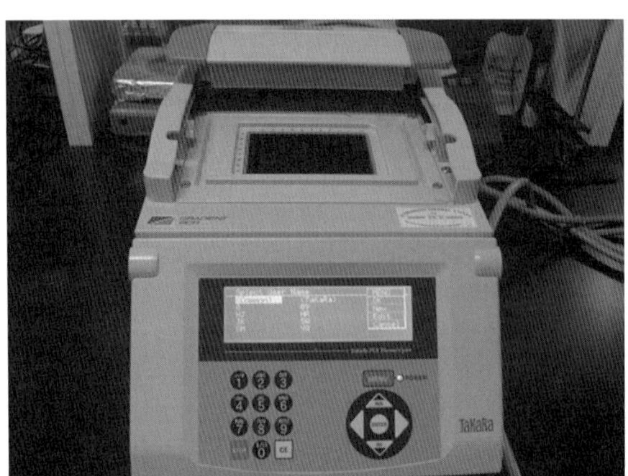

그림 4-11 **중합효소연쇄반응(PCR, polymerase chain reaction)기기**

(2) 인간게놈프로젝트와 슈퍼컴퓨터

1990년에 HUGO(human genome organization)라는 국제컨소시엄이 발족되었다. 위원장은 왓슨이 맡았고 미국, 프랑스, 영국, 일본 등 여러 나라에서 온 유전학자들이 여기에 참여하였다. HUGO의 목적은 인류 최대의 프로젝트인 인간게놈프로젝트를 통해 생명의 기원을 밝히고, 질병 극복과 수명 연장의 청사진을 제시하자는 것이었다. 기술적으로는 30,000여 개가 되는 유전자 모두의 위치를 염색체상에서 확인하여 지도를 그린 다음, 전체 염기서열을 밝히자는 것이었다. 게놈(genome)이란 한 생물체에 들어 있는 유전자 전체를 지칭하는 용어이다.

원래 HUGO의 목표는 20년 걸려서 2010년에 완성하는 것이었는데 놀랍게도 이 목표는 9년이나 앞선 2001년 2월에 일차 완성되었다. 앞당겨진 이유는 셀레라지노믹스(Celera Genomics)라는 민간기업이 도중에 경쟁적으로 뛰어 들었고, 공적기구인 HUGO와 라이벌 관계를 유지하면서 연구에 촉매제 역할을 했기 때문이다. 이들이 서로 라이벌 관계가 될 수밖에 없었던 이유는 유전정보를 누구든지 먼저 밝혀 특허를 내버리면 앞으로 그 유전정보가 필요한 사람이나 국가는 반드시 비용을 지불해야 할 것이기에 당연히 엄청난 수익이 예상되었기 때문이다. 셀레라지노믹스는 HUGO보다 8년이나 늦은 1998년에 연구를 착수하였음에도 불구하고 상상할 수 없을 정도의 빠른 속도로 게놈을 밝혀 나갔고 이에 자극을 받은 HUGO도 더 빠른 속도로 게놈을 분석하게 되어 전체적인 일정이 앞당겨진 것이다. 결국 결론은 이들이 같은 시기에 연구를 마쳤고 연구 결과 역시 동시에 발표하면서 연구결과를 서로 교환하기로 해 해피엔딩으로 끝나게 되었다.

셀레라지노믹스가 늦게 연구를 시작하였음에도 불구하고 HUGO의 속도를 따라갈 수 있었던 데는 슈퍼컴퓨터의 역할이 절대적으로 컸다. 앞서 말한대로 한 사람의 DNA는 지구에서 태양을 오갈 정도로 그 양이 엄청나다. 그 알파벳을 모두 읽어 책으로 쓰려면 60층 높이의 빌딩만한 책을 만들어야 한다는 분석도 있다. 그만큼 엄청난 양의 알파벳 조합이기에 일반 컴퓨터로서는 데이터 처리가 불가능하다는 이야기이다. HUGO와는 다른 분석방법을 택했던 셀레라지노믹스는 그 복잡한 분석을 슈퍼컴퓨터에게 맡김으로써 빠른 데이터 처리가 가능하였던 것이다. 슈퍼컴퓨터의 등장은 바이오테크놀로지의 또 다른 기술적 도약을 고취시켰으며 그 결과 생물정보학(bioinformatics)이라는 신학문을 탄생시켰다.

(3) DNA 칩

DNA 칩(DNA chip)은 유전학적 이론과 전자공학적 기술을 접목해 만든 획기적인 유전자 분석도구이다. 20세기와 21세기가 다른 점이 바로 DNA 칩 때문이라고 해도 과언이 아니다. 게놈(genome)이란 질병의 지표가 되는 유전자들을 작은 유리 슬라이드 위에 집적하여 배열해 놓은 기구로서 여기에 환자의 혈액을 떨어 뜨리면 질병 유무가 색깔로 관찰된다. DNA 칩을 사용하면 한 번에 특정 질환 가능성을 빠르게 예측할 수 있다.

20세기에는 개개의 유전자를 하나씩만 분석하는 것이 가능했지만 DNA 칩으로 인해 이제 수천,

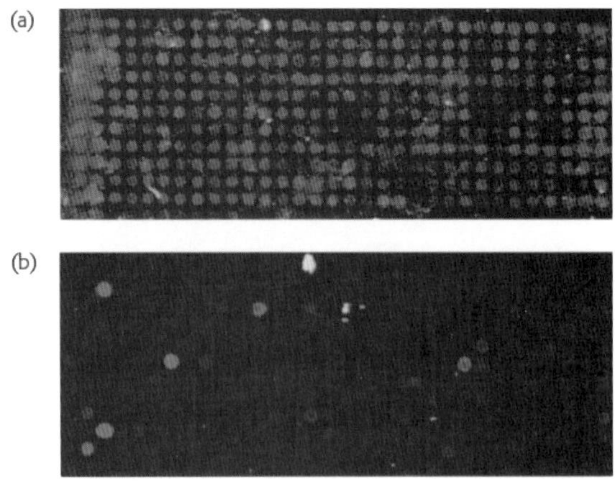

그림 4-12 DNA 칩(DNA chip)으로 유전병 진단하기

수만 개의 유전자를 한꺼번에 분석할 수 있게 되었기 때문이다. 예를 들어 간암과 관련된 유전자가 5,000개라면 과거에는 일일이 하나씩을 분석해 어느 염기서열이 고장 났는지를 밝혀냈어야 했지만 이제는 한 번에 이 많은 유전자를 분석할 수 있다는 말이다. 그만큼 분석에 소요되는 시간과 비용을 줄일 수 있다는 것이 특징이다. DNA 칩은 직경 1cm^{2}의 작은 유리 공간에 적게는 수백 개로부터 많게는 수십만 개의 DNA 탐침(DNA probe)을 아주 고밀도로 집어넣은 것이다. DNA 탐침은 인공적으로 만든 짧은 외줄의 DNA 조각이다. DNA는 두 줄이 서로 상보적이므로 DNA 탐침은 자기와 염기서열이 맞는 유전자를 찾아가 결합하게 된다. 이 원리를 이용해서 목적하는 유전자를 찾아낼 수 있다. DNA 칩을 처음 개발할 때의 목적은 유전자를 빠르게 분석하기 위한 것이었지만 차차 그 응용범위가 넓어져 지금은 암, 유전질환, 바이러스 감염 등과 같은 질병 진단이나 장기이식 가능성 검사, 신약 개발, 동식물 검역, 사람의 신원확인, 친자확인, 법의학, 고고학 등에서 널리 활용되고 있다.

(4) 우리나라의 바이오테크놀로지

우리나라의 바이오테크놀로지 역사는 여타 생명과학 분야와 마찬가지로 매우 짧다고 할 수 있다. 유전자재조합기술이 처음으로 전수된 것이 1980년 초반이고, 1983년에야 비로서 '유전공학 육성법'이 국회를 통과하여 대전에 유전공학센터가 설립되었다. 지금은 여러 형태의 연구소나 생명과학 벤처기업이 많이 생겼으나 아직도 미국, 독일 등 서구 선진국에 비교하면 그 규모나 예산 면에서 턱없이 부족한 실정이다. 심지어는 관련법조차도 제대로 정비되어 있지 못한 현실이다. 싱가포르 정부가 21세기 최고 바이오선진국이 되기 위해서 생명과학 육성을 부르짖으며 거대한 폴리스 단지를 세운 것과는 너무나 대조되는 현실이다. 앞으로는 일본이나 중국 등 주변 국가들이 더욱 이 분야에 주력할 것이 예상되기 때문에 그만큼 정부 차원에서 혁신적으로 지원해야 할 필요성이 크다. 무엇보다도 문제인 것은 생명과학에 대한 정부와 기업, 일반 국민들의 인식이 생명과학의 발전 속도를 따라가지 못하고 있다는 것이다. 생명과학이 곧 국가 경쟁력과 직결된다는 인식이 절대적으로 필요한 때이다.

포스트게놈(post-genome) 시대는 사람뿐만 아니라 우리 생활과 밀접한 주변 생물들의 유전자 정보를 모두 밝혀낸 이후를 말하는 것이다. 가축들의 유전자를 모두 알아내면 더 많은 고기와 우유를 생산할 수 있고, 벼와 보리의 유전자를 모두 알아내면 더 많은 수확을 거두어 식량난을 해결할 수 있다. 초파리나 생쥐 등 실험동물들의 유전자를 정복하면 질병 유전자를 알아내어 각종 임상시험이 가능해지고 그로 인해 건강한 삶과 수명 연장이 보장될 수 있다. 바로 이것이 게놈프로젝트가 왜 필요한가의 이유이다. 게놈프로젝트의 완료와 함께 유전자의 구조가 하나둘씩 밝혀지면서 이제는 각 유전자의 기능을 좀 더 자세하게 연구할 필요가 생겼다.

DNA의 유전정보는 최종적으로 단백질로 발현되어야 가치가 있는 것인 만큼 21세기는 단백질에 대한 연구인 프로테오믹스(단백질체학, proteomics) 시대로 자연스럽게 이어질 것이다.

(5) 프로테오믹스

인간게놈이 완전하게 해독됨에 따라 앞으로는 단백질을 본격적으로 연구하려는 움직임이 매우 활발히 전개될 것이다. 유전자 전체를 통칭하는 게놈에 상대되는 의미로 우리 몸의 단백질 전체를 프로테옴(proteome)이라 한다. 즉 20세기가 유전자를 연구하는 게노믹스(유전체학, genomics)의 시대였다면, 21세기는 유전자의 산물인 단백질을 연구하는 프로테오믹스 시대로 점차 옮겨가고 있는 것이다. 생명의 신비를 알기 위해 시작한 게놈프로젝트가 프로테오믹스로 완결되는 것이다. '프로테옴 프로젝트'를 통해서 아직 밝혀지지 않은 단백질들의 기능을 새로 밝혀 인류의 질병을 정복하고 인체의 신비를 이해할 수 있을 것으로 기대된다.

(6) 우리나라의 포스트게놈 대책

우리나라도 포스트게놈 시대를 겨냥한 여러 정책과 연구를 시행하고 있다. 한국인 특유의 단일염기다형성(SNP, single nucleotide polymorphism)을 알아내는 것이 바로 그것이다. 다행히 우리는 단일민족이기에 한국인 특유의 게놈 연구가 비교적 용이하다는 강점이 있다. 한국인 특유의 SNP를 모조리 검색해내면 이를 이용한 연구와 의학적, 산업적 이용이 가속화될 것으로 기대된다. 암 중에서 한국인에 최고로 많은 위암과 관련된 헬리코박터 파이로리(*Helicobacter pylori*) 게놈에 대한 분석도 완성되었으며, 더욱 많은 생명체에 대한 게놈 분석이 진행되고 있다. 질병진단과 치료와 관련하여 미생물군유전체(microbiome)에 대한 연구 또한 뜨거운 이슈가 되고 있다.

(7) 포스트게놈 시대의 명암

① 개인정보의 보호

포스트게놈(post-genome) 시대에는 개개인의 유전정보가 모두 노출될 수밖에 없기 때문에 신상자료와 정보에 대한 보호 문제가 대두된다. 지금도 주민등록번호 같은 개인 정보가 유출됨으로써 각종 범죄가 성행하고 이것이 그 당사자에게 얼마나 큰 피해와 정신적 고통을 가하는가를 생각해보자. 만일 개인의 유전정보가 인터넷으로 퍼져나가 버린다면 그 결과는 얼마나 혹독할 것인가? 지금도 신입사원 채용이나 보험 가입 시에 가계력을 조사해 유전질병을 일으킬 확률이 높은 사람에게는 공공연히 불이익을 주고 있다. 그만큼 유전정보의 노출은 한 개인이 사회의 구성원으로 활동하는 데 많은 제약과 불이익을 줄 수 있으므로 본인의 동의 없이 상업적으로 이용되거나 범죄에 악용되지 않도록 보호되어야 할 것이다.

② 유전자치료의 남용, 오용, 악용

유전 질환을 고치기 위해 건강한 유전자로 바꾸어주는 유전자치료(gene therapy)를 제외하고, 단순 성형이나 미용을 위한 유전자 변형에 대해 생각해보자. 예를 들어 키를 크게 한다든지 쌍꺼풀을 만드는 것이 태어나기도 전에 간단히 유전자를 조작하는 것만으로 가능하다면 어떻게 될까? 운동신경과 재능 발달을 위해, 노래를 잘 부르기 위해, 미술 감각을 높이려고, 천재적 아이큐를 가지기 위해 모두가 유전자를 변형하려고 한다면 결국 그런 유전자들이 암시장에서 거래될 수도 있을 것이다. 미용 효과를 가진 유전자를 재조합하여 원하는 아기를 맞춤식으로 태어나게 할 수도 있을 것이다. 대부분의 사람이 원하는 우수한 형질은 모두 같을 것이므로 앞으로 태어날 아이들의 모습은 모두 비슷비슷할 것이다. 결국 인류는 유전적 다양성을 잃어버릴 것이고 파멸로 치달을 수도 있다.

③ 우생학

유전자 변형은 새로운 차원의 우생학(eugenics)을 유발시켜 사회의 계층화나 불평등 등 심각한 문제를 야기할 것이다. 우생학은 특정한 집단의 유전적 소질을 향상시키기 위해 우성 유전자를 추구하는 과학분야이다. 우량 유전자의 특허를 취득한 연구자나 기업은 막대한 이익을 챙길 것이고, 우량 유전자의 소유권을 가진 개인이나 단체는 그 소유권을 부동산처럼 사고팔게 될 것이다. 그렇게 되면 유전자 조작은 소수의 특정 계층에서만 가능해질 것이며, 빈곤층은 더욱더 소외되어 계층간 갈등의 원인이 될 것이다. 또한 기업이나 몇몇 연구자들은 유전자 조작기술을 공공의 이익이란 측면에서 생각하지 않고 무조건적인 고부가가치의 산물로 보는 과오를 범할 수 있다는 것을 명심하여야 할 것이다. 엄청난 투자와 노력을 기울여 실행한 인간게놈프로젝트가 인류를 위해 차별 없이 효용성 있게 사용되어야 함에도 불구하고 잘못 이용될 가능성은 언제나 높다. 과학은 모든 인류에게 고르게 혜택을 주도록 사용되어야 하기 때문에 이를 위해 적절한 법규 마련이 필요하다.

앞에서 살펴본 문제점 이외에도 포스트게놈 시대에는 생각지도 못했던 심각한 문제들이 우리를 위협할 수 있다. 따라서 대비책을 미리 세워 문제점들을 예방해야 할 것이다. 그러기 위해서는 유전자 변형에 대한 확실한 기준과 신속한 심의가 필요하며 이에 대한 규제와 함께 이를 집행할 수 있는 법률적 근거가 하루 빨리 정립되어야 한다. 또한 올바른 유전자재조합을 위해서 일반인들의 건강한 가치관 확립이 필요하다.

3) 유전자 조작 동식물

소와 토마토를 교배시키면 무엇이 될까? 엉뚱한 질문이라 생각할지 모른다. 그도 그럴 것이 소는 동물이고 토마토는 식물이기 때문이다. 누구라도 알고 있듯이 이 둘이 자연 상태에서 교배될 확률은 제로(0)이다. 게다가 염색체 수도 다르기 때문에 정상적으로는 절대로 유전자가 섞일 수 없다. 그럼에도 불구하고 인위적으로 필요한 유전자만 뽑아 재조합하는 것이 바로 바이오테크놀로지의 기본 개념이다.

소와 토마토를 실제로 교배시킨 적은 없지만 상상은 해 볼 수 있다. 교배된 세포가 소로 자란다면 우유 대신 토마토 케첩을 짜낼 수 있을 것이고, 반대로 토마토가 된다면 아마 껍질이 소름죽일 것이다.

(1) 슈퍼마우스

이런 상상을 실제로 가능하게 만든 사람이 바로 워싱턴대학교의 팔미터(Palmiter) 박사다. 팔미터 박사는 실험동물로 쥐를 선택하였다.

실험용 쥐에는 길이 8cm 정도의 생쥐(mouse)와 20cm 정도의 조금 큰 흰쥐(rat)의 두 종류가 있다. 이 두 종류는 우리말로 모두 쥐지만 사실은 염색체 수가 완전히 다른 별개의 종이다. 실험실에서는 별로 쓰이지 않지만 하수구같이 지저분한 곳에서 발견되는 회색쥐도 있다. 이 쥐의 공식 이름은 시궁쥐인데 간혹 해부용으로 이용되기도 한다.

1983년에 팔미터 박사는 사상 최초로 사람의 유전자를 흰쥐에 재조합하는 데 성공하였다. 만물의 영장인 사람과 쥐가 유전적으로 혼합된 것이다. 성상호르몬 유전자를 흰쥐에 넣어 크기가 3배 정도 커진 쥐를 만들었는데 말이 3배이지 꼬리까지 합치면 거의 60cm가 넘는 거대한 쥐가 만들어졌으니 세상 사람들이 놀란 것은 당연하다 하겠다. 이론상으로는 사람의 유전자를 이식받았으니 사람만큼 커져야 하겠지만 골격상태가 사람과 다르기 때문에 3배 커진 정도에서 멈춘 것이다. 그럼에도 불구하고 이 실험은 엄청난 반향을 불러 일으켰다. 쥐를 크게 만들었다는 말은 돼지나 소, 물고기 등 다른 생물도 크게 만들 수 있다는 가능성을 시사했기 때문이다. 그리고 이로써 드디어 식량난 해결의 실마리가 잡힌 것 같았다. 실제로 이후 같은 방법으로 돼지를 크게 만들려는 과학자들의 노력이 있었는데 돼지 수정란에 코끼리 유전자를 넣은 것이다. 그러나 커진 돼지가 급작스럽게 자라는 바람에 겨우 1.5배 커졌는데 식량은 무려 10배 가까이 먹어치우는 바람에 경제성이 없어서 연구가 중단되었다. 그럼에도 불구하고 최근에 다시 연어에 상어 유전자를 넣어 키우는데 성공하는 등 유사한 연구가 계속 진행되고 있다.

(2) 녹아웃 마우스

유전자재조합에는 크게 두 가지 유형이 있다. 필요한 유전자를 삽입하여 발현시키는 것과, 불필요하거나 나쁜 영향을 미치는 유전자를 제거하여 기능을 하지 못하도록 하는 것이 그것이다. 특히 특정 유전자가 어떤 기능을 하는지 알아보려면 그 유전자만 빼버리고 생물체가 어떻게 변하는지 보는 것이 제일 빠른 방법이다. 이런 기술을 '녹아웃(knock-out) 기술'이라 한다. 그리고 이러한 작업을 통해 만들어진 실험용 쥐가 바로 '녹아웃 마우스'이다.

예를 들어 어떤 유전질환이 있는데 의심되는 유전자가 5종류 있다면 그중의 어떤 것이 진짜 원인 유전자인지를 알아내기 위해 녹아웃 기술을 사용할 수 있다. 만약에 그 유전자가 생존에 결정적으로 중요한 유전자라면 이를 녹아웃 시켰을 때 아예 태어나지 못할 수도 있다.

녹아웃된 유전자 자리에 사람 유전자를 대신 집어넣으면 이 쥐는 적어도 그 기능에서는 사람처럼 행동하게 된다. 즉 쥐의 면역(免疫)유전자를 녹아웃시키고 대신 사람의 면역유전자를 그 자리에 집어넣으면 쥐에서 사람의 면역세포를 만들어 낼 수 있다. 또 녹아웃 돼지에 사람 면역유전자를 집어넣으면 그 돼지는 사람과 면역체계가 같게 된다. 이런 원리를 통해 동물에서 사람의 면역 항체를 만들거나 돼지 장기를 사람에게 이식하는 실험이 진행 중이다.

(3) 형광 생쥐

밤에 잠시 일어나서 물을 마시거나 화장실을 가려고 할 때 어두운 방과 마루를 지나다가 가구에 부딪히거나 발을 헛디딘 경험이 있을 것이다. 잠자는 애완동물을 밟을 뻔한 적도 있을 것이다. 이럴 때 애완동물의 눈이나 털이 반딧불처럼 반짝거린다면 얼마나 좋을까? 화분의 난초나 장식해 놓은 장미 꽃잎이 밤마다 반짝인다면 얼마나 황홀할까. 상상 속의 이야기 같지만 더 이상 이런 일들이 상상만은 아닌 것 같다. 반딧불의 빛을 내는 루시퍼라아제(luciferase)라는 효소 유전자를 애완동물에 재조합해 넣을 수 있기 때문이다. 이미 우리는 유전자재조합에 대해서 이야기한 적이 있다. 그리고 이러한 유전공학의 성공 사례들을 살펴본 적도 있다. 반딧불에서 형광 유전자를 뽑아내 애완동물이나 식물에 이식한다는 것은 걱정할 만큼 어려운 일은 전혀 아니다. 실제로 이 유전자를 이식해서 눈이 반짝이는 생쥐를 만든 사례가 있다.

문제는 얼마만큼의 상품성과 수익성이 있느냐 하는 것이다. 재조합 생물체를 만드는 데 드는 비용이 적지 않으며, 가장 큰 문제점은 이런 식으로 유전자 조작을 한 생물체는 대개 난임이라는 것이다. 그래서 그만큼 수익성이 적은 것이다. 그러나 최근에 생명복제가 가능해지면서 이런 문제가 해결될 수 있게 되었다. 어렵고 비싸지만 일단 한 마리를 만들면 그 다음에는 무한정으로 복제할 수 있기 때문이다. 인간복제 가능성 때문에 아직 윤리적 장치가 제도적으로 정비되지 않았지만 빠른 시일 내에 복제기술이 상용화되기를 기대한다.

형광 유전자를 가로수에 재조합하면 저녁 밤거리를 다닐 때 더 이상 가로등이 필요없게 된다. 이 말은 전기를 만들기 위해 화력이나 원자력을 사용할 필요가 없어 환경오염을 막을 수 있다는 뜻이다. 이런 점이 바로 바이오테크놀로지가 가져올 제2의 산업혁명인 것이다. 반딧불 유전자를 이식받은 가로수가 반짝거리는 길을 걸어 다니는 날이 곧 오기를 기대해도 좋을 것 같다.

(4) 백신 과일

어린아이들을 키울 때 힘든 일 중의 하나가 병원에 데려가는 것이다. 병원에 가면 주사를 맞는다는 생각 때문에 가지 않으려는 아이와 데려가려는 부모 사이에 신경전이 치열하기 때문이다. 또 거꾸로 말을 듣지 않는 어린이에게 가장 효과적인 방법이 말을 안 들으면 주사를 놓는다고 하는 것이다. 사실 주사 맞는 것을 싫어하는 것은 어린이뿐만이 아니다. 어른들도 내색을 않을 뿐 속으로는 가능하면 주사를 피하고 싶을 것이다.

과일을 먹는 것으로 주사를 대신할 수 있다면 어떨까? 주사뿐 아니라 약도 과일로 대신할 수 있다면 아마 아이들이 학교에 안 가고 대신 병원에 가려고 떼쓰는 진풍경을 보게 될지도 모른다. 이론은 간단하다. 유전자재조합을 통해 필요한 약물 유전자를 과일에 재조합하는 것이다. 실제로 아프리카에서는 말라리아 백신 유전자를 야자 가로수에 넣어 전 국민을 예방시키려는 프로젝트가 구상 중에 있다고 한다. 길에서 야자를 따 먹으면 자연스럽게 말라리아를 퇴치할 수 있는 것이다. 우리나라에서도 감자에 몇몇 유용 약물 유전자를 재조합한 적이 있다. 다만 감자는 날로 먹을 수 없다는 것이 이 연구의 옥에 티였다.

최근에 생명공학연구원에서 담뱃잎에 인슐린 유전자를 재조합하는 데 성공하였다. 앞으로는 당뇨병 환자들에게 담배 피우기를 적극 권유할지도 모르는 일이다. 미국의 유전자재조합 전문회사인 몬산토(Monsanto)에서도 유사한 실험들이 왕성하게 이루어지고 있다.

병원의 주사실이 없어진 대신 진료실에 가득 진열되어 있는 과일들, 그리고 병의 정도에 따라 딸기와 사과를 처방하는 선생님, 그 과일들을 먹기 위해서 꾀병을 부리는 어린아이들의 모습을 볼 수 있는 행복한 날이 어쩌면 바이오테크놀로지가 지향하는 미래인지도 모른다.

(5) 생쥐의 IQ 유전자

아직은 초기 연구단계이지만 IQ 유전자를 쥐에게 재조합한 실험결과가 나왔다. 쥐에는 IQ 유전자가 2개 있는데 이를 복제해서 4개로 만들어 넣었더니 지능이 엄청나게 향상된 것이다. 지능이 향상되었다는 뜻은 기억력이 좋아졌다는 말이다. 쥐의 IQ 테스트는 이렇게 하였다. 먼저 보통 쥐와 유전자재조합 쥐를 나란히 세워놓고 그 앞에서 레고 블록 쌓는 모습을 여러 번 되풀이해 보여주었다. 그런 다음 깊은 통에 물을 채우고 그 속에 레고 블록들을 집어넣은 후 이 두 마리 쥐를 함께 빠트려 넣었다. 그랬더니 보통 쥐는 물속에서 허우적거리다 그냥 빠져 죽고 만 반면 IQ 유전자를 복제한 쥐는 조금 전에 배운대로 차분하게 레고블록을 쌓아올렸고 그걸 밟고서 물 위로 올라와 살 수 있었다. 기억력이 향상된 것이다. 이 연구결과가 발표된 건 2000년이지만 성급한 사람들은 이 원리를 이용해 인간의 지능을 파격적으로 향상시킬 수 있다고 흥분해 있다. 물론 언젠가는 원하는 만큼 사람의 지능도 향상시킬 수 있을 것이다. 그러나 사람은 쥐보다 훨씬 복잡해서 IQ 유전자도 30여 개나 되며 그나마 아직 대부분이 밝혀지지도 않았다.

IQ 유전자는 다른 유전자와 달라서 복제한다는 것 자체가 엄청난 의미를 가지고 있다. 지능, 감정,

정서처럼 형이상학적인 것들은 유전자에 의해 조절되지 않는다는 것이 그동안의 학설이었기 때문이다. 때문에 이런 것들을 유전적으로 조절할 수 있다면 마음대로 정신 세계까지도 통제할 수 있다는 의미가 된다. 더욱이 치료 목적이 아니고 단순한 우생학적 목적으로 지능을 조작하다면, 그래서 지금보다 몇 배나 똑똑해진 사람들만 살 수 있는 세상이 된다면, 과연 인류의 미래는 밝을 것인가?

한편 사람의 뇌세포를 이식받은 쥐가 스탠퍼드 대학에서 개발되고 있다고 보도되어 화제이다. 이 쥐의 뇌에는 사람의 태아에서 채취한 줄기세포가 자라고 있다는 것이다. 물론 이러한 쥐를 개발하려는 목적이 사람처럼 생각하는 쥐를 만들기 위함은 아니다. 뇌졸중, 알츠하이머병, 조현병 같은 질병에 대해 사람에게서는 임상실험을 할 수 없기 때문에 부득이하게 실험동물을 이용하려는 것뿐이다. 그러나 목적이야 어쨌든지 결국은 사람처럼 사고할 수 있는 동물이 탄생할 수 있다는 가능성 때문에 논란의 대상이 되는 것은 당연하다고 하겠다. 이와 반대로 이미 뇌세포가 다 죽은 치매환자에게 어린 쥐의 뇌세포를 뿌려 기억을 되살리는 연구도 진행 중에 있다.

(6) 미토콘드리아로 질병 예측하기

세포에는 미토콘드리아라고 하는 작은 소기관들이 수백 개 들어 있다. 미토콘드리아는 에너지를 만들어내는 일종의 발전소 같은 기관이다. 세포가 살아가려면 영양분과 에너지가 필요한데 미토콘

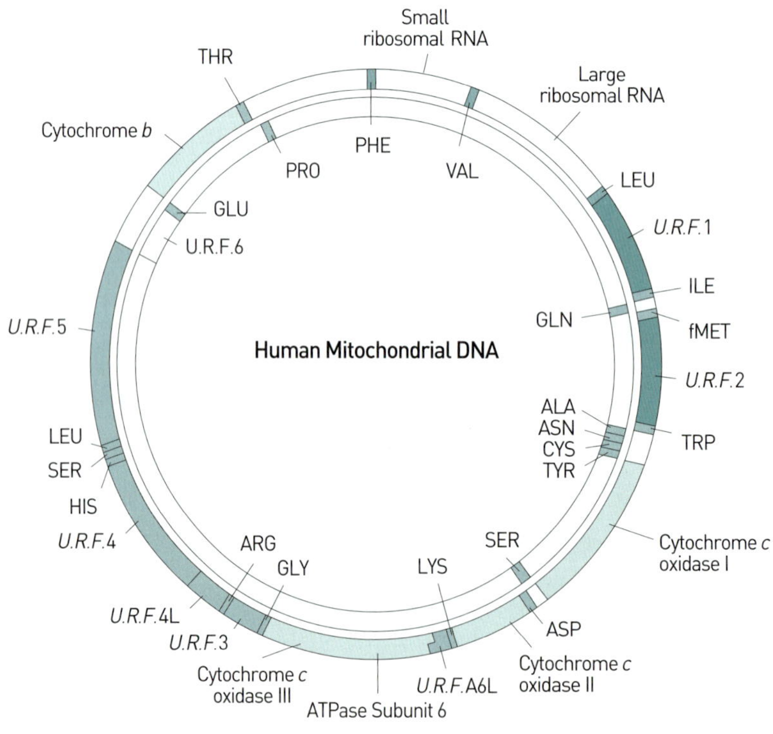

그림 4-13 사람의 미토콘드리아 유전자

드리아가 이를 만들어서 공급해주는 것이다. 미토콘드리아는 세포 안에 들어 있지만 세포와 별도로 스스로 분열하면서 살아갈 수 있는 자발적인 기관이다. 때문에 미토콘드리아에는 자체 DNA가 따로 들어 있다. 사람의 DNA 중 99% 이상이 세포핵에 들어 있다면 약 1% 정도가 미토콘드리아에 들어 있는 셈이다. 미토콘드리아는 분열 속도가 빠르기 때문에 DNA가 복제되는 과정에서 돌연변이가 자주 일어난다. 사람마다 미토콘드리아 DNA의 염기서열이 조금씩 다른 이유도 바로 이런 잦은 돌연변이 때문이다.

최근에 일본의 한 연구팀이 돌연변이에 따라 미토콘드리아를 150여 종으로 분류하였다. 그리고 유형별로 당뇨병 같은 질병에 걸릴 확률이 다르다는 주장을 하였다. 미토콘드리아의 활동이 활발한 경우 에너지 소모가 그만큼 많기 때문에 당뇨병에 걸릴 확률이 낮다는 이론이다. 실제로 환자들을 조사한 결과 이 이론은 상당히 근거가 있는 것으로 보고되었다. 환경호르몬 때문에 미토콘드리아의 기능이 떨어진다는 보고도 있고 이 때문에 비만이 초래된다는 연구 또한 있다. 미토콘드리아 DNA를 연구하면 머지않은 장래에 비만과 당뇨병을 정복할 수 있을 거라는 기대가 가능하다.

(7) DNA 컴퓨터

IT 열풍으로 인해 컴퓨터가 없는 집이 없을 정도로 컴퓨터는 이제 생활 필수품이 되어 버렸다. 컴퓨터 연산을 위해 사용되는 부속은 실리콘 칩(silicon chip)이다. 만일 실리콘 칩을 DNA 칩(DNA chip)으로 대치하면 어떨까?

1994년 남가주대학(Southern California University)의 에이들만(Leonard Adleman) 교수는 DNA를 잘만 응용하면 일반 실리콘 칩처럼 정보 저장과 처리에 이용할 수 있을 거라는 데에 생각이 미쳤다. 그는 곧바로 DNA를 시험관에 넣어 몇 가지 수학 문제 풀이에 적용해 보았고 성공적인 결과를 얻음으로써 이를 현실화하였다. 이후 전 세계의 연구소들이 생물학(BT)과 정보기술(IT)을 융합시킨 이 분야에 뛰어들었으며, 초당 수조 개의 동시 연산이 가능한 DNA 칩 개발에 박차를 가하고 있다. DNA 칩은 실리콘 칩보다 몇십 배나 작으면서도 훨씬 많은 정보를 저장할 수 있는 것이 장점이다. 알파벳 염기서열인 A, C, G, T의 조합으로 정보를 저장하면 1nm^2 안에 대충 음악 CD 한 장을 넣을 수 있을 정도로 집적력이 우수하다.

아직까지는 DNA가 기존의 실리콘 기반 컴퓨터를 대체한다기보다 이를 보완하는 정도에 그치고 있다. 현재 가장 유망한 응용분야는 제약산업이다. 이미 유명한 제약회사의 연구소들에서는 DNA 칩을 인체에 삽입해서 혹시나 이상한 세포 변화가 있는지 늘 감시하고, 변화를 보일 경우 자동으로 약물을 그 세포에 전달해 암 같은 난치병을 치료하려는 노력을 하고 있다.

(8) 삼배체 물고기

유전자변형 농산물과 함께 우리 식탁에 오르고 있는 것 중의 하나가 바로 삼배체(3n) 물고기이다. 자세한 방법을 따로 설명하지는 않겠지만 보통 물고기의 염색체가 이배체(2n)인 데 비해 삼배체물고기는 염색체의 양을 일부러 늘린 것이다.

다배체 생물이 최근에 들어 처음 나온 것은 아니다. 식물에서는 오래전부터 인공 다배체 방법을 품종 개량에 이용해 왔다. 우리가 잘 알고 있는 씨 없는 수박도 다배체 처리를 통해 만들어진 것이다. 이처럼 삼배체 생물은 자손을 만들 수 없다. 삼배체 어류도 염색체 숫자가 맞지 않아서 역시 난임이다. 그렇다면 새끼를 낳지 못하는 것을 알면서도 어려운 과정을 통해 굳이 삼배체 어류를 만드는 이유는 무엇일까? 그 이유 역시 난임에 있다. 물고기가 난임이 되면 수명이 연장되고 고기 맛이 훨씬 나아지기 때문이다. 생식에 소모되는 영양분이 고스란히 남아서 맛으로 전환되며 면역성이 있어서 쉽게 질병에 걸리지 않는 것이 장점이다.

그러나 몇 가지 장점만을 위해 주위의 생물들을 무분별하게 조작해 나간다면 생태계의 질서를 치유 불가능한 상태로 어지럽히고야 말 것이라는 점을 명심해야 할 것이다.

(9) 제대혈

인류 건강의 최대 위협 중 하나는 간질환, 뇌졸중, 당뇨병, 심장병, 알츠하이머병, 파킨슨병, 척수 손상 등의 난치병이다. 이들이 불치병은 아니라는 것을 우리 모두가 잘 알지만서도 아직은 적합한 치료방법이 없어 답답한 실정이다. 그래서 필요한 것이 바로 줄기세포이다. 난치성 질환들의 공통점은 세포가 점차 퇴화되어 제 기능을 못하는 것이 원인이므로 줄기세포를 이용해서 정상적인 세포를 따로 배양한 다음 문제가 된 세포를 빼내고 그 자리에 주입해주면 되는 것이다. 특히 자기 세포를 이용해서 줄기세포를 만들면 면역거부반응도 간단히 해결할 수 있다. 그럼에도 불구하고 앞에서 수차례 논의한 것처럼 줄기세포를 만들려면 생명복제 기술이 응용되어야 하므로 아직은 해결되어야 할 윤리적 문제가 산적해 있다. 이러한 윤리 문제를 해결해줄 해답 중 하나가 바로 제대혈이다.

수정란이 자궁에 착상한 지 2주 정도 지나면 탯줄이 형성되고 그 주변으로 태반이 만들어진다. 탯줄과 태반은 한 생명체가 탄생하기 위해 꼭 필요한 조직이지만 일단 아기가 태어나고 나면 그냥 폐기하는 것이 보통이다. 제대혈(cord blood)은 바로 아기의 탯줄 혈액이다. 이제 막 태어난 신생아의 탯줄과 태반에 있는 혈액이다. 그렇다면 왜 제대혈이 주목을 받는 것일까? 제대혈은 신생아가 발생하는 초기부터 같이 만들어진 것이라서 이 안에 각종 줄기세포들이 풍부하기 때문이다. 특히 혈액과 면역체계를 만드는 조혈모세포와 연골, 뼈, 근육, 신경 등을 만드는 줄기세포들이 풍부하게 들어 있다. 따라서 이제까지는 그냥 버렸던 탯줄과 태반으로부터 제대혈을 추출해서 보관하였다가 장기가 필요할 때 이 안에 들어 있는 줄기세포로 조직을 배양해 치료하면 되는 것이다. 더욱이 제대혈은 자기 자신의 혈액이므로 조직적합성이 환자 자신과 완벽하게 일치하다는 점, 그래서 면역거부가 전혀 없다는 점, 가족 구성원에게도 조직적합성이 일치할 확률이 매우 높다는 등의 장점이 있다.

제대혈 이식은 1988년 프랑스에서 최초로 시행되었고, 그 이후 미국, 유럽 등의 선진국에 경쟁적으로 제대혈 은행이 설립되었다. 우리나라에도 1996년 재생불량성빈혈환자에게 동생의 제대혈을 처음 이식한 사례가 있다. 제대혈 말고도 태반이 간질환, 아토피성 피부염, 류머티즘성 관절염 등의 치료제로 주목받고 있다.

(10) 형질전환동물

형질전환은 유용 유전자를 목표로 하는 세균이나 동식물에 넣어 우리 목적에 맞도록 그 형질을 변화시키는 것이다. 최초의 형질전환동물은 1983년에 만들어진 사람 성장호르몬 유전자를 이식받은 '슈퍼마우스'이다. 형질전환동물은 유전자를 재조합하기만 하면 동식물의 형질을 마음대로 바꿀 수 있다는 점에서 앞으로 대단한 가능성을 가지고 있다. 돼지나 원숭이에게 사람의 면역유전자를 재조합해서 이식용 장기를 만들 수 있고, 고가의 의약 유전자를 젖소에 넣어 우유에서 그 약물을 짜낼 수도 있다. 가로수에 반딧불 유전자를 넣으면 저녁 어스름할 때 자동으로 반짝반짝 나무들이 빛나므로 전기가 필요없는 제2의 산업혁명을 기대할 수도 있다. 이 밖에도 식량난 해결, 혈전증치료제, 조혈촉진제, 암 치료제 등과 같은 고가의 약품이나 호르몬을 생산하기 위해 형질전환 기술을 응용할 수 있다.

우리나라의 형질전환 산업화는 선진국보다 다소 뒤처져 있는 실정이다. 그러나 늦은 출발에도 불구하고 기술이 축적되어 있기 때문에 최근 몇 년 동안 각종 형질전환동물들을 만들어내는 데 성공하였다. 빈혈치료제인 에리트로포이에틴(erythropoietin)을 돼지 수정란에 넣어 만든 '새롬이'와 면역치료제인 백혈구증식인자를 형질전환시킨 흑염소 '메디', 그리고 락토페린(lactoferin) 유전자가 재조합된 젖소 '보람이'가 그들이다. 지금도 탈수치료제인 알부민(albumin)을 생산해 내는 형질전환 닭을 개발하는 중이다.

이렇게 형질전환 기술은 21세기 바이오테크놀로지의 핵심기술 중 하나이다. 우리나라도 빨리 이 분야의 기술개발과 고부가가치 산업에 뛰어들어 바이오선진국으로서 발돋움해야 할 것이다.

(11) 비만유전자와 대머리유전자

우리는 가끔 비만과 대머리를 치료할 수만 있다면 최고의 상을 받아야 한다고 농담을 한다. 사실 이 둘은 치명적인 병은 아니지만 어쨌든 많은 사람들이 고민하는 질환이다. 이 두 질병이 쉽게 고쳐지지 않는 이유는 실험동물이 없기 때문이다. 왜냐하면 사람처럼 살이 찐 생쥐, 그리고 대머리 생쥐가 있어야 신약을 개발하고, 또 그 개발된 신약을 시험해 볼 터인데 그런 모델동물이 없다는 것이다. 그리고 아직 이 두 질환과 직접 관련된 유전자도 찾아내지 못했다. 최근에 여러 연구실에서 실험동물을 개발하려 했고 이 노력에 서광이 보이고 있어 조만간 비만과 대머리 유전자도 하나씩 밝혀지리라 기대된다.

비만이 유전 요인과 관련 있다는 것은 대체로 잘 알려져 있다. 부모가 모두 비만이면 자식이 비만일 확률이 60%, 부모 한쪽만 비만이면 50%, 부모 모두 비만이 아니면 10%라는 연구결과가 있기 때문이다. 유전 외의 비만의 원인은 물질대사의 불균형이다. 즉 에너지 섭취량과 소비량이 불균형하기 때문에 나타나는 현상이다. 비만의 경우 전체 체지방 양에 관한 정보를 뇌에 전달하는 유전자가 고

장일거라는 추측이 지배적이다. 또는 지방 형성을 촉진하는 유전자를 억제할 수만 있다면 비만을 막을 수 있을 것으로 본다.

(12) 유전자변형농산물

유전자변형농산물(GMO, genetically modified organism)은 유전자가 조작된 생물을 통칭하는 말이지만 보통 유전자변형 농산물을 지칭한다. 유전자변형 농산물이란 유전공학 기술을 이용해 형질전환시킨 농산물을 말하는 것이다. GMO는 식량 문제의 해결사라는 가능성 때문에 몇 가지 문제점에도 불구하고 큰 기대를 모으고 있다. 외부환경에 더 강한 농작물은 그만큼 생산성 증대를 가져올 것이기 때문이다.

GMO를 만드는 목적은 크게 세 가지이다. 첫째는 병충해 저항성이나 제초제 내성 등을 가진 품종을 개발하여 생산성 증대를 가져오기 위해서이다. 두 번째는 고단백질 옥수수나 고녹말 감자처럼 영양성을 높이고 건강 작물로서 소비자의 편익을 증대시키기 위한 것이다. 세 번째는 특정 물질을 생산하는 공장의 역할로서 알부민과 인슐린을 생산하도록 형질전환된 담배, 질병 치료용 면역항체를 생산하는 옥수수 등이 그 예이다.

현재까지 유전자 조작으로 얻은 식물은 옥수수, 콩, 토마토, 감자, 벼 등 30여 종이며, 세계적으로 특허를 받은 GMO 품종은 무려 80종에 이른다. 잎을 먹으면 해충이 죽도록 개발된 Bt 옥수수(Bt maize), 제초제에 내성을 가진 라운드업레디콩(round-up ready soybean), 쉽게 익지 않는 프레이버세이버 토마토(flavor saver tomato) 등이 대표적 예이다.

프레이버세이버 토마토는 미국의 칼젠(Calgen)이라는 유전공학 회사가 개발해 세계 최초로 판매에 성공한 GMO이다. 유전자의 기능을 일시적으로 멈추게 하여 열매가 잘 익지 않고, 시간이 지날수록 물렁해지는 단점을 보완한 것으로 장거리 운송이 가능하고 겨울철에도 판매할 수 있다는 이점을 가지고 있다. 안전성 문제가 아직도 약간의 논쟁거리이지만 유전자변형을 시도한 첫 번째 사례라는 점에서 그 의의가 크다고 할 수 있다.

GMO를 연구하거나 만들어내는 사람들은 GMO가 지구촌 가장 큰 문제 중의 하나인 식량난을 해결할 수 있는 최우선책이라고 주장한다. 기존의 품종개량과는 비교할 수 없을 만큼 강한 형질의 농산물이 생산됨으로써 생산량 증대를 가져오고, 이러한 생산량의 증대는 바로 식량난에 허덕이는 사람들에게 구원의 손길이 될 것이라는 것이 그들의 주장이다.

그러나 유전자를 응용하여 변형시켜서 새로운 품종이나 생물체를 만드는 것을 소설 '프랑켄슈타인'에 나오는 괴물에 비유하여 프랑켄슈타인 식품이라고 하면서 반대하는 사람들이 많은 것도 사실이다. 이들은 식품의 안전성 문제와 환경 · 생태계의 파괴 문제를 들어 GMO를 비판하고 있다.

GMO 식품의 안전성 문제는 다음과 같은 것이다. 앞에서 예를 든 프레이버세이버도 유전자 조작과정에서 카나마이신(kanamycin)이라는 항생제의 내성 유전자를 사용했는데 이 토마토를 먹으면 카나마이신의 내성유전자가 우리 장에 들어가 나쁜 세균 속으로까지 흘러 들어가게 되고 그러면 아무리 항생제를 써도 그 세균을 죽일 수 없게 된다는 것이다. 알레르기를 일으킬 수 있다는 것도 GMO의 단점 중 하나이다.

Bt 옥수수의 경우도 해충을 죽이도록 개발되었지만 꽃가루가 다른 나비들의 유충마저 죽인다는 사실이 밝혀짐으로써 미처 생각지도 못한 결과를 불러일으켰다. 이런 것들이 모두 GMO의 안전성에 대해 의문을 갖게 하는 요소 중 하나가 된다.

GMO는 장점도 있지만 반대로 생물의 다양성을 파괴할 가능성이 농후하다. 일반 작물보다 생존 확률이 높은 GMO가 오랜 시간이 지나면 환경에 더 잘 적응할 것이고 결국에는 GMO만이 살아남을 것이기 때문이다. 결국 생물은 유전적 다양성을 잃게 될 것이고 만일 그 GMO가 견디지 못하는 환경이 닥쳐오면 획일화된 종이 멸종해 버릴 수도 있기 때문이다.

(13) 바이오에너지

'삼색 바이오테크놀로지 혁명(three colored biotechnology revolution)'이라는 용어가 최근에 화두가 되고 있다. 생명의 근원인 피를 상징하는 보건 · 의료 기술의 붉은 색과, 청정 환경을 표방하는 농업 · 식량의 녹색, 그리고 바이오에너지의 개발을 표현하는 흰색이 그것이다.

지난 20세기까지만 해도 인류가 무상으로 받아 혜택을 누린 석유자원이 이미 고갈되고 있다는 것은 누구나 다 아는 사실이다. 통계에 따르면 매장된 석유만으로는 앞으로 30년도 채 넘기지 못할 것이라는 급박한 예측도 나오고 있다. 석유화학 덕분에 그동안 발전했던 무수한 산업들을 생각하면 앞으로는 그 방향이 어디로 흘러갈지, 그리고 미래사회가 정말 잘 버티어 나갈 수 있을지 예측조차 불가능한 상태이다. 거리의 자동차들이 서버리고, 나일론과 플라스틱 등 석유로 만들었던 합성 제품들이 사라지면서 다시 원시 시대로 돌아갈지도 모른다고 말하면 너무 극단적인 표현일까? 어쨌든 분명한 것은 대처 수단이 없이 석유에의 의존도가 그동안 너무 높았다는 것이다. 오죽하면 오일 분쟁이란 말이 만들어졌고, 중동 부호국가들이 탄생했으며, 이를 둘러싸고 또 얼마나 많은 전쟁을 해왔는지 우리는 잘 알고 있다. 이제 석유의 고갈과 함께 분명한 것은 앞으로의 문화가 바뀌고 누가 미래의 강대국인지 그 판도가 달라질 것이라는 것이다.

문제는 석유를 대체할 에너지가 무엇이냐 하는 것이다. 그것도 대체에너지 개발을 위한 시간적 여유가 많지 않은 현 상태에서 말이다. 그래서 이에 발맞추어 미국과 유럽이 내놓은 전략이 바로 바이오에너지이다. 바이오에너지를 석유의 검은색과 대비해서 '화이트 연료'라고도 한다. 바이오에너지는 우리가 석유 때문에 그동안 겪었던 환경오염에서 벗어나고자 하는 청정 연료 개념과도 맞아 떨어지기 때문에 더욱 기대되는 신개발 연료이다. 일부는 이미 개발 단계에 와있는 것도 있는데 옥수수와 사탕수수를 미생물로 발효시켜 얻은 바이오에탄올과 생물성 지방에 알코올을 넣어 반응시킨 바이오디젤이 그들이다. 미국은 2012년까지 휘발유 소비량의 5% 이상을 바이오에너지로 대체하겠다고 공언하였고, EU는 그보다 앞선 2010년까지 휘발유 사용의 7%를 바이오에탄올로 대체하겠다고 선언하였다. 우리나라도 바이오디젤의 혼합 양을 5%까지 늘리자는 제안을 도입한 바 있다. 게다가

100년 전에 실패한 기술로 알려졌던 바이오부탄올 생산도 지금은 적극적으로 재검토되고 있다. 미생물인 클로스트리디움(*Clostridium*)의 게놈프로젝트가 완성되면서 유전자 조작을 통한 대량생산의 실마리가 잡혔기 때문이다. 벌써 이 기술들을 더욱 고도화하고 실용화시키기 위해서 각국이 엄청난 경쟁을 벌이고 있는 실정이다.

앞서 말한 것처럼 석유는 우리에게 그동안 참으로 많은 혜택을 안겨 주었다. 때문에 이를 완전하게 대체하는 것은 결코 만만치 않을 것이다. 그럼에도 불구하고 우리가 그동안 눈여겨보지 않았던 식물들과 미생물을 잘 이용하면 금명간 거의 모든 석유 제품을 대체할 수 있을 걸로 과학자들은 믿고 있다. 플라스틱이나 고무, 비료도 이를 축적하거나 생분해하는 미생물을 이용하면 대량 생산이 가능하다는 것이다. 유산균으로 건초를 발효시켜 만든 천연 비료도 개발 검토 중에 있다.

바이오 제품은 공해가 없고 무해하다는 것이 최고의 장점이다. 단점이라면 그 공정이 복잡하고 개발과 실용화까지 엄청난 투자 비용이 들어간다는 것이다. 그럼에도 불구하고 언젠가는 분명히 신이 선물하신 천연자원에만 매달릴 수 없는 시대가 분명히 올 것이기에 지금부터 미리 단계적 준비를 하는 것이 풍요로운 미래를 위한 현명한 접근이라 하겠다.

20세기가 산업위주의 시대였다면 21세기는 이제 인류 그 자체의 시대이다. 우리는 지금 무공해와 그린환경을 바탕으로 오래 살고 건강하게 사는 삶이 추구되는 문화의 정점에 와 있기 때문이다. 그리고 이런 것들을 성취하는 한 방법이 바로 바이오테크놀로지이다. 물론 일부에서는 바이오에너지로의 대체를 위해서는 옥수수나 사탕수수를 엄청나게 대량으로 심어야 하고 이 때문에 생길 수 있는 또 다른 부작용들—즉 비료 대책, 찌꺼기 처리 문제 등을 걱정하기도 하지만 그럼에도 불구하고 이제 우리에게는 더 이상의 다른 대책이 없다는 것을 모두 공감하고 있다. 정말로 앞으로는 바이오매스를 많이 확보한 농업국가가 21세기의 새로운 강대국으로 부상할 지도 모를 일이다.

3. 치료기술과 관련된 문제

1) 장기이식 관련 문제

(1) 장기이식이란?

장기이식이란 손상되거나 훼손된 장기의 일부, 또는 전체 기능을 살리기 위해, 조직학적으로 적합한 장기를 개체 간 옮겨 주는 행위를 말한다. 장기이식은 동종 간에 실시할 수도 있고, 경우에 따라서는 이종 간 이식이 될 수도 있다. 동종 간 장기이식이 사람에게서 사람에게로 옮겨지는 장기이식이라면, 이종 간 이식은 돼지의 장기를 사람에게로 옮기는 것과 같이 서로 다른 종(species) 간에 이식이 일어나는 경우를 말한다. 사람에서 사람으로 장기를 이식하는 과정도 사실 단순하지는 않다. 장기의 면역적합성이 제일 문제되기 때문이다. 이 때문에 자기 자신의 줄기세포를 이용한 배아복제,

그리고 그것을 통해서 100% 적합 판정을 받은 장기를 수급하려는 연구가 추진되고 있다. 또한 장기의 크기나 상태도 고려해야 할 조건이다.

(2) 이종 간 장기이식과 미니돼지

이종 간 이식의 대표적인 것이 미니돼지이다. 이종 간 이식에서 가장 큰 문제는 면역적합성과 전염성질환(수인성질환)의 감염이다. 돼지는 역사적으로 사람과 오랫동안 같이 지내온 동물이기 때문에 장기이식을 해도 특정한 질환이 더 이상 사람에게로 옮겨 오지 않을 걸로 생각되어 비교적 안전한 동물로 취급된다. 또한 장기의 크기가 사람과 비슷하기 때문에 각종 장기가 사람에게 맞아 들어갈 수 있다는 점, 그리고 사람의 체내에서도 일정 기간 제 기능을 할 수 있는 점 때문에 장기 적합성이 좋은 것으로 알려져 있다. 그중에서도 크기를 사람에게 맞춘 미니돼지가 가능성을 한층 높여주고 있다. 이종 간이기 때문에 물론 면역부적합이 문제가 되지만, 미니돼지는 유전자 조작을 통해 사람이 이종의 조직으로 인식하지 않도록 변형되었다. 통계를 보면 전 세계적으로 돼지의 장기를 이식받은 사람이 벌써 수십 명이나 된다. 물론 이식받은 장기가 어느 정도나 수명을 할 것인지는 상황에 따라 다르고 상태에 따라 다르지만 보통은 수 개월~수 년까지 버티는 것으로 알려져 있다. 미니돼지를 만들기 위해 무균 장치를 이용하면 병원체 감염에 대한 염려를 더욱 줄일 수 있다. 미니돼지는 번식력이 좋은 것도 유리한 점이다. 미니돼지로부터 흔히 얻는 장기는 심장, 콩팥, 간 등이다. 우리나라에서는 2009년에 장기이식용 미니돼지 생산에 성공하였고, 이는 미국에 이어 두 번째 성공사례이다.

(3) 인공장기

인공장기는 생명공학기술을 이용해서 만든 장기이다. 이론상 냉동 배아복제를 통해 장기를 수급할 수도 있지만 보통은 성체줄기세포인 피부나 혈관, 간에서 얻은 줄기세포를 이용해서 필요한 조직을 만들어낸다. 줄기세포를 이용한 장기 수급의 장점은 자기 자신의 세포를 이용하므로 면역거부 반응이 없다는 것이다. 인공장기의 기술 발전은 치료용 소식에 국한되지 않고 심지어 체세포로부터 난자를 만들어내는 데까지 진전되었다. 이렇게 체세포에서 생식세포를 만들게 됨으로써 미래의 남성 역할이 무엇인가 하는 의문도 가지게 한다. 물론 이것은 조금 다른 문제이지만 그만큼 기술력이 발달하고 있다는 것을 반영하는 것이다.

환자의 골수에서 채취한 줄기세포를 가지고 인공기관을 만든 예도 있고, 인공피부를 만든 사례도 보고되었다. 인공피부는 화상을 입어 잃어버린 부위의 피부를 대체하기 위한 것이다. 네모난 판에 줄기세포를 배양하여 피부 조직을 인공적으로 만드는 것이다. 또한 사고로 인해 코나 귀를 잃어버리게 되면 지금까지는 합성 수지 재질로 장기 모양을 만들어 붙였는데 땀샘도 없고 신경도 없고 혈관도 없어서 아주 춥거나 더운 날에는 감각적으로 굉장히 견디기가 어려웠다. 물론 아직도 신경은 살릴 수 없지만 코와 귀 조직을 쥐에 이식하여 표피에 만들어지게 하고 그것을 사람에게 이식하는 기술도 성공하였다. 이렇게 만든 코와 귀에는 혈관이 들어 있기 때문에 그만큼 생체 조직과 동일한 느낌을 주므로 생체 인공장기라고 말할 수 있다.

(4) 줄기세포와 인공장기

앞에서 알아 본 기계적 인공장기들은 몇 가지 기술 · 의학적인 문제점을 가지고 있었다. 그러나 줄기세포 배양법을 사용하면 자신의 세포로 만든 천연 장기를 얻을 수 있다. 장기이식을 필요로 하는 환자의 건강한 세포를 채취해 줄기세포를 만든 다음 일정한 배양 조건에서 원하는 장기를 만들어 환자에게 이식하는 것이다.

1998년 미국의 연구진들은 인간의 배아 줄기세포를 만드는 연구를 시작하였다. 그러나 배아 줄기세포에 대한 연구는 시작부터 윤리 · 도덕적인 문제 때문에 제한을 받을 수밖에 없다. 그 배아를 자궁에 착상시키면 인간이 될 수 있는데 줄기세포만 떼어내고 폐기 처분한다는 문제 때문이다. 기술적으로도 줄기세포와 세포분화에 대한 연구는 겨우 시작 단계에 불과하기 때문에 원하는 장기를 온전

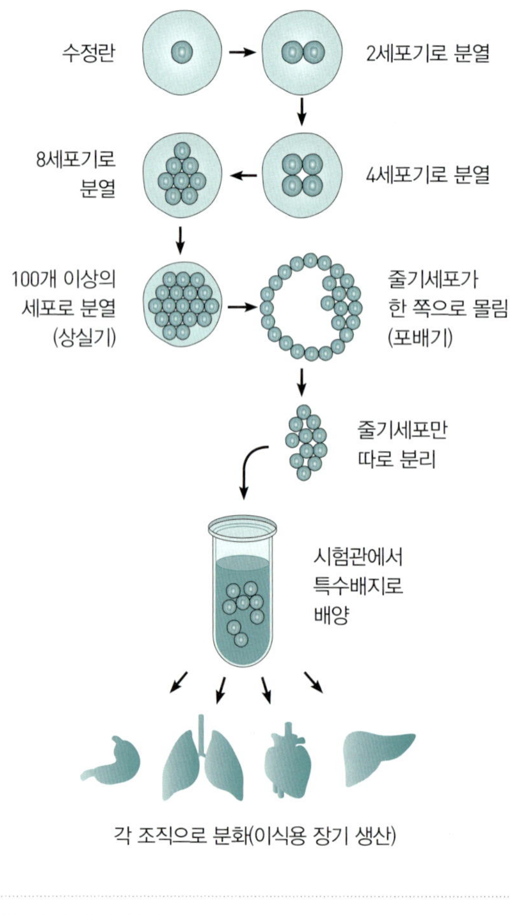

그림 4-14 줄기세포를 이용한 장기 생산 원리

히 만들기 위해서는 여러 조건과 환경에 대해 좀 더 연구가 필요하다. 전망에 따르면 줄기세포를 이용한 인공장기 배양을 실용화하기까지는 향후 10여 년 이상의 시간이 필요할 것으로 보인다.

(5) 장기이식의 방식

- 자가이식(autograft): 자기 자신의 신체 중 일부를 특정한 부위에서 신체 내 다른 부위로 옮겨 이식하는 장기이식
- 동종이식(allograft): 심장이나 콩팥을 이식하는 것처럼 사람과 사람 사이에 이루어지는 장기이식
- 이종이식(xenograft): 동물의 장기를 인간에게 이식하는 장기이식

① 동종 장기이식

면역학적으로 안정성이 높은 시술이다. 그러나 장기 공여자 자체가 부족하다는 것이 문제이다. 이는 전 세계적으로 공통적인 문제인데 우리나라의 상황도 크게 다르지 않다. 이 때문에 장기매매 같은 불법 행위가 이루어질 가능성이 높은 이식 형태이다.

② 이종 장기이식

가장 큰 위험은 동물로부터 새로운 질병 바이러스가 옮겨올 수 있다는 것이다. 지금까지 100회 이상에 걸쳐 침팬지, 원숭이, 돼지, 염소 등의 장기를 이식한 보고가 있는데 완전히 성공한 예는 드물지만 어느 정도 가능성을 보여주고 있어 고무적이라 하겠다. 또 다른 문제는 인체의 면역 체계가 항체를 만들어 이종장기를 외부 물질로 인식하고 파괴하는 것이다. 이 경우에는 면역거부 반응을 조절해서 이종장기가 새로운 개체에 적응할 수 있도록 조절하는 것이 중요하다. 보통은 방사선 처리를 하거나 약물처리로 이를 조절한다. 광우병 같은 전염병도 이종 장기이식을 할 경우 고려해야 할 요소이다. 장기이식으로 인해서 정체성이 혼란되어도 안될 것이다. 어느 부위를, 얼마만큼 이식하느냐에 따라 인간으로서의 정체성이 훼손되면 안 되기 때문이다.

그리고 동물도 인간처럼 고통 없이 살 권리가 있다는 점을 간과해서는 안 된다. 미니돼지는 한 마리 만들면 복제를 해서 장기 제공용으로 많이 만들어내는데 이로써 생태계를 교란시키는 것이 문제이다. 생명공학기술의 발전으로 인해 인간과 동물의 유전자가 점점 혼합되어갈 때 어디까지가 허용될 수 있는 범위인지에 대한 사회적 규정도 필요하다.

보건복지부는 1997년에 장기 등 이식에 관한 법률안을 입법 예고했고, 뇌사도 사망의 한 형태로 인정해 뇌사자의 장기 적출을 합법화하기로 하였다. 즉, 장기이식 수술이 합법성을 띠게 된 것이다. 다만 장기 공여자의 의사를 타진해야 하고, 장기매매 행위는 금지한다는 것, 뇌사 판정을 어떻게 정의하는가 등 생명윤리위원회에서 다루어야 할 내용들이 여전히 남아 있다. 기본적으로는 인도적 정신에 따라 이식을 필요로 하는 모든 사람들에게 공평한 기회를 제공하는 것을 원칙으로 한다. 추출할 수 있는 장기의 종류와 범위도 고려해야 할 요소이다. 약자를 보호하기 위해서 생명이 있는 16세 미만, 정신질환자, 지체장애인 등 자기 스스로 의사를 결정할 수 없는 사람들, 마약이나 항정신성약

품에 중독되어 의지가 약하고 심신이 나약한 사람들, 경제적으로 취약한 사람들은 장기 공여자가 될 수 없다. 만약 본인이 사전에 장기 기증에 동의를 했고, 그 유족들이나 가족이 반대하지 않으면 장기 기증의 조건이 성립된다. 아직은 뇌사 판정의 절차도 까다롭고, 장기 기증을 하기 위해 관련된 절차와 서류가 복잡하다. 이 때문에 운전면허증이나 의료보험 증서에 장기 기증에 대한 의사를 미리 표시하는 제도를 시행하고 있다.

누구에게나 공평한 기회를 주면서 부족한 장기를 어떻게 할당할 것인가라는 문제는 언제나 있어 왔다. 일단은 오래 기다린 사람의 순서대로 제공하는 것이 원칙이다. 또한 장기이식의 절박함이라든가, 성공 가능성도 의학 기술 차원에서 고려되어야 한다. 젊은 사람과 노인 환자가 있을 때는 어느 쪽에 기회를 주어야 하는지 기회 균등의 원칙을 훼손하지 않으면서도 심각하게 고려할 요소이다. 여기에는 사회적 합의가 언제나 동반되어야 할 것이다. 장기를 적출하기 전에는 생명유지장치에 연결되어 있기 때문에 여전히 그 장기는 살아 있는 사람 몸에 들어 있는 것이다.

우리나라는 장기이식을 공정하고 효율적으로 관리하여 국민 보건을 향상시키기 위해서 국립장기이식관리센터를 설립하였다. 여기에서는 장기이식 대상자를 선정하고 승인하는 일과, 장기 기증을 활성화시키기 위해서 대국민 홍보하고 교육하는 일, 의학적인 장기이식에 관한 표준을 마련하는 일, 또 장기이식에 대한 정보망을 운영하는 일, 통계자료를 발간하고 상담하는 일 등의 업무를 담당하고 있다.

2) 정신조절약물의 문제

(1) 정신을 조절하는 약물이란?

정신행동장애를 치료하기 위한 약물들을 통칭하는 것이다. 정신행동장애에는 환경적 요인도 있지만 유전적 요인 또한 어느 정도 포함되어 있다. 즉, 정신조절 약물은 유전적 또는 환경적 요인들을 고르게 조절하고, 증상을 완화시켜 사회적 기준에 맞춘 정상적인 행동 패턴이 가능하도록 만들어 주는 약물이다.

(2) 정신행동장애

정신행동장애에는 자폐증이나 우울증도 포함된다. 게다가 신경전달물질과 관련된 약물 중독이나 알츠하이머병 같은 선천성 질환도 원인이 될 수 있다. 그만큼 정신장애에는 넓은 스펙트럼의 증상과 원인이 포함되어 있다. 어떤 정신장애는 가족 내에서 상당한 연관을 나타내는데 새로운 진단 기술이 발전하고 또 인간게놈프로젝트가 완성되면서 점차 정신 행동에 영향을 미치는 유전자 변이들도 발견되고 있어서 더욱 복잡한 양상을 보인다. 앞으로는 정신장애를 진단하고 치료하기 위해 유전자 차원에서 먼저 검사하고 환자를 진단한 다음 맞춤형 신약을 개발하는 것이 필요한 실정이다.

만약 정신행동장애를 정확하게 진단하면 가족 간의 유전적인 위험 요소를 확인할 수 있다는 장점이 있다. 뿐만 아니라 정신 조절을 통해 이 질병을 완화시키는 것은 개인의 문제를 넘어서 사회 안정을 위한 광범위한 문제이기도 하다. 최근에는 질병과 상관성을 보이는 특정한 유전자들이 많이 밝혀지고 있어 예전에는 관련성을 의심하지 않았던 생물학적 경로까지도 새롭게 정신행동 패턴과 약물 개발에 부각되고 있는 형편이다. 약물은 인간의 행동을 조절해 줄 수도 있고, 발달 및 성장에 영향을 미칠 수도 있다. 이외 환경적 요인이나 특정한 감염 상황까지도 정신 조절에 당연히 영향을 미친다. 또한 여러 가지 약물에 대해서 거부반응이 있거나 중독 증상을 보이는 것, 또 이로 인해 인격 장애가 발생하는 것까지도 약물 중독에서 다루어야 할 문제이다.

(3) 정신적 장애

증상이 광범위한 것이 특징이다. 사회적 상호작용 장애, 커뮤니케이션 장애, 또 특정한 사건과 대인관계에 제한된 관심과 행동을 반복하는 것 등 무려 12가지에 달하는 증상들이 나타날 수 있다. 예를 들어 자폐증으로 판정하려면 위의 증상 중 대부분이 어떤 범위로든지 모두 나타나야만 한다. 이처럼 자폐증 같은 정신적 장애들은 원인이 다양하기 때문에 치료제를 만들기도 대단히 어렵다. 또한 증상이 약함에서부터 심각하기까지 넓은 스펙트럼을 보이기 때문에 약물 사용에 대해서도 쉽지 않은 선택이 뒤따른다. 이것이 바로 정신조절 약물의 선택과 개발을 어렵게 하는 요인이다. 대부분의 자폐증처럼 정신장애들은 원인 또한 분명하지가 않다.

(4) 정신장애와 중독

때로는 정신장애를 중독에 초점을 맞추어 살펴보는 것이 쉬울 수 있다. 알코올 중독이나 또 다른 중독성 장애가 있는지, 약물에 대한 경력이 있는지, 사회적 · 정신의학적 문제에 대해 가족력도 살펴보아야 한다. 임신 기간 중에 탈리도마이드 같은 약물에 대해서 노출이 되었거나 납 같은 환경적 오염이 있었는지도 정신 행동 장애 유발에 관련이 있다고 생각된다. 이런 중독과 정신조절장애는 신경의 시냅스 형성이나 신경전달물질 등에 관여하는 유전자들이 관련되어 있다고 본다. 즉, 신경세포 간 전기적 · 화학적 신호 전달에 중요한 역할을 하는 물실들이 중독을 일으키는 주요 원인이고, 이를 조절하는 유전자가 있다는 것이다. 그렇기 때문에 분명 유전적인 성향도 어느 정도 있을 것으로 추측한다.

정신장애 중에 정동장애(affective disorder)가 있다. 우울한 증세와 양극성장애 등이 여기에 포함된다. 이런 환자들은 가족이나 친척들 중에도 정동장애 환자가 있는 경우가 제법된다. 남성보다 여성에게 2배 이상 더 많이 발생한다고 알려져 있으며 정확한 원인은 밝혀지지 않았지만 역시 유전적, 환경적, 사회적 요인이 관여되어 있다고 본다. 양극성 장애는 일상 생활에 큰 지장을 초래하고 자살률과도 관련이 있기 때문에 아주 주의해서 관찰해야 하는 정신장애이다. 여기에는 쉽게 짜증을 내거나 1주 이상 기분이 고조되는 것, 그리고 빠르게 생각하고 언어를 순화하지 않고 마구 말하는 증상 또한 동반된다. 이런 모든 것들은 결국 정상적으로 일하거나 사회적으로 어울려 생활하는 데 어려움을 주게 마련이다.

대마초나 알코올 같은 약물이 정신장애 환자에게 흔하다는 것은 잘 알려져 있다. 그러나 이런 약물들 자체가 장애를 촉발한 것인지, 아니면 정신장애 때문에 약물사용에 대한 중독성이 촉진된 것인지 그 인과 관계는 추정하기가 쉽지 않다.

중독은 특정한 습관이나 행동 패턴, 기호 등에 지나치게 몰입하고, 쾌락적 만족을 얻기 위해서 자기 자신을 반복적으로 내어 맡기는 상태를 말한다. 다른 말로는 물질사용 장애라고 표현하기도 하는데 특정 행위에 대해서 집착을 보이는 행위까지 모두 포함하는 용어이다. 어떤 약물을 사용하였는데 조절이 되지 않고 그 약물에 대한 내성이 점점 높아진다면 약물에 대한 중독이라고 할 수 있다. 이는 우리가 물을 아무리 마셔도 중독되지 않는 것과 비교하면 확연하게 개념을 파악할 수 있다. 약물 중독 외에도 행위의 중독이 있다. 인터넷 도박이라든가 쇼핑 중독이라든가 너무 지나치게 일에 빠지는 워크 홀릭 같은 것들이 여기에 포함된다. 이런 중독을 가진 사람들은 대체로 또 다른 질환을 가지고 있는 경우가 많다. 통계적으로 볼 때 중독에 빠진 사람들은 정신 질환을 겪을 확률도 3배 이상 높다. 우리가 너무 쉽게 생각하는 니코틴 같은 경우에도 일단 중독되면 역시 정신질환에 걸릴 가능성이 높아진다고 알려져 있다. 니코틴 중독과 알코올 의존은 현대 사회에서 가장 흔하게 보는 중독 증상인데 역시 여기에는 유전자, 그리고 환경적 요소가 복합적으로 관여되어 있다.

(5) 정신조절과 대책 마련

문제는 이런 것들이 중독 증상을 보일 때까지는 상당한 양과 상당한 기간 동안 반복적인 접촉이 필요하다는 것이다. 음주 또는 흡연의 경우를 보아도 금방 알 수 있다. 그래야 의존성이 생기기 때문이다. 그리고 일단 어느 정도를 지나치면 이로 인해 정신적, 행동적 조절 장애가 분명히 생길 것이고, 이를 방어할 대책 마련이 필요할 수밖에 없다. 다시 한 번 유전적 요인이 관여한다는 증거는 가족이나 친척에 중독자가 있는 경우 중독에 빠질 확률이 3배 이상 높다는 결과에서 알 수 있다. 정신 조절의 문제는 이제 개인적 차원을 떠나 사회적, 국가적 이슈가 되고 있다.

사례: 영화 속의 생명윤리 이야기 1(생명복제와 장기이식 관련)

◎ 영화 〈아일랜드〉 '인간복제의 윤리적 문제를 고민하게 하는...

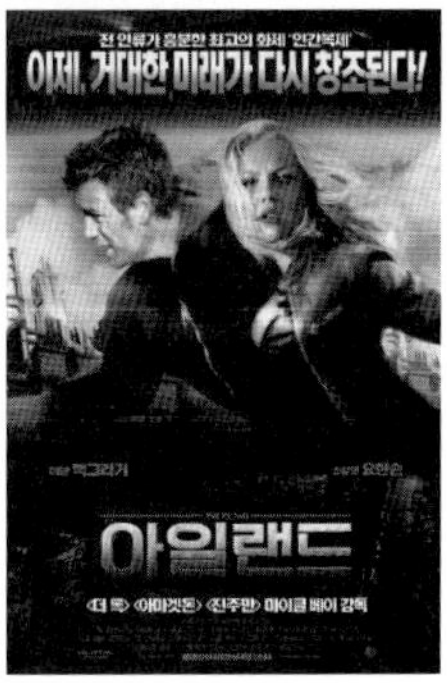

*출처: 네이버영화

〈아일랜드〉는 마이클 베이 감독의 2005년 작품으로, 10년도 더 된 영화지만 아직도 텔레비전에서 명절특선으로 간간히 볼 수 있다. 그만큼 많은 사람으로부터 좋은 평가를 받은 영화이기 때문일 것이다. 복제인간을 나름대로 진지하게 다뤄보려고 했던 블록버스터 영화이다. 그 전에도 크게 반향을 일으켰던 앤드류 니콜 감독의 '가타카(1998년)', 로저 스포티스우드 감독의 '6번째 날(2000년)' 등이 있었고, 〈아일랜드〉 이후에도 마크 로마텍 감독의 '네버 렛미고(2010년)'에 이어 최근에는 드니 빌뇌브 감독의 최신작 '블레이드 러너 2049(2017년)'에 이르기까지 인간 복제와 관련된 영화들이 끊임없이 제작되고 있다. 그 만큼 관심이 많은 분야이다.

이들 영화에서는 생물공학적인 차원뿐만 아니라 복제인간과 관련된 여러 가지 사회윤리적인 쟁점들까지 전반적으로 다루기는 했지만, 적어도 과학적인 측면에서 볼 때는 대부분 사실과는 상당히 동떨어진 설정들이 많다. 특히 이런 부정확한 과학기술적 묘사는 잘못된 선입감의 확대재생산을 초래할 수도 있으니 영화라는 측면을 감안해서 감상하기를 당부한다. '복제'라는 말이 주는 어감 때문인지 사람들은 복제인간이라고 하면 모체와 똑같이 생긴 쌍둥이 인간을 곧장 만들어 내는 것으로 생각한다. 그리고 붕어빵 찍어내기하듯이 미리 원형체를 배양해 두었다가 복제할 인간이 정해지면 즉석에서 외형을 '조각'하거나('6번째 날'에서 묘사), 아니면 인공자궁에서 불과 몇 년 만에 성인으로 속성 배양해낸다('아일랜드'에서 묘사). 하지만 복제인간은 생물학적으로 우리와 똑같은 인간이다. 따라서 그들의 탄생 과정도 우리와 크게 다르지 않다. 다만 탄생의 시초가 무성생식적인 복제냐, 유성생식적인 복제냐의 차이점이 있을 뿐이다. 복제인간은 1978년 처음 개발되어 지금은 일반화되어 있는 시험관 아기의 생산과 똑같다. 특히 영화 속의 복제인간들은 임신 기간을 다 채우지도 않고 금세 태어나기도 한다. 〈아일랜드〉에서 보여준 것과 비슷한 인공지궁은 현실적으로 그리 멀지 않은 미래에 실제로 개발될 가능성이 높다. 그러나 이러한 장치들은 인간 복제를 위해 사용되기 보다는 미숙아의 치료나 생존을 위해 사용되게 될 것이다.

과학기술적인 측면에서만 본다면 머지않은 미래에 인간복제 또한 가능할 수 있다고 생각된다. 그렇다고 〈아일랜드〉에서처럼 자신의 생명연장을 위해 타인의 생명을 빼앗거나, 자신과 똑같은 유전정보를 갖게 되는 복제인간을 만들어 소모품처럼 사용할 것인가에 대한 문제는 차원이 다른 문제이다. 만약 여러분들이 현대 의학기술로는 더 이상 치료할 수 없는 질병에 걸려있고, 살기위한 유일한 방법은 여러분들의 복제인간을 만들어 복제된 장기를 이식받는 방법뿐 이라면 과연 여러분들은 어떤 선택을 하게 될까? 한 번쯤은 고민해볼 문제가 아닐까 한다. 이미 〈아일랜드〉를 본 분들도 한 번 더 영화를 감상해보고 인간복제 및 장기이식과 관련지어 생명윤리적인 측면에서 깊이 고려해보길 기대한다.

생각해보기

1. 냉동성세포 기술의 발전으로 인해 수정란을 보관하는 것도 가능해졌다. 만약에 어떤 부부가 수정란을 보관한 이후 이혼하기로 합의하였다면 수정란의 소유권은 어떻게 되어야 타당할까? 부, 모가 모두 더 이상 원하지 않는다면 병원이 임의대로 수정란을 처분할 수 있을까? 이에 대한 우리나라의 관련 법규를 조사하시오.

2. 유전자가위는 무엇인지, 또 의료적으로 어떤 분야에서 활용 가능한지 조사하시오.

3. 최초의 유전자치료의 사례를 조사하고, 해당 질환의 원인과 치료 과정을 설명하시오.

4. 유전자 조작기술이 치료가 아닌 성형 목적으로 쓰이는 것에 대해 찬, 반 의견을 말하시오.

5. 유전자 진단과 유전자 치료는 비슷해 보이지만 완전히 다른 개념이다. 이 중 어느 것이 우선되어야 좋을지 자신의 의견을 말하시오.

6. 동양사회와 서구사회의 대리모에 대한 개념이 일반적으로 어떻게 다른지 비교해서 설명하시오.

7. 수정란복제와 배아복제의 기술적 차이를 설명하고, 각각에 대한 윤리적 문제들을 설명하시오.

8. 현대사회에서 널리 이용되는 유전자 증폭기술인 PCR을 설명하고, 의과학 분야에서 어떻게 활용되고 있는지 말하시오.

9. 중독성 물질들에 대하여 설명하고, 이를 치료하고 예방하기 위해 준비된 사회적 장치와 기구들을 말하시오.

10. 장기이식의 현황을 조사하고, 부족한 장기 수급 문제를 해결하기 위한 현대 의학적(과학적) 방법들을 말하시오.

참고문헌

1. 권순일 외(2020), "임상분자생물학(3판)", 정문각.
2. 김동운 외 역(2016), "생화학(제13판)", JMK.
3. 노광수 외(2012), "의료생화학", 정문각.
4. 유민(2003), "분자생물학", 정문각.
5. 윤상욱 외(2011), "바이오산업과 환경", 문음사.
6. 장군자 외(2016), "간호유전학", JMK.
7. 홍영석 외(2003), "과학과 인간생활", 교우사.
8. Arthur M. Lesk(2005), Introduction to Bioinformatics(2nd Ed.), Oxford University Press.
9. Lenny Moss(2003), What Genes Can't Do, MIT.
10. Schaefer and Thompson(2014),Medical Genetics, McGraw-Hill Education.
11. William Bains(2004), Biotechnology from A to Z(2nd Ed.), Oxford University Press.
12. Yashon and Cummings(2009), Human Genetics and Society, Brooks/Cole Cengage Learning.
13. 다음영화, http://movie.daum.net/
14. 네이버블로그, http://section.blog.naver.com/

chapter

05 출생과 관련된 문제

학습목표

1. 인간생명의 시작 시점에 대한 여러 견해를 설명할 수 있다.
2. 여성의 자기결정권과 태아의 생명권 논쟁에 대해 설명할 수 있다.
3. 인공임신중절과 관련된 우리나라의 법규와 제도를 설명할 수 있다.
4. 인공임신중절 찬성론과 반대론자들의 견해를 설명할 수 있다.

1. 인공임신중절

생명윤리(生命倫理, bioethics)에서 맨 먼저 다루는 주제가 인공임신중절(人工姙娠中絕, induced abortion), 즉 낙태(落胎)에 관한 것일 것이다. 출생(出生)은 태아(胎兒, fetus)가 세상에 나오는 인생의 첫 출발을 의미한다. 축복받아 마땅한 일인 것이다. 반면 유산(流産, abortion)은 자연적이든 인위적이든 불행한 일이 아닐 수 없다.

원하지 않은 임신을 한 경우든지, 아니면 정상적인 부부라 할지라도 어떤 경우에는 유산을 통해 임신 상황을 끝내길 바랄 수도 있을 것이다. 하지만 유산 문제는 그것이 자연적이건 인위적이던 모든 사람들에게 아주 민감한 문제이다. 의도적인 유산, 즉 인공임신중절을 반대하는 사람들은 이런 인공임신중절이 의학적 입장뿐만 아니라 종교적(宗教的), 윤리적(倫理的), 법적(法的)으로 문제가 있다고 주장한다. 그러나 인공임신중절을 찬성하는 사람들도 있는데, 이들은 인공임신중절은 원하지 않은 임신을 줄여주며, 성폭행 피해자들이 원하지 않는 임신을 하지 않도록 도와줄 수 있다고 주장한다. 여러분은 어떻게 생각하는가?

우리나라는 경제협력개발기구(OECD) 국가들 중에서도 인공임신중절률(人工姙娠中絕率)이 가장 높은 것으로 추정되고 있다. 우리 사회 여기저기에서 보이지 않게 인공임신중절이 만연해진 상태이기도 하고, 2017년 청와대 홈페이지 청원게시판에 올린 '낙태죄 폐지 청원'이 23만 명 이상의 지지를 받아 청와대로부터 공식적인 답변을 얻어내 인공임신중절에 대한 공론화(公論化)가 되었으며, 같은 해 2월 형법 269조 1항과 270조 1항이 위헌인지를 확인해 달라는 헌법소원 사건을 접수하여 심리한 결과 2019년 4월 11일 헌법재판소는 낙태죄에 대한 "헌법불합치"결정을 내려 2020년 12월 31일까지 법개정을 주문하였다. 이에 따라 정부는 2020년 10월 7일에 지난해 낙태죄에 대한 헌법재판소의 헌법불합치 결정과 관련한 형법 개정안과 모자보건법 개정안을 각각 입법 예고하여 여러 개의 개정안이 국회에서 발의되었지만, 각계각층의 첨예한 의견대립으로 인해 결국 입법에는 실패하고 해를 넘겨 형법상으로는 낙태죄를 처벌할 수 없게 되었다.

1) 인간 생명의 시작에 대한 논쟁

일반적으로 인간 생명은 정자와 난자가 만나는 수정란(受精卵)에서 시작하여 임신 8주까지를 배아기(胚芽期, embryonic period)라고 한다. 일부 과학자(연구자)들은 배아기를 세포덩어리(형체가 나타나기 전의 배아는 세포일 뿐)에 불과하다는 견해를 가지고 있는 경우도 있다. 그러나 배아기 동안 배아발생이 시작되고, 기관 형성 과정을 통해 기관 형성을 시작한다. 따라서 기관 형성은 배아 발달에 있어 가장 중요한 과정이라고 할 수도 있기 때문에 배아기 또한 생명체로 봐야 한다는 견해도 있다. 임신 8주부터 시작해서 출산할 때까지를 태아기(胎兒期, fetal period)라고 한다. 어느 시기부터를 인간의 생명체로 볼 것인지에 대한 논쟁은 현재도 진행 중에 있다. 인간생명의 출발점에 관한 몇몇 입장을 살펴보면 다음과 같다.

(1) **수정**: 정자와 난자가 만나는 수정 순간부터 인간생명이 시작된다는 견해
(2) **착상**: 수정란이 수정 일주일 전후에 자궁에 착상될 때 인간생명이 시작된다는 견해
(3) **신체 기관형성**: 배아기에 배아발생이 시작되고 기관이 형성될 때 인간생명이 시작된다는 견해
(4) **유정성**: 태아가 기쁨과 고통의 감정을 느끼는 시기부터 인간생명이 시작된다는 견해
(5) **체외 생존 가능성**: 임신 24주 이상 경과하여 태아가 자궁 밖에서 생존이 가능한 시점부터 인간생명이 시작된다는 견해
(6) **출생**: 태아가 여성 밖으로 출생해야 비로소 인간생명이 시작된다는 견해

인간생명의 시작점에 대한 위의 견해들은 주장하는 사람들의 입장에서 보면 나름대로 그 옹호하는 이유가 있지만, 어느 한 입장이 절대적으로 옳다고 할 수는 없다. 왜냐하면 인간생명이 언제 시작되는가에 대한 질문은 과학이 밝혀줄 수 있는 물음만이 아니라, 윤리(倫理)의 문제, 철학(哲學)의 문제, 사회(社會) · 법(法)적인 문제가 될 수도 있기 때문이다.

인간생명의 시작점은 과학적 사실만으로 결정될 수 없을 뿐만 아니라, 사람들의 합의나 법적 절차를 통해 결정될 수도 없는 일이다. 따라서 여기서는 단지 위에서 언급한 견해들에 대해 주장하는 논

거가 무엇인지 정도만을 고려해 보면 될 것 같다.

2) 인공임신중절이란?

인공임신중절은 흔히 낙태라고도 하는데, 인공임신중절의 경우 형법(刑法)에서 사용하는 용어로 부정적인 이미지가 강해서 최근에는 모자보건법(母子保健法)에서 사용하고 있는 인공임신중절이란 용어를 사용하는 경우가 있으나, 언론이나 사회 전반적으로 두 가지 용어가 혼용해서 사용되고 있다. 임신종결은 출생(出生, birth), 사산(死産, stillbirth), 유산(流産, abortion)으로 대별되는 임신종결 형태 중 유산에 해당한다. 인공임신중절은 잉태된 태아(胎兒, fetus)를 자연분만 시기에 앞서서 모체(母體)로부터 인위적으로 분리시킴으로써 생명(生命)을 소멸시키는 것을 말한다. 더 넓은 의미로 유산이란 태아가 모체 밖에서 독립적으로 성장할 수 있는 상태에 이르기 전에 자연적 혹은 인위적으로 임신을 종결시키는 것을 말한다. 낙태를 흔히 인공임신중절(induced abortion)이나 인공(유발)유산이라고도 한다. 그동안 우리나라 형법에서는 낙태죄를 죄로 간주하여 처벌하였기에 부정적인 개념이 크고, 모자보건법에서는 인공임신중절이라는 용어를 사용하고 있으므로, 여기에서는 인공임신중절이란 용어를 주로 사용하겠으나 낙태라는 용어도 특별한 이유가 없는 한 혼용해서 사용하겠다.

(1) 인공임신중절의 종류

인공임신중절은 인공적으로 태아와 그 부속물을 모체 밖으로 배출시키는 유도유산에 해당한다. 인공임신중절의 종류에는 치료적 인공임신중절(therapeutic abortion)과 자발적 혹은 유발적 인공임신중절(voluntary abortion)로 구분한다. 치료적 인공임신중절은 모체(母體)나 태아(胎兒)의 건강 목적, 기형아 출생 가능성 방지, 강간이나 근친상간(近親相姦)으로 임신했을 경우, 즉 모자보건법 제14조 및 모자보건법시행령 제15조에 따라 합법적으로 이루어지는 인공임신중절을 말한다. 유발적 인공임신중절은 위에서 언급한 경우가 아닌 다른 이유, 즉 계획하지 않은 임신이나 부적절하게 발생된 임신에 대해서 사회 · 경제적 이유 혹은 본인 요청 등에 의해서 실시하는 인공임신중절로서 우리 사회에서 끊임없이 논란이 되고 있는 '인공임신중절(낙태)'이란 이 경우를 말하며, 그동안 우리나라 형법에서는 불법으로 간주하고 낙태죄로 처벌을 하였으나, 2021년 1월 1일부터는 대체입법 전까지는 낙태죄로 처벌할 수 없게 되었다.

(2) 인공임신중절의 방법

현대의학에서 사용되고 있는 인공임신중절 방법에는 자궁소파술(子宮搔爬術, dilation and curettage, D&C), 진공흡입술(vacuum aspiration), 약제 사용법, 자궁 절개법, 유도 분만법 등이 있다. 임신 12주 이내에는 주로 자궁소파술이 시행되는데, 이는 기구를 사용하여 자궁목부위(자궁경부, uterine cervix)를 확장시킨 후 포셉(forecep)으로 태아(胎兒, fetus)와 태반(胎盤, placenta)을 꺼내고 큐

렛(curette)을 이용하여 자궁내막을 긁어내는 방법이다. 진공 흡입법은 진공 튜브를 자궁내로 삽입한 뒤 진공 펌프를 연결하여 태아와 태반을 진공으로 빨아들이는 방법이다. 약제 사용법은 프로스타글란딘(prostaglandin) 같은 약제를 사용하면 자궁목부위를 연화시키고 자궁 수축, 자궁목부위의 확장 등이 일어나 태아 및 태반이 모체 밖으로 배출되는 방법이다. 자궁 절개법은 복부 혹은 질벽을 통해 자궁을 절개한 후 태아를 제거하는 고전적인 인공임신중절 방법이다. 유도 분만법은 임신이 중기에 접어드는 만 16주 이상이 된 경우, 즉 인공임신중절이 가능한 기간인 임신 24주에 가까운 경우 염화칼륨(염화포타슘, potassium chloride, KCl) 같은 약물을 태아에 주입하여 심장을 멎게 한 다음 분만을 유도하여 인공임신중절을 시행하는 방법이다.

(3) 우리나라 인공임신중절 현황 및 원인

2020년까지는 우리나라 형법에서는 낙태죄로 불법 인공임신중절을 시행한 경우 처벌을 하고 있어서, 법으로 엄격히 제한하는 것과는 달리 현실에서 인공임신중절수술은 암암리에 시행되고 있었다. 수술을 하다 적발되어 산모와 의사가 처벌을 받은 건수는 극히 드물어 낙태죄는 사실상 '사문화 규정'으로 평가되어 왔다. 실제 불법 인공임신중절수술이 해마다 10만 건 이상에 달하는 게 공공연한 사실임에도 정부는 적극적인 단속에 나서지도 않고 있다. 형법상 낙태죄로 기소돼 정식 재판을 받는 건수는 2014년 8건, 2015년 14건 등 연간 10건 안팎에 불과하다. 보건복지부의 실태조사에 따르면 인공임신중절수술을 받은 사람은 2005년 34만여 명, 2010년 16만 9,000명으로 추정된다(그

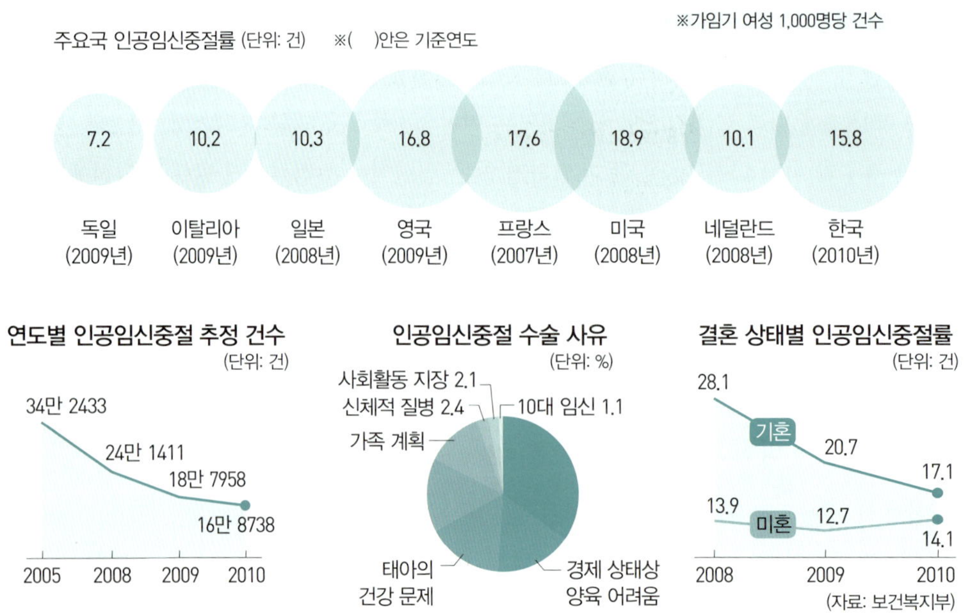

그림 5-1 연도별 인공임신중절 추정 건수, 수술 사유 등

*출처: 서울신문

림 5-1). 실제 수치는 더 많을 것으로 짐작된다. 공식 통계에 잡히는 합법적인 임신중절수술은 한 해 약 5,000여 건 정도 되는 것으로 추측되지만, 실제 이뤄지는 인공임신중절은 최소 10만 건을 넘어설 거라는 게 의료계 안팎의 관측이다. 모자보건법에서 인정하는 합법적인 인공임신중절은 강간 · 준강간(準强姦)으로 인한 임신, 산모 위험, 유전적 이상 등의 극히 예외적인 경우에 한한다. 100건의 인공임신중절 중 기껏해야 5건 정도만 합법이고, 인공임신중절 여성과 수술 의사 등 연간 적어도 20만 명 이상의 범법자를 양산하고 있을 정도로 우리 사회에 불법 인공임신중절이 만연해 있다는 것이 공공연한 현실이었다.

전 세계 연간 낙태 건수

(단위: 만건, 2010~2014년 기준)

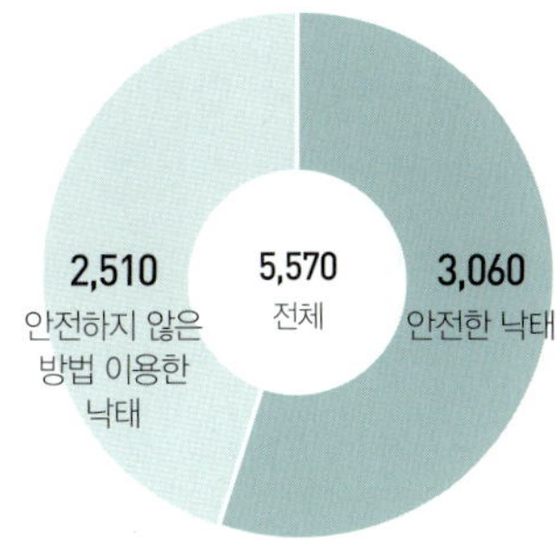

안전하지 않은 방법 통한 낙태 비율

낙태 금지 국가	75%
낙태 폭넓게 허용된 국가	10%

자료: 세계보건기구, 미국 낙태 연구단체 구트마커연구소

*출처: 한국일보

실제로 세계보건기구(WHO)와 미국 인공임신중절 연구단체 구트마커연구소가 2010~14년 자료를 토대로 연구한 결과에 따르면 인공임신중절이 허용된 국가에서는 위험한 시술 비율이 10%에 그친 반면, 인공임신중절 금지 국가에서는 75%에 달하는 것으로 집계됐다.

보건복지부의 2015 인공임신중절 국민인식조사에서는 가임기 여성 중 인공임신중절수술 경험을 한 여성은 약 19.6%로 나타났다. 인공임신중절 사유로는 '원하지 않는 임신'이 가장 높았으며, '산모의 건강문제', '경제적 사정', '태아의 건강문제', '주변의 시선', '부모가 될 자신이 없어서' 순이었다.

(4) 인공임신중절의 위해성

이유가 어떻든 인공임신중절, 즉 낙태의 경우 자연적으로 진행되고 있는 임신 과정을 강제적, 인위적으로 중단시키는 일이기 때문에 임신한 여성의 건강에 많은 심각한 부작용을 초래할 수 있게 된다. 인공임신중절과 관련된 흔한 부작용으로는 자궁 천공, 자궁내막염(endometritis), 자궁목부위 협착증, 골반염(PID, pelvic inflammatory disease) 등이 나타나며, 심한 경우 영구 난임으로 이어지는 경우가 있다. 뿐만 아니라 생명을 죽였다는 죄책감으로 인한 정신적 외상(trauma)을 겪기도 한다. 특히, 불법 인공임신중절을 하는 경우에는 정상적인 치료를 받을 수 없는 상황이 된다든지 더욱 심각한 문제를 겪을 수도 있다.

세계보건기구(WHO)에서는 시술 후에 고열 및 오한, 근육통 및 무력감, 복통, 허리통증, 복부 압통, 출혈 지속, 악취 있는 분비물, 6주 이상 월경의 지연, 오심과 구토(nausea and vomiting, N&V)의 증상이 있을 경우, 신속하게 검사와 치료를 받도록 지침을 마련하고 있다.

3) 여성의 자기결정권과 태아의 생명권 논쟁

윤리적으로 태아(胎兒, fetus)가 인간이 아니라는 결론이 내려진 것은 아니지만, 세계 많은 나라들이 인공임신중절을 법적으로 허용하고 있는 추세이다. 이는 여성 인권 및 여성의 행복권 추구라는 관점에서 여성들의 손을 들어주고 있기 때문일 것이다. 태아를 인간 생명으로 인정할 경우, 인공임신중절의 도덕성(道德性) 문제와 부딪힐 수밖에 없다. '태아의 생명권(生命權)'과 '여성의 자기결정권(自己決定權)과 행복추구권(幸福追求權)' 사이에 어느 것이 도덕적인 우선권을 갖는지에 대한 물음은 쉽게 답을 찾기 어려운 것 또한 현실이다. 인공임신중절을 법적으로 인정하는 나라들이라 할지라도 임신(妊娠), 출산(出産), 양육(養育) 등 현실적인 문제를 고려하고, 아직 출생하지 않은 생명체보다는 삶을 영위하고 있는 여성들의 편을 들어 주고는 있지만, 단지 현실적인 측면만을 고려해 여성들의 편을 들어주는 것만이 아니라는 것을 명심해야 한다. 결국 어느 권리가 도덕적인 우선성을 갖는지의 물음이 생기게 된다.

우리나라에서도 태아의 생명권과 여성의 삶, 자기결정권에 대한 논쟁이 형법에서 규정하고 있는 낙태죄 폐지와 관련하여 진행되고 있다. 2017년 청와대 홈페이지 국민 청원 게시판에 '낙태죄 폐지' 청원에 대한 청와대의 공식적인 의견이 나온 후 찬반의견이 더욱 첨예하게 대립되었고, 2019년 4월 11일 헌법재판소에서 낙태죄에 대한 헌법불합치 결정이 내려진 이후 대체입법 시한인 2020년 12월 31일까지 첨예한 의견 대립이 이어져 결국 합의된 대체입법은 도출해내지 못한 상태로 이러한 논쟁은 계속될 상황이다.

2. 인공임신중절의 합법화와 관련된 문제

우리나라에서는 인공임신중절, 즉 낙태에 대해 형식적으로 금지의 입장을 취하고 있다. 형법(刑法) 제27장 제269조와 제270조에 의해 인공임신중절을 '낙태죄'로 처벌하고 있었다. 그러나 형법상 낙태죄가 있음에도 불구하고, 모자보건법 제14조와 모자보건법시행령(母子保健法施行令) 제15조에서는 예외 규정을 두어 요건을 충족하면 인공임신중절을 허용하고 있다. 형법과 모자보건법에 의해 인공임신중절의 '원칙적(原則的) 금지'와 '예외적(例外的) 허용'이라는 형식으로 인공임신중절이 규정되어 있음에도 불구하고, 암암리에 많은 인공임신중절시술이 시행되어 왔었고, 현실적으로 낙태죄를 처벌하는 경우는 많지 않았다.

낙태죄 폐지 운동과 관련하여 청와대 홈페이지 국민소통 광장 코너에 등록된 '낙태죄' 폐지 청원의 경우 한 달 만에 23만 명 이상이 참여하여 마감되었고, 청원 참여인 20만 명이 넘은 경우에는 청와대에서 공식 답변을 내놓기로 하였기 때문에, 청와대에서도 정무수석이 직접 나서 공식입장을 내놓게 되었다. 이를 계기로 낙태죄의 폐지 여부가 뜨거운 이슈로 떠올라 이제는 인공임신중절, 즉 낙태의 합법화 문제가 본격적으로 공론화(公論化)되었으며, 이러한 논쟁은 낙태죄에 대한 사회적 합의를 통해 대체입법이 될 때까지는 계속될 수밖에 없을 것이다.

1) 우리나라의 인공임신중절 관련법

(1) 형법

1953년에 제정된 우리나라의 형법(刑法) 제27장 '낙태의 죄'에서 인공임신중절을 엄격히 규제하고 있었다. 형법상 인공임신중절은 임신부뿐만 아니라 방조자 및 의료인 모두를 처벌하는 입장을 취하고 있다. 형법 제269조 1항에서는 임신한 여성이 인공임신중절한 때에는 징역 1년 이하 또는 200만 원 이하의 벌금으로, 제270조 1항에서 인공임신중절 시술을 한 의료인은 2년 이하의 징역으로 처벌하도록 하고 있으며, 불법 인공임신중절수술로 금고 이상의 형을 선고받은 의사는 의료법에 따라 3년간 의사 면허도 취소되게 된다. 다음에 형법 제27장 제269조와 제270조를 나타내었으니 살펴보기 바란다.

형법 제27장 낙태의 죄

제269조(낙태) ① 부녀가 약물 기타 방법으로 낙태한 때에는 1년 이하의 징역 또는 200만 원 이하의 벌금에 처한다.〈개정 1995. 12. 29.〉

② 부녀의 촉탁 또는 승낙을 받아 낙태하게 한 자도 제1항의 형과 같다.〈개정 1995. 12. 29.〉

③ 제2항의 죄를 범하여 부녀를 상해에 이르게 한 때에는 3년 이하의 징역에 처한다. 사망에 이르게 한 때에는 7년 이하의 징역에 처한다.〈개정 1995. 12. 29.〉

[헌법불합치, 2017헌바127, 2019. 4. 11. 형법(1995. 12. 29. 법률 제5057호로 개정된 것) 제269조 제1항, 제270조 제1항 중 '의사'에 관한 부분은 모두 헌법에 합치되지 아니한다. 위 조항들은 2020. 12. 31.을 시한으로 입법자가 개정할 때까지 계속 적용된다]

제270조(의사 등의 낙태, 부동의 낙태) ① 의사, 한의사, 조산사, 약제사 또는 약종상이 부녀의 촉탁 또는 승낙을 받아 낙태하게 한 때에는 2년 이하의 징역에 처한다.〈개정 1995. 12. 29.〉

② 부녀의 촉탁 또는 승낙 없이 낙태하게 한 자는 3년 이하의 징역에 처한다.

③ 제1항 또는 제2항의 죄를 범하여 부녀를 상해에 이르게 한 때에는 5년 이하의 징역에 처한다. 사망에 이르게 한 때에는 10년 이하의 징역에 처한다.〈개정 1995. 12. 29.〉

④ 전3항의 경우에는 7년 이하의 자격정지를 병과한다.

[헌법불합치, 2017헌바127, 2019. 4. 11. 형법(1995. 12. 29. 법률 제5057호로 개정된 것) 제269조 제1항, 제270조 제1항 중 '의사'에 관한 부분은 모두 헌법에 합치되지 아니한다. 위 조항들은 2020. 12. 31.을 시한으로 입법자가 개정할 때까지 계속 적용된다]

그리고 헙법재판소에서 결정한 낙태죄에 대한 "헌법불합치"내용과 "정부 입법안"도 함께 살펴보는 것도 의미가 있을 것이다.

〈낙태죄에 대한 헌법불합치 내용 일부, 2019.4.11.〉

[헌재 2017헌바127 결정, 헌법불합치의견(4인) 中] 자기낙태죄 조항과 의사낙태죄 조항의 위헌성은 모자보건법에서 정한 사유에 해당하지 않는다면 **결정가능기간 중**에 다양하고 광범위한 **사회적 · 경제적 사유**로 인하여 낙태갈등 상황을 겪고 있는 경우까지도 **예외 없이 전면적 · 일률적으로** 임신의 유지 및 출산을 강제하고, 이를 위반하여 **낙태한 경우 형사처벌함**으로써 **임신한 여성의 자기결정권을 과도하게 침해**한다는 점에 있는 것이고, **태아의 생명을 보호하기 위하여 낙태를 금지하고 형사처벌하는 것 자체가 모든 경우에 헌법에 위반된다고 볼 수는 없다.** 그런데 자기낙태죄 조항과 의사낙태죄 조항에 대하여 각각 단순위헌결정을 할 경우 **임신기간 전체에 걸쳐 행해진 모든 낙태를 처벌할 수 없게 됨으로써 용인하기 어려운 법적 공백**이 생기게 된다.

[헌재 2017헌바127 결정, 헌법불합치 의견(4인) 中] 입법자는 위 조항들의 위헌적 상태를 제거하기 위해 낙태의 형사처벌에 대한 규율을 형성함에 있어서, 결정가능기간을 어떻게 정하고 결정가능기간의 종기를 언제까지로 할 것인지, 태아의 생명 보호와 임신한 여성의 자기결정권의 실현을 최적화할 수 있는 해법을 마련하기 위해 **결정가능기간 중 일정한 시기까지는 사회적 · 경제적 사유에 대한 확인을 요구하지 않을 것인지 여부**까지를 포함하여 결정가능기간과 사회적 · 경제적 사유를 구체적으로 어떻게 조합할 것인지, 상담요건이나 숙려기간 등과 같은 일정한 절차적 요건을 추가할 것인지 여부 등에 관하여 **앞서 우리 재판소가 설시한 한계 내에서 입법재량**을 가진다.

[단순위헌 의견(3인) 中] 태아가 덜 발달하고, 안전한 낙태 수술이 가능하며, 여성이 낙태 여부를 숙고하여 결정하기에 필요한 기간인 **임신 제1삼분기**(first trimester, **대략 마지막 생리기간의 첫날부터 14주 무렵까지**)에는 임신한 여성의 자기결정권을 최대한 존중하여 그가 자신의 존엄성과 자율성에 터 잡아 형성한 인생관 · 사회관을 바탕으로 자신이 처한 상황에 대하여 숙고한 뒤 낙태 여부를 스스로 결정할 수 있도록 하여야 한다...(중략)... 따라서 심판대상조항들 중 적어도 임신 제1삼분기에 이루어진 낙태에 대하여 처벌하는 부분은 그 위헌성이 명확하여 처벌의 범위가 불확실하다고 볼 수 없고, 또한 **임신 제1삼분기에 이루어지는 낙태의 처벌 여부에 대하여는 입법자의 입법재량이 인정될 여지도 없으므로,** 헌법불합치결정의 필요성 내지 불가피성이 인정된다고 보기 어렵다.

〈정부 입법 예고(안), 2020.10.7.〉

현　행	개 정 안
제269조(낙태) ① 부녀가 약물 기타 방법으로 낙태한 때에는 1년 이하의 징역 또는 200만원 이하의 벌금에 처한다. ② 부녀의 촉탁 또는 승낙을 받어 낙태하게 한 자도 제1항의 형과 같다. ③ 생략 **제270조(의사 등의 낙태, 부동의낙태)** ① 의사, 한의사, 조산사, 약제사 또는 약종상이 부녀의 촉탁 또는 승낙을 받어 낙태하게 한 때에는 2년 이하의 징역에 처한다. ②~④ 생략	〈현행과 같음〉

현 행	개 정 안
〈신 설〉 ※ 관련 규정 **모자보건법 제14조(인공임신중절수술의 허용한계)** ① 의사는 다음 각 호의 어느 하나에 해당되는 경우에만 본인과 배우자(사실상의 혼인관계에 있는 사람을 포함한다. 이하 같다)의 동의를 받아 인공임신중절수술을 할 수 있다. 1. 본인이나 배우자가 대통령령으로 정하는 우생학적(優生學的) 또는 유전학적 정신장애나 신체질환이 있는 경우 2. 본인이나 배우자가 대통령령으로 정하는 전염성 질환이 있는 경우 3. 강간 또는 준강간(準强姦)에 의하여 임신된 경우 4. 법률상 혼인할 수 없는 혈족 또는 인척 간에 임신된 경우 5. 임신의 지속이 보건의학적 이유로 모체의 건강을 심각하게 해치고 있거나 해칠 우려가 있는 경우 ②~③ 생략 **모자보건법 시행령 제15조(인공임신중절수술의 허용한계)** ① 법 제14조에 따른 인공임신중절수술은 임신 24주일 이내인 사람만 할 수 있다. **모자보건법 제28조(「형법」의 적용 배제)** 이 법에 따른 인공임신중절수술을 받은 자와 수술을 한 자는 「형법」 제269조제1항 · 제2항 및 제270조제1항에도 불구하고 처벌하지 아니한다.	**제270조의2(낙태의 허용요건)** ① 제269조제1항, 제2항 또는 제270조제1항의 행위가 임신 14주 이내에 의사에 의하여 의학적으로 인정된 방법으로 이루어진 때에는 처벌하지 아니한다. ② 제269조제1항, 제2항 또는 제270조제1항의 행위가 **임신 24주 이내**에 의사에 의하여 의학적으로 인정된 방법으로 이루어지고 **다음 각 호의 어느 하나에 해당하는 때에는 처벌하지 아니한다.** 다만 제3호에 해당하는 경우에는 임신한 여성이 모자보건법에서 정한 상담을 받고, 그 때부터 24시간이 경과하여야 한다. 1. 강간 또는 준강간(準强姦) 등 범죄행위로 인하여 임신된 경우 2. 법률상 혼인할 수 없는 혈족 또는 인척 간에 임신된 경우 **3. 임신의 지속이 사회적 또는 경제적 이유로 임신한 여성을 심각한 곤경에 처하게 하거나 처하게 할 우려가 있는 경우** 4. 임신의 지속이 보건의학적 이유로 임신한 여성의 건강을 심각하게 해치고 있거나 해칠 우려가 있는 경우 **③ 임신한 여성이 모자보건법에서 정한 상담 절차에 따라 임신의 지속, 출산 및 양육에 관한 충분한 정보를 제공받고 숙고 끝에 임신을 지속할 수 없다는 자기 결정에 이른 경우에는 제2항제3호의 사유가 있는 것으로 추정한다.**

(2) 모자보건법

인공임신중절을 완전히 금지했던 형법과는 별도로 1973년 제정된 모자보건법 및 모자보건법시행령(母子保健法施行令)에서 일정 요건을 갖춘 경우에 인공임신중절을 허용하는 규정을 두고 있다. 모자보건법 제14조에 규정되어 있는 인공임신중절 허용사유 다섯 가지를 살펴보면, 본인이나 배우자가 우생학적(優生學的) 또는 유전학적(遺傳學的) 정신장애나 신체질환이 있는 경우, 전염성 질환이 있을 경우, 강간 · 준강간(準强姦)에 의해 임신을 한 경우, 근친상간으로 인한 임신을 한 경우, 임신의 지속이 보건 의학적 이유로 모체의 건강을 심각하게 해치고 있거나 해칠 우려가 있는 경우 등이다.

이렇게 모자보건법상 인공임신중절수술이 허용되는 경우에도 '합법적 인공임신중절'을 구성하는 요건은 매우 까다롭게 되어 있다. 여기에 더하여 모자보건법시행령 제15조에서는 반드시 임신 24주 이내여야 하며, 본인과 배우자(사실혼 관계 포함)의 동의를 요구하고 있다. 배우자의 사망 · 실종 · 행방불명 및 부득이한 사유가 있을 때만 본인의 동의만으로 수술이 가능하다. 여성이 성폭행 피해로 임신하더라도 이를 증명할 수 있어야 인공임신중절이 가능한데, 법원에서 사실 여부를 가리는 데에 1년을 넘기는 경우가 많아 현실적으로 어려움이 많이 발생한다. 다음에 모자보건법 제2조 7항 인공임신중절수술의 정의, 제14조와 제28조 및 모자보건법시행령 제15조를 나타내었으니 살펴보기 바란다. 향후 형법에서 낙태죄 폐지 여부 및 개정 입법과 맞물려 모자보건법 및 시행령 또한 손질을 해야 할 것이다.

모자보건법

제2조(정의)

이 법에서 사용하는 용어의 정의는 다음과 같다.

1. 내지6.호 생략
7. "인공임신중절수술"이라 함은 태아가 모체 밖에서는 생명을 유지할 수 없는 시기에 태아와 그 부속물을 인공적으로 모체 밖으로 배출시키는 수술을 말한다.

제14조(인공임신중절수술의 허용한계)

① 의사는 다음 각 호의 어느 하나에 해당되는 경우에만 본인과 배우자(사실상의 혼인관계에 있는 사람을 포함한다. 이하 같다)의 동의를 받아 인공임신중절수술을 할 수 있다.

1. 본인이나 배우자가 대통령령으로 정하는 우생학적(優生學的) 또는 유전학적 정신장애나 신체질환이 있는 경우
2. 본인이나 배우자가 대통령령으로 정하는 전염성 질환이 있는 경우
3. 강간 또는 준강간(準强姦)에 의하여 임신된 경우
4. 법률상 혼인할 수 없는 혈족 또는 인척 간에 임신된 경우
5. 임신의 지속이 보건의학적 이유로 모체의 건강을 심각하게 해치고 있거나 해칠 우려가 있는 경우

② 제1항의 경우에 배우자의 사망 · 실종 · 행방불명, 그 밖에 부득이한 사유로 동의를 받을 수 없으면 본인의 동의만으로 그 수술을 할 수 있다.

③ 제1항의 경우 본인이나 배우자가 심신장애로 의사표시를 할 수 없을 때에는 그 친권자나 후견인의 동의로, 친권자나 후견인이 없을 때에는 부양의무자의 동의로 각각 그 동의를 갈음할 수 있다.

모자보건법시행령 제15조(인공임신중절수술의 허용한계)

① 법 제14조에 따른 인공임신중절수술은 임신 24주일 이내인 사람만 할 수 있다.

② 법 제14조 제1항 제1호에 따라 인공임신중절수술을 할 수 있는 우생학적 또는 유전학적 정신장애나 신체질환은 연골무형성증, 낭성섬유증 및 그 밖의 유전성 질환으로서 그 질환이 태아에 미치는 위험성이 높은 질환으로 한다.

③ 법 제14조 제1항 제2호에 따라 인공임신중절수술을 할 수 있는 전염성 질환은 풍진, 톡소플라즈마증 및 그 밖에 의학적으로 태아에 미치는 위험성이 높은 전염성 질환으로 한다.

제28조(「형법」의 적용 배제)

이 법에 따른 인공임신중절수술을 받은 자와 수술을 한 자는 「형법」 제269조 제1항 · 제2항 및 제270조 제1항에도 불구하고 처벌하지 아니한다.

(3) 인공임신중절 처벌 강화 및 '모자보건법 14조' 개정 및 '낙태죄 폐지' 논란

위에서 언급한 현행 모자보건법 및 모자보건법시행령상 인공임신중절을 허용하는 기준 이외에 미혼(未婚) · 미성년(未成年) 임신, 양육(養育)의 어려움 등 '사회적 적응 사유'를 포함시킬지에 대해 찬반 논란이 꾸준히 진행되어 왔는데, 현 정부에 이르기까지 인공임신중절 허용을 규정하는 모자보건법 제14조의 개정 필요성은 인정하면서 개정 방향을 결정하지 못하고 있으며 개정안 마련까지 충분한 사회적 공론화(公論化) 과정을 거쳐야 할 상황이다. 위에 제시된 정부입법 예고(안)을 살펴보면 참고가 될 것이다.

현재 우리나라는 OECD 35개 회원국 가운데 사회 · 경제적 사유의 인공임신중절을 금지하는 7개국에 포함되지만, 인공임신중절률은 이를 허용하는 국가보다 높은 것으로 나타나고 있다. 보건복지부가 2005년에 발표한 국내 인공임신중절 추정 건수는 약 34만여 건, 2010년 조사에서는 약 16만 9,000천 건에 달하고 있으며, 이 중 90% 이상이 불법이라는 조사결과도 나왔었다. 하지만 '낙태죄'로 처벌받는 사람은 1년에 10여 명이 안 되는 현실에서 인공임신중절을 불허하는 법률의 실효성 문제가 개정 논란의 초점이 되어 왔다.

이러한 현실에서 2016년 9월 보건복지부는 환자 안전을 위협하는 '비도덕적 진료행위'의 구체적인 유형을 정하고, 이에 대한 처벌을 강화하는 '의료관계 행정처분규칙' 개정안을 입법 예고했다. 보건복지부는 비도덕적 진료행위에 대리수술, 진료 중 성범죄, 허가받지 않은 주사제 사용 등과 함께 '임

의료관계 행정처분 규칙 개정안

의료관계 행정처분 규칙 일부를 다음과 같이 개정한다.

가. 생략.

나. 비도덕적 진료행위 처분유형을 세분화 하고 행정처분 기준을 강화함([별표] 행정처분 2. 개별기준 가. 32)를 다음과 같이 한다.)

위반사항	근거법령	행정처분 기준
32) 비도덕적 진료행위를 한 경우 가) 의학적 타당성 등 구체적 사유 없이 의약품으로 허가받지 않은 주사제 등을 사용하는 경우 나) 의사, 치과의사, 한의사가 진료 목적외로 마약 또는 향정신성의약품을 처방하거나 투약한 경우 다) 진료 중 「성폭력범죄의 처벌 등에 관한 특례법」 제2조제1항 각 호에 열거된 범죄의 구성요건에 해당하는 행위를 한 경우 라) 수술 예정 의사가 환자의 동의 등 특별한 사유 없이 다른 의사, 한의사 또는 치과의사로 하여금 대리하여 수술을 하게한 경우 마) 변질 · 변패(變敗) · 오염 · 손상되었거나 유효기한 또는 사용기한이 지난 의약품을 사용한 경우 바) 모자보건법 제14조제1항을 위반하여 임신중절수술을 한 경우 사) 마약 · 대마 · 향정신성의약품 외의 약물 등으로 인하여 진료행위에 영향을 받은 경우 아) 그 밖의 비도덕적 진료행위를 한 경우	법 제66조 제1항제1호 및 영 제32조 제1항제2호	자격정지 12개월 (참고: 개정 전-자격정지 1개월)

신중절수술'을 포함시켜 논란을 일으켰다. 개정안에 따르면 인공임신중절수술을 한 의사의 자격정지 기간은 기존 1개월에서 최대 12개월까지로 늘어나게 된다. 보건복지부는 인공임신중절수술이 암암리에 행해지고 있으나 적발이 되더라도 1개월 이하의 의사 면허 정지 처분에 그쳐 제대로 된 제재가 어려웠다며 임신중절수술 처벌을 강화하는 이유를 밝혔다. 또 "인공임신중절 처벌을 단순히 12개월로 강화해 일괄적으로 적용하는 것이 아니라 불가피한 인공임신중절 사유를 고려해 처벌조항을 경고단계부터 시작해 12개월 자격정지 등 다양하게 정할 것"이라고 말했다. 다음에 의료관계 행정처분 규칙 중 '비도덕적 진료행위'를 한 경우에 대한 개정안을 나타냈으니 참고하기 바란다. 개정안 전문을 확인코자 하는 경우에는 '보건복지부 홈페이지-정보→법령→입법/행정예고 전자공청회 메뉴'에서 확인할 수 있다.

앞에서 언급한 '비도덕적 진료행위'에 대한 보건복지부 개정안이 발표되자 산부인과계에서는 인공임신중절을 비도덕적 행위에 포함시키는 것 자체가 의사들을 '잠재적 범법자'로 취급하는 것과 같다고 반발했다. 또 의료인에게 책임을 전가하여 의사에 대한 처벌만 강화하는 것은 근본적인 해결책이 될 수 없다고 비판했다.

대한산부인과의사회에서도 "비도덕적 진료행위에서 '인공임신중절'을 삭제하지 않을 경우, 개정안이 시행되는 시점부터 모든 인공임신중절 시술을 거부하겠다"고 선언하기도 했다. 또한, "현행 모자보건법은 현실을 전혀 반영하지 못하고 있다. 인공임신중절의 99%는 '원치 않는 임신' 때문이다. 대책 없는 의사 처벌 위주의 정책보다는 인공임신중절에 대한 사회적 합의가 우선"이라고 주장했다.

이에 대해 여성단체 등도 보건복지부의 입법예고안에 대해 거세게 반발했다. 한국여성단체연합 · 한국여성민우회 등 14개 여성단체는 2016년 10월 서울 종로구 보신각 앞에서 '낙태죄 폐지를 위한 검은 시위'를 벌였다. 이들은 공동성명서에서 "임신중지를 범죄로 규정하고 처벌을 강화하는 행위는 인공임신중절을 근절시키는 것이 아니라 위험한 시술을 더욱 부추기는 방법일 뿐"이라고 비판하며, '나는 자궁이 아니다 사람이다', '내 자궁은 나의 것', '내 몸은 불법이 아니다' 등의 푯말을 들고 시위를 벌였다. 이들은 의료계에 대해서도 "국민건강이나 권리에 대한 생각을 조금이라도 했다면 인공임신중절수술 중단이라는 협상안을 내놓지 않았을 것"이라고 비판했다. 이들 여성단체들은 '모두를 위한 낙태죄 폐지 공동행동'을 결성하고 2017년 10월 '낙태죄 폐지 청와대 청원에 대한 의견서'를 발표하고 낙태죄 폐지 반대의사를 표명했으며, 낙태죄 폐지 관련 청원에서 23만 명이 넘은 지지를 받아 청와대로부터 공식적인 입장을 얻어내기도 했다. 이후에도 현재까지 논쟁은 계속되고 있다.

선진국의 선례처럼 법률만으로는 인공임신중절이 줄어들지 않아 여성 인권이 저촉 받지 않는 적절한 영역에서 사회적 적응 사유를 법 개정안에 포함시켜야 한다는 의견도 있는 반면, 현행법이 아주 특별한 경우에만 인공임신중절을 허용하고 있어 불법 인공임신중절을 조장한다는 주장이 제기되자 이에 맞서는 반대의견도 만만치 않게 나오고 있다. 사회적 적응이라는 막연한 조항이 결국 인공임신중절 자유화로 이어질 것이라며 (사)낙태반대운동연합 같은 단체에서는 인공임신중절을 반대하며, 낙태죄 개정이 아닌 낙태죄 유지가 실질적인 인공임신중절 정책이 될 것이라고 주장하기도 한다.

2) 세계 여러 나라의 인공임신중절 관련법 법제화 현황

인공임신중절의 합법화와 관련해서는 아일랜드와 중남미의 일부 가톨릭 국가를 제외하고는 세계의 많은 나라들에서 대부분 일정한 시기까지는 임신부 본인이 원하는 경우엔 조건 없이 인공임신중절을 할 수 있다. 또 이 시기가 지나더라도 예외적인 경우엔 허가하는 '사유규제(事由規制)'를 유연하게 적용하고 있다. 우리나라처럼 사유규제만을 둔 국가들도 있지만, 대부분 사회(社會) · 경제(經濟)적 사유를 인정해 허용사유를 넓혀가는 추세이다(표 5-1).

보건복지부 등에 따르면 경제협력개발기구(OECD) 회원국을 기준으로 보면 우리나라와 뉴질랜드, 영국, 이스라엘, 일본, 칠레 등 10개국을 제외한 25개국에서는 여성의 자기결정권을 인정, 본인의 요청에 따라 인공임신중절이 가능하다. 크게 임신 기간을 12주와 18주, 24주 등으로 나눠 시기별로 허용 여부를 달리하는 '기한규제(期限規制)' 방식이다. 미국과 독일, 프랑스는 임신 12주까지는 인공임신중절을 할 수 있다. 스웨덴의 경우 임신 18주까지는 여성이 원할 경우, 이후에는 보건당국의 허가를 받으면 인공임신중절이 가능하다. 이 같은 기한규제는 태아의 독자적 생존 가능성이 있는 시기를 기준으로 삼으면서 생명권과의 조화를 시도하고 있다. 때문에 네덜란드는 '착상(着床) 이후부터 체외생존 가능성이 생기는 시점'을 24주 이후라고 보고, 이 시기 전에는 인공임신중절에 대한 법적 규제가 없다. 우루과이는 2012년, 아일랜드는 2013년 산모의 건강이 위태로운 경우 등 인공임신중절을 제한적으로 허용하는 법률을 제정했다. 뿐만 아니라 인공임신중절 전면 금지국가인 칠레에서도 2017년 8월 인공임신중절 완화 조치를, 볼리비아 의회에서도 2017년 12월 임신 8주 이전(배아기), 17세 이하 소녀의 경우 인공임신중절 전면금지 완화 결정을 내리기도 했다. 캐나다에서는 1988년 모든 기간의 임신중지를 허용했고, 프랑스는 2020년 하원에서 모든 기간의 임신중지를 허용하는 법안을 통과시켰나. 오스트레일리아 퀸즐랜드주에서도 낙태죄를 폐지하였다.

상당수의 OECD 회원국들은 인공임신중절 시술을 결정하기 전에 의학적 상담과 사회적 상담을 병

표 5-1 각 나라별 인공임신중절 허용 기준

*△는 24주 이내 다운증후군 또는 중증장애 발견 시 인공임신중절 허용

	한국	일본	중국	호주	미국	칠레	독일	프랑스	영국
임산부 건강	o	o	o	o	o	x	o	o	o
강간 · 근친강간	o	o	o	o	o	x	o	o	x
태아이상	△	x	o	o	o	x	o	o	o
사회 · 경제적 이유	x	o	o	o	o	x	o	o	o
본인 요청	x	x	o	x	o	x	o	o	x
낙태율(건)	15.8 ('10)	10.4 ('08)	–	16.2 ('09)	18.9 ('08)	0.5 ('05)	7.2 ('09)	17.6 ('07)	16.8 ('09)

*출처: 보건복지부, 전국 인공임신중절 변동 실태조사(2011)

행한다. 네덜란드와 독일, 벨기에, 프랑스 등은 여성의 요청에 의해 인공임신중절이 가능하지만 전문의와의 상담을 의무화하고, 상담 후 시술까지 대기기간을 둬 인공임신중절에 대해 신중히 결정할 수 있도록 돕는다. 네덜란드는 인공임신중절 시술 전과 후로 구분하여 상담을 제공하는데, 시술 전에는 책임 있는 결정을 돕기 위한 상담을 진행한 후 6일 동안의 의무 대기기간을 둔다. 시술 후에는 의학적 관리뿐 아니라 원치 않은 임신을 예방하기 위한 관련 정보도 제공한다. 독일은 의학적 상담 전에 사회적 상담을 먼저 받도록 하고 있다.

우리나라를 비롯한 영국과 일본, 핀란드 등에서는 원칙적으로 금지하고 예외적으로 허가하는 '사유 규제' 방식만을 채택하고 있다. 다만 우리나라의 모자보건법에서는 사회 · 경제적 사유로 인한 인공임신중절을 허용하지 않는 반면(2020년 정부 입법 예고(안)에는 허용하는 내용이 포함되었으나, 입법화는 되지 못함) 영국, 일본, 핀란드 등의 나라에서는 이를 인정하고 있다. 일본은 모체보호법(母體保護法)에서 '임신을 지속하거나 분만을 통해 신체적 또는 경제적 이유로 모체의 건강을 명백히 해칠 우려가 있는 경우'에는 인공임신중절이 가능하도록 규정해 뒀다. 또 합법적인 인공임신중절 사유에 속할 경우에는 배우자의 동의도 필요 없다. OECD 회원국 중 인공임신중절 시 배우자의 동의가 필요한 국가는 우리나라를 포함해 몇 나라뿐이며, 사회 · 경제적 사유를 인정하지 않은 나라도 6개국 뿐이다.

3) 인공임신중절 합법화와 관련된 공개적 활동

인공임신중절을 둘러싼 논란은 서구에서는 진보와 보수를 가르는 해묵은 논쟁거리지만 우리나라에서는 일부 전문가들을 제외하고는 거의 공개적인 논의가 이뤄지지 않았다. 여성의 자기결정권 · 건강권의 차원에서 임신중지 자유화가 확대된 서구와 달리, 우리나라에서는 정부의 인구 정책의 일환으로 인공임신중절 문제가 논의되곤 했다.

1953년 이후 형법(刑法)상 인공임신중절은 범죄로 규정되어 있었으나, 1973년 정부는 경제발전을 위해 시행하던 강력한 출산억제정책 중 하나로 우생학적(優生學的) · 보건의학적(保健醫學的) 사유 등으로 인공임신중절을 허용하는 모자보건법을 제정했다. 이후로도 정부는 1976년 허용 사유에 사회 · 경제적 사유를 추가하는 개정안, 1983년 비혼 여성의 인공임신중절과 2자녀 영세민 가구의 단산 인공임신중절을 합법화하는 개정안, 1985년 비혼 여성의 인공임신중절 합법화 추진 방안 등을 내놓으며 인공임신중절의 허용범위를 확대하려고 시도했으나 종교계 등의 반대에 실현되지 못했다.

1990년대에 이르러 출산 통제의 필요성이 낮아지고 태아의 생명권과 같은 담론이 전파되면서 인공임신중절을 하는 여성이 비난의 대상이 됐다. 특히 2000년대 들어 심각한 저출산(低出産) 문제가 사회문제화되면서 인공임신중절 시술에 대한 문제제기가 커졌다.

특히, 2010년에는 인공임신중절 근절운동을 하던 산부인과 의사 모임인 프로라이프(pro-life) 의사회가 인공임신중절수술을 한 병원 네 곳을 고발하면서 인공임신중절을 둘러싼 논쟁이 크게 번졌다. 당시 의사들이 인공임신중절수술을 꺼려하자, 수술할 병원을 찾지 못한 여성들은 해외까지 원정 인공임신중절수술에 나서는 일이 빚어졌고 중국산 '복제 낙태약'이 온라인상에서 불법 유통되기도 했다. 당시 국내 수술비는 수백만 원에 육박하도록 치솟은 것으로 알려졌다.

프로라이프 의사회의 고발은 2012년 10월 대법원까지 끌고 간 끝에 집행유예 1년, 자격정지 1년형을 확정받는 것으로 결론이 났다.

헌법재판소는 2012년 '동의낙태죄'에 대한 위헌 여부를 심리해 합헌이라고 판결한 적이 있다. 당시 9명의 재판관 중 한 자리가 공석이었고, 4명은 위헌 의견을 낼 정도로 팽팽히 맞섰으나, 위헌정족수인 6명보다 부족해 합헌 결정이 내려졌다.

당시 찬성하는 측은 "태아는 그 자체로 모(母)와 별개의 생명체이고, 특별한 사정이 없으면 인간으로 성장할 가능성이 크므로 생명권이 인정돼야 한다"며 태아의 생명권을 여성의 자기결정권보다 더 중요하게 평가했다.

반면, 위헌 의견을 낸 측은 "임신 초기의 인공임신중절까지 전면적 · 일률적으로 금지하고 처벌하는 것은 임산부의 자기결정권에 대한 침해의 최소성 원칙에 위배된다"고 판단했다.

5년의 시간이 흐른 2017년 2월 다시 낙태죄에 대한 위헌 여부를 심의해 달라고 헌법재판소에 판결을 재요구하였다. 특히 사회적으로 임신한 여성의 자기결정권에 대한 관심이 더 높아진 분위기여서 결과는 더 예측하기 힘들었는데, 2019년 4월 헌법불합치 결정이 내려졌으나, 2020년 12월 31일까지 대체입법까지는 이루어내지 못했다.

(1) 외국의 사례

국제적으로는 유엔(UN)이 나서서 안전하지 못한 인공임신중절이 공중보건을 위협하는 문제로 주목받아왔다. 특히, 인공임신중절이 불법인 국가들에서 막대기나 옷걸이 같은 이물질을 자궁에 삽입하거나 표백제나 테레빈유 등 독성물질을 마심으로써 위험한 인공임신중절을 시도하는 일이 자주 일어나고, 2003년 기준 800만 명이 인공임신중절 합병증으로 고통 받으며 6만 7,000여 명의 여성이 사망했다고 한다. 안전한 인공임신중절이 가능해지면 전체 모성사망의 20% 이상이 줄어든다는 조사도 있다. 유엔에서는 1979년 재생산-성적 건강과 권리를 여성의 인권으로 보장되어야 하는 가장 기본적인 권리로 규정하고, 성관계 · 임신 · 출산 · 인공임신중절을 개인이 자유롭고 책임 있게 결정할 수 있다고 선언했다. 또 각 나라에 '인공임신중절을 하는 여성들을 처벌하는 법조항이 제거되도록' 권고했다. 유엔 여성차별철폐위원회는 2011년 한국 정부에 "당사국의 형법 제269조와 제270조의 조항에 따라 인공임신중절이 처벌 가능한 범죄라는 사실에 대하여 우려"를 표하며 "인공임신중절을 한 여성들에게 부과되는 처벌 조항들을 삭제할 목적으로 당사국이 인공임신중절과 관련된 법, 특히 형법(刑法)을 검토할 것을 고려하고, 위원회 일반 권고 24호(1999년)에 따라 안전하지 않은 인공임신중절로부터 발생할 수 있는 합병증 관리를 위해 그들에게 양질의 서비스를 제공할 것"을 촉구했다. '낙태죄 폐지'와 관련된 세계 여러 나라에서 벌어진 시위는 많았지만, 2015년 폴란드에서 벌어진 '검은 옷 시위대' 사례가 대표적이다.

① 폴란드의 검은 옷 시위대

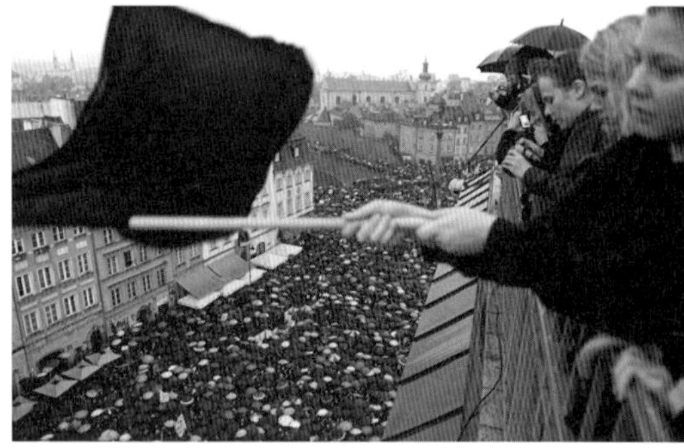

폴란드 '검은 옷 시위' 모습. *출처: 연합뉴스

가톨릭 국가인 폴란드는 이미 유럽에서도 가장 보수적인 편에 속하는 인공임신중절 금지법을 시행하고 있다. 임산부나 태아의 생명이 위험하거나 성폭행이나 근친상간으로 임신한 경우를 제외하고 인공임신중절을 할 수 없다. 이에 더해 2015년 로마 가톨릭교회의 강력한 지지에 힘입어 집권한 극우 정당 법과정의당이 2016년 인공임신중절 허용 예외 조항마저 없애고, 이를 어길 경우 최대 징역 5년형까지 처하는 내용의 인공임신중절 전면금지법을 통과시키겠다고 밝혔다. 법과정의당 대표 야로슬라프 카친스키는 "임산부가 위태롭거나 태아 사망이 거의 확실한 경우, 기형아 출산 가능성이 클 때도 아이가 세상에 나와 세례를 받고, 장례를 치르고 이름을 갖도록 노력할 것"이라고 말했다. 이에 10월 3일 반대하는 여성과 남성 수만 명이 검은 옷을 입고 거리로 나와 '검은 옷 시위'를 벌였다. 이들은 "나의 자궁은 나의 것" 등의 구호를 외쳤고, 파업도 벌였다. 또 독일과 벨기에, 북아일랜드 등 인근 국가에서도 연대 시위가 열렸다. 그 결과 폴란드에서는 인공임신중절 전면 금지법은 통과되지 못했다.

(2) 우리나라의 사례

① 한국판 '검은 시위'

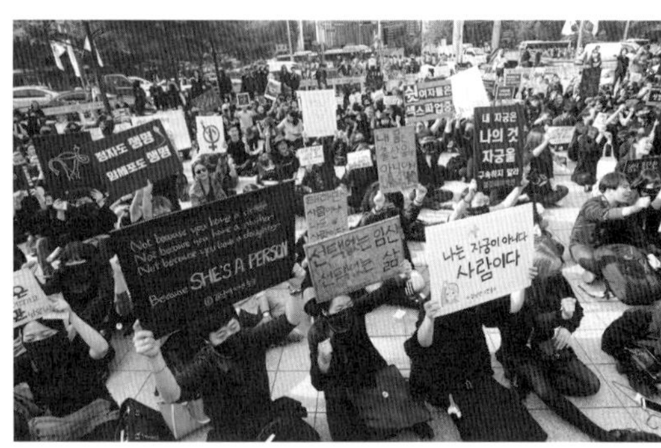

한국판 '검은 시위' 모습. *출처: 연합뉴스

앞에서 살펴본 바와 같이 한국판 '검은 시위'는 2016년 10월 보건복지부가 '비도덕적 진료행위'의 구체적 유형을 정하고, 인공임신중절 처벌을 강화하는 의료법 개정 입법예고안을 발표하면서 촉발됐다. 앞서 폴란드에서 10만 명이 넘는 사람들이 거리로 나와 시위를 벌였고, 그 결과 인공임신중절을 전면 금지하는 법안이 폐기된 바 있다. 당시 폴란드 여성들은 생식권에 대한 애도의 의미로 검은 옷을 입어 '검은 시위'로 불렸다. 한국 여성들도 그 뜻을 이어받아 검은 옷을 입고 시위를 벌였고, 서울에서 벌인 첫 시위는 전국으로 확산됐다. 지난해 한국판 '검은 시위'에 나선 지 1년 만인 2017년, 형법상 '낙태죄 폐지'를 위해 여성들이 다시 거리에 나섰다.

여성단체들의 연대체 '모두를 위한 낙태죄 폐지 공동행동'은 2017년 9월 서울에서 '모두를 위한 낙태죄 폐지 공동행동' 발족 퍼포먼스를 열었다. 연대체에는 건강과대안, 장애여성공감, 지구지역행동네트워크, 페미당당, 페미몬스터즈, 한국성폭력상담소, 한국여성단체연합, 한국여성민우회, 한국여

사례: "낙태죄 폐지" 집회에서 밝힌 인공임신중절 사례들

1996년, 두 번의 임신중절 경험

"독박육아, 이중노동, 피임은 신경도 안 쓰는 남편을 둔 모든 기혼 여성을 위해 낙태죄 폐지를 요구한다. 1996년 10월 그리고 같은 해 12월 두 번의 임신중절수술을 받았다. 아이 둘에 빠듯한 벌이로 전세 대출금 이자 갚고 양쪽 부모님 뒷바라지 하며 정신없이 살아가는 '보통의 부부'였다. 셋째가 생겼다는 걸 알고 눈앞이 캄캄했다. 독박육아와 직장생활로 지친 상태였기에 셋째까지 키울 수는 없었다. 그런데 수술 받은 지 두 달도 채 되기 전 남편은 '괜찮다'며 피임도 제대로 하지 않고 성관계를 했다. 또다시 원치 않는 임신을 하게 됐다. 병원에선 약해진 내 몸이 또 한 번의 낙태를 버티지 못할 거라고 염려했다. 하지만 어쩔 수 없었다."

1979년, 국가에 의한 복강경 피임 시술

"가난하고 못 배운 여자면 국가가 마음대로 다뤄도 되는가. 당시 나는 가난한 동네에서 자라 가난한 가정을 이룬 20대 초반이었다. 언제부턴가 보건소에서 나온 사람들이 가족계획사업을 한다고 집집마다 다니며 '애 안 낳는 게 가난에서 벗어나는 길이고 애국'이라고 했다. 수술하면 세금을 덜 낸다는 둥 집 구할 때 우선권을 준다는 둥 동네에 소문이 돌았다. 하도 집을 찾아와 권하는 데다 무료라고 하길래 수술을 받았다. 근데 수술 후 배가 너무 아프고 염증 때문에 한참 고생했다. 나중에 알고 보니 보건소마다 수술 건수가 많을수록 국가에서 돈을 많이 받는다고 했다. 제대로 된 설명 없이 거의 반강제로 수술한 경우가 태반이었다고 한다. 우리는 애 낳으라면 낳고, 낳지 말라면 낳지 않아야 하는 도구인가. 낳으라는 지금이나, 낳지 말라던 그때나 국가는 틀렸다."

2017년, 임신·낙태했다는 이유로 퇴학당함

"학생의 임신은 죄인가. 올해 2월, 임신한 걸 알았다. 생리가 늦어졌는데 임신일 거라곤 꿈에도 생각 못했다. 일주일간 남자친구에게도 말 못하고 혼자 고민했다. 나도 남자친구도 낙태 비용은 얼마인지, 어디서 어떻게 해야 하는지 몰랐다. 결국 부모님에게 말할 수밖에 없었다. 임신했다는 이유로 부모님에게 맞았다. 아빠는 '내 얼굴을 쳐다볼 수조차 없다며 나를 딸로 생각할 수 없다'고 했다. 엄마와 함께 병원에 가 낙태수술을 받았다. 마음이 너무 아팠다. 누구에게라도 하소연하고 싶어 같은 학교 친구에게 털어놨다. 며칠 뒤 학교에 소문이 퍼졌다. 담임이 내게 자퇴서를 쓰라고 했다. '임신한 게 죄냐고, 낙태했다고 학교 다닐 권리도 없냐'고 따졌다. 그랬더니 '학생이 임신한 건 죄다. 자퇴 안 하면 낙태했다는 걸 다른 선생님들에게도 알리겠다. 낙태는 불법이니 법적으로도 책임을 지게 할 것'이라고 했다. 자퇴서 쓰고 나오는 길, 나는 죄 지은 게 없다는 생각이 자꾸 들었다."

2016년, 비위생적인 병원에서 임신중절수술 받음

"임신사실을 알게 됐을 때 믿을 만한 병원은 어딘지, 수술은 어떤 식으로 이뤄지는지, 비용은 얼마나 드는지 알 수 없었다. 인터넷 검색으로 어렵게 병원을 찾았다. 병원에서 하자는 수술방법을 따르고, 달라는 대로 금액을 주고 수술을 받았다. 수술실을 들어가니 수술대 의자와 수술 도구에 바로 전 사람이 수술할 때 묻은 피가 보였다. '어렵게 찾은 병원인데 수술 못하게 되면 어떡하나. 예민하게 군다고 생각하면 어쩌지'라는 걱정에 소독조차 요구할 수 없었다. 의료진은 수술 후유증이나 몸 관리 방법 등을 전혀 설명해주지 않았다. 수술 후 출혈이 너무 심하고 길어 걱정됐다. 그러나 검사를 위해 재방문하라는 병원의 문자를 받고도 갈 수 없었다. 불결하고 존중받지 못한 그곳에서의 경험이 떠올랐기 때문이다. 낙태는 불법인데 수술했다고 말해도 되는 건지, 어디까지 얘기해야 되는지 고민하다 다른 병원에도 가지 못했다. 낙태죄가 존재하는 이상, 나에게는 임신을 중단할 권리뿐만 아니라 건강을 유지할 기본적 권리도 없다."

2012년, 성폭력으로 인한 임신중절

"20살 겨울, 소개팅으로 만난 이에게 모텔로 끌려가 성폭행 당했다. 부모에게 피해 사실을 알리고 싶지 않아 신고하지 않았다. 생리가 나오지 않아 병원에 가니 임신 4주라는 소식을 들었다. 인공임신중단 수술을 받기로 결정했다. 근데 병원에서는 '낙태죄'라는 법 때문에 수술을 해줄 수 없다고 했다. 성폭력으로 인한 임신은 모자보건법상 인공임신중절수술 허용사유지만, 내가 성폭력 피해자라는 사실을 먼저 입증해야 한다고 했다. 어렵게 마음먹고 가해자를 고소했다. 하지만 '경찰에선 수술을 위해 허위 신고한 것 아니냐'며 고소 확인서를 내주지 않았다. 기소 송치 되고서야 겨우 수술을 받을 수 있었다. 그때는 이미 임신 14주차가 넘어 수술비용도, 수술 리스크도 훨씬 높아진 상태였다. 수술받기 직전 '성폭력 피해가 아님이 밝혀질 경우 책임지겠다'는 서약서까지 써야 했다. '가해자가 무죄 판결을 받으면 내가 낙태죄로 처벌받아야 하는 것인지' 따져 묻고 싶었지만 당장 내 몸이 인질로 잡힌 상태였기 때문에 서명할 수밖에 없었다."

2009년, 첫 출산...장애여성에게 낙태 권하는 나라

"임신하고 대학병원을 찾았을 때 간호사가 장애여성인 나를 보고 너무도 당연하게 '아기 지우실 거죠?'라고 했다. 정말 당황스러웠다. 국가가 마음대로 '낙태해야 할 몸, 낙태해선 안 될 몸'을 규정짓고 '아이 낳을 권리도, 낙태할 권리'도 보장하지 않는 이상한 나라. 우리는 그런 나라에 살고 있다. 여성의 몸은 국가의 몸이 아니다. 여성이 그 자체로 존엄성을 갖고 자유롭게 선택할 수 있는 사회 환경을 만들라."

1. 만약 여러분이나 여러분의 가족, 친구 등이 위에서 밝힌 사례와 같은 처지에 처하게 된다면 어떻게 할 것인가?

2. 각각의 사례에 대해서 왜? 이렇게 밖에 할 수 없는지 그 이유를 한 번 생각해 보시오.

위의 사례들은 2017년 9월 28일 개최된 행사에서 경험자들이 직접 발표한 내용을 발췌한 것이다.

성의전화가 참여했다.

공동행동은 "형법상 '낙태죄'는 여성을 협박하고, 돈을 뜯어내고, 데이트 폭력, 가정 폭력을 신고하지 못하게 하는 협박수단으로 악용되고 있다"고 비판했다. 또 국무총리가 '낙태죄'와 관련해 '현행법을 바꾸는 것을 찬성하지 않는다'고 반대 입장을 밝힌 것에 대해선 "여성의 건강과 재생산 권리 증진에 관한 정부의 의지 부족과 이 국가에서 여성은 '2등 시민'에 불과함을 보여주는 것과 다름없다"고 지적했다.

공동행동은 "퍼포먼스를 통해 국가의 '가족계획' 정책에 의해 피해를 입은 여성들의 목소리, 임신과 출산을 둘러싼 기혼여성 · 비혼여성 · 장애여성의 목소리, 생명의 선별과 낙인에 관한 목소리, 취약한 사회보장 시스템에 대한 목소리 등 다양한 입지에 선 참여자들의 발언이 이어졌으며", '낙태죄 폐지'를 위한 연대와 저항이 계속 이어질 것임을, '낙태죄' 폐지 요구가 우리 '모두를 위한 요구'임을 외쳤다.

이날 시위에 참석하는 여성들은 흰 옷을 입고 퍼포먼스와 자신의 경험에 대해 발언하였다. 시위가 벌어지는 9월 28일은 안전하고 합법적인 인공임신중절 보장을 위한 세계 행동의 날(Global Day of Action for Access to Safe and Legal Abortion)이기도 했다. 전 세계의 여성들이 여성의 몸을 불법화하고, 인공임신중절을 받는 여성의 건강을 위협하는 국가와 법, 제도에 맞서 저항하고 있다.

공동행동은 “우리는 ‘낙태죄 폐지’를 통해 사회 구성원들이 누려야 하는 재생산권리에 대한 논의를 시작할 것”이라며 “그 핵심은 장애, 질병, 연령, 경제적 상황, 지역적 조건, 혼인 여부, 교육 수준, 가족상태, 국적, 이주상태, 성적지향, 성별정체성 등 다양한 상황에 놓인 사회구성원들이 실질적으로 재생산권을 누릴 수 있는가에 대한 절박한 질문”이라고 강조했다. 이러한 시위는 계속 이어졌으며, 2019년 4월 헌법재판소에서 낙태죄에 대한 위헌 심판에서 “헌법불합치”결정을 내렸으며, 헌법 개정이 이루어져야 하는 2020년 12월 31일까지 시위는 계속 되었지만, 결국 대체입법에는 성공하지 못한 채 시간이 경과하고 말았다. 앞으로 대체입법이 이루어지거나 완전히 낙태죄가 폐지되던지 간에 완전한 사회적 합의가 이루어질 때까지는 이러한 시위는 계속될 것이다.

② 청와대 홈페이지 국민 청원 코너에 낙태죄 폐지 청원

위에서 살펴본 ‘모두를 위한 낙태죄 폐지 공동행동’의 활동은 시위에 그치지 않고 청와대 홈페이지 국민 청원 코너에 낙태죄 폐지 관련 청원을 하였다. 청와대 홈페이지 국민 청원 코너에 2017년 9월 30일 등록된 낙태죄 폐지 청원의 참여인은 마감일 기준으로 23만 명을 훌쩍 넘어섰다. ‘낙태죄 폐지와 자연유산 유도약(미프진) 합법화 및 도입을 부탁드립니다’라는 제목으로 등록된 이번 청원은 “원치 않는 출산은 당사자와 태어나는 아이, 그리고 국가 모두에게 비극적인 일”이라는 주장을 담고 있으며, 청원인은 아울러 “현재 119개국에서 합법으로 인정하는 자연 유산 유도약(미프진)을 국내에서도 합법으로 인정하면 원치 않는 임신으로 고통 받는 여성들을 구제할 수 있을 것”이라며 ‘미프진’이라는 의약품의 국내 시판 허용도 요청하였다. 청원 전문(全文)은 쉽게 찾을 수 있으므로 각자가 한 번 찾아서 살펴보기 바란다.

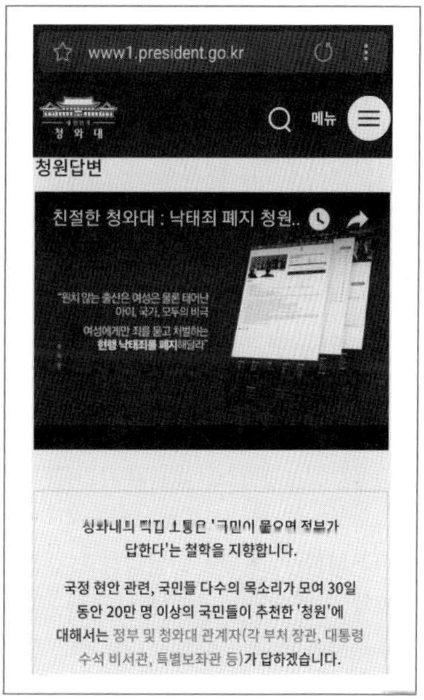

*출처: 청와대 홈페이지 캡처

문재인 정부 출범 이후 청와대는 20만 명 이상 추천을 받은 청원에 대해서는 30일 이내에 청와대 수석이나 각 부처 장관 등이 공식 답변을 하도록 제도를 운영하고 있다.

낙태죄 폐지와 관련된 이번 청원은 “생명(生命)과 관련된 민감한 주제인 데다 당시까지는 헌법재판소도 합헌(合憲)결정을 한 사안이지만, 여성단체에서는 낙태죄 폐지를 강력히 주장하고 있고, 종교계 특히 천주교에서는 낙태죄 유지를 주장하면서 시각차를 드러내고 있는 것이 현실이기도 하다. 현재로서는 ‘사회적(社會的) 합의(合意)’가 필요하고, 2018년에는 당장 인공임신중절 관련 실태조사를 실시하고 노력하겠다고 하는 정도의 답변을 청와대에서 내놓았다.

하지만 청와대가 답변을 내놓았다 하더라도 낙태죄 폐지를 둘러싼 요구는 쉽게 수그러들지 않을 것으로 보인다. 법(法)과 현실(現實)의 괴리를 어떤 식으로든 좁혀야 한다는 주장이 여성계는 물론 법조계 등 각계 전반으로 확산돼 있기 때문이다. 뿐만 아니라 낙태죄 유지를 주장하는 의견 또한 만만치 않게 대두되고 있어, 낙태죄 폐지와 관련하여 찬반 의견이 첨예하게 대립하고 있는 상황이었다. 이것은 낙태죄 폐지 논쟁의 일부이지만 의미가 있는 것 같아, 다음에 낙태죄 폐지 청원에 대한 청와대의 공식 의견 전문을 게재하였으니 한 번 꼼꼼히 살펴보길 바란다.

낙태죄 폐지 청원에 대한 청와대 공식 의견 전문

안녕하십니까? 조국입니다. 오늘은 낙태죄 폐지에 관련된 청원에 대해서 말씀드리기 위해서 나왔습니다.
낙태죄 폐지 청원은 "원치 않는 출산은 여성은 물론 태어난 아이, 국가 모두의 비극으로 여성에게만 죄를 묻고 처벌하는 현행 낙태죄를 폐지해 달라"라는 내용으로 9월 30일 개시 이후 한 달 만에 23만 명의 추천을 받았습니다.

이 문제는 매우 예민한 주제입니다. 낙태라는 용어 자체가 부정적 함의를 담고 있기도 합니다. 오늘은 낙태라는 단어 대신에 모자보건법이 사용하고 있는 '임신중절'이라는 단어를 사용하도록 하겠습니다.

우리 형법이 제정된 1953년부터 임신중절은 처벌됩니다. 임신중절을 행한 여성은 물론 그것을 시술한 의사도 처벌됩니다. 그런데 1973년 모자보건법이 제정된 후 아주 예외적 조건에 한해서 임신중절은 허용되고 있습니다. 예컨대 '부모가 우생학적으로 유전학적으로 장애가 있거나 흠결이 있는 경우', 또는 '강간 또는 준 강간에 의해서 임신된 경우' 이 경우에만 임신중절이 허용됩니다.

그동안 관련법 개정 논의가 없었던 것은 아닙니다. 지난 2000년 한국 천주교 주교회의에서는 예외적 허용 조항도 아예 삭제해서 '인공임신중절을 완전히 금지하자'는 입법 청원도 있었습니다. 지난 2007년에는 정부가 낙태를 둘러싼 법과 현실의 괴리를 극복하기 위해서, 법 정비 방안을 연구하고 공청회를 개최하여 사회적 논의를 일으킨 적도 있습니다. 당시에는 낙태 예외 조항에 본인 동의 사유와 사회 · 경제적 사유를 추가하고, 배우자의 동의 조항과 우생학적 윤리적 사유를 삭제하는 등이 논의되었습니다.

그리고 지난 2012년 헌법재판소가 낙태죄 합헌 결정을 내렸습니다. 위헌 대 합헌이 4대 4로 팽팽했습니다. 결정문에는 찬반 진영의 주장이 잘 담겨 있습니다.

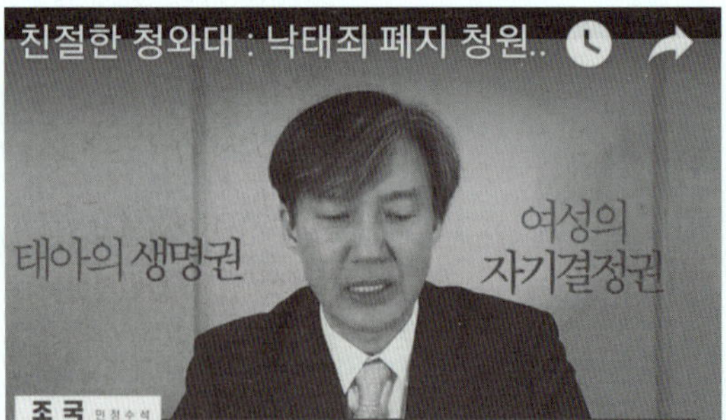

*출처: 청와대 홈페이지 캡처

먼저 합헌 의견을 보면 "사익인 임산부의 자기결정권이 태아의 생명권 보호라는 공익에 비해 크지 않고, 태아도 성장 상태와 관계없이 생명권의 주체로서 마땅히 보호받아야 한다"라고 하여 태아의 생명권을 강조했습니다. 반면, 위헌 의견은 "임신 초기 자발적 임신중절까지 금지하고 처벌하는 것은 임산부의 자기결정권을 전혀 존중하지 않는 것이다"라고 하여 여성의 자기결정권을 강조했습니다. 태아의 생명권과 여성의 자기결정권 중, 둘 중 하나만 택해야 하는 제로섬으로는 논의를 진전시키기 어렵습니다. 둘 다 우리 사회가 지켜나가야 할 소중한 가치이기 때문입니다.

이 문제를 논의하기 위해서 임신중절이 실제로 얼마나 이뤄지고 있는지, 그 원인은 무엇인지 먼저 살펴보아야 합니다. 안타깝게도 가장 최근 조사 자료가 2010년 자료입니다. 추정 낙태 건수는 16만 9,000여 건이나, 의료기관에서 행해진 합법적 인공임신중절 시술 건수는 1만 800여 건으로 합법에 의한 영역은 6%에 불과합니다. 또 실태 조사 자료에 따르면 미혼 여성보다 기혼 여성이 더 많습니다.

보건복지부가 2011년 별도로 조사한 바에 따르면, 임신중절 사유는 '원치 않아서'라는 이유가 가장 많습니다. 그리고 '미혼이라서', 그리고 '사회 · 경제적 이유가 있어서' 등도 상당한 숫자입니다. 임신중절을 줄이려는 당초 입법 목적과 달리 '불법 임신중절'이 빈번히 발생하는 현실입니다. 그런데 기소는 연 10여 건 정도입니다. 처벌은 더욱 희소합니다.

< 인공임신중절 실태조사 >

10년 인공임신중절 전체 추정건수(a)	10년 인공임신중절 합법 건수(b)	인공임신중절률 (b/a*100)
168,738	10,829	6.4%

* 건강보험 적용 시술 건수, 건강보험심사평가원(10)

*출처: 청와대 홈페이지 캡처

태아의 생명권은 매우 소중한 권리입니다. 임신중절 시술로 인해서 생명권이 박탈된다는 것은 누구도 부인하기 어렵습니다.

그러나 처벌강화 위주 정책으로 '임신중절 음성화 야기', '불법 시술 양산 및 고비용 수술비 부담', '해외 원정 시술', '위험 시술' 등의 부작용이 계속 발생하고 있습니다.

현행 법제는 모든 법적 책임을 여성에게만 묻고 있다는 문제가 있습니다. 국가와 남성의 책임은 완전히 빠져 있습니다. 여성의 자기결정권 외에 불법 임신중절수술 과정에서 '여성의 생명권, 여성의 건강권' 침해 가능성 역시 함께 논의되어야 됩니다. 이제는 '태아 대 여성', '전면금지 대 전면허용', 이런 식의 대립구도를 넘어서 사회적 논의가 필요한 단계입니다.

현재 OECD 35개국 중에 본인 요청에 의해서 인공임신중절이 가능한 국가는 25개 국가입니다. 예외적으로 사회 · 경제적 사유에 의한 낙태를 허용하는 4개국까지 합치면 OECD 회원국 중 80%인 29개국에서 임신중절을 허용하고 있습니다. 다만, 본인 요청에 의해서 중절이 가능한 경우에도 통상 12주 이내만으로 제한하고 있습니다. 그리고 7개국은 사전 상담을 의무화하고 있습니나. 상담 이후 시술까지 2일에서 8일까지 숙려기간을 두어서 무분별한 시술을 방지하고 있습니다.

< OECD회원국 인공임신중절 정책 >

본인요청에 의해 가능	상담 의무(7개국)	네덜란드, 독일, 벨기에, 슬로바키아, 이탈리아, 룩셈부르크?
	제한 없음(18개국)	그리스, 노르웨이, 덴마크, 멕시코, 미국, 스웨덴, 스위스, 스페인, 슬로베니아, 에스토니아, 오스트리아, 체코, 캐나다, 터키, 포르투갈, 헝가리, 호주, 룩셈부르크
금지 원칙이나 예외적 허용	사회 경제적 사유 허용(4개국)	아이슬란드, 영국, 일본, 핀란드
	사회 경제적 사유 불가(6개국)	뉴질랜드, 아일랜드, 이스라엘, 칠레, 폴란드, 한국

*출처: 청와대 홈페이지 캡처

보건학자 김승섭 고려대 교수에 따르게 되면 2006년 세계보건기구 연구를 인용해서 매년 전 세계에서 2,000만 명의 여성이 안전하지 않은 임신중절수술을 받고 그중 6만 8,000명이 사망하고 있다고 밝히고 있습니다.

다음과 같은 세 가지 경우를 다 같이 생각해보고 고민해보면 좋겠습니다.

첫째, 교제한 남성과 최종적으로 헤어진 후에 임신을 발견한 경우 어떻게 해야 합니까?

둘째, 별거 또는 이혼 소송 상태에서 법적인 남편의 아이를 임신했음을 발견한 경우 어떻게 해야 합니까?

셋째, 실직이나 투병 등으로 인한 경제적 어려움으로 아이 양육이 완전히 불가능한 상태에서 임신했음을 발견한 경우 어떻게 해야 합니까?

이러한 세 가지 경우 현재 임신중절을 하게 되면 그것은 '범죄'입니다.

근래에 프란체스코 교황은 임신중절에 대해서 "우리는 새로운 균형점을 찾아야 한다"라고 말씀하신 바 있습니다. 이번 청원을 계기로 우리 사회도 새로운 균형점을 찾았으면 좋겠습니다.

이번 청원을 계기로 정부는 법제도 현황과 논점을 다시 살펴보게 되었습니다.

여성가족부와 보건복지부 그리고 청와대 법무비서관실, 여성가족비서관실, 국민소통수석실 담당자가 세 차례에 걸쳐서 쟁점을 검토하고 토론했습니다. 당장 2010년 이후 실시되지 않은 임신중절 실태조사부터 2018년에는 재개하기로 하였습니다. 임신중절 현황과 사유에 대한 정확한 실태조사, 그 결과를 토대로 관련된 논의가 한 단계 진전될 것이라고 기대합니다.

그리고 현재 헌법재판소에서 다시 한 번 낙태죄 위헌 법률 심판사건이 진행 중입니다. 그 과정에서 새로운 공론의 장이 마련되고 사회적 법적 논의가 이뤄질 것으로 전망합니다. 실제 법 개정을 담당하는 입법부에서도 함께 고민할

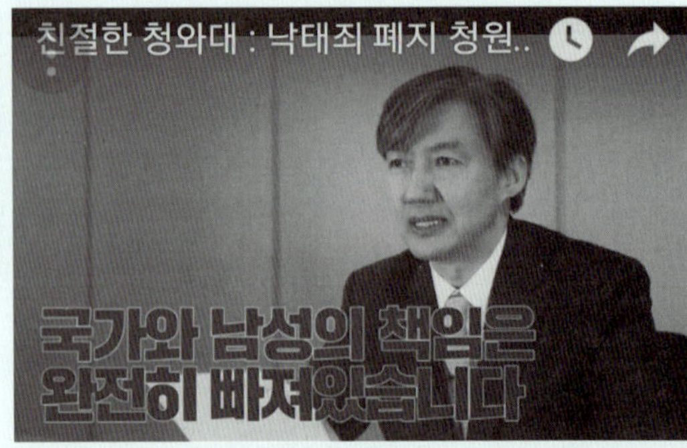
친절한 청와대 : 낙태죄 폐지 청원..
국가와 남성의 책임은
완전히 빠져있습니다
*출처: 청와대 홈페이지 캡처

것을 기대하고 있습니다. 자연유산 유도약의 합법화 여부도 이러한 사회적 법적 논의 결과에 따라 결정될 것으로 기대합니다.

이와 함께 정부 차원에서 임신중절 관련 보완대책도 다양하게 추진하겠습니다. 먼저 청소년 피임 교육을 보다 체계화하고, 내년에 여성가족부 산하 건강가정지원센터를 통해 가능한 곳부터 시범적으로 전문 상담을 실시하겠습니다. 그리하여 막막한 당사자들을 지원하겠습니다. 이 과정에서 임신중절 관련 문제점을 보완하기 위한 현장정보가 쌓여나갈 것이라고 기대합니다.

대통령께서 이미 지시한 바처럼 비혼모에 대한 사회 · 경제적 지원도 구체화될 전망입니다. 적극적, 경제적 지원을 모색하고 있습니다. 입양문화의 활성화도 함께 진행될 것입니다. 이상의 것은 여성만의 문제가 아니라 남성은 물론 정부의 역할도 중요합니다.

비혼이건, 경제적 취약층이건, 모든 부모에게 출산이 기쁨이 되고, 아이에게 축복이 되는 그러한 사회를 만들도록 노력할 것 입니다. 국가의 의무와 역할에 대해서도 함께 고민하겠습니다.

(3) 낙태죄 폐지 청원 관련 여론조사 결과

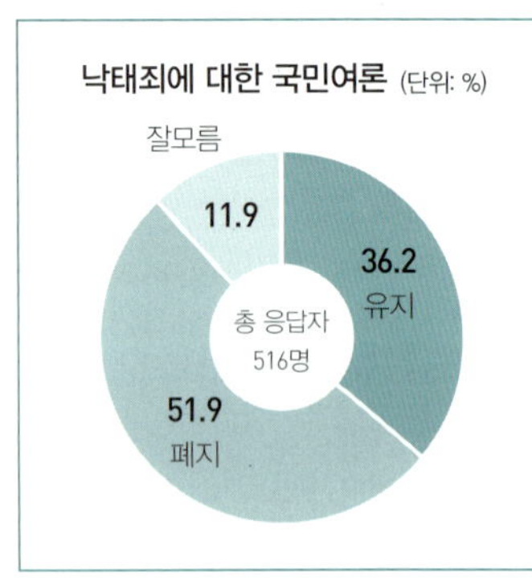

*출처: 리얼미터 홈페이지

최근 낙태죄 유지 또는 폐지 관련 청와대 청원이 100건을 넘어서고 일부 청원 참여자는 23만 명을 넘어서, 청와대의 공식 답변이 있은 다음날 교통방송(TBS) 의뢰로 여론조사 전문기관 리얼미터가 전국 19세 이상 성인 남녀를 대상으로 낙태죄에 대해 어떻게 생각하는지를 조사한 결과, '폐지하는 것이 바람직하다'는 응답이 절반을 넘는 51.9%로, '유지하는 것이 바람직하다'는 응답(36.2%)보다 오차범위 밖인 15.7% 더 높은 것으로 나타났다. '잘 모름'은 11.9%였다. 여성은 10명 중 6명에 이르는 다수가 '낙태죄 폐지'가 바람직하다고 인식한 반면, 남성에서는 폐지와 유지가 오차범위 내에서 팽팽하게 맞섰다. 보수층을 포함한 모든 이념성향, 부산, 경남을 제외한 모든 지역, 60대 이상을 제외한 모든 연령층에서 '낙태죄 폐지'가 바람직한 것으로 인식되었다. 이는 지난 2010년 2월에 리얼미터가 실시한 인공임신중절 허용 여부 조사에서는 인공임신중절을 '허용해서는 안 된다'는 응답이 53.1%로, '허용해야 한다'는 응답(33.6%)보다 19.5% 더 높은 것으로 집계된 바 있는데, 이는 이번 조사와는 반대의 결과였다.

한편 2016년 10월에 실시한 인공임신중절 관련 캘럽 여론조사에서도 "필요한 경우" 74%가 인공임신중절에 찬성한다고 조사되었다. 그러나 인공임신중절 인식에서는 살인이라는 생각이 53%로 과반을 넘었다. 1994년도 면접조사 당시에는 78%가 일종의 살인이라는 데에 동의했다라고 하는 결과와 비교해 보면 인식의 큰 변화를 볼 수 있다. 이것은 낙태죄의 처벌문제와 인공임신중절에 대한 인식의 문제는 다른 차원이라는 것을 보여주고 있다.

대체입법을 앞두고 엠브레인퍼블릭 · 케이스탯리서치 · 코리아리서치 · 한국리서치 등 여론조사 전문업체 4개사가 2020년 10월 8일부터 10일까지 전국 만 18세 이상 남녀 1009명을 대상으로 낙태죄 관련 정부 개정안에 대한 의견을 물었는데, 여론조사 결과 '정부 개정안대로 낙태죄를 유지하면서 낙태를 제한적으로 허용해야 한다'가 가장 많은 56%로, 낙태 전면 자유 허용을 주장하는 여성계 입장과는 조금 다른 결과를 보였다. '임신 기간과 상관없이 낙태를 허용해야 한다'는 의견은 21%, '임신기간과 상관없이 낙태를 허용하면 안 된다'는 의견은 19%를 나타냈다. 여성만을 놓고 보았을 때도 결과는 거의 비슷하였다.

4) 인공임신중절 반대와 관련된 공개적 활동

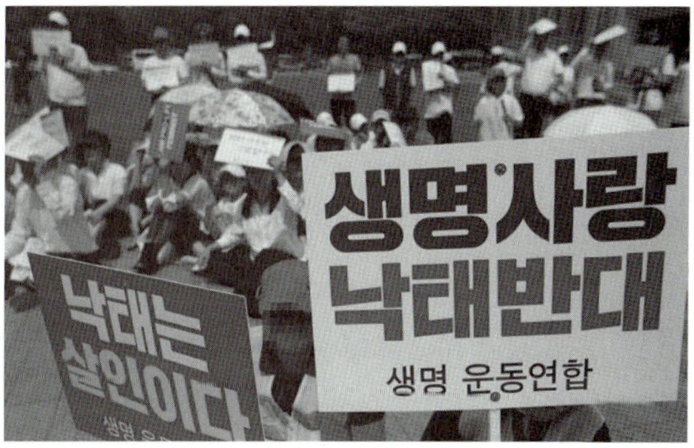
생명사랑
낙태반대
생명 운동연합
낙태는
살인이다
'2017 생명대행진 코리아 집회' 모습. *출처: 연합뉴스

형법(刑法)에서 인공임신중절 즉, 낙태를 낙태죄로 규정하고 있는 상황에서 국내에서 인공임신중절 반대의 목소리를 높이는 것은 주로 '인공임신중절 근절' 운동을 펼치는 종교계이다. 특히, 한국 가톨릭교회는 인공임신중절 절대 빈대리는 입장을 유지하며 모자보건법 제14조의 완전 폐지를 주장하고 있다. 개신교계도 1999년 발표한 '인공임신중절에 관한 기독교 생명윤리 선언'에서 "인공임신중절 시술은 하나님의 생명주권에 대한 도전이며 인간존엄의 가치에 반하는 행위'라고 주장하는 등 다수는 인공임신중절 반대의 입장에 있다.

한국은 세계 최고 수준의 인공임신중절률과 자살률 등 생명이 너무 가볍게 여겨지고 있고, 태아는 생명이므로 어떠한 경우에도 생명(生命)을 해쳐선 안 된다는 입장이다. 지난 40년 동안 거의 2,000만 명에 달하는 태아가 생명을 잃었고, 사회 · 경제적 여건이 먼저 완성되는 것은 불가능하다는 것이고, 기본적으로 뱃속에 들어온 소중한 생명을 일단 낳는 방향으로 노력해야 한다는 입장이다.

또한 낙태반대운동연합도 인공임신중절에 대해 "인간 생명을 소중히 여겨 보호해야 하는 것은 우리 모두가 지녀야 할 기본적인 책임"이라며, "인공임신중절은 태아의 생명을 제거하는 것일 뿐 아니라 인공임신중절을 하는 여성에게도 육체적 · 정신적으로 피해를 끼치기 때문에 하지 말아야 한다"고 강력히 주장하고 있다.

또 "생명의 시작이 언제인가, 인공임신중절을 해도 되느냐 안 되느냐는 개인의 취향이나 견해, 또는 대중의 여론으로 결정할 일이 아니고, 생명과학 전문가인 의사들이 연구한 팩트(fact)를 따라야 한다"며 "결코 여론이나 정치적인 힘으로 생명원칙(生命原則)을 무너뜨리지 않기를 바란다"고 인공임신중절 반대 입장을 나타내고 있다. 따라서 낙태죄 폐지를 반대하는 입장에 있는 사람들은 헌법불합치 결정으로 인해 낙태죄가 사실상 폐지된 상태이므로 낙태죄를 부활시켜야 한다고 주장하고 있다.

앞에서 살펴본 것처럼 헌법불합치 결정전까지는 형법(刑法)에서는 인공임신중절을 죄로 규정하고 있지만, 암암리에 많은 산부인과 병원에서 모자보건법(제14조 및 시행령 제15조)상의 인공임신중절이 허용되고 있는 사유 이외에도 이뤄지고 있는 것이 현실이었다. 심지어 법(法)으로 처벌받더라도 인공임신중절을 하겠다는 여성들의 의견들도 있었다. '생명(生命)'의 문제는 성문화 개방이 아닌 '인권'의 문제이기도 하다. 그동안 주로 '인권(人權)'의 중요성을 강조하던 진보주의적인 입장에 있는 이들이 '인공임신중절' 허용을 주장하고 있다는 점도 생각해볼 일이다.

3. 인공임신중절에 대한 찬성론과 반대론

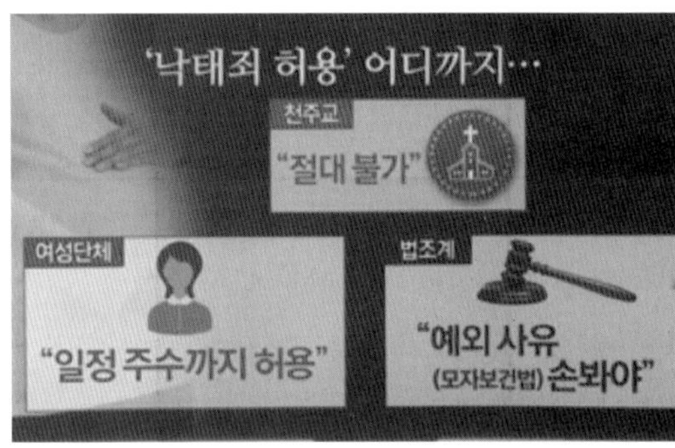

낙태죄 폐지 관련 뉴스. *출처: 채널A 캡처

보통 인공임신중절 찬성론자를 프로초이스(pro-choice; 선택 찬성론), 인공임신중절 반대론자를 프로라이프(pro-life; 생명 찬성론)라고 부른다. 여기서 선택(choice)이란 임신을 한 여성의 선택을 뜻하고, 생명(life)이란 태아의 생명을 뜻한다. 따라서 인공임신중절에 대한 논란은 임신을 한 여성의 자기 선택권을 더 우선할 것이냐, 아니면 태아의 생명권을 더 우선할 것이냐는 윤리적(倫理的) 문제로 나타난다.

그동안 우리나라는 형법에서 인공임신중절 즉, 낙태를 죄로 규정하고 있었기 때문에 인공임신중절을 둘러싼 논란은 여성민우회를 비롯한 여성단체 등을 중심으로 형법상의 낙태죄를 폐지해야 한다는 주장과 종교계 특히, 가톨릭계에서 모자보건법 제14조를 폐지해 임신중절을 전면적으로 금지하거나 단속 및 처벌을 강화하자는 입장이 대립해 왔었다. 전 세계적으로 인공임신중절을 법으로 처벌하거나 규정하는 법 규정이 완화되는 방향으로 진행되어 왔으나, 우리나라의 경우에는 아직 형법상 낙태죄가 유지되고 있는 상황에서(헌법불합치 결정으로 낙태죄를 처벌할 수 없으므로 대체입법이 이루어지기 전까지는 사실상 낙태죄가 폐지된 상태임), 2016년에 있었던 폴란드의 '검은 옷 시위'를 계기로 우리나라에서도 유사한 시위가 열렸고, 나아가 2017년에는 청와대 국민 청원게시판에 낙태죄 폐지 관련 청원을 하게 되었으며, 청원인이 20만 명을 넘어 청와대에서는 공식적인 답변을 내놓게 되었다. 이 밖에도 일반 국민이나 법조계에서 조차 모자보건법 상의 인공임신중절 허용 사유에 '사회(社會) · 경제(經濟)적 사유'를 포함하고, 일정 주수 미만의 임신중절을 허용해야 한다는 주장도 제기하고 있는 실정이다. 여기에서는 인공임신중절관련 찬반(贊反) 논란의 대척점에 있다고 할 수 있는 여성단체와 종교계의 입장을 주로 다루겠지만, '태아의 생명권'과 '여성의 건강권 및 자기결정권'이 입법과도 밀접한 관련이 있을 수밖에 없으므로 주로 언론에서 언급되고 있는 법조계의 관점뿐만 아니라 인공임신중절 시술을 직접 담당하는 의료계 및 생명윤리와 관련된 연구와 교육을 담당하고 있는 학계의 의견도 간단히 살펴보고자 한다.

1) 여성민우회를 비롯한 여성단체

낙태죄 폐지를 주장하는 대표적인 pro-choice 집단인 여성단체의 입장에서는 인공임신중절에 대한 접근권은 여성의 건강과 생명에 직접적으로 관련된 문제일 수밖에 없고, 헌법불합치 전까지는 형법상 '낙태죄(落胎罪)'가 규정돼 있는 상황에서는 암암리에 인공임신중절수술을 받을 수 있다 하더라도, 병원이나 의료진에 대한 정보도 제공받지 못하고, 안전하지 않은 시술로 건강을 위협받을 수도 있으며, 터무니없이 비싼 수술비용을 요구받을 수 있고, 협박을 받거나 심지어 고발까지 당하는 경우가 있을 수밖에 없는 현실이었다. 이에 더해 인공임신중절에 대한 처벌 수위가 올라가면 더욱 음성화되어 여성 건강권을 심각하게 해칠 수 있다고 주장하면서 낙태죄 완전 폐지를 주장하였다.

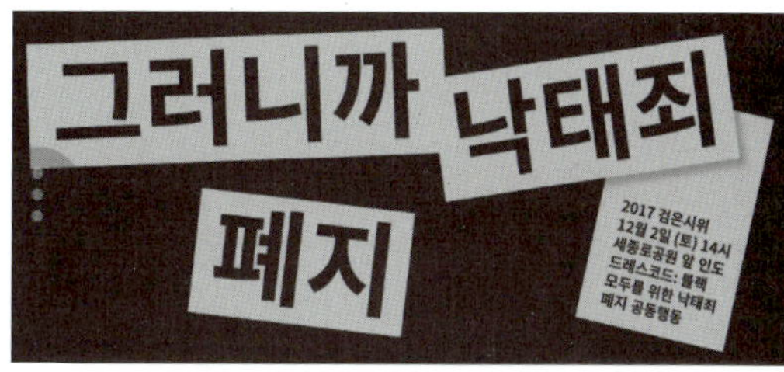

낙태죄 폐지 시위 알림 광고. *출처: 여성민우회 홈페이지

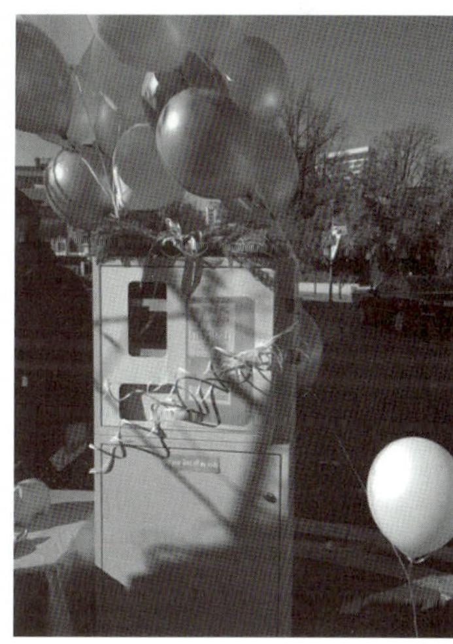
낙태약자판기 설치 퍼포먼스 모습. *출처: 오마이뉴스

또한, 임신중절을 선택하느냐 마느냐는 한 개인의 윤리(倫理)나 도덕(道德)의 문제가 아니라, 여성을 둘러싼 가족, 경제적 상황, 건강 상태, 상대 남성과의 관계, 양육 능력 등 다양한 사회적 조건과 연결되어 있다. 남성 위주의 성문화가 지배적인 현실에서 남성의 피임이 제대로 이루어지지 않고 그 결과 발생한 임신을 종결할 수 있는 유일한 방법이 인공임신중절인 상황에서, 그 처벌도 여성에게만 부과되는 것은 '평등(平等)의 원칙'에서 벗어난다. 그리고 국제인권법은 임신중절에 대한 접근권을 '인권(人權)'의 하나로 보며 인공임신중절을 비범죄화할 필요성을 강조하고 있다.

합법적이고 안전한 인공임신중절수술은 여성의 재생산 권리의 하나다. 유엔 국제인권위원회에서 규정하는 여성의 재생산권, 즉 이 권리에는 신체적 자기결정권과 건강권, 출산과 성에 대한 양성 평등권, 여성이 성관계에 있어서 스스로 통제하고 자율적으로 결정할 수 있는 여성의 자유로운 성적 권리를 확보하는 것을 포함하며, 원치 않은 임신으로부터 자유로울 권리와 출산의 규모와 터울을 결정할 수 있는 권리, 여성의 신체적, 정신적 건강과 안전을 위한 지원을 요구할 수 있는 권리를 포함해야 한다는 입장이다. 그러나 이들 낙태죄 폐지를 주장하는 입장에 있는 사람들도 결코 인공임신중절의 문제를 가볍게 생각하지는 않는다.

낙태죄 폐지 청원에 대한 청와대의 공식적인 답변 이후의 찬성측 주요 반응 및 활동을 언론 보도 내용을 통해 살펴보면, 여성단체 연대체인 '모두를 위한 낙태죄 폐지 공동행동'은 2017년 12월 서울 광화문 세종로공원에서 집회를 열고 "낙태죄 폐지 국민 청원은 여성의 몸을 불법화하고 여성건강을 위협하는 국가와 법 · 제도의 부정의(不正義)를 해체하고자 하는 사회적 관심과 열망이 담긴 요구"라며 정부에 낙태죄 폐지를 촉구했으며, 이날 집회 참가자들은 현행 모자보건법상의 문제점 등을 거론하며 "낙태죄를 폐지하라"고 목소리를 높였다. 한국성폭력상담소의 한 활동가는 "모자보건법상 강간과 준강간(準强姦) 등 예외적 경우에만 인공임신중절이 허용된다. 인공임신중절을 원하는 여성들이 성폭력 피해를 입증하기 위해 고소를 하는 과정에서 수사기관에 의해 2차 피해를 보거나 무고죄로 몰리는 경우도 있다"고 지적했으며, "여성의 인공임신중절을 불법으로 규정하고 예외적인 경우만 허용하는 것은 태아의 생명을 존중하기 위해서가 아니라 국가가 인구 통제를 위해 여성의 행복추구권(幸福追求權)과 자기결정권(自己決定權)을 침해하는 것"이라고 주장하기도 했다.

형법은 인공임신중절을 한 여성과 인공임신중절을 시행한 의료인을 모두 처벌하는 규정을 담고 있었으나, 헌법불합치 결정으로 낙태죄로 처벌할 수는 없게 되었다. 다만 모자보건법상 유전적 정신장애와 신체질환, 성폭행에 의한 임신, 산모의 건강이 우려되는 경우에 인공임신중절을 제한적으로 허용하고 있는데, 이러한 부분도 대체입법 시 형법의 개정과 함께 손을 보아야 할 것이다. 집회 참가자들은 "청와대는 여성의 건강권을 보장하라", "낙태가 죄라면 범인은 국가다" 등의 구호를 외치기도 했다.

한편 청와대의 공식 답변이 나오기 전인 2017년 11월 19일 여성단체인 페미니스트 단체인 '페미당당'은 서울 종로구 서울시립미술관 앞에서 낙태죄 폐지를 촉구하기 위한 '낙태약 자판기(미프진 자판기) 설치' 퍼포먼스를 진행하기도 했다. 이 단체는 '왜 우리는 낙태약을 자판기에서 살 수 없을까'라며 낙태약 미프진(mifegyne)의 이름을 딴 '미프진 자판기'를 설치했다. 미프진은 초기 인공임신중절이 가능한 자연유산 유도약이다. 인공임신중절이 금지라, 미프진 등 자연유산 유도약도 수입, 판매 금지 품목이다. 페미당당은 "일명 미프진으로 알려져 있는 미페프리스톤(mifepristone)은 세계보건기구(WHO)에 의해 안전성과 효과를 인정받았으며, 2005년 필수의약품 목록에 등재되기까지 했다"라며 "수술보다 안전하다"라고 강조했다. 또한 2017년 12월 25일에는 서울 홍익대 놀이터에 '모두를 위한 미프진 자판기'를 설치하기도 하였으며, 여성의 결정에 의해 인공임신중절이 가능하도록 '낙태죄 폐지'를 강력하게 주장하고 있다. 헌법재판소의 낙태죄 헌법불합치 결정 이후에도 정부의 입법예고(안)에 반발하여 시위는 계속되었으며, 입법은 이루어지지 못한 채 해를 넘기고 말았다.

2) 천주교를 비롯한 종교계

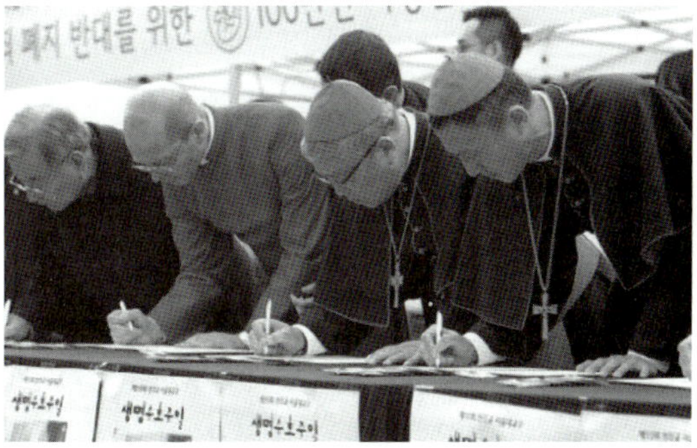

천주교 '낙태죄 폐지 반대 서명운동' 모습. *출처: 세계일보

인공임신중절을 절대적으로 반대하고 '낙태죄 유지'를 주장하는 대표적인 pro-life 집단은 가톨릭교회를 주축으로 한 종교계이다. 우리나라 형법(刑法)에서 인공임신중절을 죄로 규정하고 있는 상황에서 인공임신중절 반대의 목소리를 높이는 일은 주로 '인공임신중절 근절' 운동을 펼치는 천주교를 비롯한 종교계에서 하고 있다. 우리나라 가톨릭교회는 인공임신중절 절대 반대라는 입장을 유지하며 형법 제269조 유지 및 모자보건법 제14조의 폐지를 주장하고 있다. 개신교계도 1999년 발표한 '인공임신중절에 관한 기독교 생명윤리 선언'에서 '인공임신중절 시술은 하나님의 생명주권(生命主權)에 대한 도전이며 인간존엄(人間尊嚴)의 가치에 반하는 행위'라고 주장하는 등 다수는 인공임신중절 반대의 입장에 있다.

낙태죄 폐지 청원에 대한 청와대의 공식 입장 발표 내용 중, 근래에 프란체스코 교황은 인공임신중절에 대해서 "우리는 새로운 균형점을 찾아야 한다"라고 말씀하신 바 있습니다. 이번 청원을 계기로 "우리 사회도 새로운 균형점을 찾았으면 좋겠습니다."라고 인용한 내용이 왜곡되었다는 강력한 반론 제기에 급기야 청와대 정무수석이 천주교를 찾아 사과하는 일도 일어났다.

그런 후 천주교가 2017년 12월 3일 전국 16개 교구에서 '낙태죄 폐지에 반대하는 100만인 서명운동'에 들어갔는데, 천주교 서울대교구에서는 이날 오후 명동대성당 앞에 마련된 부스에서 염수정 추기경이 첫 번째로 서명했다. 이에 앞서 생명주일 미사에서도 강론을 통해 인공임신중절을 합법화 하려는 움직임에 우려를 표하면서, "우리가 큰 관심을 가지고 긴급하게 우선적으로 보호해야 할 생명(生命)은 스스로 보호할 힘이 없는 약한 생명이다. 이런 의미에서 최근 사회 일각에서 인공임신중절을 합법화해야 한다는 소리에 우려가 크다"며 "인공임신중절은 아직 태어나지 않은 생명에 대한 끔찍한 폭력이자 일종의 살인행위(殺人行爲)"라고 말했다고 한다.

또 과거 천주교가 인공임신중절을 허용하는 형법 개정 움직임에 반대했던 것을 언급하면서 "가톨릭교회가 강한 반대를 표명하는 가장 근본적인 이유는 인간의 생명은 어떠한 경우에라도 보호되어야 한다는 기본입장에서였다"며 "사실 많은 사람이 국가의 법(法)으로 허용되면 양심적(良心的)·윤리적(倫理的)으로도 허용되는 것으로 생각하기가 쉽다"고도 했다.

천주교는 지난 1992년에도 인공임신중절을 허용하는 형법 개정 움직임에 반대하며 법안 통과 저지를 위해 100만여 명의 서명을 받아 국회에 제출한 바 있다.

천주교는 교회 신자들을 대상으로 시작한 서명운동을 향후 교회 밖 일반인을 대상으로도 전개할 예정이며, 천주교는 서명운동과 함께 청와대 홈페이지 국민 청원 게시판에도 낙태죄 폐지 반대 청원을 올리고 신자들에게 청원 동참을 독려하고 있기도 하다.

우리나라는 세계 최고 수준의 인공임신중절률과 자살률 등 생명이 너무 가볍게 여겨지고 있으며, 태아는 생명이므로 어떠한 경우에도 생명을 해쳐선 안 된다고 강조하기도 했다.

한편, 개신교는 범 교단 차원은 아니지만, 개별단체별로 낙태죄 폐지 반대 목소리를 내고 있다. 한국기독교생명윤리협회는 청와대 공식입장 발표 전에는 낙태죄 폐지 청원에 반대한다는 내용의 입장문을 발표하였고, 낙태죄 폐지 청원과 관련한 청와대 답변에 대해서는 "반생명적(反生命的) 관점을 담고 있다"며 우려를 표하는 입장문을 발표하기도 했다.

협회에서 발표한 입장문의 내용을 살펴보면, "모자보건법이 인공임신중절을 허용하고 있는 현실에서 형법상의 낙태죄 처벌 조항은 '태아의 생명권을 보호하는 유일한 법적 안전장치'라며 이 안전장치마저 제거하면 우리나라 법률의 어떤 조항에서도 태아의 생명권은 보호받을 수 없게 된다"고 주장하고 있다.

우리나라 종교계는 최근 세계적으로 낙태 합법화의 바람이 불자 긴장하고 있다. 국민 대다수가 가톨릭 신자인 아일랜드도 2018년 국민투표를 통해 임신중지 합법화를 결정했기 때문이다. 가톨릭과 개신교단은 낙태행위 자체를 반대한다. 하지만 개신교 내의 일부 진보적 교단은 낙태죄 폐지를 지지하고 있다. 불교계는 낙태죄 폐지에 대해 공식적인 입장을 내지 않고 있다.

3) 의료계, 법조계 및 생명윤리 학계 등의 입장

연합뉴스 기사에 따르면 청와대 민정수석이 직접 나서 "8년간 중단됐던 정부의 '인공임신중절수술 실태조사'를 내년에 재개하겠다"는 요지의 답변을 내놓았지만, 의료계(醫療界)는 낙태죄 찬성 · 반대에 대한 내부 의견을 좀처럼 정리하지 못하고 있다고 보도했다.

대한산부인과학회 · 대한산부인과의사회 회원 사이에서도 인공임신중절수술에 대한 찬반 의견이 크게 엇갈리고 있는 것으로 알려졌다. 특히, 인공임신중절수술이 워낙 사회적 · 종교적으로 민감한 사안이기 때문에 공식적으로 명확하게 본인의 찬반 의견을 밝힌 의사도 없는 상황이라고 한다. "산부인과학회 내에서도 찬반 의견이 나뉘고 있어 공식 답변을 내놓을 수 없는 상황"이라며 "낙태죄 처벌에 관한 형법을 준수하면서 정부가 내놓는 결정을 따르자는 분위기가 일반적이다"라고 전했다.

현재 인공임신중절수술에 반대하는 의사들은 생명윤리(生命倫理)를 내세우거나, 개인적 종교 신념에 따라 인공임신중절수술을 계속 금지해야 한다는 입장인 것으로 알려졌고, 이와 반대로 인공임신중절수술에 찬성하는 의사들은 강간 · 근친상간(近親相姦) 등 본인이 원치 않은 임신을 했거나, 염색체(染色體, chromosome) 이상과 같은 태아의 신체에 문제가 있을 때 제한적으로 인공임신중절수술을 허용해야 한다고 주장하고 있으므로, 의료계 내에서도 찬반 양측 입장이 워낙 팽팽하고, 각자 나름의 근거가 있으므로 의료계가 먼저 나서서 인공임신중절수술과 관련한 기준을 제시하기가 어렵다는 게 산부인과 전문의들의 공통된 의견이라고 한다. 따라서 산부인과학회와 산부인과의사회는 정

'낙태죄 폐지' 관련 '생명윤리학·철학·신학 연구자 연대' 성명서 전문

인공임신중절 반대만이 생명윤리에 부합하는 것은 아니다. 생명윤리 관련 연구자로서 낙태죄의 폐지에 찬성한다.

2017년 9월 30일 "낙태죄 폐지와 자연유산 유도약(미프진) 합법화 및 도입을 부탁드립니다"라는 청원이 청와대 게시판에 올라온 이후 '낙태죄 폐지'를 둘러싼 사회적 논쟁이 뜨겁다. 이 청원은 한 달 새 23만 여 시민들의 지지를 모을 만큼 주목을 받았으나 일부 종교계를 비롯한 반대의 목소리도 그만큼 높았다. 우리 '낙태죄의 폐지를 바라는 생명윤리학 · 철학 · 신학 연구자 연대'는 인공임신중절에 관한 사회적 논의가 활발히 이루어져서, 이번 기회에 이 문제에 대한 합리적인 결론이 내려지기를 소망한다.

이미 대부분의 선진국에서는 폭넓은 사회적 논의를 통해 과거의 엄격한 인공임신중절 규제법을 다양한 규정과 제도를 가지고 대체해 왔던 반면, 우리나라는 1953년 형법 제정 당시의 인공임신중절 금지조항을 지금까지 그대로 유지하고 있다. 1973년 정부 주도 가족계획 정책의 일환으로 몇몇 제한된 경우에 한해 인공임신중절을 허용하는 규정을 모자보건법에 두기는 하였으나 이는 극히 예외적인 경우에 불과하여 대부분의 인공임신중절이 불법으로 규정되는 결과를 초래하였다. 이러한 현실과 법의 괴리는 당사자인 여성들의 고통을 더욱 가중시켰을 뿐 아니라 의료인의 전문직 윤리에도 깊은 상처를 남겼다.

사실, 생명윤리학계에서는 서구에서 등장한 다양한 이론들과 더불어 우리나라 고유의 전통과 사상에 입각하여 적지 않은 연구자들이 인공임신중절에 대해 전향적인 견해를 표명해 왔다. 한편으로는 시민들의 뜨거운 낙태죄 폐지 요구에 대하여 낙태죄 폐지 반대 운동을 벌이고 있는 생명윤리론자들이 있는 것도 사실이며, 이 또한 하나의 학문적 견해로서 마땅히 존중받아야 한다. 그러나 인공임신중절이 생명윤리의 관점에서 문제가 있다고 주장하는 것과, 이를 국가의 법률 조항에 넣어서 모든 인공임신중절을 일괄적으로 규제하고 처벌해야 한다고 주장하는 것은 엄연히 다르다. 그러므로 우리는 이들의 주장이 전체 생명윤리학계의 입장을 반영하는 것처럼 비치는 것을 우려하지 않을 수 없으며, 이로 인해 우여곡절 끝에 어렵게 시작된 변화의 흐름이 행여 꺾인다면 이는 매우 유감스러운 일이라고 생각한다.

세계적인 흐름을 살펴보면 국가가 법률로써 인공임신중절을 일률적으로 처벌해야 한다는 주장은 생명윤리학의 주된 입장과는 거리가 멀다. 우리나라에서도 유명한 마이클 샌델을 포함한 유수한 생명윤리학자들이 인공임신중절의 윤리적 정당성과 관련된 다양한 담론들을 내놓고 있다. 심지어 기독교 생명윤리학자들 중에서도 국가가 인공임신중절을 법률로 단죄해서는 안 된다는 주장을 하는 이들을 어렵지 않게 찾을 수 있다. 물론 낙태죄 폐지 주장이 곧 모든 인공임신중절을 윤리적으로 정당화하자는 것은 아니며, 우리들 내부에서도 인공임신중절에 대한 윤리적 입장은 매우 다양하다. 다만 이미 인공임신중절을 통해 충분한 고통을 받고 있는 여성을 형법으로 단죄하여 얻을 수 있는 실익이 없으며, 이는 여성에게만 가혹한 불공정한 일이고, 또 인공임신중절을 불법으로 단죄하는 것만이 유일한 바람직한 길이 아니라는 데 모두 동의할 뿐이다.

우리 '낙태죄의 폐지를 바라는 생명윤리학 · 철학 · 신학 연구자 연대'는 그동안 인공임신중절에 대한 다양한 윤리적 담론들을 공론의 장에 풍부하게 제공하지 못했던 것을 반성하며, 이제라도 다양한 견해와 주장들을 연구하고 논의할 수 있도록 함께 노력할 것을 다짐한다. 이를 통해 인공임신중절과 관련된 사회적 논의가 보다 성숙해지고, 나아가 제도적인 개선의 결실로 이어져, 이로 인해 커다란 심신의 고통을 겪은 수많은 여성들이 처벌의 공포와 죄의식이라는 이중 삼중의 굴레에서 해방되기를 진심으로 기대하는 바이다.

낙태죄의 폐지를 바라는 생명윤리학 · 철학 · 신학 연구자 연대

부가 나서서 인공임신중절 관련법과 제도를 정비하고, 사회적 논쟁이 불거지지 않도록 공론의 장을 마련해 정부가 국민 전체의 의견을 수렴해주길 바라는 입장을 취하고 있다. 심지어 "임신 주수 등에 따라 '생명을 가진 존재'의 기준을 어디까지 봐야 하는지도 의료계 내부적으로 논쟁이 벌어질 수 있

다"며 "인공임신중절 문제는 정부가 관련법과 제도를 먼저 정비하고, 의료 전문가들의 의견을 수렴해 세부적인 내용을 손보는 방식이 바람직하다"는 입장을 견지하고 있다.

법조계(法曹界)의 입장도 매우 중요하게 받아들여지는 시점이기도 하다. 2012년 헌법재판소는 형법상 낙태죄에 대한 위헌 소송에서 합헌 결정을 내렸다. 낙태죄로 기소되어 재판을 받고 있던 조산사가 형법 제270조 1항에 대해 헌법 소원을 제기했다. 재판관들의 의견은 합헌과 위헌 의견이 4대 4로 팽팽하게 갈렸고, 위헌정족수인 6명보다 부족해 합헌 결정이 내려졌다. 5년의 시간이 흘러 헌법재판소는 2017년 2월 형법 269조 1항과 270조 1항이 위헌인지를 확인해 달라는 헌법소원 사건을 접수하여 심리 중이라고 밝혔다. 특히 사회적으로 임신한 여성의 '자기결정권(自己決定權)'에 대한 관심이 더 높아진 분위기여서 결과는 더 예측하기 힘들었다. 5년 전과 비교해 헌법재판관들이 모두 바뀐 지금의 헌법재판소가 어느 때보다 전향적인 결과를 내놓을 가능성이 크다는 관측도 나왔다. 그 이유로는 헌법재판소장 및 헌법재판관들이 인사청문회를 거치면서 '낙태죄와 관련 임신한 여성의 자기결정권을 존중돼야 한다'는 입장을 드러냈거나, '피임과 인공임신중절을 선택함으로써 불가피한 임신으로부터 자신을 보호하려는 '여성의 자기결정권(自己決定權), 행복추구권(幸福追求權)'이 '태아(胎兒)의 생명권(生命權)'에 비하여 결코 낮게 평가되어서는 안 된다'거나, '임신 초기 단계이고 원하지 않는 임신의 경우와 같이 여성의 자기결정권을 우선해야 하는 경우도 있다'며 낙태죄 규정을 손질해야 한다는 의견을 드러내기도 했기 때문이다. 그래서 인지는 몰라도 2019년 4월 헌법재판소는 낙태죄에 관해 "헌법불합치"결정을 내려 2020년 12월 31일까지 대체입법을 하도록 하였다.

한편, 헌법불합치 결정 이전의 내용이긴 하지만, 중앙일보 등의 언론에서 보도한 생명윤리학 · 철학 · 신학 등 연구자 및 학자 115명이 발표한 '인공임신중절 찬성' 의견을 살펴보면 우리나라에서 현재 진행되고 있는 '낙태죄 폐지'와 관련된 논란과 관련하여 시사한 바가 크다고 판단되어 성명서 전문을 옮겨 놓았으니 내용을 한 번 살펴보길 바라며, 본 장에서 다룬 내용들을 종합적으로 살펴봄으로써 생명의 문제 및 현재 논란이 되고 있는 낙태죄 폐지에 관련된 담론 등 지식의 지평을 넓힐 수 있는 계기가 되었으면 한다.

표 5-2에는 인공임신중절 및 낙태죄 관련 찬반 논쟁의 쟁점들을 정리해 놓았으니 참고하기 바란다.

앞에서 인공임신중절과 낙태죄 논쟁의 단초가 되는 인간 생명의 시작점은 언제부터인지, 인공임신중절에 대한 정의 및 종류, 인공임신중절현황 및 인공임신중절의 원인 등을 분석해보았고, 나아가 '낙태죄(落胎罪)' 합법화에 관련된 문제, 여성단체 및 종교계의 견해를 포함한 인공임신중절 및 낙태죄에 대한 찬반 양측 의견 등을 살펴본 결과 인공임신중절에 관한 실태조사 마저도 주기적으로 이뤄지지 않고 있으며, 인공임신중절률 또한 높고, 현행법상 합법적인 인공임신중절시술은 5%에도 미치지 못할 것으로 추측되었다. 즉, 2020년까지 불법 인공임신중절시술이 95%에 이르는 현실에서, 법과 현실 사이의 괴리를 줄이는 방안이 절실히 필요한 시기이다. 이러한 괴리의 차이를 줄이기 위해서는 인공임신중절에 관한 실태조사를 정기적으로 실시하고, 인공임신중절, 즉 낙태를 줄이기 위한

표 5-2 인공임신중절 및 낙태죄 관련 찬반 논쟁의 쟁점들

쟁점	인공임신중절 반대 측	인공임신중절 찬성 측
인간생명의 시작	정자가 난자가 수정된 순간부터 인간생명으로 보고, 태아도 살 권리가 있으며 생명을 죽일 수 있는 권리를 가지고 있는 사람은 아무도 없다. 생명의 존엄성을 강조한다.	수정란에서부터 배아기, 태아기까지 어느 시점을 인간 생명으로 볼 것인지 명확하지 않고, 세포덩어리일 뿐 그 자체를 생명이라고 규정하기 어렵다. 출생 이후부터 생명체로 간주한다.
여성의 자기결정권	태아는 제3자의 생명이다. 임신부가 태아를 희생시키는 것은 행복추구권을 넘어선 살인이다. 태아의 생명권은 어떤 권리로도 침해당해서는 안 된다.	임신부가 원하지 않는 태아를 희생시킬 수 있는 것은 여성의 행복추구권이다. 사회·경제적 사정에 의해서도 인공임신중절을 할 수 있는 권리를 가진다. 여성의 삶, 생명권도 태아 못지않게 중요하다.
불법 인공임신중절고발	고발을 통해 인공임신중절이 어려운 사회 분위기가 형성돼야 피임·계획임신이 많아지고 결국 인공임신중절이 줄어든다.	인공임신중절 시술이 음성화돼 인공임신중절 여성의 건강이 위태로운 환경에 처해진다. 인공임신중절 비용이 올라가 저소득층 여성이 피해를 입는다.
인공임신중절 합법화	생명경시 풍조가 있고, 피임에 대한 인식이 미약한 상황에서 인공임신중절을 합법화하면 임신중절을 만연화 시킨다. 처벌 건수가 적더라도 사문화 된 것이 아니라, 헌법정신에 따라 유효하다.	임신 초기에 한해 임신부 결정에 따라 인공임실중절이 합법적으로 가능해야 불법·음성적인 임신중절이 줄어든다. 낙태죄는 이미 사문화되었으며, 여성과 의사들을 범죄자로 내몰 뿐이다.

정책적 지원이 강화되어야 한다는 의견이 설득력을 갖는다. 원치 않은 임신을 줄여 축복받는 출생이 이루어지는 것만이 인공임신중절수술을 줄이는 가장 현실적인 방안이라는 데에도 이견은 없다. 인공임신중절시술을 줄이는 최선의 방안은 성관계에 있어 '안전한 피임'을 실천하는 것이다. 실천률을 높이기 위한 방안으로는 정기적인 인공임신중절 실태조사를 실시하는 것은 물론이고, 지역보건소 및 공공병원의 피임에 관한 공공서비스를 강화하고, 원치 않은 임신으로 유발되는 막대한 사회경제적, 의학적 비용을 줄이기 위해 피임서비스를 담당하는 조직에 재정적 지원을 확대해야 한다. 특히, 청소년의 경우 피임에 관한 정보나 지식의 습득은 학교나 교사로부터 얻고 있음으로 지역 교육청은 성교육이 현실적이고 보다 내실 있게 이뤄질 수 있도록 노력해야 한다.

생각해보기

1. 태아(胎兒)는 인간 생명(生命)인가? 인간 생명은 언제 시작된다고 생각하는가?

2. 여성의 자기결정권(自己決定權)과 태아의 생명권(生命權)이 서로 상충할 경우, 어느 권리에 우선권을 두어야 한다고 생각하는가?

3. 인공임신중절에 대한 여러분들의 도덕적, 법적인 관점은 무엇인가?

4. 초기 인공임신중절이 대부분 합법이라고 가정할 때, 당신은 인공임신중절을 위해 사후 피임약(예, 미프진)을 복용하는 것에 대해 어떻게 생각하는가? 당신은 이 약물이 도덕적으로, 혹은 법적으로 허용 가능하다고 보는가? 여러분의 의견을 설명해보시오.

5. 텔레비전 주말 인기 드라마 "황금빛 인생"에서 임신 사실을 알게 된 '딩크족(double incomes no kids, DINK; 맞벌이를 하여 수입은 두 배지만 아이는 갖지 않기로 한 부부를 일컫는 용어) 부부가 산부인과를 찾아 임신 8주 진단을 받고 인공임신중절수술을 결심하는 것 같은 장면이 전파를 탔다. 드라마에서 보여준 이들 부부의 인공임신중절 결정은 결혼 전부터 약속을 했던 것이므로 어떻게 보면 당연한 것인지도 모른다. 그러나 드라마의 다음 장면에서는 남편이 부인에게 이미 생긴 아이이므로 낳는 것은 어떻겠냐고 제안하는 장면도 나온다. 생명에 대해 고민하는 모습을 보여준 것이다. 아이를 낳지 않으려면 미리 피임을 확실하게 했어야 했겠지만, 만약 현실에서 드라마의 주인공처럼 여러분에게 아이가 생겨버린 상황이 된다면, 여러분은 어떻게 할 것인가? 그리고 우리나라 현행법인 '형법(刑法)과 모자보건법 및 모자보건법시행령(母子保健法施行令)' 등을 검토하여 드라마상의 사유로 인공임신중절을 하는 것이 합법적으로 가능한 상황인지 검토해 보시오.

사례: 영화 속의 생명윤리 이야기 2(인공임신중절 관련)

◎ 영화 〈24주〉 만일 당신이 장애아를 임신했다면?

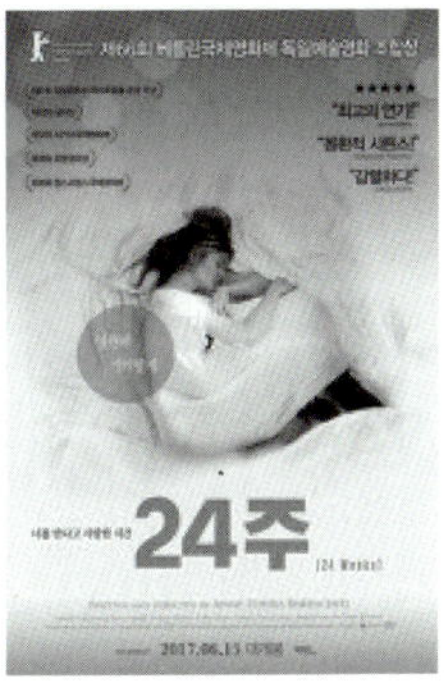

*출처: 네이버영화

베를린, 전주국제영화제에서 수상과 함께 엄청난 호평을 받은 영화로, 우리나라에서도 2017년 6월에 국내에서 개봉되었다. 인공임신중절, 즉 낙태와 관련된 영화이다. 독일 최정상의 인기를 구가하는 스탠드업 코미디언 아스트리드(줄리아 옌체 분). 사랑하는 남편 마커스(비얀 미들 분), 아들 넬레와 함께 사는 그는 둘째 아이 출산을 앞두고 행복한 일상을 보낸다. 그러던 어느 날 산부인과를 찾은 아스트리드는 의사로부터 태아가 다운증후군 환자란 얘길 듣고 낙태와 출산 사이 선택의 기로에 선다. 그는 남편과 대화 끝에 아기를 낳아 키우기로 결정하지만, 얼마 뒤 엎친 데 덮친 격으로 태아가 심장 기형이란 청천벽력 같은 판정을 받는다.

영화 〈24주〉는 사회적 논란의 중심에 선 인공임신중절에 대해 남다른 시사점을 남긴다. 심각한 장애를 지닌 태아와 이를 알게 된 산모를 중심에 둔 채 무엇이 옳은 선택인지 끊임없이 되묻는다. 평생 고통 속에 살아갈 아이의 미래, 그리고 새 생명을 대하는 엄마로서의 책임감. 영화는 결코 외면할 수 없는 가치 사이에서 사면초가에 빠진 주인공 아스트리드의 고뇌를 끈질기게 지켜본다. 이 와중에 문득 허를 찌르는 건 스크린 너머까지 전해져 오는 소리 없는 절규이다. '만일 당신이 나라면 어쩌겠는가.'

아닌 게 아니라 극 중 아스트리드는 중요한 순간마다 카메라를 응시하며 관객을 섬뜩하게 한다. 처음은 임신 4개월 차 태아가 다운증후군이란 판정을 접했을 때, 두 번째는 초음파 촬영 중 태아의 심장에 구멍이 두 개나 나 있다는 얘길 들었을 때, 마지막 세 번째는 번민에 휩싸인 끝에 결론을 내리기에 앞서 홀로 성당을 찾아가서다. 영화 속 표현대로 "아무도 대신해 줄 수 없고 쉽게 판단해서도 안 되는" 문제 앞에 선 아스트리드의 속내는 그렇게 깊숙이 폐부를 찌른다. 이는 '벌어지기 전엔 상상할 수 없는 일'을 실제로 맞닥뜨린 이의 무력감과 고독이기도 하다.

영화가 의사의 입을 빌려 중절수술을 건조하게 설명하는 지점들은 의미심장하다. 임신 24주 이후에는 태아의 심장에 염화칼륨(염화포타슘, potassium chloride, KCl) 주사를 놓아 호흡을 멎게 한 뒤 죽은 태아를 분만한다는 식이다. 장애아에 대한 출산과 인공임신중절 사이에서 건조하고 냉정하게 이어지는 의사의 설명은 어떠한 가치 판단도 없이 이를 오롯이 아스트리드의 몫으로 남긴다. 산모는 죽은 태아를 처음이자 마지막으로 안고 작별 인사를 한다거나, 사진과 발도장이 든 봉투를 받아 간직할 수 있다는 등의 이야기는 인공임신중절 이후 산모의 심리까지도 세심하게 짚어낸다.

태아의 장애가 단순히 아스트리드 개인의 고민을 넘어 가족 전체로까지 번져가는 전개는 뼈아프다. "어쩌면 이게 우리에게 주어진 운명"이라고 말하는 남편 마커스는 아스트리드를 존중하면서도 조금씩 갈등을 유발하고, 장애아 부모가 되겠다는 딸을 걱정하는 아스트리드의 어머니 또한 날카롭게 그와 부딪친다. 여기에 동생이 다운증후군을 갖고 태어날 거란 소식에 "그런 동생을 갖기 싫다"고 말하는 아들 넬레의 태도 또한 아릿하게 다가온다. 행복했던 이들 가족이 본의 아니게 서로에게 부담과 죄책감을 안기며 소통을 잃어가는 후반부는 사실적이면서도 울림이 크다.

이 영화의 메가폰을 잡은 이는 올해 서른다섯 나이의 여성 감독 앤 조라 베라치드이다.

"아직 태어나지 않은 아이의 삶과 죽음을 결정하는 건 인공임신중절 찬반과는 별개의 문제"라는 감독의 인터뷰는 본 영화가 지닌 관조성을 대변하는 말이기도 하다.

〈24주〉에서는 부부가 진심으로 아이를 원하여 임신을 했는데, 태아에게서 다운증후군이 발견된 경우로, 우리나라 모자보건법상 인공임신중절이 합법적으로 가능한지 여부를 알아보고, 만약 여러분이라면 과연 어떠한 선택을 할 것 인가? 심각하게 고민해볼 일이다. 꼭 한 번 영화를 찾아서 감상해 보길 추천한다.

참고문헌

1. 공병해 외(2017), "생명윤리(제2판)", 현문사.
2. 국가법령정보센터, http://www.law.go.kr
3. 권복규 · 김현철, 배현아(2020), "생명윤리와 법(제4개정판)", 이화대학교출판문화원
4. 김동운 외(2017), "의생명과학계열 학생을 위한 인체생명과학(제8판)", 라이프사이언스.
5. 김해중 외(2005), "인공임신중절 실태조사 및 종합대책 수립", 고려대학교 · 보건복지부.
6. 김혜옥 외(2016), "간호윤리학(제4판)", JMK.
7. 남명진(2013), "영화로 이해하는 생명윤리 이야기", 신광출판사.
8. 서울신문(2017.11.10), 커버스토리-엄마가 되지 않을 자유.
9. 서울신문(2017.12.2), "낙태가 죄라면 국가가 범인"…낙태죄 폐지 촉구 집회.
10. 세계일보(2017.12.3), "낙태죄 폐지 안 돼".
11. 손명세 외(2011), "전국 인공임신중절 변동 실태 조사", 연세대학교 · 보건복지부.
12. 아이뉴스21(2017.12.1), "낙태죄 놓고 '찬반' 격돌-국론 사분오열 우려".
13. 엄영란 외(2015), "간호윤리학", 정담미디어.
14. 여성신문(2017.9.23), "낙태죄 폐지 위한 검은 시위 1년, 9월 28일 여성들 다시 모인다."
15. 여성신문(2017.9.28), "낙태가 죄라면 범인은 국가".
16. 연합뉴스(2017.11.27), '낙태죄 폐지' 청원 23만 명 돌파…의료계도 찬반 엇갈려.
17. 우먼타임스(2020.9.29.), "낙태폐지, 세 달 앞으로; ⑥가톨릭과 보수개신교단은 낙태행위 자체를 반대한다."
18. 이병호(2015.8.26), "이슈&진단-낙태(인공임신중절) 실태와 쟁점", 경기연구원.
19. 조국(2013), "낙태 비범죄화론", 서울대학교 법학 제54권 제3호.
20. 조선일보(2016.10.28), '독자칼럼' 여성의 임신중절 결정권을 제한하는 개정 법안.
21. 중앙일보(2017.12.14), 생명윤리학 · 철학 · 신학 연구자들 "낙태죄 폐지 찬성" 입장 표명.
22. 채널A(2017.12.12), 밀착취재 "엄격히 금지 낙태, 한 해 30만 건".
23. 채은하, "낙태금지법", 다음 백과사전(http://daum.net/encyclopedia/)
24. 청와대홈페이지 국민 청원코너(2017.11.26), 친절한 청와대 청원 답변.
25. 최정수 외(2010), "인공임신중절 실태와 정책 과제", 한국보건사회연구원.
26. 한국의료윤리학회 편(2015), "의료윤리학(3판)", 정담미디어.
27. 한국일보(2017.10.31), 해외선 일정한 임신 개월 수까지는 낙태 허용 많다.
28. (사)낙태반대운동연합, http://www.prolife.or.kr
29. 네이버블로그, http://section.blog.naver.com/
30. 네이버영화, http://m.movie.naver.com/

chapter

06 죽음과 관련된 문제

학습목표

1. 안락사의 개념을 이해할 수 있다.
2. 안락사의 목적이나 의도, 동의 능력, 동기여부 기준에 따른 분류를 설명할 수 있다.
3. 안락사의 윤리적 관점에 근거하여 찬성과 반대를 이해할 수 있다.
4. 적극적 안락사와 소극적 안락사 사이의 도덕적 차이를 이해할 수 있다.
5. 자살의 개념을 이해할 수 있다.
6. 자살에 대한 일반적인 인식 정도를 설명할 수 있다.
7. 자살의 다양한 원인을 설명할 수 있다.
8. 자살을 예방할 수 있는 다양한 대책방안을 모색할 수 있다.

1. 안락사

1) 안락사의 개념

안락사(安樂死, euthanasia)란 용어는 매우 오래된 개념으로서 그리스어의 "eu(편안한, 아름다운, 행복한) thanatos(죽음)"의 합성어로 '좋은 죽음', '아름다운 죽음', '행복하고 품위 있는 죽음', '자는 것과 같은 평화로운 죽음' 등의 뜻을 가지고 있다. Oxford 영어 사전은 안락사를 '조용하고 편안한 죽음을 야기한 행위'로 정의한다. 또한 Webster 사전은 '치유될 수 없는 상황이나 질병의 이유로 치료 및 생명 유지가 무의미하다고 판단되는 생물에 대하여 직 · 간접적 방법으로 아무런 고통 없이 죽음에 이르게 만드는 행위나 관행'을 말한다. 대한의사협회의 의사윤리지침 제5장 36조(안락사 등의 금지)에서 '의사는 감내할 수 없고 치료와 조절이 불가능한 고통을 겪는 환자에게 사망을 목적으로 물질을 투여하는 등 인위적, 적극적인 방법으로 자연적인 경과보다 앞서 환자가 사망에 이르게 하는 행위'라고 정의하고 있다.

일반적으로 안락사의 의미는 "불치의 질병이나 신체질환으로 고통을 당하는 사람들을 직 · 간접적인 방법에 의해 의도적으로 고통 없이 죽음에 이르게 하는 행위나 처치"로 정의하고 있다. 환자가 소생할 가망성이 없는 불치의 질병으로 판정되었을 경우 품위 있는 죽음을 맞이할 수 있도록 생명 유지 장치를 중단하는 안사술(mercy killing)도 포함하는 개념이다. 안락사의 개념은 반드시 생명 단축이나 고통 제거 목적에 한정된 것만은 아니라 생명연장의 중단과 같은 죽음을 위한 도움의 경우도 포함한다.

최근 의료 기술 발전과 더불어 생명 연장이 가능해지면서 연명치료를 받고 있는 환자들의 무의미한 삶, 삶의 질과 더불어 품위 있는 죽음에 대한 찬반 논쟁이 뜨겁다. 그러다 보니 안락사의 개념 정의를 하는 것이 필요한데 어려움이 없는 것은 아니다. 왜냐하면 학자마다 의견이 상이하고 그 개념을 정의하는 데 있어서 복잡하고 다양한 해석이 도출되고 있기 때문이다. 안락사를 어느 관점으로, 주체가 누구냐에 따라 개념을 정의함에 있어 혼란이 있는 것이 사실이다. 최근 안락사의 관점에서 다소 다른 개념인 의사조력자살(physician assisted suicide)이 언급되면서 논란의 중심이 되고 있다. 안락사는 환자의 고통을 끝낼 목적으로 고의적으로 의사가 약물을 주입하는 행동이다. 한편, 의사의 간접적인 도움으로 인해 환자가 사망하는 경우는 의사조력자살이다. 의사조력자살은 환자가 직접 의사에게 그의 죽음을 가져 오도록 도와 줄 것을 요청한다. 죽음을 원하는 말기환자가 의사에게 약물 처방 또는 안내를 받은 후 자신이 죽음을 스스로 선택할 수 있는 행위로, '도움을 받아 죽는다'의 의미를 갖는다. 예를 들면, 의사가 말기 암 환자의 고통을 덜어주기 위해 모르핀을 투여하여 사망에 이르게 하였다면 안락사이다. 그러나 의사가 치명적인 약물에 대해 이것이 무엇이고 어떠한 결과를 초래할 것인지 환자에게 설명한 후 환자는 처방받은 약물을 가지고 자신의 침대 옆에 준비해 둔다. 그리고 자신의 결정에 따라 스스로 주사하게 하면 의사조력자살이 된다. 의사조력자살은 환자의 생명을 인위적으로 단축시키는 결과를 적극적으로 야기한다는 점에서 적극적 안락사에 포함되고 있다. 그러나 불치병이나 말기 질환에 걸리지 않았음에도 불구하고 생을 마치고 싶어하는 이의 죽음을 도울 수 있어 윤리적인 논란이 되고 있는 실정이다.

이처럼 안락사는 말기환자가 치료와 조절이 불가능한 고통을 멈추기 위해 죽음을 선택하는 것으로서 자발성의 측면에서 자살의 범주에 속할 수 있다고 본다. 그러나 자살의 경우는 약물 남용, 알코올 중독 또는 우울증 문제 등을 포함하여 정신과적 범주에 속하는 것으로 이러한 맥락에서 안락사와 구별한다. 또한 안락사는 고의적으로 다른 사람을 죽였을지라도 그 동기가 범죄적인 것이 아닌 이타적이란 점에서 살인과 구별되기도 한다.

안락사와 관련한 개념정의에 대하여는 아직까지 합의점을 찾지 못한 채 많은 논란이 되고 있다. 최근에는 '안락사' 대신 '존엄사'라는 용어가 사용되면서 안락사 또는 존엄사가 무엇인지에 대한 개념과 용어의 혼란이 있어 개념정의와 적용대상 등에 대한 명확한 기준 마련이 요청되고 있다. 다음의 안락사의 분류를 통해 조금 더 다양한 의미를 이해할 수 있다(표 6-1).

사례: 안락사와 관련된 사례: 테리 샤이보 논란(Terri Schiavo case)

이 논란은 미국에서 있었던 안락사를 시행한 대표적인 사건이다. 테리(Terri Schiavo)는 1990년 2월 25일 플로리다의 세인트피터스버그(St. Petersburg)시에 있는 그녀의 집에서 심장마비로 쓰러졌다. 당시 그녀는 무의식 상태로 호흡, 맥박이 없었다. 그로 인해 그녀는 산소부족으로 심각한 뇌손상을 받았고 두 달 반 후에 혼수(coma)상태로 외과전문의 1인과 주치의인 내과의사 1인으로부터 심장마비가 발생한지 대략 1년이 지났을 때 그녀에 대하여 지속적 식물인간(PVS) 상태라고 진단을 내렸다. 그 후 병원에서는 스스로 호흡을 할 수 없는 테리에게 삽관치료와 함께 물리적 치료법과 기타 임상실험을 시행했으나 회복되지는 않았다.

1998년 샤이보의 남편인 마이클 샤이보(Michael Schiavo)는 여섯 번째 연방 순회 법원에 그녀의 영양공급 튜브를 제거할 것을 요청했다. 그러나 테리의 부모들은 그녀가 의식이 있다고 주장하며 사위의 요구에 반대했다. 주요 이유는 마이클이 평소 아내가 죽음을 원치 않는다고 주장해 왔고 여생동안 테리를 개인적으로라도 집에서 보살피겠다고 약속하였지만 아내의 예상수명인 50년간 필요할 신경치료와 기타 의료치료비용과 손해배상금으로 150만 달러를 받고 난 후 결혼을 유지한 상태에서 내연녀를 만나고 있었고 남은 재산을 조회하기도 했다는 것을 알게 되었다. 하물며 마이클은 배심원에게도 아내를 간호하는 자신이 기쁘고 말하면서 위증을 했다고 여겨 마이클의 진정성에 대한 의문점에 대한 의혹이 커졌고 테리의 부모는 그가 변하였다고 생각했다.

법정은 그녀가 생명을 더는 유지할 수 없다고 판단해 2001년 4월 24일 그녀의 영양 공급 튜브는 처음으로 제거 되었지만 불과 며칠 후 다시 끼워지게 되었다. 2005년 2월 25일 피넬러스 커운티(pinallas county)의 판사는 테리의 영양 공급 튜브를 제거할 것을 다시 요구했다. 이에 몇 개 연방정부에서 중재요구가 나타났고 미국 대통령 조지 워커 부시(U.S. President George W. Bush)는 워싱턴 D.C.에 도착하여 그녀를 생존시키는 것에 대한 법률 “테리 법(Terri's Law)”에 서명하였다. 이러한 모든 요청에도 연방법원은 본래의 결정인 영양 공급 튜브 제거에 대한 결정을 유지했다. 2005년 3월 18일부터 테리는 공급관이 제거된 상태로 보호 시설로 이송되었고, 2005년 3월 30일 치료받던 피넬러스 파크에 있는 호스피스 시설에서 사망하였다.

처음에는 과연 남편이 의사들로부터 식물인간 진단을 받은 아내의 생명을 끝낼 수 있는 권리가 있는가에 대한 문제로 시작했지만 총 14개의 요구와 수많은 운동, 요청 등이 플로리다 법정에 올라왔었고 다섯 번의 소송이 있으면서 일련의 법적 논쟁이 대대적으로 알려졌다. 그녀의 부모와 주, 그리고 연방입법기관의 중재로 그녀의 생명유지에 대한 판결이 끝나는 네까지 7년이 걸린 사건이었다. 이 일을 계기로 플로리다 법정은 플로리다 고등법원에 의해 타격을 받았고, 미국 최고 재판소에서 네 번의 이송 거부가 있었으며 또한 생명옹호운동단체(pro-life movement group)와 장애인 인권단체(disablility rights group)에서도 이 문제에 대해 높은 관심을 보이게 되었다. 여러 차례의 여론조사와 시민들의 다소 거친 시위로 인해 체포되기도 할 정도로 테리 샤이보 논란에 대한 언론의 관심은 뜨거웠다. 여러 여론조사 중 두 차례의 여론조사에서 대다수의 미국인들은 마이클 샤이보는 응당 그의 아내인 테리 샤이보를 대신하여 결정을 내릴 권리가 있다고 생각하였고, 미국 의회의 개입은 입법기관으로서의 권한의 범위를 넘었다고 인정하는 결과가 나왔다. 그러나 다른 여론조사에서는 쉰들가족(테리의 가족) 측을 지지하기도 했고 더불어 단체나 시위자들은 테리의 영양공급 튜브가 삽입되었어야 했다고 요구하기도 했다.

사례: 조력자살과 관련된 사례

2002년 영국, Dianne Pretty의 사례는 조력자살과 관련된 많은 논쟁을 일으켰던 사건으로 죽을 권리를 놓고 법적 투쟁을 벌였던 유명한 사건이다.

DiannePretty는 운동신경장애로 오랫동안 고통을 받아왔고 회복할 가능성이 없는 말기 상태에 있던 환자였다. 그런 그녀는 고통스럽고 비인간적인 죽음을 피하기 위해 자살을 생각했다. 그러나 스스로 목숨을 끊을 수 없어 남편이라면 자신의 죽음을 도울 수 있다고 판단해 도움을 요청했다. 그러나 영국은 1961년 이래로 자살을 범죄로 간주하고 있었다. 그렇기 때문에 남편의 도움을 받아 목숨을 끊을 경우, 자살법 제2조 제1항에 따라 자살관여행위로 기소되고 처벌될 수 있다는 사실에 주저했다.

이에 Dianne Pretty는 영국의 공공기소국장에게 남편이 자신의 자살을 도와주더라도 남편은 기소하지 않겠다는 확신을 줄 것을 요청하였다. 그러나 공공기소국장은 이러한 약속을 거부하였다. 그녀는 영국 대법원인 유럽 인권협약(European Convention on Human Rights)에 보장된 자기결정권(제2조), 비인간적이고 모멸적인 처우금지(제3조), 사생활권(제8조) 및 양심의 자유(제9조), 차별금지(제14조) 등을 근거로 하여 공공기소국장의 결정에 대한 사법적 심사를 구하였다. 하지만 대법원은 만장일치로 그녀의 청구를 기각하고 말았다.

마지막 수단으로 그녀는 유럽 인권재판소(European Court of Human Rights)에 제소하였지만, 유럽 인권재판소도 그녀의 편을 들어주지 않았다. Dianne과 그녀의 남편은 영국법원이 인간의 권리를 위반했다고 주장했지만 2002년 4월 29일 법적 싸움 끝에 실패로 종료되었다. 일련의 사법절차가 종료된 지 2주도 채 지나지 않은 2002년 5월 Dianne Pretty는 호스피스 병동에서 숨을 거두고 말았다. Dianne은 죽음에 이르기까지 마비를 가진 몸으로 영양공급을 받았고 휠체어를 탄 상태로 컴퓨터를 이용하여 의사소통을 했다. 또한 그녀는 자신의 죽음은 두려운 것이지만 죽음에 이르기까지 자신이 받았던 치료의 과정은 고통스럽고 모욕적이었다고 전했다.

표 6-1 안락사와 관련된 용어

용어	정의	안락사와의 관계
자의적 또는 소극적 안락사	환자의 뜻에 의해 치료를 중단하거나 연명장치를 제거하는 경우	일종의 '자연사'로 분류
자살	정신과적 질환의 범주에 속하는 것으로 자기 생명을 자의적, 의도적으로 끊는 행위	안락사와는 구별
의사조력자살	의사가 자살의도를 가진 환자의 죽음을 돕기 위해 수단(mean)을 제공하는 것	안락사보다 '자살'에 해당
존엄사	죽어가는 환자의 고통을 줄여주기 위해, 연명치료를 중단하거나 장치를 제거하여 죽게 내버려 두는(letting die) 행위	비자발적, 소극적 안락사로서 최근 안락사의 범주에서 제외하고 '존엄사'로 사용
자비로운 살인	환자의 요청 없이 적극적인 수단으로 환자를 편안하게 죽게 하는 행위	비자의적 적극적 안락사로서, 좁은 의미의 안락사로 사용

2) 안락사의 분류

안락사를 분류하는데 있어 생명단축을 직접적인 목적으로 하는가, 행위방식이 적극적 또는 소극적인가, 사망자 본인의 동의가 있는가 없는가 등의 유형에 따라 다르게 해석하고 있다. 전통적으로 안락사는 그 목적과 환자의 동의 능력, 동의 여부에 따라 다음과 같이 분류한다(표 6-2).

표 6-2 안락사의 유형

목적이나 의도(생존의 윤리성)	동의 능력(행위)	동의 여부(의지)
자비적 안락사	소극적 안락사	자발적 안락사
존엄적 안락사	간접적 안락사	비자발적 안락사
도태적 안락사	적극적 안락사	반자발적 안락사

(1) 목적이나 의도에 따른 분류

대상자의 행위나 의지와는 무관하게 생존의 윤리성에 따른 분류이다.

① 자비적 안락사

자비(mercy)란 온정적인 치료의 개념으로 환자의 고통을 완화시켜 주는 것을 의미한다. 이러한 의미에서 도출된 자비적 안락사(beneficent euthanasia)는 참을 수 없는 고통을 인내하며 견디고 사는 삶은 고통일 뿐 무의미하다고 여겨지기에 그 고통에서 해방시키려는 의료적 처치로서 정의하고 있다. 이를 자비사 또는 반고통사(antidysthanasia)라고 부르기도 한다.

죽음이야말로 고통스런 삶에서 구제해 줄 유일한 방법으로 죽음의 과정(또는 생명)을 단축시키는 것이 오히려 자비로운 행위일 수도 있다고 보는 견해이다. 예를 들어, 호흡 곤란, 격렬하면서도 짧은 발작성 아픔, 칼로 도려내듯이 아픈 육체적 고통 등의 상황에서 생물학적 생명의 죽음을 초래하지 않고는 고통을 진정시킬 수 있는 방안이 없는 경우이다. 그러므로 치명적인 약물 등을 투입해 인위적으로 죽음을 앞당기는 행위에 해당하는 것이라고 할 수 있겠다.

② 존엄적 안락사

존엄적 안락사(euthanasia with dignity)는 생물학적 생명만을 유지하며 살아가는 무의미한 생존을 종식시킴으로서 인간이 가지고 있는 생명의 가치와 존엄을 지킬 수 있다는 것이다. 예를 들면, 대뇌의 기능을 상실한 채 뇌줄기 · 척수계(brain stem-spinal system)의 기능만 유지하여 사는 중증 의식장애자의 경우 정신활동은 없고 반사운동과 조절작용만 보이기 때문에 생존의 의미도 없다는 것이다.

현대 의학 기술의 놀라운 발전은 우리 사회에 많은 변화를 가져왔다. 특히 말기질환자를 위한 의료가 발전하면서 생명유지에 필요한 집중적인 치료 개발로 인해 생명의 연장이 가능해졌다. 어떠한 회복의 가능성도 없고 무의미한 호흡만을 유지하고 살아가는 인간의 생명은 무의미하다는 것이다. 고통 속에서의 생존은 인간으로의 품위와 존엄성을 해칠 뿐 아니라 오히려 그 사람을 비참하게 만들 수 있기 때문에 이를 거부한다. 즉 생명을 단축시켜야만 인간의 존엄성을 지킬 수 있다고 도출한 개념이 존엄사(death with dignity)이다. 한때 일부 의료계에서는 말기환자에게 적극적인 치료 행위를 중지함으로써 초래되는 죽음이라고 정의를 내렸고 존엄사 이전에 사용되던 용어이다.

③ 도태적 안락사

인간은 사회적 존재로서 다른 사람과 일정한 사회적 관계를 맺으며 생활하는 공동체의 한 구성원이다. 사회공동체의 구성원이 신체적 결함, 정신질환 등으로 사회나 주위 사람들에게 부담을 주어 희생을 끼치는 경우에 생존의 의미가 없고 쓸모없는 존재라고 여겨 시행하는 경우를 말한다. 특히 노인이나 장애인 등 학대당할 수 있는 취약한 계층들이 주 대상이 된다. 대표적인 예로 나치의 안락사의 경우를 얘기할 수 있다. 이를 도태적 안락사(selective euthanasia)라고 한다.

(2) 환자의 동의 능력에 따른 분류

안락사의 동의 능력과 시행자의 입장에 따라 적극적으로 행하거나 또는 행하지 않게 하는 행위를 말한다. 환자의 자발적 의사를 존중해 환자에게 의도적인 죽음을 초래하는 방법으로 타인이 환자에게 최대이익을 주려는 동기에서 출발한다.

① 적극적 안락사

적극적 안락사(active euthanasia)는 극심한 고통 속에 있는 환자의 간절한 요청에 의해 의사가 인위적인 행위를 개입시켜 삶을 단축시키는 것이다. 이는 고통에서 벗어나도록 돕는 것이나 환자의 생명을 단축시키는 것이기 때문에 "작위적 안락사"라고도 한다. 예를 들어, 치명적인 약물이나 독극물 등을 혈관에 직접 주입하여 환자를 죽음에 이르게 하는 행위이다.

환자의 충분한 의사에 의한 행위가 이루어진다 할지라도 행위의 시행자가 타인이라는 점에서 살인으로 간주될 수 있고, 또한 환자의 촉탁 승낙이 있어 동의 살해로 기소될 가능성이 있다. 따라서, 고통 제거를 목적으로 다른 사람의 손을 빌어 스스로의 목숨을 중단하는 적극적 안락사는 허용 여부의 타당성에 논란이 되고 있다. 타당성을 얻기 위한 전제 조건으로 환자와 의료진 간의 신뢰관계뿐 아니라 사회문화적 이해관계, 적절한 법제 마련 등이 필요하다.

② 소극적 안락사

과거에는 이미 사망하였을 환자가 '인공호흡기', '인공 심장 박동기' 등의 사용으로 생명의 연장이 가능해졌다. 소극적 안락사는 극심한 고통 속에 있는 환자에게 치료 불가능한 상태에 처했을 때 인공적인 생명 연장의 조치를 하지 않는 경우이다. 연명시킬 수 있는 능력이 있음에도 이를 방치함으로써 죽음에 이르게 하는 경우로 소극적 안락사(passive euthanasia)라고 한다. 이는 치료를 중단하여 죽음에 이르게 하는 것으로 존엄사라고 하며, 일명 '부작위적 안락사'라고도 한다. '소극적 안락사'는 환자의 소생 가능성과는 무관하게 환자나 가족의 요청에 따라 생명유지에 필요한 영양공급, 인공호흡기 사용, 약물투여를 보류하거나 중단을 하여 죽음에 이르도록 하는 행위이다.

존엄사와 소극적 안락사의 의미를 구분해 보면 더 명확하게 개념을 이해할 수 있다. '존엄사'는 소생이 불가능한 환자에게 정상적인 간호행위, 영양공급, 수분공급, 주사 등 통상적인 치료수단을 계속하되 인공호흡기, 심폐소생술 등 특수한 치료수단을 그만두어 의학적으로 더 이상 의미 없는 치료를 하지 않아 자연적인 죽음을 초래하는 것이다. 반면, 소극적 안락사는 죽음을 촉진시키기 위해 어떠한 강력한 행동을 취하지는 않지만 의도된 죽음으로 적극적인 치료를 중단한다는 점에서 이 둘의 차이가 있다.

③ 간접적 안락사

간접적 안락사(indirect euthanasia)는 원인과 결과에 대한 인과성에 초점을 두고 있다. 즉 시행자의 행위가 결과적으로 환자의 죽음을 초래한다는 사실을 알면서도 이를 시행함으로써 환자의 죽음을 용인하는 형태이다. 예를 들어, 말기 대장암으로 죽어가고 있는 환자에게 항암제를 계속 투여하지 않음으로써 죽은 경우인데, 실질적인 사망의 원인은 항암제 중단이 아니라 대장암이다. 그러나 사망의 원인을 직접적 원인(대장암)으로 보지 않고 시행자의 행위에서 초래된 간접적 원인(항암제 투여 중단)으로 보게 되는데 이를 간접적 안락사라고 한다. 다른 의미로 소극적 안락사와 동일하게 생각할 수도 있으며 어떤 범주에서는 소극적 안락사에 포함하기도 한다.

이에 반대되는 의미인 직접적 안락사는 췌장암으로 죽음이 임박한 환자에게 수면 주사를 놓아 사망하게 하는 것으로, 환자의 사망 원인은 췌장암이 아니라 의사가 주사한 약일 것이다. 이렇게 되면 사망의 직접 원인은 의사가 시행한 주사 행위가 되므로 이는 직접적 안락사에 해당하게 되는 것이다.

(3) 환자의 동의 여부에 따른 분류

적극적 안락사의 형태로 환자의 안락사 동의 여부에 따라 나뉜다.

① 자발적 안락사

자발적 안락사(voluntary euthanasia)는 환자 자신이 죽음을 대비하여 사전 유언(living will)이나 당부의 요청에 의해 안락사를 시행하는 것이다. 의사는 먼저 환자에게 충분히 이해할 수 있는 정도의 시행할 방법과 초래될 결과를 설명한다. 이후 환자는 자유로운 의지에 따라 동의하여 죽음에 이르게 하는 행위를 의미한다. 여기서 자유로운 동의(free consent)란 타인으로부터 강요받지 않은 동의를 말한다. 예를 들어, 동의할 능력이 있는 환자가 모르핀을 투여하기 전 호흡기능 억제로 사망에 이를 수 있다는 의사의 충분한 설명을 듣고도 참을 수 없는 통증을 중단하기 위해 스스로 자유로운 동의하에 약물 주사를 투여하였고, 결과적으로 호흡억제로 사망하게 된 경우를 말한다.

② 비자발적 안락사

비자발적 안락사(non-voluntary euthanasia)는 자신의 의사를 표명할 수 없는 환자를 대상으로 이루어지는 안락사를 말한다. 환자의 직접적인 동의가 없음에도 불구하고 가족의 요구 혹은 국가의 요구에 의해 환자를 죽음에 이르게 하는 행위를 일컫는다.

비자발적 안락사의 경우는 환자 스스로 삶과 죽음에 대해 선택을 할 수 없는 경우에 행해진다. 혼수상태, 지속적 식물인간, 중증의 치매 등을 겪고 있는 환자에게 동의 없이 생명 유지 치료 장치를 제거하거나 환자의 죽음을 유발할 진정제를 동의 없이 사용하는 경우이다. 예를 들면, 교통사로로 혼수상태에 있는 환자에게 그 부모의 요청에 따라 의식 불명 환자의 인공호흡기를 제거하여 죽게 했다면 이를 비자발적 안락사라 한다.

③ 반자발적 안락사

반자발적 안락사(involuntary euthanasia)는 환자 자신은 죽음을 원치 않는 것을 표명했지만 타인의 요구에 의해 시행된 안락사를 의미한다. 계속 살기를 원하는 사람에게 안락사를 수행한 경우이다. 또는 동의하지는 않았지만 만약 환자의 의지를 확인하는게 가능했다면 동의했을 사람에 대해 안락사를 수행하는 경우이다.

예를 들어, 말기 위암으로 회복 가능성이 없는 80대 환자가 치료를 계속 받겠다고 하는데도, 의사가 환자 보호자의 요청에 의해 영양공급 및 항암제 투여를 중단하여 사망에 이르게 한다면, 이는 반자발적 안락사에 속한다.

3) 안락사에 대한 논쟁과 윤리

(1) 안락사에 대한 찬반론의 이해

수년 동안 사람들은, 육체적 고통 속에서 살아가는 많은 환자를 어떻게 고통 없이 편안하게 죽음에 이르게 할 수 있을지에 대한 논쟁을 지속해 오고 있다. 그리고 최근 사회에서는 인간다운 죽음을 보장해 줘야 한다는 목소리가 높아지면서 말기 상태에서 겪을 여러 가지 고통보다는 품위 있게 죽음의 과정을 자연스럽게 수용해야 한다고 목소리를 높이고 있다. 이러한 목적을 위해 다양한 입장이나 견해들을 내세우면서 이 행위의 정당성을 주장하고 있으나 '죽을 권리'에 관한 문제는 논란의 여지가 적지 않다. 네덜란드와 같이 안락사 관련 법률을 도입하여 안락사를 적극적으로 시행하는 나라도 있다. 그러나 대부분의 나라에서는 안락사를 허용하지 않는다. 우리나라는 1997년 보라매병원 사건을 계기로 안락사에 대한 문제가 제기되었다. 이 사건은 인공호흡기에 의존해 생명을 유지해야만 살 수 있는 환자를 보호자의 강력한 요구로 퇴원 조치 후 가정에서 환자가 사망한 사건이다. 판결은 살인행위라 하여 보호자에게는 살인죄로 불구속 기소를 적용하였고 의료진에게는 살인방조죄를 처음으로 인정한 사건이었다. 보호자의 요청에 의하면 회생 불가능한 환자의 퇴원이 관행적으로 가능했던 일들이 이 사건을 계기로 퇴원을 보류하거나 입원하여 연명치료를 유지하게 하였다.

안락사를 둘러싼 논란은 종교, 의료 및 사회 과학 등 다방면에서 다루어지고 있다. 안락사에 대한 찬반론을 이해하기 위해 그들이 주장하는 윤리적, 법적 정당성 등을 우선적으로 고려해 보아야 한다. 일종의 자비로운 살해 즉 안락사의 주요 논쟁은 "살 권리"와 "죽을 권리"에서 시작한다. 대부분의 안락사에 대한 반대 입장은 개인의 자율성에 비중을 둔 자발적 안락사가 도덕적으로 정당한지를 주요 문제로 삼고 있다.

사례: 보라매 병원 사건

1997년 12월 4일, 경막외 출혈(epidural hemorrhage)로 입원한 김모(58) 씨는 보호자 없이 보라매병원 중환자실로 후송되어 수술을 받았다. 당시 수술은 성공적으로 이루어졌으나 뇌부종이 있어 자가 호흡에 문제가 있었다. 김 씨는 인공호흡기를 부착하여 지속적인 치료를 받아야 하는 상태였다. 그러나 보호자였던 김 씨의 아내는 사업 실패 후 실직과 구타를 일삼아왔던 남편이 살아남을 경우 가족에게 짐만 될 것이고, 이미 치료비가 발생했는데 앞으로 발생할 추가 치료비를 부담하기도 힘들다고 판단했다. 따라서 병원에서 '자신의 동의 없이 수술했고 경제적 여유가 없음'을 주장하면서 환자를 퇴원시키고자 했다.

12월 6일 의료진은 퇴원 시 환자의 목숨을 보장할 수 없다고 보호자에게 설명하였고 퇴원을 시킬 수 없다고 거부하였다. 그렇지만 담당 의사는 결국 보호자의 뜻을 꺾지 못하고 '환자의 죽음에 대해 법적인 이의를 제기하지 않겠다.'는 귀가서약서를 받고 환자를 퇴원시켰다. 의료진은 환자를 수동 인공호흡을 유지하여 구급차를 이용해 자택으로 이송하였고 환자를 보호자(아내)에게 인계했다. 그리고 환자는 인공호흡을 중단하자 5분 뒤 자택에서 사망하였다.

◎ 법적 판례

환자가 사망한 후 보호자(아내)는 장례비 보조를 받기 위해 관할 파출소에 사망 신고를 했다. 그러나 병원의 동의 없이 퇴원했기에 사망 진단서를 받을 수 없었다. '병사'가 아닌 '변사 사건'으로 처리되자 환자의 동생이 보호자(아내)를 경찰에 신고하였고, 아내는 조사를 받게 되었다. 조사를 마친 경찰은 이들을 고발했고, 7년간 법정공방 끝에 환자의 보호자는 부작위에 의한 살인죄로 징역 3년에 집행유예 4년을, 담당 전문의와 전공의는 각각 살인죄의 종범으로 징역 1년 6개월에 집행유예 2년을 선고받았다. 이로 인해 소생할 가능성이 없는 환자를 퇴원시키던 병원들은 환자의 퇴원을 거부하게 되었고, 존엄사 논란의 시초가 된 사건이다.

칸트는 '인간은 자신이 결정하고 그 결정을 내리고 실천할 수 있는 능력을 가진 존재'라고 했다. 이러한 칸트의 관점에서 삶과 죽음의 결정은 그 자체로 목적이어야 하지 어떤 상황에서도 동기로 여겨질 수 없다고 보는 것이다. 현대 안락사를 반대하는 윤리적 입장은 대부분 칸트 윤리의 입장에서 볼 수 있다.

보편적으로 안락사를 반대하는 입장의 두 가지 예는 다음과 같다. 첫째, 보편적 인륜성에 바탕을 둔 입장이다. 이는 인간의 생명을 단축시키고 종결시키는 즉, 살인의 권리를 어느 누구에게도 주어서는 안 된다고 보는 입장이다. 둘째, '히포크라테스 선언과 살인금지'라는 선언을 한 의사들이 보편적 윤리 입장에서 안락사를 반대하는 입장이다.

반면 실용주의나 공리주의자들은 보편타당한 윤리 규범이 없다고 보는 입장이며 모든 사람은 그 사람이 속한 사회의 지배적인 도덕이나 규율을 따라야 한다는 것이다. 또한 인간의 자율성을 주장하는 자유주의자들은 그 행위가 타인에게 해를 끼치지 않는 한 언제나 인간 개인의 자율성은 존중되어야 한다고 주장한다.

국내외 사회 각 단체나 분야에서 안락사에 대한 논쟁이 활발하다. 안락사에 대한 찬성과 반대를 어느 논변이 타당하다고 확연하게 단정 지을 수는 없다. 오랜 세월에 거쳐 논쟁이 되고 있는 윤리적 주요 쟁점을 정리해 보면 다음과 같다.

(2) 윤리적 쟁점

① 죽을 권리

가. 찬성 논변

안락사에 대한 찬반 논쟁은 자기결정권이라는 대립에서 출발한다. 자신의 생명에 대한 '자기결정권'과 '자율성 존중의 의무'에 대한 근거에서 출발한다. 자유주의 입장을 옹호하는 사람들은 우선적으로 새로운 의학 기술과 행위들로 인해 인위적으로 삶을 연장하는 것이 과연 정당한가라고 하는 문제를 언급하고 있다. 또한, 생명에 대한 존엄성이라는 면을 고려했을 때 일반 대중들을 포함한 사회적 인식이 바뀌어 안락사라는 제도의 필요성이 절실하다고 주장한다.

반대론자들이 인간의 살 권리를 주장하고 있는 것과 마찬가지로 안락사를 찬성하는 사람들은 '죽을 권리(right to die)'에 대한 그들의 자율적 선택을 존중해야 한다는 주장이다. '죽음의 의사'라고 불리었던 잭 케보키언(Jack Kevokian)은 의사조력자살을 시행하고, 130여 명의 환자들을 안락사 시켰다. 그리고 '죽을 권리'라는 논쟁을 불러일으켰는데 찬성론자들은 불치병 환자나 극심한 통증을 야기하는 질환을 가진 환자들에게 품위 있는 죽음이 가능하도록 해야 한다는 것이다. 말기환자들이 품위 있는 죽음을 선택한다는 것은 의학적인 발달로 인한 삶의 연장 또는 그러한 희망까지도 거부할 수 있는 자율권을 환자 본인이 행사하는 행위라고 보는 관점이다.

나. 반대 논변

모든 인간의 삶은 본질적인 가치를 지니고 있으므로 정상적인 과정 안에서 삶을 중단하는 것은 잘못이라는 입장이다. 즉 모든 환자에게 '죽을 권리'가 없다고 주장하는 것인데 이는 취약하고 의존적인 사람들에게 부여된 '죽을 권리'가 '죽을 의무'로 오해될 수 있기 때문이다. 의사는 환자의 뜻을 인지하기 위해 '사전연명의료의향서(사전의료지시서)'를 작성한다. 이 지시서가 환자의 모든 의견을 반영하기에는 미흡함이 있다고 우려한다. 이미 고통 속에 있는 환자에게는 가족의 경제적 부담, 말할 수 없는 무형의 강요가 있을 수 있으며 혹여 압박을 받았다면 환자의 자율성에 의한 결정이라고 보기 어렵다는 관점이다. 한편, 또 다른 관점에서 환자가 '죽을 권리'를 가져야 한다는 가정은 달리 말하면 의사에게는 '죽일 의무'를 부여하는 것이기에 의사의 자율성의 제한을 초래할 수 있다고 보는 견해이다. 동의를 할 수 없는 노약자들에게 삶을 끝내는 것이 유익하다는 이유로 안락사를 시행한다면 동의를 할 수 있는 사람들에게도 구태여 안락사에 대한 동의를 구할 필요가 없다고 보는 관점이다.

② 말기에 겪는 고통

가. 찬성 논변

안락사를 지지하는 사람들은 환자들에게 고통스러운 삶을 계속 강요하는 것보다 존엄하게 죽을 수 있도록 돕는 것이 그들에게 더 친절을 베푸는 것이라 믿는다.

모든 사람들은 고통을 당하지 않을 권리가 있으며 개인이 스스로 죽음을 통제할 수 있고 존엄한 죽

사례: 안락사 논쟁 남기고 떠난 '죽음의 의사': 잭 케보키언(Jack Kevorkian) 박사

죽음의 의사(Dr. Death)로 불렸던 케보키언은 1950년대 미시간 주립대학병원에서 레지던트로 재직하였다. 이 무렵 그는 한국전쟁에 군의관으로 참전하면서 전쟁 속에 죽어가는 수많은 미군병사들을 보게 되면서 죽음과 죽어가는 과정에 관심을 갖게 되었다.

여러 병원에서 쌓은 경력을 바탕으로 케보키언은 안락사에 관심을 갖고 의학 잡지에 관련 논문을 게재하였다. 특히 그가 주장한 안락사에 대한 주 내용은 교도소 피수감자들을 의학실험에 이용한다면 연구비를 줄이고 범죄자의 신체적 연구를 하는 데 유용할 것이라는 것이다. 뿐만 아니라 사형수들에게 사형당할 수 있는 선택권을 주어 마취제로 안락사를 시킬 것을 주장했다.

이러한 주장 속에 케보키언은 러시아의 한 의료팀이 죽은 시체의 피를 살아 있는 환자에게 수혈하는 데 성공한 정보를 듣고 같은 실험을 하여 성공하게 된다. 케보키언은 이 성공이 전쟁터에 있는 군인들의 생명을 구하는 데 도움을 줄 수 있다고 생각했다. 이에 그는 죽은 군인의 시체의 피를 부상당한 군인에게 수혈하도록 미국국방부(Pentagon)에 의뢰했다. 그러나 의학계는 그의 실험에 반대하였고, 케보키언은 해당 연구를 포기하게 되었다.

1984년 미국에서 사형 집행이 늘어나자 사형수들에게 죽음의 방법을 선택할 수 있는 권리를 줘야 한다고 주장했다. 그리고 1985년, 사형 집행된 신체에 행해진 의학실험의 역사를 쓰는 데 매진하였다. 1987년 말기환자에게 안락사를 합법화하는 네덜란드로 건너가 연구에 박차를 가했다. 케보키언은 이 시기부터 의사의 조력에 의한 자살 혹은 안락사를 주장하기 시작하였다. 그 결과, 환자들이 스스로 치사량의 약물을 주입할 수 있는 자살기계를 발명하였다. 의학 잡지와 의학계는 이러한 제안을 반대하였지만 외부인사들에게는 이름이 알려지게 되었고 주변의 많은 관심을 얻게 되었다. 케보키언은 환자와 환자의 가족들에게 죽음에 대한 상담을 해 주는 것이 필요하다며 이를 지역 신문을 통해 알리기도 하였다.

그의 첫 공식적인 조력자살은 알츠하이머 진단을 받은 45세 Janet Atkins을 상대로 1990년에 시행되었다. 이를 계기로 그는 치료가 불가능한 말기환자에게 독극물, 마취 주사 등을 이용해 1990년부터 1998년까지 130여 명의 환자들을 안락사 시켰다. 죽음 상담이라는 의학상담 광고를 시작하면서 '죽음의 의사'로 유명해졌고, 죽을 권리를 주장하며 "환자의 처지에서 무엇이 최선인가가 중요하다"며 "이것은 환자에게 달렸다"고 자신의 행위를 옹호했다. 1998년 9월 루게릭병을 앓던 52세 토마스 유크 환자를 치사량의 독극물을 주입해 사망하게 하였는데 전 과정을 비디오로 녹화했다. 이 장면이 담긴 비디오테이프가 미국 CBS 시사프로그램 '60분'을 통해 방영된 것이다. 안락사 시술로 환자의 숨이 멎는 장면이 방영되자 미국 사회는 큰 충격에 빠졌고, 안락사에 대한 뜨거운 논쟁도 이어졌다. 죽음의 방법을 선택할 수 있도록 하자는 그의 주장은 안락사 논란으로 확산되었다.

그는 1999년 2급 살인 혐의가 인정돼 최소 10년, 최대 25년의 징역형을 선고받았다. 미시간 주 콜드워터 레이크랜드 교도소에 갇혔던 그는 8년 6개월간의 복역을 끝내고 2007년 더는 안락사를 돕지 않고 안락사와 관련된 자문이나 상담도 하지 않는다는 조건하에 가석방으로 풀려났다. 이후 케보키언은 심장과 신장 질환으로 고생하다 미시간주 버몬트 병원에서 숨을 거뒀다. 죽음의 의사는 생을 마감했지만, 케보키언으로 인해 확산했던 안락사 논쟁은 아직도 이어지고 있다.

음을 위해 조력에 의한 사망 또한 선택이 가능하다고 주장한다. 또한 동의가 없다고 처절한 고통을 견디며 삶을 살아가야 하는 경우나 또는 안락사에 동의를 하고도 고통을 끝내지 못하고 살아가게 만드는 경우 또한 동일한 의미의 죄를 짓는 것이라고 보는 입장이다.

나. 반대 논변

고통을 경감시킬 목적으로 다른 사람을 죽일 수 있는 권리가 있는 것인가? 반대론자들은 그럴 수 없다는 주장이다. 그들이 반대하는 이유는 이러한 주장의 이면에는 단순히 통증을 없애기 위한 목적으로 안락사를 시행하면 죽음이라는 결과를 초래하고 예기치 못한 결과들이 발생할 수 있으므로 사전에 충분한 고려가 필요하다는 것이다. 반대론자들은 지금까지 환자들이 죽음에 이르지 않고도 완화 치료 및 호스피스와 같은 대체 치료법으로 충분히 양적 · 질적으로 대부분의 고통을 완화시켜 왔고 앞으로도 그럴 수 있다고 보는 입장이다. 따라서 고통이라는 증상을 없애기 위해 환자를 죽일 필요는 없다는 것이다.

③ 미끄러운 경사

가. 찬성 논변

살 권리와 죽을 권리에 대한 윤리적 논쟁은 낙태나 피임 등과 같은 도덕적 허용 가능성에 대한 의문을 제기해 온 것과 비슷하다고 본다. '미끄러운 경사길(slippery slope) 논쟁'은 어떤 규범이나 행위를 허용하는 것에 반대할 때 사용하였다. 우리가 일단 첫 발걸음을 디디면 경사 길로 미끄러져 그 방향을 바꾸거나 멈출 수 없는 것처럼 새로운 문제의 시작을 허용하는 순간 우리 모두에게 끔찍한 해가 될 수 있기 때문에 첫 발걸음을 떼는 데에 신중해야 한다는 것이다. 예를 들어, 논란이 되어 왔던 배아 줄기 세포 연구의 허용이 곧 낙태를 정당화하기 위한 경사길이라고 보았다.

찬성론자들의 입장은 반대론자들이 우려하는 것에 대한 반대 논변이다. 반대론자들은 안락사를 허용하게 될 경우 예상되는 '악용과 남용의 위험', 즉 자발적인 안락사의 문호 개방은 비자발적이거나 반자발적인 안락사를 이끌 수 있다고 본다. 특히 말기환자에 대한 자발적 안락사 허용은 가족이나 사회에 부담이 되는 취약 계층들에게 반자발적, 비자발적 안락사로 이어질 수 있으며, 생명경시 현상으로 이어지게 될 것이라는 우려이다. 이에 찬성론자들은 미끄러운 경사 논쟁이 본질적으로 경험에 의한 결과이기에 반드시 부당한 죽음까지 논리적으로 정당화해야 할 이유가 없다고 본다. 달리 말하면 미끄러운 경사길 논증은 그 논증의 타당성을 주장하기 위하여 경험에 근거한 개연성에 대해 증명해야 하는 부담이 있다. 예를 들면, 비자발적 혹은 반자발적 안락사를 실행했을 때, 반드시 대량의 살인이 발생한다거나 생명경시 현상이 발생할 것은 아니라는 것이다. 즉 이는 경험적으로 발생한 사실이 아니기 때문에 발생할 사실에 대한 개연성이나 인과성에 대해 반증해 줄 증거가 우선 전제해야 한다는 것이다. 오히려 가정적 전제에 갇혀 무엇인가를 시행하기도 전에 사람들에게 공포감만 제공해 줄 뿐이라는 것이다.

따라서 미끄러운 경사길 논증에 기초한 결과주의 논변은 경험적 증거를 보강하지 않는 한 타당성을 가지기 어려우며, 경험에 근거한 참 증거가 있을 때 비로소 타당성을 확보했다고 보는 견해이다.

나. 반대 논변

안락사를 반대하는 입장은 안락사를 시행했을 때 비윤리적인 상황들이 초래할 것에 대한 염려가 크다. 대표적인 것이 생명경시현상에 대한 우려이다. 가족이나 사회에 커다란 부담이나 돌보기 귀찮다는 이유, 또는 지속적인 식물 상태에 있기 때문에 그런 사람은 가치 없는 삶을 살고 있다고 판단하여 안락사를 시행하게 되면 안락사를 위장한 살인 범죄가 발생할 가능성이 있다고 주장하는 것이다.

환자가 더 이상 살 가치가 없다는 진단이 내려지면 이는 큰 힘을 부여받게 된다. 예를 들면, 안락사 시작이 말기 암 환자에서 시작되었을지라도 사회적 무능자, 자폐아, 우울증을 겪고 있는 환자 등으로 확대되어 사회적으로 쓸모없고 살 가치가 없다고 판단되어 무고한 생명을 대량적으로 살해하는 결과 즉 도태사가 허용될 것이라고 그들은 주장한다. 안락사가 합법화되어 있는 네덜란드에서 안락사로 약 1,000명이나 되는 환자가 동의나 요청 없이 사망한 사례가 있다. 또한 벨기에는 18세 이하의 미성년자에게 안락사를 시행하는 법안을 통과시키면서 인간의 삶과 죽음을 결정하는 중대한 문제가 점점 더 가볍게 취급되고 있는 것에 세계인들은 큰 우려를 표명하고 있다. 안락사를 법으로 정해놓으면 죽음을 선택하기 쉬어지며 미끄러운 경사길에 오르는 것처럼 많은 사람들이 쉽게 죽음을 선택할 수 있다는 것이다.

④ 종교적 관점

가. 찬성 논변

신의 존재를 부인하는 무신론자들이나 종교적 신념을 달리하는 사람들이 이러한 주장에 동의하기란 쉽지 않다. 자유주의자들이나 일부 종교에서는 인간의 삶은 그 자체로 본래 존엄성을 지니고 있기 때문에 자신의 삶을 선택함에 있어 본인 의지를 존중해야 한다고 생각한다. 따라서 생명의 존엄성을 유지하기 위해 회복에 대한 기대가 없는 상황에서 조차도 자신의 죽을 권리를 선택할 수 있으며, 자신의 선택에 따라 존엄하게 죽을 권리도 환자에게 있다고 주장하는 것이다. 또한 윤리적인 이유로 반대를 하기보다는 보편타당한 근거를 제시해 주기를 주장하고 있다.

나. 반대 논변

많은 종교인들은 고통 받는 사람이 죽음을 원하는지의 여부에 관계없이 안락사 자체가 도덕적이지 않다고 생각한다. 생명의 신성불가침의 원리에 근거를 두고 모든 인간은 하나님의 창조물이라는 이유로 안락사를 반대하고 있다. 삶의 질을 높이고 품위 있는 죽음을 위해 소극적 안락사가 필요하지만 허용할 경우 비윤리적 악용이나 생명경시로 나타날 수 있다며 '생명'이란 절대 가치를 훼손하지 않도록 신중해야 한다는 것이다. 반대론자들은 인간의 삶은 어떤 것에 의해 가치의 유무가 판단되는 것이 아니라 그 자체에 본래적인 가치가 있다고 주장하고 있다. 안락사는 명백한 살인행위이기 때문에 윤리적 · 법적으로 금지되어야 한다고 주장한다.

⑤ 히포크라테스 선언과 살인금지

가. 찬성 논변

케보키언(Jack Kevorkian)과 같은 안락사 전문 의사의 등장은 죽음을 앞둔 사람들이 편안하고 조용하게 생을 마칠 수 있도록 돕는 '죽이는 의사'의 시대를 열어 놓았다. 의사들이 임상현장에서 발생하는 다양한 상황에서 연명치료의 중단을 고려하거나 반대할 뿐만 아니라 의사조력자살도 허락할 수 있다고 한다. 히포크라테스선서(hippocratic oath)는 시간이 지남에 따라 그 교리의 일부가 시대의 흐름에 맞게 여러 번 수정되었다. '해를 끼치지 마라(do no harm)'는 '해를 끼치지 않는다'는 의미로서 환자가 고통스러운 삶을 연장시키는 것은 바람직하지 않다고 보는 관점이다. 오히려 고통스러운 삶이 연장되는 것이 환자에게 '해(harm)'가 된다고 보는 것이다. 따라서 '해를 끼치지 않는다'는 것은 '환자가 죽을 수 있도록 도와야 한다'는 의미로 받아들여지고 있다. 의학적으로 말기 치료의 의미로서 죽이는 것(killing)도 때로는 필요하다고 보는 관점이다.

나. 반대 논변

안락사에 관한 토론에 참여하는 대표적인 단체는 의사이다. 이는 히포크라테스선서를 통해 "불치의 환자를 안락사 시키거나 자살할 것을 권유하면 절대로 안 된다"고 함으로써 어떠한 상황에서도 환자 생명의 유지에 노력하여야 하며 인간의 생명을 단절하는 것은 의사의 임무에 위배되는 행위라고 보는 것이다. 환자가 고통에서 벗어날 수 있도록 도와주는 것이 의사의 새로운 책무가 될 수 있으나 과연 환자를 죽이거나 죽도록 돕는 일이 의사의 본질적 의무인가 하는 윤리적 문제를 제기하고 있다. 이는 전통적으로 질병을 치료하고 생명을 살리는 일이라는 개념에서 비윤리적인 행위라고 보는 것이다.

4) 적극적 안락사와 소극적 안락사 사이의 도덕적 차이

현대 의료기술의 발달로 생명은 연장되었지만 인위적인 생명 유지로 의미 없는 삶을 살아야하는 부담감을 갖게 되었다. 고통에서 벗어나 존엄한 죽음을 요구하는 말기환자들, 이들의 치료연명 시기를 결정하고 알려야 하는 의사의 의무, 안락사를 통해 초래될 생명경시에 대한 우려 등으로 안락사에 대한 문제는 끊임없이 논쟁이 되어 오고 있다.

안락사를 시행해야 할 경우 치료를 중단하여 환자를 죽음에 이르게 하는 소극적 안락사와 극심한 고통 속에 있는 환자의 간절한 요청에 의해 인위적인 행위로 죽음을 맞이하게 하는 적극적 안락사에 대해 어떤 행위를 취해야 하는지에 관한 논의가 계속되고 있다. 현재 네덜란드와 벨기에는 안락사가 합법이다. 미국의 오리건 주에는 주민들이 의사에게 치명적인 주사를 요구할 수 있는 존엄법(dignity and dignity act)이라는 합법적인 법도 있다. 스위스에서는 비의료인에 의한 조력자살도 합법화되어 있다.

안락사를 시행하는 의사들의 입장에서 미국의학협회(AMA)는 소극적 안락사를 허용하나 적극적 안락사는 허용하지 않고 있다. 우리나라도 마찬가지로 대한의사협회에서 임종단계의 환자의 '자기결정권'을 존중하여 2016년 1월 8일 존엄사의 조건과 절차를 다룬 연명의료결정법, 일명 웰다잉(well dying)법이 국회를 통과하여 회복 가능성이 없고 원인 치료에 반응하지 않는 말기환자에 대해 심폐소생술이나 인공호흡기, 혈액 투석, 항암제 투여 등의 중단을 제한적으로 허용하여 연명치료를 중단할 수 있게 하였다. 2018년 2월 이 법의 본격시행을 앞두고 2017년 10월 23일부터 시범사업이 시작되었다. 대한의사협회의 윤리지침 5장 36조에서 '의사는 환자가 자신의 생명을 끊는 데 필요한 수단을 제공함으로써 환자의 자살을 도와주는 행위를 하여서는 안 된다'며 의도적인 생명을 단축시키는 경우는 금지를 하고 있다. 그러나 5장 35조에서는 '의사는 죽음을 앞둔 환자의 신체적, 정신적 고통을 줄이고 삶의 질을 향상시키는 데 최선의 노력을 다하고 말기환자가 품위 있는 죽음을 맞이할 수 있도록 노력하여야 한다.'고 연명치료에 대해 명시하고 있다. 이는 약물투여 같은 절차가 아닌 수동적 안락사는 합법적인 것으로 간주하는 경향이 있다.

대부분의 국가에서는 안락사를 허용하지 않는다. 그럼에도 불구하고 소극적 안락사는 암묵적으로 허용하고 있다. 그렇다면 적극적 안락사는 금지시키고 소극적 안락사에 대해서는 일부 허용하는 관대함의 이유가 무엇인지 살펴볼 필요가 있다. 이 두 가지 입장의 구별은 보통 도덕적 관점에서 차이를 두고 있다.

미셸마닝(Michael Manning)은 1998년「안락사와 의사조력자살」이라는 저서에서 '죽이는 것(killing)'과 '죽음을 허락하는 것(alllowing to die)'을 처음 언급하였다. 이 둘의 차이점이라면 '죽이는 것'은 적극적 안락사이며 '죽도록 허락하는 것'은 수동적 안락사라는 것이다. 즉, '죽이는 것'은 직접 행동의 결과로 환자의 몸에 직접 주사하는 등의 행위로 '죽음을 맞이하는 것'이며 '죽음을 허락하는 것'은 누군가에 의해서가 아닌 번개나 질병에 의한 자연적 발생에 따른 죽음을 의미한다고 보는 관점이다. '죽이는 것'은 다른 사람의 행위에 영향을 받아 치명적인 손상을 입는 것이다. 이에 반해 '죽음을 허락하는 것'은 생명 기능을 유지하도록 돕는 인공호흡기 제거나 인공영양을 중단하는 것 등에 따른 사망이 따르는 경우로 이를 죽이는 것이라고 하지 않는다.

안락사 반대론자들은 죽이는 것과 죽음을 허락하는 것 사이에는 도덕적인 차이가 있다고 주장한다. 일반적으로 죽이는 행위가 죽음을 허락하는 행위보다 도덕적으로 낫다고 취급한다. 예를 들어, 기아로 죽어가는 아이들을 돌보지 않고 비싼 외제차를 사는 사람들을 살인자로 비난하지 않는다. 그러나 기아로 죽어가는 아이들에게 상한 음식을 먹여 죽게 했다면 살인자로 취급할 것이다. 따라서 죽이는 것과 죽음을 허락하는 것의 도덕적 차이에 의해 적극적 안락사와 소극적 안락사를 구분하는 경향이 있는 것이다.

그렇다면 의사가 인공호흡기를 부착한 것을 제거함으로써 환자가 죽었을 경우와 인공호흡기 자체를 적용하지 않아 죽었을 경우 의사에게는 환자의 죽음에 대해 모두 책임이 있다. 의사가 실제 대리인이 되어 사망 원인이 되는 것이기 때문이다. 이는 모두 의도된 선택의 결과이다. 이 경우 모두 예견될 수 있는 결과에 대하여 책임지지 않겠다는 자세에 대해 무책임하다고 할 수 있다. 이러한 면에서 죽음을 허락하는 행위가 죽게 하는 행위보다 도덕적으로 더 낫다고 할 수 있는가? 실용주의자들은 죽이는 것과 죽는 것을 허락하는 것 사이에 도덕적으로 차이가 없다고 한다.

다음의 사례를 통해 좀 더 구체적으로 생각해 볼 필요가 있다.

재산이 많으나 ALS(amyotrophic lateral sclerosis, 근육위축성측삭경화증), 일명 루게릭병(LouGehrig's disease)으로 힘든 삶을 살아가는 A라는 환자가 있다. A씨는 자신의 치료중단을 원하지 않았으며 인공호흡기 장치도 유지할 것이라는 의지를 밝혔다. 이러한 A씨에게 B라는 아들이 있다. B씨는 어머니의 재산이 병원비로 모두 사용될까 걱정이 되어 어머니가 진정제를 맞고 잠을 자고 있는 동안 인공호흡기를 제거해야겠다고 마음을 먹었다. 재산에 대한 욕심으로 병실에 몰래 들어가 어머니의 인공호흡기를 제거하였고 그 결과, 30여 분 지난 후 어머니 A씨는 사망하게 된다. 이후 재판에서 아들은 '나는 어머니를 죽이지 않았어요. 어머니는 이미 치료할 수 없는 말기환자예요. 어차피 죽을 사람이었고, 힘들어하는 어머니를 대신해 편안하게 하려고 단지 인공호흡기만 제거했을 뿐이에요. 어머니의 죽음을 초래한 것은 ALS 병이에요'라며 진술했다.

이에 대해 어떤 관점으로 바라볼 것인가? 소극적 행위라는 이유로 도덕적 책임을 면할 수 있는 것인가? 비록 적극적인 행위를 하지 않았을지라도 죽음을 초래한 결과에 대한 책임은 피할 수가 없다. 따라서 적극적 안락사와 소극적 안락사의 행위가 그 자체로 도덕적 차이가 있다고 할 수 없다는 것이다.

이러한 관점에서 도덕적 차이의 관점이기보다는 행위의 동기나 의도에 대한 결과라고 할 수 있다. 고통을 덜어줄 목적일지라도 환자를 사망하게 하는 것은 살인에 해당된다. 안락사 요청을 하였을지라도 시행자가 살인을 하려는 다른 동기가 있을 때에는 처벌을 받을 수 있다. 아들은 어머니의 방으로 들어가 의도적으로 어머니를 죽였다. 이것은 예견된 죽음이었다. 마찬가지로 지금까지 의료진들이 해왔던 것처럼 의사가 환자의 인공호흡기를 제거하였을 경우 아들의 행위와 마찬가지로 결국 환자를 죽음에 이르게 하는 방식은 같기 때문에 그에 대한 책임이 뒤따르는 것이다. 적극적 안락사와 소극적 안락사 사이에서 수단(방법)의 차이를 통해 도덕적 차이가 있다고는 볼 수는 없으며 우선적으로 그것을 시행하게 된 목적(의도)이 고려되어야 할 것이다.

이러한 안락사를 시행할 경우 인간의 자율성을 통해 얻는 환자의 동의 여부뿐 아니라 어떤 방법으로 안락사를 허용할지에 대한 상황 여건도 고려해야 한다. 자발적인 안락사가 합법화가 되기 전 삶의 능력이 없는 장애자들에게 사회적 지지부족, 불충분한 건강 간호, 사회적 탄압과 같은 것으로부터 보호받을 수 있는 환경적 조건이 선행되어야 할 것이다. 또한 안락사는 합법화를 위해 도덕적, 윤리적, 철학적 및 종교적 문제뿐만 아니라 법적 입장까지도 포함해서 고려해야 할 것이다.

5) 안락사에 대한 대안

안락사에 대한 찬반 논쟁은 뜨겁다. 무엇이 '옳다, 그르다'라는 정답을 내어 놓기에 앞서 결과적으로 환자의 고통은 계속되고 있으며, 환자와 그 가족 또한 경제적, 심리적 또는 사회적인 요소에 고통을 받고 압박당하고 있다. 따라서 인간이 삶의 본질을 분명하게 인식하기 위해 사회 전체가 삶과 죽음의 문제에 대해 함께 진지하게 고민하고 있다는 것을 보여줄 필요가 있다. 죽을 의도를 가진 사람들에게 삶과 죽음에 대해 보다 긍정적이고 개방적인 소통을 만들기 위해 자신의 죽음에 대해 자유롭게 이야기할 수 있는 분위기를 형성할 수 있는 대안이 필요하다.

(1) 죽음준비교육

시대를 초월하여 죽음은, 인간에게 언제나 두려움과 공포의 대상이 되어 왔고, 이에 따라 죽음의 공포로부터 벗어나려는 인간의 노력 또한 지속되고 있다. 인간은 삶과 죽음을 분리시켜 생각할 수 없다는 것을 알면서도, 죽음에 대해 생각하기 싫어하는 것은, 죽음 자체보다는 죽음으로부터 오는 공포 때문일 것이다 인간의 삶과 죽음, 생명 혹은 영혼의 문제라는 면에서 보다 큰 차원에서 어떤 식으로 죽어야 인간으로서 존엄한 죽음을 갖게 할 수 있을까 먼저 심사숙고해야 한다.

우리는 흔히 육체적 죽음에만 초점을 두지만, 사회적 죽음, 정신적 죽음, 영적인 죽음도 고려해야 한다. 안락사 문제를 단지 의학적, 의료적인 문제에만 한정하는 데서 벗어날 필요가 있다. '죽음은 성장의 마지막 단계'라고 말한다. 죽음의 순간이 올 때 죽음을 부인하거나, 분노하고, 어떤 사람은 죽음을 더 이상 회피할 수 없는 운명으로 받아들이면서 죽음을 맞이한다. 그러나 어떤 이는 다 끝난 게 아니라 또 다른 내일이 있다고 희망하며 밝은 모습으로 죽기도 한다. 우리는 언제든지 찾아올 수 있는 죽음을 맞이하기 위해 어떻게 죽음을 맞이할 것인가 수시로 스스로에게 물어 볼 필요가 있다. 즉 죽음에 대한 인식의 전환을 위해 죽음에 대한 교육이 필요한 것이다.

죽음준비교육은 인생의 전 과정에서 살아왔던 자신의 삶을 보다 의미 있게 돌아보고 죽음을 한 부분으로 인식하여 그러한 죽음도 삶의 한 과정으로 한층 편안하게 맞이할 수 있도록 돕는 데 목적이 있다. 죽음에 대해 금기시하기보다는 죽음을 이해하고 죽음에 대한 이해와 반추를 통해 삶에 대한 의미를 탐색하도록 도울 수 있다. 이렇게 준비된 사람은 자연스럽게 죽음을 받아들일 수 있으며 죽음에 대한 두려움을 감소시키고, 인간발달의 마지막 과업으로써 죽음을 맞이할 수 있다. 불행한 죽음 방식이 아닌 죽음에 대한 새로운 해석을 통해 삶의 가치를 이해하고 자신의 생명과 타인의 생명을 아낄 수 있는 삶의 태도로 변화를 이끌어 낼 수 있다.

(2) 존엄한 죽음을 위한 준비: 리빙윌

우리 사회도 세브란스 병원 김할머니의 존엄사 논란을 겪으면서, 환자 스스로 연명치료 거부 및 중단 요구를 할 수 있는 의사결정권을 갖게 되었다. 사전연명의료의향서는 '자신의 의지'를 표현하는 유언서(사전 유언; living will)로서 존엄한 죽음을 원한다는 의사표시이기도 하다. '존엄한 죽음을 위한 선언서'로서 인간다운 삶과 품위 있는 죽음을 맞이하기 위해 자신을 돌아보고 깊이 성찰해 볼 수 있으며 보다 의미 있는 삶을 영위함으로써 죽음을 편안하게 맞이하겠다는 결심의 뜻도 포함된다. 죽음은 언제, 어디서 누구에게 일어날지 아무도 알 수 없는 현상으로 죽음에 대비하기 위해 자기가 원하는 죽음의 방식으로 자신의 서명이 들어간 내용을 미리 문서화할 필요가 있다.

작성에 앞서 몇 가지 개념을 명확히 할 필요가 있다. 첫째, 행위와 판단의 주체를 명확히 하는 것이다. 생명의 주체는 의료인이 아니라 죽어가는 당사자이다. 의사는 환자에게 병에 대한 정보를 정확하게 알려주는 역할자이다. 자기 생명을 자기 자신이 주체가 되느냐 아니면 가족이나 의사가 결정할 것이냐의 차이는 매우 크다고 본다. 둘째, 죽음관이다. 자신이 평소에 죽음에 관심이 있었느냐는 것이다. 어떠하든지 존엄한 방식으로 죽음을 맞이하겠다는 다짐이기도 하다. 셋째, 삶의 태도로서 평소 죽음을 수용하고 그에 따른 죽음 준비를 통해 제한된 삶을 보다 의미 있게 사는 방식을 모색하는 것이다. 넷째, 죽음의 방식으로 평소 건강할 때 자신의 죽음의 방식으로 능동적으로 결정해 놓았다가, 어느 날 더 이상 생명을 유지할 가능성이 없을 때 아무런 흔들림 없이 준비한 대로 밝은 모습으로 죽음에 임하는 것이다. 다섯째, 사전연명의료의향서를 작성하는 것인데 법적 제도화 상태, 존엄사의 개념 등을 알고 사전의료의향서에 서명함으로써 죽음을 대비해 놓는 것이다. 마지막 여섯째, 작별인사이다. 임종을 앞둔 사람들과의 작별은 마지막 만남이고 헤어짐이다. 작별인사를 못했을 때는 두고두고 마음 한 곳에 남아 있다. 인간의 죽음은 예견되어 있지 않으므로 마지막 작별인사는 매우 의미가 있다 그러기 위해 우리는 자신의 뜻이 담긴 사전연명의료의향서를 작성해 두는 것이 중요하다고 할 수 있다.

(3) 호스피스 운영

안락사 문제에 대한 적절한 대안은 죽음을 준비하며 말기환자들이 편안한 죽음을 맞이하도록 도울 수 있는 제도적 장치 또는 사회적 구축이 필요하다. 호스피스는 말기환자에게 죽음을 있는 그대로 알리며, 남아 있는 삶 동안 고통스런 증상을 완화시키고 환자와 가족의 신체적, 정서적 안정을 극대화시켜 평화로운 죽음을 유도할 수 있는 곳이다. 임종환자에게 있어서 두려운 것은 죽음이란 사실 그 자체가 아니라 극심한 육체적 고통, 가족과 떨어져야 하는 정신적 슬픔, 그리고 죽음 이후의 상태에 대한 불안감 등이다. 죽어 가는 환자에게 필요한 것은 안락사나 자살이 아니다. 죽음의 공포와 육체의 고통과 미래의 불안을 해결하기 위해 전인적이고도 총체적인 접근을 의미하는 것이다. 인간이 죽기 전에 머물면서 쉬고 생을 정리하고 완성하며 조화를 이루는 작업을 하도록 시간과 공간을 마련할 수 있다. 구채적인 내용은 제7장 호스피스와 생명윤리에서 좀 더 깊이 다루고자 한다.

생각해보기

최○미 환자는 척수 마비 후에 사회사업가에 의해 전적으로 삶을 의지하며 지내오다 최근 인공호흡기를 적용하면서 삶을 사는 의미를 잃어가고 있다. 안락사에 대해 충분히 동의할 수 있는 능력이 있는 환자로서 인공호흡기를 떼고 생을 마치고 싶어 안락사를 희망하기를 요청하였다. 그리고 인공호흡기를 중단하여 죽음을 초래하는 소극적 안락사가 시행되었다.

김○영 환자는 화재 사고로 비가역적인 뇌손상을 입었고 식물인간상태로 안락사에 대한 동의를 할 수 없는 환자이다. 의료진은 더 이상 살아갈 수 없을 것 같다고 의학적 진단을 내렸으며 부모는 딸의 고통스러운 치료를 바라보는 마음에 차라리 죽음에 이르는 것이 딸에게 도움이 될 것 같다고 여긴다. 따라서 의료진에게 요청하였고 이에 의사는 치명적인 약물을 주입하여 죽음을 초래하는 적극적 안락사를 시행하였다.

박○경 환자는 자신의 의사를 표현하고 안락사에 동의할 수 있는 말기 암환자이다. 두경부 암으로 하반신 마비가 왔으며 움직임이 자유롭지 못한 인생을 살고 있었다. 그녀는 죽기를 원해 안락사를 시행해 줄 것을 요청하였다. 그녀는 영양공급(Tube feeding)을 통해 영양을 공급받았지만 튜브를 빼고 차라리 굶어 죽기를 희망했다. 남편에게 적극적으로 도움을 요청해 죽기를 원했다. 그러나 남편은 윤리적으로 도저히 그럴 수 없었고 3년 후 호스피스 병동에서 자연적인 죽음을 맞이하였다.

1. 위의 사례를 통해 살펴볼 때, 적극적, 소극적 안락사에 동의하는가?

2. 만약에 그렇다면 왜 그렇게 생각하는가?

3. 이러한 자발적인 안락사가 법제화된다면 어떠한 환경적 조건이 선행되어야 할 것인가?

4. 적극적 안락사와 소극적 안락사 사이에 도덕적 차이는 있을 것인가?' 라는 논쟁에 대해 윤리적인 관점에서 제시하시오.

사례: 영화 속의 생명윤리 이야기 3(안락사 관련)

◎ 영화 〈미 비포 유〉 '연명의료 결정법' 시행... 존엄사 다룬 '미 비포 유'에 이목 쏠려

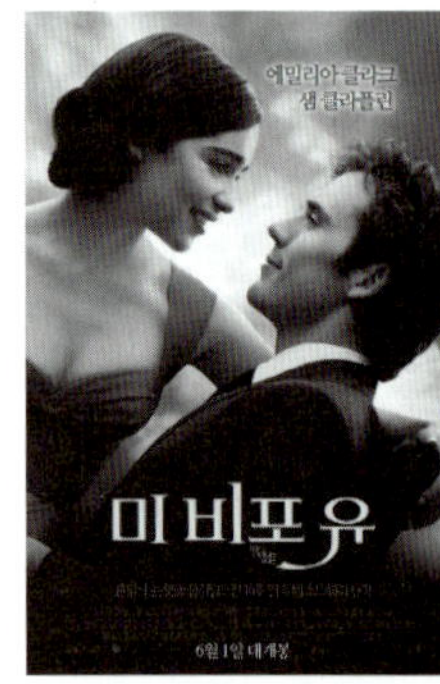

*출처: 네이버영화

환자 스스로가 연명치료 시행여부를 결정할 수 있도록 하는 약칭 '연명의료 결정법' 즉, '호스피스 · 완화의료 및 임종과정에 있는 환자의 연명의료결정에 관한 법률'이 2018년 2월부터 시행된다. 여기서 말하는 '연명의료'란 임종과정에 있는 환자에게 심폐소생술, 인공호흡기 착용, 혈액투석, 항암제 투여 등 생명을 연장하기 위한 의료행위에 대한 용어이다. 이에 대한 중단은 곧 사망을 뜻해 사실상 환자가 자신의 '존엄사' 여부를 결정할 수 있게 된 셈이다. '존엄사'를 다룬 영화들에 사람들의 이목이 쏠리고 있다. 2005년 개봉, 2017년 3월 국내에서 재개봉한 클린트 이스트우드 감독의 '밀리언 달러 베이비'와, 2011년 11월 개봉, 2017년3월 재개봉한 인도 영화 산제이 릴라 반살리 감독의 '청원', 그리고 2016년 6월에 국내 개봉한 티아 샤록 감독의 〈미 비포 유(Me Before You)〉' 등이 존엄사를 다룬 대표적인 영화다.

영화 〈미 비포 유〉는 2012년 영국에서 발행된 동명의 소설을 원작으로 하고 있다. 해당 소설은 세계 각국에서 사랑받으며 테아 샤록 감독에 의해 영화로 재탄생했다. 촉망받는 사업가였으나 사고로 인해 전신마비 환자가 된 윌과 '돈 때문에' 그의 간병인이 된 루이자. 서로를 탐탁치 않아하던 두 사람은 점차 서로에게 마음을 열고 사랑에 빠진다. 하지만 윌은 루이자와의 사랑에 행복감을 느낌에도 '고귀한 죽음'을 선택하려 한다. 이를 놓고 윌과 루이자는 서로를 설득시키려 안간힘을 쓴다. 그러나 주인공 윌은 조력자살을 위하여 스위스 행을 택하고, 사랑하는 부모님과 루이자는 윌의 뜻 즉, 자기결정권을 존중하여 윌을 떠나 보낸다. 〈미 비포 유〉의 결론은 '사랑마저 넘어선 고귀한 죽음'으로 귀결된다.

2018년 2월부터 시행한 일명 웰다잉(well dying)법 제1조 '목적'에는 "환자의 '자기결정권'을 존중하여 인간으로서의 존엄과 가치를 보호하는 것을 목적으로 한다."라고 되어 있다. 본 영화 〈미 비포 유〉를 통해서 삶을 뒤돌아보는 기회를 갖고, 인간으로서 지녀야할 최소한의 품위를 지키면서 죽을 수 있도록 하는 '존엄사'와 인위적 행위에 의한 죽음 즉, 조력자살에 의한 '안락사' 등의 문제를 법적, 윤리적 및 인간적 측면에서 고민해 보는 기회가 되었으면 한다. 위에서 언급한 '밀리언 달러 베이비' 및 '청원' 또한 감상을 추천한다.

2. 자살

1) 자살의 개념

자살은 영어로 'suicide'이며, '자기 자신'을 의미하는 라틴어 'sui'와 '죽인다'는 의미인 'cædo'의 합성어로서 '스스로 죽음을 중단하는 것'이다. Webster 사전에는 '지속적인 삶을 살기를 원치 않기 때문에 자신을 죽이는 행위'라고 한다. WHO에서 자살은 '의도적으로 자신을 죽이는 행위'라고 정의하고 있다.

자살의 심리학적 기제에 따른 정의를 보면, Freud는 자살이 자신의 내부를 향한 공격적/적대적 충동의 표현으로 사랑하는 사람의 상실로 인해 견딜 수 없는 고통과 분노를 자기 자신에게로 향할 때 자살을 선택한다고 하였다. 한편, 내적으로 현실적인 기대나 기준에 미치지 못할 때, 인지적으로 경

직해지고 관심 자체가 협소해지며 자신의 탓으로 여기는데, 이는 자신을 부정적으로 인식하여 고통스런 생각과 감정으로부터 도피하고자 자살이라는 자기 파괴적인 선택을 한다고 보았다.

자살은 자살 생각에서 자살 완성에 이르기까지 보편적으로 다음의 세 과정을 거치면서 자살의 위험성이 커진다. 첫 단계로, '고려하는' 단계로 소극적으로 죽음을 희망해 보며, 둘째 단계인 '양가감정'은 자살 생각을 시작으로 자살에 대한 준비를 계획한다. 마지막 단계로 '결정하는' 단계로 자살행위를 수행하는 가장 위험한 위기 상황으로 발전하는 단계이다.

자살 생각은 한 번쯤은 잠시나마 느끼는 '인생이 무의미하다' 또는 '죽고 싶다'와 같은 보편적인 생각에서부터 죽음을 향해 구체적인 계획을 하는 것까지 의미가 포함된다. 자살 생각은 '자살 전 징후'이며, 실제로 살고 싶다는 자기 의사 표현의 도구이자 앞으로 자살 행동이 일어날 것을 알리는 의미가 있다. 언어적, 비언어적인 방법으로 살고자 하는 요구를 다른 방식으로 표현한 것인데, 주변인들이 그들의 동기나 의미를 알아차리지 못하거나 이 시기에 적절한 중재를 개입하지 않으면 이들은 지속적인 자살에 대해 갈등하며 여러 가지 방법과 도구를 찾으면서 자살을 계획하는 단계로 이어질 수 있다. 자살 위협은 대인관계에서 살고자 하는 삶의 동기로 자살 사고와 자살 행동의 중간 지점에 있다. 그리고 마지막으로 최소한의 희망이 없다고 생각하고 자살을 결심한다.

자살 행동인 자살 시도는 잠재적으로 해가 되는 행동을 스스로에게 하는 것이며, 다른 사람의 개입으로 그 목적을 달성하지 못했을 때이다. 그러나 의도라는 측면에서 자살을 성공하지 않았더라도 자살을 목적으로 소량의 약물을 복용했을 때에는 자살 시도가 된다. 그러나 자신을 죽이고자 한 의도는 없었으나 화가 나고 분노로 인해 과량의 약물을 복용했다면 자해가 된다. 실제로 죽으려는 의도는 아니었더라도 자살 행동을 통해 다른 목적(예를 들면, 주변으로부터 관심을 끌거나 위협 수단 등)을 달성하고자 했다면 결과적으로 위험한 상황이 될 수 있다. 마지막으로 완전한 자살이란 자살 행동의 결과가 죽음으로 나타나며 자신이 죽으려는 의도를 가지고 있어야 한다. 완전한 자살은 결국은 비극적인 상황을 초래한다고 할 수 있다.

2) 자살에 대한 인식

자살은 동서양을 막론하고 자살 행위에 대해 사회학자나 철학자들은 반대하는 강경한 입장과 자살의 의미를 다르게 보는 유연한 입장을 취한다. 자살은 사회적으로 용인되거나 찬양받기도 했지만 영국에서는 범죄가 된다.

역사적으로 자살과 관련한 주요 사상은 기독교 교리에서 출발한다. 초기 기독교는 순교를 매우 숭상하기도 했으나, 4세기 토마스 아퀴나스가 신에게 회개할 수 있는 기회를 저버리거나 '살인을 하지 말라'는 십계명을 어겼다는 것으로 자살은 죄악시되었다. 이러한 관점은 수세기 동안 지속되다 17세기 초 자살에 대해 옹호하는 분위기가 조성되면서, 우울증의 발견으로 심리학, 의학의 영역으로 간주되었다. 현대에 와서 자살 이론과 관련된 두 가지 큰 흐름인 Durkheim의 사회학적 해석과 프로이트의 정신분석학적 해석을 통해 이해하고 있으며, 최근에는 유전적 취약성으로 생물학적 해석을 강조하고 있다.

우리나라의 자살 문제는 심각한 사회의 위기이며 한국인의 삶의 문제를 반영하고 있다. 조선후기에 나타난 자살자에 대한 인식은 성별에 따라 확연히 달랐다. 위정자들에게는 '충(忠)'을 위한 자살을 용인했을지라도 일탈 행위였기 때문에 소극적인 행위이자 도피성의 행위로 취급받았다. 그러나 여성에게 있어서 정절을 지키려 했다면 칭송과 포상의 대상이 되었고, 살아 있는 다른 여성에게 권장되기도 했다.

우리나라는 오랜 기간 자살에 대해 금기와 터부시 하는 것이 일반적이었다. 유교 사상에서 생명은 천명(天命)으로 주어진 것이기에 자살한다는 것은 생명을 인위적으로 훼손하는 것이다. 이는 천명을 거스르는 행위이자 유교 윤리에도 어긋나기 때문에 부정적 입장을 취하게 된다.

또 하나의 문화적 측면은 전통적인 샤머니즘이다. 자살이라는 비정상적인 죽음을 통해 사후의 세계에서도 혼령이 되어 한을 품고 산사람에게 질병과 해를 끼친다는 무속적인 죽음관도 오랜 기간 한국인들에게 영향을 미치고 있다. 이러한 사회문화적 이유로 우리나라 사회는 자살을 하게 되면 사회적 · 윤리적으로 비난의 대상이 되었으며, 누군가 알기 전에 사실을 숨기거나 시신을 집안으로 들이지 않고 장례도 치르지 않았다.

이처럼 우리나라의 경우 자살이라는 현상에 대해 '자살이 비도덕적인 것인가'에 대해 지속적으로 질문을 제기하고 있지만 여전히 다양한 이견을 보인다. 명예나 자존감을 상실했을 때, 자살을 선택함으로써 삶의 의미를 찾는다. 이는 '철학적 자살'이라고 하는데 자살을 병리적인 것으로만 보지 않고 삶과 죽음의 한 선택의지의 과정으로 보았다. 또한 노약자의 부양에서 발생하는 사회적 비용이 지나치게 증가될 경우 이들의 자살이 전체의 공리를 위해 필요할 수도 있다고 역설한다. 그러나 대부분의 종교에서 자살은 신의 명령을 거역하는 행위로서 인간이 스스로 결정할 수 없다는 것이 보편적이다.

그러나 자살 그 자체에 대한 근본적인 질문과 자살의 원인에 대한 비판적인 반성이 일어나면서 자살한 사람에 대한 인식은 많이 변화되었다. 장례식도 치러줄 뿐 아니라 무덤을 만들거나 화장 후 유골을 안치해 별도의 기념 공간을 마련하는 경향이 늘어나고 있다.

일반 사람들에게 있어 죽음은 맞닥뜨렸을 때 두렵고, 피하고 싶고 연기하고 싶은 현상이다. 그러나 자살자들이 마지막으로 써 놓은 유서에는 '다른 사람들보다 조금 먼저 죽음을 선택할 수 있음에 행복이었다'라고 해 남아 있는 사람들로서는 당혹스럽고 받아들이기 힘든 내용이다. 그러나 남아 있는 가족들은 '비겁한 행동, 바보 같은 행동, 이기적인 행동, 가족을 마음 아프게 하는 몹쓸 행동'이라고 여긴다. 죽음은 삶을 돌아보며 자신의 삶을 정리하는 것으로 '성장의 마지막 단계'가 될 수 있다. 불행한 죽음 방식이 아닌 죽음에 대한 새로운 해석을 통해 삶의 가치를 이해하고 자신의 생명과 타인의 생명을 아낄 수 있는 삶의 태도로 변화를 이끌어 내야 한다.

3) 자살의 원인

자살의 원인은 다양한 관점에서 확인할 수 있다.

개인의 속성(성별, 직업, 소득 등의 요인), 개인사적인 사정(이혼이나 사별, 미혼)이나 심리적 취약(불안, 절망감, 무가치감, 우울증), 정신장애 요인(우울증, 충동장애, 알코올 및 약물남용), 생물학적 요인[세로토닌 & 5-HIAA(hydroxyindoleacetic Acid) 세로토닌 대사물 감소의 저하] 등에 초점을 맞춘다.

이처럼 자살이 비도덕적이며, 가족과 공동체에 해를 끼친다는 사실에 죽음 자체를 은폐하려 하고 개인의 문제로 취급되는 경향이 있다. 유난히 한국인이 자살 충동에 취약한 이유를 한국만이 가진 사회·문화적 구조에 중점을 두고 찾기도 한다. 우리나라 사회는 '우리'라는 개념이 강해 집단주의, 권위주의, 간섭주의적인 문화 경향이 특징적이다. 이러한 억압적인 분위기는 개개인들의 주체성을 약화시키고 타인에 의해 주입된 가치 체계를 무비판적으로 수용할 수밖에 없다. 한 개인이 주체성과 타자 사이의 갈등에 직면했을 때, 사회구성원들 사이의 상대적 소외감과 박탈감을 초래하면서 한국의 사회적 연대감이 취약해졌다. 이로 인해 사회적 고립감, 외로움, 멸시감과 같은 감정들이 더욱 심화되어 약화된 자아는 잘못된 자기 처벌의 충동, 즉 자살 충동으로까지 나아간다고 보았다.

한국의 자살률 상승은 1997년 IMF 위기와 2008년 세계 금융 위기 직후 현저하다. 경제적 어려움과 상대적 빈곤의 문제로 빈곤층, 노인층, 취업 연령층에서 자살률이 상승하였고, 더불어 부모가 모두 경제활동에 참여하면서 가족 공동체 기능 약화가 특징이었다. 노인 자살의 경우 노인들을 배려하지 않는 일방적인 사회의 소통 방식이 노인들과의 단절을 초래하였고 사회안전망의 축소로 가족들에게 부담을 느끼고 자살을 선택하였다.

세계보건기구(WHO)에 따르면, 매년 약 80만 명이 자살을 하고 있으며, 이것은 40초마다 한 명씩 자살하는 비율이다. 자살은 국내뿐 아니라 국제적으로도 큰 이슈이다. Durkheim은 이를 단순히 개인의 정신 병리의 한 형태로 보지 않고 사회학적 병리로서 사회적 구조적 요인에 의해 영향을 받는 '사회적 현상'으로 보았다. 이와 관련해 OECD국가의 자살률이 높은 현상을 경제 수준, 실업률 및 이혼률 등과 같은 사회적 문제가 심화될 때, 국가적으로 경제상황이 좋지 않을 때 자살률이 높아 지는 것으로 설명할 수 있다. 또한 자살 시도 후 응급실 방문 현황을 보면, 영국은 대략 22만 명이 매년 이용하고 있으며, 미국의 경우는 2005년~2008년까지 53.8만 명이 응급실을 방문하여 자살로 인해 의료 사회경제적 비용이 커진다는 문제도 제기되고 있다.

4) 자살 예방 대책

최근 200년 동안 서구 사회에서 자살에 관련한 주요 흐름은 죄의 고발에서부터 연민과 이해에서 지금은 예방을 위한 노력 쪽으로 이행해 오고 있다. 이러한 자살과 사회현상에 대한 연구들이 진행되면서 세계 각국은 심각한 자살문제에 대처하기 위해 국가 차원의 자살 예방 전략을 추진하고 있다. UN은 1992년 자살을 공공 보건학적으로 중요한 문제로 규정하고, 국가적 차원에서 자살 예방 전략을 개발하도록 권고하였다. 실제로 미국, 영국, 호주, 핀란드 등의 선진국의 경우 사회 및 인구 특성을 반영한 자살 예방 프로그램을 수립하고 자살 예방 전담 기구의 설치와 운영을 통해 구체적이고 현실적인 자살 예방 전략을 실천하고 있다. 이러한 노력으로 자살률이 현저하게 높았던 국가들은 국가적 차원의 예방 정책을 통해 자살률을 감소시켰다.

대표적으로 일본과 핀란드의 경우를 보면 다음과 같다. 일본의 경우 '98년 자살자가 3만 명을 넘어 사회 문제가 되자, 「자살 대책기본법」을 제정하고, 체계적이고 제도적인 대책을 수립하여 운영하였다. 주요 정책으로, 일본 정부는 관련 부처 간의 협조와 연계 지역과의 상호 밀접한 연계를 통해 사업을 추진한 결과 2009년부터 자살률이 감소하여 안정세를 유지하고 있다. 또한 OECD 회원국 중 가장 높은 자살률을 보였던 핀란드는 80년대 중반부터 자살의 원인 유형별로 체계적인 대안을 제시하여 운영하였고, 자살 예방 대책의 일환으로 자살 고위험자에 대한 조기 발견과 치료 기관 간의 연계, 언론의 자살 관련 보도 자제, 대상에 따른 맞춤형 프로그램 운영 등 다양한 조직 간의 네트워크 운영을 통해 자살률을 크게 줄인 성공적인 사례 국가가 되었다.

참고문헌

1. 김문돌, 조성제(2014), "호스피스 요양병원에 입원한 중증질환자의 일반적 특성과 인식도에 따른 죽음의 태도에 관한 연구-경기도 O시 중심으로-", 한국산학기술학회논문지, 15(12), 7148-7159.
2. 대한의사협회(2017), "의사윤리강령 의사윤리지침".
3. 박은숙(2011), "안락사의 윤리적 고찰 인간은 죽음을 선택할 권리가 있는가?" 인하대학교 교육대학원 교육학석사학위.
4. 박형민(2008), "자살행위에서의 '소통적 자살'의 개념화-1997년-2006년 유서 분석을 통해 드러난 자살행위의 '성찰성'과 '소통지향성'", 사회와역사 통권, 79, 129-160.
5. 이부영(1974), "한국의 샤머니즘과 민속의학, 의맥", 가톨릭의과대학, 8(1974.2), 162~169.
6. 양송희(2013), "기독교인 자살에 대한 문제 연구", 칼빈대학교 신학대학원 석사학위논문.
7. 오진탁(2017), "소극적 안락사 대안이 없는가", 한림대학교 출판부.
8. 이광자(2011), "자살예방 상담프로그램 최종보고서", 보건복지부.
9. 이만우(2009), "존엄사 입법화의 쟁점과 과제", 국회입법조사처 32(2).
10. 이영경(2013), "한국인의 자살 문제와 윤리적 성찰", 한국민족문화, 47, 579-604.
11. 이윤성(2012), "아직도 안락사인가?" 서울대학교 의과대학 법의학교실, 55(12), 1163-1170.
12. 이주희, 조한상(2010), "영국의 안락사: 조력자살(Assisted Suicide)'과 관련된 주요 사건과 입법동향을 중심으로", 형사정책연구, 21권(2). 379-413.
13. 정귀남(2016), "청소년기 자살생존자의 성인기 삶에 대한 내러티브 탐구", 중앙대학교 박사학위논문.
14. 정일영(2008), "조선 후기 성별에 따른 자살의 해석-正祖代 ≪審理錄≫의 자살 관련 사건을 중심으로-", 대한의사학회지, 17, 155-175.
15. 조성진(2007), "임 환자와 가족에 대한 정신의학적 · 심리사회적 개입", 한국신경정신학회, 46(5).
16. Martin, M., Suicide. 한명희 역(2015). "자살에 관한 모든 것", 새움.
17. Michael Manning(1998), Euthanasia and Physician-Assisted Suicide: Killing or Caring? Paperback
18. Bronisch T., & Hegerl U.,(2011), [Suizidalitat]. In H Moller, G Laux & H Kapfhammer(eds) Psychiatrie, Psychosomatik, Psychotherapie. Band 1:Allgemeine Psychiatrie. Berlin: Springer Medizin,1469 - 1501.
19. Marvin Kohl(1975), Beneficent Euthanasia Hardcover, Prometheus Books.
20. Silverman, M. M., Berman, A. L., Sanddal, N., D., MS, O'Carroll, P. W., & Joiner, T. E.(2007), Rebuilding the Tower of Babel: A Revised Nomenclature for the Study of Suicide and Suicidal Behaviors. Part 2:Suicide-Related Ideations, Communications, and Behaviors Suicide and Life-Threatening Behavior, The American Association of Suicidology, 37(3), 264-77.
21. 다음영화, http://movie.daum.net/
22. 네이버블로그, http://section.blog.naver.com/
23. 네이버영화, http://m.movie.naver.com/

chapter

07 말기환자 간호

학습목표

1. 치료중단의 개념과 관련용어를 설명할 수 있다.
2. 치료중단을 할 수 있는 법적 기준을 설명할 수 있다.
3. 존엄사의 개념을 정의할 수 있다.
4. 존엄사를 법제화하기 위한 조건을 열거할 수 있다.
5. 뇌사의 개념을 정의할 수 있다.
6. 뇌사에 대한 윤리적 문제를 설명할 수 있다.
7. 한국인의 문화적 관점에서 장기이식을 설명할 수 있다.
8. 호스피스와 호스피스 · 완화의료의 차이점을 구별할 수 있다.
9. 환자의 자살을 일으키는 심리적 원인을 설명할 수 있다.
10. DNR 정책을 통한 윤리적 갈등을 설명할 수 있다.

1. 치료중단문제

'말기환자(末期患者)'란 암, 후천성면역결핍증, 만성 폐쇄성 호흡기질환, 만성 간경화, 그 밖에 보건복지부령으로 정하는 질환으로 적극적인 치료에도 불구하고 상해나 질병으로 인하여 의학적 판단으로 회복가능성이 없고, 연명치료가 없는 경우 단기간 내에 사망에 이르게 되는 환자이다. 근원적인 회복의 가능성이 없고 점차 증상이 악화되어 보건복지부령으로 정하는 절차와 기준에 따라 담당의사와 해당 분야의 전문의 1명으로부터 수 개월 이내에 사망할 것으로 예상되는 진단을 받은 환자를 말한다. 따라서 의학적으로 의미가 없는 치료는 환자의 선택에 반대하는 치료가 될 수 있고, 환자 가족에게도 심리적 부담뿐 아니라 경제적 고통을 가하게 된다. 의학 기술의 발전에 따른 인위적인 생명연장 기술은 생존가능성이 거의 없는 환자에게 무의미한 연명을 가능하게 하였다. 1997년 보라매 병원 사건을 계기로 병원들은 불필요한 연명치료를 하게 되었고, 그 결과 환자의 장기적인 입원 등을 이유로 보호자들에게 막대한 가계 부담을 안겨주었다. 이러한 문제는 인간의 존엄성과 가치, 행복추구권, 보건 경제학적 측면 등으로 지금까지 다양한 논쟁들을 일으키고 있다.

의료현장에서 적용되는 무의미한 연명치료에 대한 정의는 다음과 같다. '치료중단'이란 용어는 '연명치료중단'을 줄인 용어이다. '연명치료'란 안락사와 구별하여 의학적으로 무의미한 생명을 유지시킬 뿐 환자가 치료를 통해 더 이상 이익을 얻을 가능성이 없는 경우이다. 예를 들어, 말기 암 환자의 경우, 적극적인 치료를 위해 항암제를 사용하였음에도 불구하고 더 이상 치료에 반응하지 않는다. 그리고 질병이 악화되는 상태에서 추가적인 항암제의 사용으로 부작용이 더해져 불필요한 고통만 더해질 뿐이다. 이러한 경우 무의미한 생명연장만 있을 뿐이라는 것이다.

환자, 보호자 가족, 의료계 등에서는 '무의미한 연명은 거부하겠다.'고 합법화 추진을 위한 목소리를 높여 왔다. 그러나 인식의 차이는 법제화의 장애를 초래하였다. 또한 육체적 고통을 줄이기 위해 죽음에 임박한 상황을 의도적으로 초래하는 행위인 소극적 안락사와 이를 혼동하기도 한다.

호스피스 제도에 행해지는 일부 치료중단에는 관대하면서도 치료중단에 대한 제도화에 대해서는 부정적이다. 예를 들어, 호스피스에서 회복 가능성이 없는 말기환자에게는 심폐소생술을 하지 않아도 된다(DNR, do not resuscitate)고 사람들은 인식하면서도 치료중단에 대한 합법화에 대해서는 거부감을 가지는 것이다.

'무의미한 연명치료의 중단'을 시행한다고 의사가 말기환자에게 아무런 의료 행위도 하지 않겠다는 것이 아니다. 이러한 제도화가 이루어지는 배경을 보면 치료중단에 대한 전면적 금지보다는 왜 필요한지에 대한 이해가 우선시된다. '무의미한 연명치료의 중단'은 1976년 미국에서 '자연사법(Natural Death Act)'이 통과되었고, 2000년대에 합법화되었다. 대부분의 나라에서도 '무의미한 연명치료의 거부권'에 대해 '자연사법' 혹은 '존엄사법'의 형태로 합법화를 추진하고 있다. 우리나라는 대법원이 2009년 세브란스병원에서 식물인간 상태 환자의 인공호흡기를 떼 달라는 가족의 요구를 받아들인 '김할머니 사건'을 시작으로 치료중단의 논의가 본격적으로 시작되었다. 2018년 2월부터 적용된 '존엄사법' 일명 '웰다잉법'이 법제화로 진행되면서 회복 가능성이 없는 환자들의 '존엄한 죽음' 또는 '인간답고 자연스럽게 죽을 권리'를 가능하게 하였다. 그 결과 연명의료결정법(호스피스 · 완화의료 및 임종과정에 있는 환자의 연명의료 결정에 관한 법)이라는, 임종과정에 있는 환자에 대한 무의미한 연명치료 중단에 대한 기준과 지침을 마련한 존엄사법이 제정되었다. 결국 회복할 가능성이 없는 환자가 자기결정에 따라 치료중단을 할 수 있게 된 것이다. '무의미한 연명치료의 거부권'을 통해 말기환자는 연명치료 시술 여부에 대한 선택권, 연명치료 거부 및 중단 요구에 관한 의사결정권이 있음을 규정하고 있다. 회복 가능성이 없는 환자가 무의미한 연명치료, 즉 심폐소생술, 인공호흡기 등을 거부하는 의사가 있을 때 이에 상응해서 의사가 연명치료를 하지 않더라도 죄로 인정하지 않겠다는 의미가 된다.

연명의료결정법률에 따른 치료 중단의 허용 요건과 절차를 간단하게 정리하면 다음과 같다. 첫째,

사례: 김할머니 사건

김할머니(77)는 2008년 2월 폐암이 의심돼 서울 연세대 세브란스병원에서 기관지 내시경을 이용한 조직 검사를 받다가 과다출혈과 심호흡 정지를 겪고 식물인간이 되었다. 인공호흡기 착용과 영양을 공급받으며 생명을 이어가고 있었다. 김할머니가 평소 "병원에서 안 좋은 일이 생겨 살아나기 힘들 때 인공호흡기는 절대 끼우지 마라"고 부탁했던 말을 자식들은 떠올렸다. 김할머니 가족은 법원에 무의미한 연명치료 중지를 요구하는 가처분 신청과 본안 소송을 냈다. 자녀들의 청구 소송 내용은 인공호흡기 등 연명치료의 중단을 요구하였고 영양 및 수분 공급 중단은 요구하지 않았다. 병원 측은 인공호흡기 치료 등을 계속할 경우 12~29개월 더 생존할 수 있다며 이를 거부했다. 정부가 존엄사에 대한 법률을 제정하지 않아 환자의 자기결정권과 행복추구권이 침해됐다며 헌법소원도 냈다. 재판 끝에 2008년 11월 본심 1심 재판부는 김할머니의 '자기결정권'을 존중해 연명치료 중지를 인정했다. 그리고 결국 2009년 5월 21일 대법원에서 승소했다. 김할머니는 인공호흡기를 뗀 뒤에도 튜브로 영양을 제공받으면서 생존하다가 2010년 1월 10일 사망했다.

이 판례는 연명치료가 무의미하고 환자의 의사가 추정되는 경우로 제한하기는 하였으나 사실상 존엄사를 인정한 첫 판례라는 의의를 가지고 있다. 환자가 인간으로서의 존엄과 가치 및 행복추구권에 기초하여 자기결정권을 행사하는 것으로 인정되는 경우에는 연명치료 중단을 허용할 수 있다. 이를 계기로 사회 각계에서 연명치료 중단 지침을 만들고 국회에서는 존엄사 관련 법안이 발의되는 등 법제화 움직임도 시작하는 계기가 된 사건이다.

호스피스와 연명치료 및 연명의료중단 등 결정에 관한 모든 행위는 환자의 인간으로서의 존엄과 가치를 침해하여서는 아니 된다(제3조 제1항). 둘째, 환자의 자기결정권, 즉 환자의 의사결정능력이 있는지 확인해야 한다는 것이다(제3조 2항). 그리고 의료인은 의료법에 따라 환자에게 최선의 치료를 제공하고 호스피스와 연명의료 및 연령의료중단 등 결정에 관하여 정확하고 자세하게 설명하며 그에 따른 환자의 결정을 존중하여야 한다(제3조 3항).

치료중단을 함에 있어 회복 가능성이 없는 무의미한 연명치료를 받고 있는 환자 즉 '임종과정에 있는 환자'이 뜻을 묻는 것은 중요하다. 사전연명의료의향서(사전의료지시서)를 문서로 남겼거나 가족 2명 이상이 평소 환자의 뜻이라고 진술하면 담당의사와 해당분야 전문의가 함께 판단을 거쳐 연명치료를 중단할 수 있다. 중단되는 연명치료는 '심폐소생술, 인공호흡기 착용, 혈액투석 및 항암제 투여를 중단하는 것'으로 치료효과는 없이 무의미한 생명만 연장하는 의료행위다. 대신 연명의료가 중단되더라도 통증 완화를 위한 진통제 사용, 영양분 공급, 수분, 산소의 단순 공급 등 기본적인 간호행위는 지속하도록 하였다. 예를 들어, 식물인간 상태에 있는 환자가 '임종과정에 있다(회복 불가능한 사망의 단계)'고 판단되면 연명치료를 중단할 수 있는 것이다.

반면 연명의료결정법의 시행에 따른 문제점에 대해 전문가들의 우려 깊은 목소리도 있다. 첫째, 인간의 존엄성과 가치와 생명권의 충돌이다. 존엄성에 근거하여 자신의 생명은 자기가 결정한다는 전제를 두고 있다. 우선은 환자의 자기결정권의 허용 정도의 문제이다. 이를 위해 사전연명의료의향서(사전의료지시서)를 작성한다. 본인의 의사를 명확하게 작성하여 보관하는데 환자 본인 또는 환자가족이 합의하에 작성된 의사결정 문서이다. 환자의 의사 반영이 확실하다면 큰 문제가 되지 않지만 암묵적 압박으로 인한 의사표현, 원칙에서 벗어나 자유로운 의사를 표명할 수 없는 의식불능의 환자 같은 경우에는 얘기가 달라질 수 있다. 이를 통해 나온 의사결정은 인간으로서의 존엄과 가치에 반하는 결과를 초래할 수 있는 가능성이 있기 때문이다.

둘째, 연명의료중단결정 이행에 해당하는 대상에 대한 문제이다. '임종과정에 있는 환자' 즉 연명의료결정법에서 정의하는 의학적 판단기준은 '회생 가능성이 없고 치료에도 불구하고 회복되지 아니하는 환자, 급속도로 증상이 악화되어 사망에 임박한 상태에 있는 환자이다(제2조 제1호). 이에 담당의사와 해당 분야의 전문의 1명으로부터 임종과정에 있다는 의학적 판단을 받은 자'라고 규정하고 있다. 임종과정에 있는 환자와 말기질환(예: 말기 암, 만성신부전, 후천성면역결핍증, 만성간경변 등)을 가진 환자들은 제외된 경우이다. 또한 '임종과정에 있는 환자'의 경우도 일주일 후의 사망, 또는 수주, 수개월의 사망의 시기라는 면으로 대상자를 구분한 것이라 이에 대한 논란의 여지가 있는 것이다.

셋째, 진료현장에서 의료의 전문성에 비추어 회생가능성의 여부 판단이 의사의 주관에 좌우될 수 있다(표 7-1). 또한 회생 가능성이 떨어질 수 있는 중증 환자들에 대하여 적극적인 치료를 일방적으로 중단함으로써 생명경시 현상이 발생할 수 있다는 우려가 뒤따른다. 따라서 판단기준의 명확성이 필요하다는 것이 전문가들의 입장이다. 최근 해가 바뀔수록 새로운 연명도구가 개발되고 있어 회생가능성의 예측이 어려워졌다. 회생불가능한지 가능한지에 대한 판단의 차이가 있을 수 있으므로 어떤 경우에서든 최선의 치료 후 치료중단이라는 판단이 이루어져야 한다.

치료 중단은 환자들에게 무의미한 연명치료를 거부할 권리를 부여하는 것이며 불필요한 고통에 노출되지 않도록 돕는 것이다. 즉 편안하게 임종을 맞을 수 있게 하기 위해서는 '존엄사'에 대한 사회적 합의가 필요하며 이를 의료현장에서 실천하는 제도적 장치가 절실히 필요한 상황이다.

표 7-1 연명의료에 관한 환자 의사 확인 방법

구분	방법
환자의 의사 능력이 있을 때	• 연명의료계획서(말기 · 임종기 환자 작성 가능) • 사전연명의료의향서(원하는 사람 작성 가능) + 담당의사의 확인
환자의 의사 능력이 없을 때	• 사전연명의료의향서 + 의사 2인의 확인 • 가족 2인 이상의 일치하는 진술 + 의사 2인의 확인 a. 가족: ① 배우자 ② 직계 · 존비속 ③ 형제자매(①②가 없는 경우) b. 환자 가족이 1인뿐인 경우, 1인의 진술로도 가능
환자의 의사를 확인할 수 없고, 의사표현 할 수 없는 상태일 때	• 미성년자의 경우, 친권자의 법정대인인의 결정 + 의사 2인의 확인 • 환자가족 전원의 합의+의사 2인의 확인 a. 행방불명자 등 복지부령으로 정하는 자 제외

사전연명의료의향서

※ 색상이 어두운 부분은 작성하지 않으며, [ ]에는 해당되는 곳에 √표시를 합니다.

<table>
<tr><td>등록번호</td><td></td><td colspan="2">※ 등록번호는 등록기관에서 부여합니다.</td></tr>
<tr><td rowspan="3">작성자</td><td colspan="2">성 명</td><td>주민등록번호</td></tr>
<tr><td colspan="3">주 소</td></tr>
<tr><td colspan="3">전화번호</td></tr>
<tr><td>호스피스의 이용 계획</td><td colspan="2">[ ] 이용 의향이 있음</td><td>[ ] 이용 의향이 없음</td></tr>
<tr><td rowspan="2">사전연명의료의향서 등록기관의 설명사항 확인</td><td>설명사항</td><td colspan="2">[ ] 연명의료의 시행방법 및 연명의료중단등결정에 대한 사항
[ ] 호스피스의 선택 및 이용에 관한 사항
[ ] 사전연명의료의향서의 효력 및 효력 상실에 관한 사항
[ ] 사전연명의료의향서의 작성 · 등록 · 보관 및 통보에 관한 사항
[ ] 사전연명의료의향서의 변경 · 철회 및 그에 따른 조치에 관한 사항
[ ] 등록기관의 폐업 · 휴업 및 지정 취소에 따른 기록의 이관에 관한 사항</td></tr>
<tr><td>확인</td><td colspan="2">위의 사항을 설명 받고 이해했음을 확인합니다.
년 월 일 성명 (서명 또는 인)</td></tr>
<tr><td>환자 사망 전 열람허용 여부</td><td colspan="3">[ ] 열람 가능 [ ] 열람 거부 [ ] 그 밖의 의견</td></tr>
<tr><td>사전연명의료의향서 보관방법</td><td colspan="3"></td></tr>
<tr><td rowspan="2">사전연명의료의향서 등록기관 및 상담자</td><td colspan="2">기관 명칭</td><td>소재지</td></tr>
<tr><td colspan="2">상담자 성명</td><td>전화번호</td></tr>
</table>

본인은 「호스피스 · 완화의료 및 임종과정에 있는 환자의 연명의료결정에 관한 법률」 제12조 및 같은 법 시행규칙 제8조에 따라 위와 같은 내용을 직접 작성했으며, 임종과정에 있다는 의학적 판단을 받은 경우 연명의료를 시행하지 않거나 중단하는 것에 동의합니다.

작성일 년 월 일
작성자 (서명 또는 인)
등록일 년 월 일
등록자 (서명 또는 인)

뒤쪽

유의사항

1. 사전연명의료의향서란 「호스피스 · 완화의료 및 임종과정에 있는 환자의 연명의료결정에 관한 법률」 제12조에 따라 19세 이상인 사람이 자신의 연명의료중단등결정 및 호스피스에 관한 의사를 직접 문서로 작성한 것을 말하며, 호스피스전문기관에서 호스피스를 이용하려는 경우에는 같은 법 제28조에 따라 신청해야 합니다.
2. 사전연명의료의향서를 작성하고자 하는 사람은 보건복지부장관이 지정한 사전연명의료의향서 등록기관을 통하여 직접 작성해야 합니다.
3. 사전연명의료의향서를 작성한 사람은 언제든지 그 의사를 변경하거나 철회할 수 있으며, 이 경우 등록기관의 장은 지체 없이 사전연명의료의향서를 변경하거나 등록을 말소해야 합니다.
4. 사전연명의료의향서는 ① 본인이 직접 작성하지 않은 경우, ② 본인의 자발적 의사에 따라 작성되지 않은 경우, ③ 사전연명의료의향서 등록기관으로부터 「호스피스 · 완화의료 및 임종과정에 있는 환자의 연명의료결정에 관한 법률」 제12조제2항에 따른 설명이 제공되지 않거나 작성자의 확인을 받지 않은 경우, ④ 사전연명의료의향서 작성 · 등록 후에 연명의료계획서가 다시 작성된 경우에는 효력을 잃습니다.
5. 사전연명의료의향서에 기록된 연명의료중단등결정에 대한 작성자의 의사는 향후 작성자를 진료하게 될 담당의사와 해당 분야의 전문의 1명이 모두 작성자를 임종과정에 있는 환자라고 판단한 경우에만 이행될 수 있습니다.

■ 호스피스 · 완화의료 및 임종과정에 있는 환자의 연명의료결정에 관한 법률 시행규칙 [별지 제6호서식]

2. 존엄사

존엄성(dignity)은 가치 또는 존중의 의미로 인간의 속성 또는 행동이기도 하다. 죽음 자체는 존엄성을 가질 수 없지만 죽어가는 것(dying)은 인간에게 주어지는 마지막 행동으로 품위 있게 존중 받을 필요가 있다. 존엄성은 개별적 행동의 결과로 다른 사람에 의해 존경이나 격려를 통해 받는다. 즉 개인은 다른 사람으로부터 품위가 있다고 여겨짐으로 그 사람의 가치관을 결정하고 표현할 수 있는 것이다. 그러나 그와 반대로 다른 사람으로부터 거부를 당하게 되면 그 위엄을 잃을 수도 있다.

의학사전에 의하면 존엄사(death with dignity)는 'death'와 'worthy'의 합성어로 말기환자들이 기계에 의지하여 식물인간 상태나 혼수상태로 생명을 연장하기보다는 자연적으로 또는 편안하게 죽음을 맞이하게 해 주는 것이다. 즉 죽음에 직면한 환자가 품위 있는 죽음을 맞도록 하기 위하여 생명유지 조치를 중단하는 것을 말한다. 예를 들어, 회복의 가능성이 없는 식물인간에 대하여 부착된 생명유지 장치를 제거하고 인간으로서의 존엄을 유지하면서 죽음을 맞게 하는 것이다.

존엄사를 선택할 경우, 어떠한 상황에서도 스스로의 자유로운 판단에 의하여 자기결정권을 행사하는 것이다. 이것은 극심한 고통에 시달리는 환자가 스스로 죽음을 택하는 것이 인간답다고 결정을 내리는 것을 의미한다. 때로는 스스로 죽음을 선택할 수 없는 환자들의 경우에는 대리인을 선정하고 위임장을 가진 변호인을 통해 다양한 치료의 시행 또는 중단을 할 수 있다. 이러한 치료법은 통증 조절, 항생제 치료, 혈액 관리, 완화 조치 등을 포함해 완화간호, 연명치료 유지 또는 중단에 이르기까지 다양하다. 또한 영양공급, 심혈관 약물치료를 포함한 소생술 치료와 같은 중단도 포함된다.

존엄사를 정의하는 데 있어 기존의 안락사의 개념을 고려하지 않을 수 없다. 소극적 안락사와 동일한 개념으로서 넓은 의미로 의사조력자살이나 적극적 안락사까지 포함하기에 그 의견이 분분하다. 또한 안락사에서 제기한 유사한 논쟁도 있다. 존엄사는 안락사와 구별이 되며 의사조력자살과도 동등하지 않다고 주장한다. 또한 자살과 존엄사를 통한 죽음을 동일시하는 것은 잘못된 생각이라고 여긴다. 예를 들어, 말기환자가 견딜 수 없는 고통스런 삶을 살기보다 죽음을 앞당기는 과정을 선택하였다면 그것은 '자살'이 아닌 '안락사' 또는 '조력자살'이라고 할 수 있기 때문이다.

존엄사는 인간으로서의 존엄을 유지시키는 것을 목적으로 한다. 그리고 의학적인 치료를 했음에도 불구하고 회복의 가망이 없는 환자에게 무의미한 연명치료를 중단함으로써 자연적인 죽음을 받아들이게 하는 것이다. 이것은 남은 생명을 단축시키는 개념이 아니라는 것이다.

반면 안락사의 경우에는 고통에서 해방시키는 목적을 갖는다. 즉 자연적인 죽음(질병에 의한 죽음)보다 훨씬 이전에 생을 마감시키며 인위적인 행위에 의한 죽음까지 포괄하는 것으로 그 범위가 존엄사에 비해 넓다고 할 수 있다. 하지만 인간의 한계를 수용한다는 의미에서 '소극적 안락사'와는 또 다르다. 소극적 안락사는 희박하지만 회복 가능성 있는 상황에서도 심폐소생술 같은 의미 있는 치료는 하지 않음으로써 생명을 단축하는 행위다. 이것이 '소극적 안락사'와 구별이 되는 점이다.

말기환자는 오랜 시간 동안 병을 치료하고 증상을 완화시키기 위해 무단한 노력을 하였지만 결국 임박한 사망에 직면해 있는 대상자들이다. 통증 및 증상 관리에도 불구하고 일부 사람들은 죽어가는 과정을 견디지 못하고, 평화로운 죽음을 원하고 있는 것이 현실이다. 죽어가면서 도움을 선택할 수 있는 환자들에게 가족이나 주변 사람들은 그들이 자살을 저지르고 있다고 생각하지 않는다. 반면, 일부에서는 자살을 방조하는 경우가 되거나 생명경시 현상이 초래할 것이라고 우려하기도 한다.

존엄사를 선택하여 죽어가는 환자도 살기를 원한다. 말기환자의 3분의 1 이상이 죽을 수 있는 상황에도 약물을 섭취하지 않고 삶을 선택했다. 살 권리와 죽을 권리를 선택하는 '말기환자의 자기결정권'을 보여주는 또 다른 단면이기도 하다. 평화로운 죽음을 성취하기 위해 약을 복용하는 사람들은 자신의 가치관과 신념에 부합하는 방식으로 죽음을 선택한 것이다. 환자들이 결정한 죽을 권리를 존중해주고 그들이 선택한 의사결정을 존중하고 보호할 수 있어야 한다. 고통스러운 삶을 종료하고 품위 있는 죽음을 원하는 환자들에게 자살과 같은 잘못된 용어를 선택하면 이는 환자뿐 아니라 남겨질 가족에게 환자가 마치 삶을 포기하기 위해 자살을 했다는 사회적 낙인을 줄 수 있다. 또한 환자들은 남겨질 가족에게 또 다른 상처를 주면서까지 마지막을 끝내고 싶지는 않을 것이다. 물론 죽음의 선택권 앞에 놓인 환자의 심경은 매우 복잡할 것이다. 그러나 우리 사회는 이러한 의사결정을 존중하고 보호할 수 있도록 돕는 데 그 목적을 두어야 한다.

존엄사는 '선행의 원칙'과 '악행 금지의 원칙'에 따라 법적 제도화에 중점을 두어야 한다. 말기환자의 존엄사를 위한 사전연명의료의향서의 목적, 원리, 의사결정과정에 대한 적절한 지침이 수립되어야 한다. 그리고 말기환자에게 고통스러운 생명 연장이 아닌 편안한 죽음을 위한 '호스피스 · 완화의료'를 환자 스스로가 선택할 수 있게 하여 품위 있게 죽음을 맞이하도록 도울 필요가 있다.

3. 뇌사

1) 뇌사의 정의

전통적으로 법적 및 의료계의 사망 기준은 심장과 폐 그리고 뇌의 비가역적인 정지에 근거한 심장사이다. 사망(death)의 3가지 징후(sign)로는 심장박동 정지, 호흡 정지, 동공 확대와 광 반사의 소실이 있다. 현재 뇌 사망은 많은 나라에서 합법적인 사망의 지표로 사용되고 있다. 뇌사(brain death)란 모든 뇌기능의 불가역적인 정지 상태로 생명을 유지하는 데 필요한 비자발적 활동을 포함한 뇌 기능의 완전한 상실을 일컫는다. 임상적으로 불가역적인 무의식(coma)과 뇌줄기(뇌간, brain stem) 기능의 소실을 근거로 진단된다. 이는 뇌세포의 사멸이 아닌 뇌기능의 비가역적 정지를 의미한다. 달리 말해 신체의 혈액순환이나 다른 장기(organ)의 기능은 유지되고 있으나 뇌기능은 완전하게 비가역적으로 와해된 상태인 것이다. 증상으로는 강한 통증 자극에도 무반응 상태이며, 운동이나 자발적 호흡이 없고 완전한 반사(reflex)소실, 편평한 뇌파(flat EEG)가 나타난다. 따라서 뇌사자의 경우에 인

표 7-2 뇌사 상태와 식물인간상태 비교

	뇌사(brain death)	식물인간(PVS)
정의	• 중증의 뇌 외상 또는 질환으로 뇌 기능이 점차 상실되어 대뇌의 기능은 상실되어 모든 생체반사 소실된 경우이다.	• 중증의 뇌 외상 또는 질환에서 회복은 되었으나 대뇌에 광범위한 조직손상으로 대뇌와 뇌줄기 사이의 연결이 파괴되어 대뇌기능이 정지된 상태이다.
손상 부위	• 뇌줄기(brain stem)를 포함한 뇌 전체	• 대뇌(cerebrum)
정신 상태	• 심한 혼수(coma) 상태: 심장박동 이외의 모든 기능정지	• 무의식 상태: 기능, 사고 등 대뇌 기능 소실
운동 능력	• 자발적 운동 불가능	• 목적 없는 약간의 움직임 가능(손을 움직거리거나 입을 실룩거림)
호흡 상태	• 자발적 호흡 불가능(인공호흡기에 의해서만이 호흡 유지)	• 자발적 호흡 가능
동공	• 양안 동공이 확대 고정 • 뇌줄기 반사가 완전 소실	• 눈으로 물체를 물끄러미 쳐다보는 듯하나 인식하지 못함
경과	• 필연적으로 심정지하여 사망	• 수개월, 수년 생존 • 사망 혹은 회복
기증 대상	• 장기기증 대상	• 장기기증 대상이 아님
의미	• 뇌사는 죽음으로 인정한다.	• 뇌사와는 엄연히 구별되어야 하며 살아 있으므로 생명은 존중되어야 한다.

공호흡기를 부착하고 기타 의료적 처치를 취하게 되면 맥박(pulse)과 혈압(blood pressure), 그리고 체온(temperature) 및 호흡(respiration) 등 4가지의 활력 징후(vital sign)가 일시적으로 나타나기는 하지만 대부분 수일 사이에 심장 박동이 멈추게 되어 결국 심장사로 죽음에 이르게 된다.

뇌사와 식물인간상태는 개념상 엄격히 구별되며 또한 뇌사의 개념을 명확히 이해하기 위해서는 두 가지 개념이 반드시 구별되어야 한다. 뇌사란 뇌 손상으로 호흡 및 순환중추의 기능이 완전히 상실되어 소생 가능성이 없는 상태이다. 이 상태가 되면 인공호흡기에 의존하여 맥박, 혈압, 호흡 등을 일시적으로 유지할 수 있으나 스스로 호흡하는 것이 불가능하고 그 어떤 치료를 해도 필연적으로 심박동이 정지하여 사망에 이르게 된다. 반면 식물인간(persistent vegetative state)은 자발호흡이 가능하고 수개월~수년 이내 회복의 가능성이 있는 상태로 장기기증의 대상이 아니다(표 7-2).

2) 판단기준과 절차

현대 의학 발달은 환자의 폐와 심장이 제 기능을 하지 못하더라도 인공호흡기와 같은 기계나 약물로 심장이 뛰게 하고 숨을 쉬는 뇌사 상태의 유지를 가능하게 하였다. 뇌사(腦死, brain death)에 대한 시작은 역사적 형성 과정에 배경을 두고 있다. 1800년 초 청진기의 발명으로 심장박동이 멈추는

표 7-3 뇌사 판정 기준(하버드 기준, 1968)

1. 깊은 혼수상태/강한 통증자극에도 반응이 없음
2. 완전한 반사(reflex) 소실(각막, 척수)
3. 무호흡(3분 동안 인공호흡기 제거)
4. 편평한 뇌파(flat EEG)
5. 저체온 제외, 약물중독 증거 없음
6. 24시간 안에 재평가

경우를 확인할 수 있었다. 1950~1960년대에 소생술과 인공호흡기가 개발되면서 뇌 기능의 정지 상태에서도 멈추었던 심장기능을 되살리고, 호흡이 가능해지는 등 인위적으로 오랜 기간 동안의 생명 유지가 가능하게 되었다.

이러한 일련의 과정을 통해 점점 더 진보하는 의학의 발전으로 뇌사의 개념이 생겨났다고 할 수 있다. 그러나 의학적 기술 발달의 결과로 삶이 연장되었고 죽어가는 과정을 왜곡하고 있다고 보는 견해도 있다.

1968년 미국의 하버드 의과대학에서 '회복 불가능한 혼수, 영구히 기능을 안 하는 뇌에 대한 기준'을 설정하면서 뇌사가 중요하게 인식되었다(표 7-3). 가장 주된 이유 중 하나는, 소생할 가능성이 희박한 뇌사 상태의 환자에게 인공적인 호흡과 혈액순환 등의 인공 구급 소생술을 처치함으로써 그들에게는 생명 연장의 길을 열어주었다. 그러나 그 수단으로 사용되는 과다한 지출 비용 문제뿐 아니라 소생 가능한 응급 환자들에게 시기에 맞는 적절한 처치가 이루어질 수 없어 가족, 병원, 회복가능한 환자들에게는 적지 않은 부담이 되었다는 점이다. 이것은 생명 유지 장치의 광범위한 사용뿐만 아니라 장기이식에 대한 요구의 증가로 더욱 절박해졌다. 이유는 장기이식과 관련한 죽음에 대한 새로운 정의가 필요했기 때문에 법적인 죽음에 대한 의문 또한 제기되었다.

세계적으로 뇌사에 대한 공식적인 선언은 1968년 오스트레일리아의 국제의학총회에서 뇌사를 죽음으로 인정하는 시드니 선언이었다. 우리나라의 경우에는 1993년 대한의사협회가 뇌사에 대한 선언 선포와 함께 뇌사판정기준을 발표하였다. 그리고 1999년 '장기 등 이식에 관한 법률'이 통과되어 2000년 2월부터 시행되면서 뇌사를 인정하고 법적인 보호 안에서 장기이식을 가능하게 하였다. 대한의학협회가 제정한 뇌사 판정기준을 보면 다음과 같다. 장기 등 이식에 관한 법률 제 21조 관련 다음의 선행 조건 및 판정기준에 모두 적합하여야 한다(표 7-4).

뇌사를 판정하는 절차는 다음과 같다(그림 7-1).

3) 뇌사에 대한 윤리적 문제

뇌 기능이 완전히 정지되어 신체의 통합적 기능 중단뿐 아니라 인격이 없는 상태로 의식과 지각능력을 상실한 상태를 의미한다. 철학적으로 '사람'에 대한 정의는 논란의 여지가 있다. 적어도 '사람'이 되는 것은 인식, 감정, 욕구, 신념을 가지고 고차원인 인지 및 의지적 기능을 할 수 있는 상태를 필요

표 7-4 한국의 뇌사판정(대한의학협회, 2000)

선행조건	• 원인질환이 확실할 것 • 치료될 가능성이 없는 기질적인 뇌병변 있을 것 • 깊은 혼수상태로서 자발호흡이 없고 인공호흡기로 호흡이 유지되고 있을 것 • 치료 가능한 약물중독(마취제, 수면제, 진정제, 근육이완제, 독극물 등으로 인한 중독을 말한다)이나 대사성 장애의 가능성이 없을 것 • 치료 가능한 내분비성 장애(간성혼수, 요독성혼수, 저혈당성뇌증 등)의 가능성이 없을 것 • 저체온상태(직장온도가 섭씨 32° 이하)나 쇼크 상태가 아닐 것
판정기준 (1차 뇌사 조사)	• 외부자극에 전혀 반응이 없는 깊은 혼수상태일 것 • 두 눈의 동공이 확대 · 고정되어 있을 것 • 뇌줄기 반사가 완전히 소실되어 있을 것 • 자발운동 · 제뇌경직 · 제피질경직 및 경련 등이 나타나지 않을 것 • 무호흡검사 결과 자발호흡이 유발되지 아니하며 자발호흡이 되살아날 수 없다고 판정될 것 • 저체온상태(직장온도가 섭씨 32° 이하)나 쇼크 상태가 아닐 것
2차 뇌사조사	• 6세 이상(6시간 후) • 1세 이상~6세 미만인 소아(24시간 후) • 생후 2월 이상~1세 미만인 소아(48시간 후)
뇌파검사	• 평탄뇌파가 30분 이상 지속되어야 함
뇌사판정위원회	• 신경(외)과 전문의 1인 이상 포함된 전문의사 2명 이상화 비의료인 1명 이상을 포함하여 4명 이상 6인 이하로 구성(등록위원 2/3 이상 출석)
자격	• 의료법에 의한 의료인, 변호사의 자격을 가진 자, 공무원, 교원, 종교인 기타 학식과 사회적 덕망이 풍부한 자 중 뇌사판정의료기관장이 위촉 • 출석위원 만장일치로 결정(단 1명이라도 반대 시 뇌사판정 하지 못함)

*출처: 한국장기조직기증원 참고자료

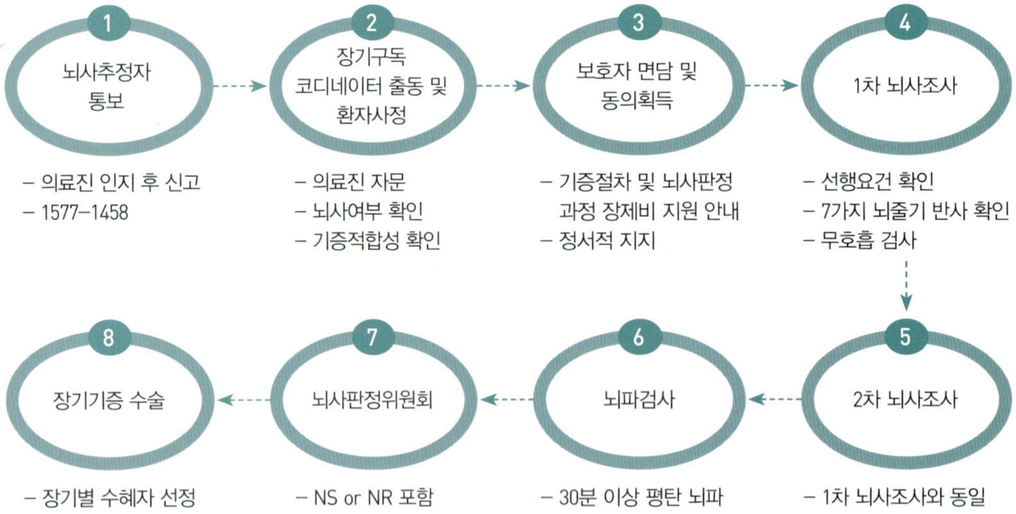

그림 7-1 뇌사판정절차

*출처: 한국장기조직기증원

로 한다. 예를 들면, 아름다운 예술 작품을 감상하고, 산길을 돌아다니는 등의 활동이다. 신체 없이 살아 있는 인간의 몸이 인격에 필요한 고차원의 인지적 및 의지적 기능을 지원할 수 없다.

뇌사를 죽음으로 인정하는 데 있어 의학적으로 문제가 없다고 하여도 윤리적 문제까지 없다고 할 수 없다. 뇌사 인정을 검토함에 있어서 우리의 이성에 기초한 도덕적 판단을 고려하지 않을 수 없다. 일부 의사들과 철학자들은 뇌사가 정말로 사망이라고 진단 내리기에 충분한지 의문을 갖는다. 뇌사 인정여부에 대한 주요 윤리적 문제를 요약하면 다음과 같다.

첫째, 뇌사를 죽음의 기준으로 인정하게 되면 사람으로 취급될 것인가 아니면 시신으로 취급될 것이냐의 문제이다. 기계적 환기와 다른 생명 유지 장치를 통해 생명을 연장하는 환자일지라도 사람들과 순환계가 계속 기능을 하므로 뇌사자라도 환자는 아직 살아 있다고 생각하는 것이다. 뇌사자의 가족들은 몸을 만졌을 때 따뜻함을 느낄 수 있다. 죽었다기보다 단지 '뇌 손상'이라고 부정한다.

둘째, 우리나라의 문화적 관점에서 뇌사가 진행되면 인체의 일부를 분리해야 하는 장기이식에 대해 부정적이다. 사람들은 몸이 부모로부터 받은 것이기 때문에 부모에 대한 효로서 이를 훼손하거나 함부로 취급하면 조상을 욕되게 한다고 여겨 불효라고 생각한다.

셋째, 인간의 존엄성에 대한 윤리적 문제이다. 뇌는 인간 생명의 핵심이며 의학적, 법적으로 인정한 인간생명에 대한 가치판단은 옳지 않다는 것이다. 즉 심장이 뛰고 있는 생명의 한계를 사람이 판단하는 것은 부당하다는 입장이다. 이에 뇌사 인정불가론도 만만치 않다. 이에 더 나아가 의료인과 가족의 정신적/경제적 고통의 해소해 줄 수 있지만 인간의 존엄성을 무시하고 상업적 장기이식을 초래할 수 있다고 우려한다.

4. 뇌사자의 장기이식과 관리문세

1) 뇌사자의 장기이식의 이해

뇌사자의 장기이식(臟器移植, organ transplantation)은 다른 개체의 정상적인 장기나 조직을 떼어 병이나 외상으로 손상된 부분에 이식함으로써 그 기능을 회복시키는 행위이다. 생리학적으로 심박동이 중지되면 신체의 각 장기에 공급되는 혈액의 운반이 중지되어 더 이상 장기로서 기능을 할 수 없다. 그러나 뇌사는 뇌의 기능이 소실되었지만 일정 기간 심박동이 자동으로 뛰고 있어 장기를 적출할 때까지는 정상적인 기능을 할 수 있어 이식이 가능하다(표 7-5, 표 7-6).

뇌사판정과 장기이식은 별개의 문제였다. 그러나 인간의 죽음을 판정하게 된 뇌사는 장기이식을 가능하게 해 주었다. 장기이식을 통해 만성병을 앓고 있는 환자들에게 마지막 희망이 되었고, 또한 환자를 정상인으로 회복시켜 주고 경제적으로도 만성병 치료에 들어가는 의료비 지출을 감소시킬 수 있게 되었다. 죽어가는 환자에게 장기이식은 죽어가는 환자의 생명을 살리는 새로운 길이 열린 것이다.

표 7-5 뇌사 시 장기기증과 인체조직기증의 차이

구분	뇌사 시 장기 기증	인체조직기증
정의	– 불의의 사고나 질병으로 뇌사 상태가 되었을 때 말기 부전 환자에게 아무런 대가 없이 장기를 기증하여 생명을 살리는 일	– 사후에 자신이 인체조직 중 일부를 치유되기 어려운 화상환자나 골육종 환자들에게 아무런 대가 없이 기증하는 것으로, 한 분의 기증으로 100명의 환우가 새 삶을 살 수 있게 함
종류	– 신장, 간, 췌장, 췌도, 소장, 심장, 폐, 안구 등	– 피부, 뼈, 인대 및 혈관, 연골, 심장판막, 양막, 근막, 신경, 심낭
특징	– 한 사람의 기증으로 최대 9명이 수혜 가능	– 한 사람의 기증으로 최대 100여 명이 수혜 가능
기증시기	– 뇌사 시	– 사망 후 24시간 이내
이식시기	– 즉각적으로 이식	– 가공 및 보관 거쳐 이식(최장 5년 보관)

*출처: 한국장기조직기증원

표 7-6 뇌사 시 장기기증, 인체조직기증 외에 기증

구분	생체기증	사후기증	
		각막기증	시신기증
종류	– 신장 2개 중 하나 – 각각 간, 췌장, 소장, 췌도, 골수 일부	– 사망한 이후에 각막(안구) 기증한 경우	– 의과대학 교육 및 연구용으로 기증
대상	– 만성장기부전 환자들에게 기증 – 부부, 직계존비속, 형제자매, 4촌 이내의 친족 간, 타인 간의 장기기증	– 각막의 혼탁, 손상, 질병 등으로 인한 시각장애인들에게 기증	– 18세 이상 가능
절차		– 안구는 사망 후 6시간 이내에 적출되어야 이식 가능	– 장기나 조직기증 후 시신기증은 불가능함 – 시체 해부 및 보존에 관한 법률에 근거 – 각 의과대학마다 절차나 준비서류 등이 상이할 수 있음 – 사망 후 2~3년 안에 화장 후 분골을 가족에게 인도 또는 납골당 이용

*출처: 한국장기조직기증원

한국장기조직기증원에 따르면 2011년 인체조직 기증자 수는 인구 백만 명당 미국은 100명, 스페인은 59명, 프랑스가 30명에 이르는 데 반해 우리나라는 5명이 채 되지 않는다고 한다. 이로 인해 매년 수백억 원의 돈을 들여 해외에서 인체조직을 수입해 오고 있는 실정이다(그림 7-2).

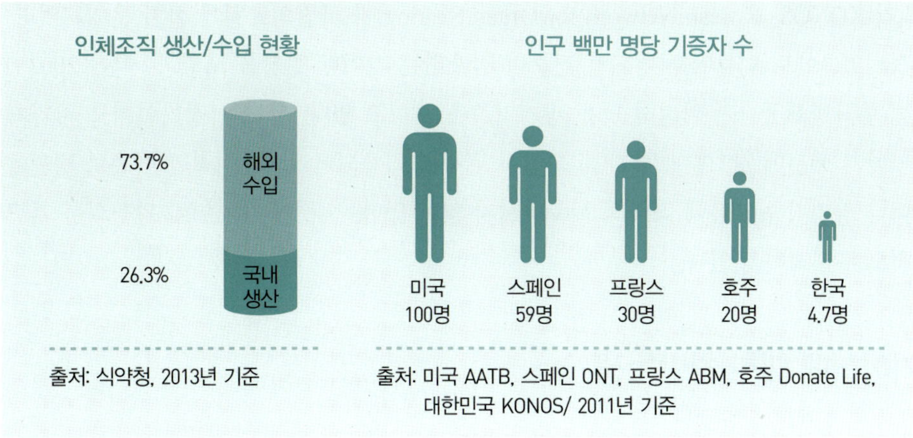

그림 7-2 장기기증현황 *출처: 한국장기조직기증원

2) 한국인에서의 장기이식 영향요인

한국인들이 갖는 문화적인 인식과 태도에 따라 장기 기증에 영향을 미치고 있다. 한국인의 문화형성에 지배적인 사상은 유교였다. 특히, 조상숭배와 연장자에 대한 존경심이 크다. 따라서 개인보다는 가족 중심적인 의식구조로 인해 뇌사와 장기이식과 같은 의사결정에 영향을 미치고 있다. 영혼의 존재 유무, 사후세계에 대한 믿음과의 연관성으로 인해 뇌사자의 장기기증보다는 가족 사이의 생체장기기증이 더 많은 것이 특징이다. 또한 우리나라는 뇌사에 호의적이나 장기기증에 부정적인 사람들이 많다. 가장 주된 이유는 전통적으로 신체훼손에 대한 거부감 때문이다. 죽음 이후에도 자신의 신체를 온전하게 유지하기를 바라며 사후에도 자신의 사체가 훼손되기를 염려하는 마음이다.

뇌사와 장기이식은 문화적 관점뿐 아니라 법령에서도 영향을 미치고 있다.

첫째, 가족의 결정을 우선시하는 법적 규정이다. 보통은 생전에 장기기증에 동의했다면 그 의사를 존중하려 한다. 그러나 뇌사자가 동의를 하였더라도 가족의 반대가 있을 경우 장기이식을 할 수 없다고 규정하고 있다. 즉 본인보다 가족의 의견이 중요시 되고 있다는 것이다.

둘째, 뇌사판정의 복잡한 절차이다. 뇌사판정을 하는 데 의사의 숫자가 많고 복잡하다. 게다가 뇌사판정을 위해 상당한 시간(성인의 경우 6시간 간격으로 2회)에 걸쳐 뇌사조사를 실시한다. 이러한 일련의 과정은 자칫 장기 기증자의 기능손상을 초래할 수 있다. 그러면 왜 이러한 복잡한 절차를 규정하는가를 고려해 보아야 하는데 이는 가족이나 사회가 뇌사판정에 대한 불신이나 환자의 소생가능성에 대한 믿음 때문에 나타나는 결과라고 본다.

셋째, 국가의 장기분배의 독점관리이다. 1983년에는 대한의학협회에서 뇌사에 관한 선언을 선포 후 1990년대 초, 장기이식에 대한 수요가 크게 증가하였다. 장기이식법이 시행되기 전에는 민간주도로 장기이식은 이루어졌지만 2000년 2월 '장기 등 이식에 관한 법률'이 합법화되면서 국립장기이식관리센터(KONOS, Korean Network for Organ Sharing)가 국립의료원에 설치 운영되었다. 그러나 법이 제정되었음에도 법률이 시행되기 전보다 감소하는 기이한 현상을 보였고, 이에 2003년 3월 재개정된 법률을 발표했지만 여전히 낮은 장기기증을 보이고 있다. 문제는 장기이식을 국가가 일률적으로 관리하기 때문에 장기분배에 대해 독점적 권한이 집중되어 있다. 이러한 이유로 병원들이 뇌사자 발굴이나 장기기증 권유에 적극적으로 나서지 않고 있다. 이것이 장기이식 활성화를 가로막는 주된 문제점으로 지적하고 있다.

3) 장기이식에 대한 찬반논쟁

우리나라는 유교사상의 영향으로 뇌사 시 장기기증을 꺼리는 태도를 보이는 게 보편적이었다. 그러나 장기이식을 통해 많은 사람을 살릴 수 있다는 장점이 있어 일반인들의 인식은 점차 긍정적으로 바뀌고 있다. 이 변화의 주된 요인은 다음과 같다.

첫째, 공리주의 입장에 따라 여러 사람의 생명을 살릴 수 있다면 장기이식은 인정되어야 한다고 주장한다. 이는 장기이식을 시행했을 때 사회적, 경제적 이득을 가져올 수 있기 때문이다. 뇌사 상태에서 환자를 치료하기 위해 막대한 병원비를 감당하는 것은 남은 가족들에게는 또 다른 고통이다. 뇌사자 가족들의 심리적 · 경제적 부담감을 덜어줄 수 있고, 수혜자들에게는 생명을 살릴 수 있는 기회이기 때문에 사회적 효용가치를 높일 수 있다고 보는 관점이다.

둘째, 유교 사상의 영향으로 오랫동안 장기이식을 하고 나면 사체가 훼손된다는 생각이 팽배했다. 따라서 장기이식을 쉽게 선택할 수 없었다. 사체를 훼손한다는 부정적 인식에 대비하여 장기이식 후 제도적 절차를 강화하고 있다. 현행법은 환자의 인권을 보호하고, 가는 길까지 아름답게 해주기 위해 내부에 있는 장기들을 적출하고, 다시 채워주며 봉합시켜주고 있다. 자신의 신체를 포기하여 타인의 생명을 위해 적극적으로 희생한 장기 기증자에게 가치를 인정하고 인간의 존엄성을 존중하는 것은 아름다운 일이라고 본다.

셋째, 뇌사가 아닌데 뇌사판정을 내릴 가능성에 대한 반박이다. 뇌사 판정을 받게 되면 뇌사자가 살아날 확률은 거의 없다. 뇌사 상태에서 인공호흡이나 약물 및 영양공급을 투여하더라도 대부분 1~2주 사이에 심정지에 이르게 된다. 뇌사판정위원회 등 뇌사로 인정되기까지 많은 절차가 있으므로 합법적이며 그럴 가능성이 낮다고 보는 입장이다. 장기이식이 생명경시 현상으로 이어지기보다는 누군가에게는 새로운 생명을 불어 넣어줄 수 있는 생명의 씨앗이 되기 때문에 고귀하다는 것이다.

반면, 장기이식에 반대하는 견지에서 보는 입장은 다르다.

첫째, 생명경시 현상의 우려이다. 뇌가 죽은 인간도 아직 생명의 징후를 보이고 있다. 그러므로 그는 죽은 사람이 아니라 임종 중에 있는 인간이라는 것이다. 이러한 상황에서 뇌사를 인정하는 것은 인간의 존엄성을 망각한 생명경시 풍조를 낳을 수 있다. 다른 환자를 살리기 위해 아직 건강한 상태인 환자를 회복 불가능하다고 판단하여 장기를 적출함으로써 뇌사자의 죽음을 앞당길 수 있다. 생명이 위급한 환자들을 살리려다 보니 뇌사 상태에 빠진 환자의 죽음을 서둘러 종결지으려는 유혹도 있다. 이런 생명경시 풍조는 장기매매현상으로 이어지게 될 우려가 있다.

질병관리본부 산하 장기이식관리센터(KONOS)의 결과에 따르면 장기이식을 기다리는 이들의 수가 해마다 늘고 있다고 한다. 대기자들 중 다수가 이식을 받기 이전에 사망하고, 기다림에 지쳐 수술을 포기하고 있다. 대기 시간은 길어지고 장기이식자들은 기다리다 포기하고 사망하게 되는 등 악순환이 거듭되고 있는 것이다. 그러다 보니 불법 장기매매 가능성이 높다. 사회적 이슈로 장기를 노리고 인신매매를 공모했던 장기매매조직에 의한 장기밀매와 납치, 감금, 불법 장기적출 등에 대한 보도가 꾸준히 나오고 있는 상황이다.

우리나라의 국립장기이식관리센터는 뇌사자가 발생한 각 권역의 대기자들 중에 수혜자를 선정하

사례: 영화 속의 생명윤리 이야기 4(장기이식과 장기밀매 관련)

◎ 영화 〈공모자들〉 누군가의 장기가 거래되고 있다. 심장 8억, 간 4억, 신장 3억 5천…

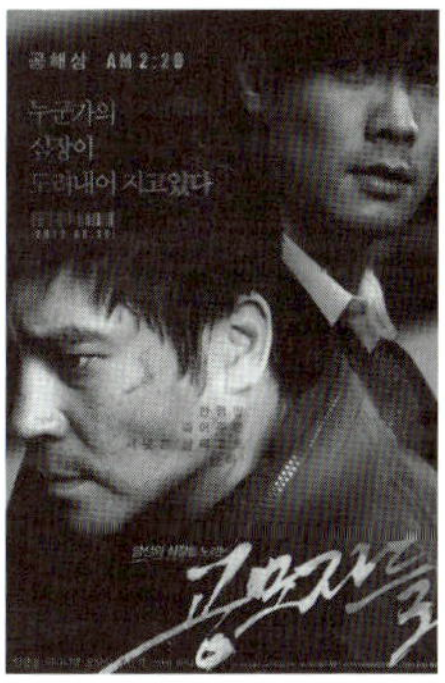

*출처: 네이버영화

지난 2009년 중국을 여행한 신혼부부의 장기밀매 사건을 모티브로 하여 제작하여, 2012년에 개봉한 김홍선 감독의 〈공모자들〉은 한국과 중국을 오가는 여객선에서 여행자들을 대상으로 수면 아래에서 자행되던 충격적인 범죄 현장을 공개해 그간 우리가 비루어 짐직했딘 장기밀매의 실대를 리얼하게 보여주며 경각심은 불러일으킨 영화이다. 특히 불특정 다수의 일반인을 대상으로 자행되어 온 장기밀매를 통해 누구나 범죄의 대상이 될 수 있음을 각인시키며 섬뜩함을 자아낸다. 여기에 작업을 지시하는 현장총책, 장기를 적출하는 출장외과의, 운반책 등 각 분야의 베테랑들로 구성된 이들은 타깃을 설정하고 작업에 착수, 완료하기까지 철저히 조직적으로 움직임으로써 장기밀매의 전 과정이 기업화 된 시스템에 의해 철저히 관리되고 있다는 충격적 설정을 보여준다. 〈공모자들〉은 그 동안 감춰져 있던 장기밀매의 실체를 공개하며 대한민국을 충격의 도가니로 빠뜨렸다.

현실적으로 장기이식을 기다리는 환자들에 비해 제공되는 장기는 턱없이 부족하다. 장기의 절대부족과 빈곤은 장기매매를 조장하는 요인이 되기도 한다. 국내에서는 장기매매와 관련하여 '장기 등 이식에 관한 법률'로 장기매매를 철저히 금지하고는 있으나 일부에서는 암암리에 장기매매가 이뤄지고 있다고도 한다. 뿐만 아니라 중국 같은 나라에서는 돈벌이의 수단으로 이용하기도 한다니 우리 모두의 이야기가 될 수도 있다는 것이다. 심지어 장기밀매와 관련된 은어들도 인터넷에서 쉽게 찾아볼 수 있는데, '귀신'은 '귀하의 신장', '헬리콥터(Helicopter)'는 심장(HEart), 간(LIver), 각막(COrnea), 췌장(Pancreas), 힘줄(TEndon), 망막(Retina)을 합쳐서 만든 말이란다. 즉 "귀신 헬리콥터" 구입 중이라는 말은 "귀하의 신장과 심장, 간, 각막, 췌장, 힘줄, 망막 삽니다"라는 말로 풀이된다. 장기밀매는 영화가 아닌 현실이 될 수도 있다는 말이다. '나는 괜찮겠지'라고 안일하게 생각하고 있는 순간 누군가 당신을 표적으로 정해 지켜보고 있을지 모른다. 〈공모자들〉이란 영화를 통해 장기이식과 장기밀매의 문제를 깊이 고민해볼 기회를 갖기 바라며, 인간 생명의 존중에 관해서도 성찰의 기회를 가졌으면 한다. 꼭 한 번 볼 수 있기를 추천한다.

고 있다(그림 7-3). 의학적 긴급성, 장기기증자와 혈액형이 동일한 자, 나이, 대기 시간 등 여러 가지 인자들을 컴퓨터 프로그램에 연결시켜 가장 높은 점수의 대기자에게 기회를 먼저 주고 있다. 또한 가족 간의 장기 제공을 제외하고는 장기를 이식받기 원하는 환자와 공여하려는 사람 간의 관계를 별도로 분리시켜 운영함으로써 장기매매 또는 이와 유사한 거래를 금지하고 있다. 그러나 여전히 분배 정의에 기초하여 수혜자를 선정하는 방식은 매우 복잡하다. 법률 시행 이후 감소된 뇌사 장기 기증자의 건수로 장기 공급이 현저히 부족해져 장기 수급 간의 불균형으로 불법장기 매매라는 사회적 문제를 우려한다. 따라서 장기이식법은 기증 장기의 공정한 분배, 매매 장기의 근절, 기증 장기의 효율적 사용 등의 목적에 기초할 필요가 있다.

둘째, 뇌사자는 의식수준과 정신능력이 없는 중증의 환자이므로 뇌사자에게 자율성의 원칙을 적용하면 안 된다는 주장이다. 이는 곧 자율성의 원칙에 위배될 수 있다. 특히, 미성년자나 신생아, 약물중독자, 암묵적 강요를 받은 자 등에게는 자율성의 원칙이 적용되지 않는다. 왜냐하면 스스로 내외적 상황을 판단할 수 있는 능력이 없기 때문이다. 장기이식을 하려면 뇌사자는 스스로 판단할 수 있는 충분한 정보를 가진 후 결정을 해야 한다. 그러나 대부분 자기 스스로의 판단이나 의사를 표현할 수 없는 환자의 경우이므로, 생전의 유언을 통해 신중한 판단을 전제할 필요가 있다. 유언을 존중한다는 의도에서 장기기증을 상업적 매매에 악용될 수 있고 더 나아가 인간의 존엄성을 망각한 생명경시 현상이 나타날 우려가 높다.

셋째, 선행의 원칙에 따라 타인을 위험에 빠뜨리지 않고 적극적으로 도와야 할 의무가 있다. 의료인

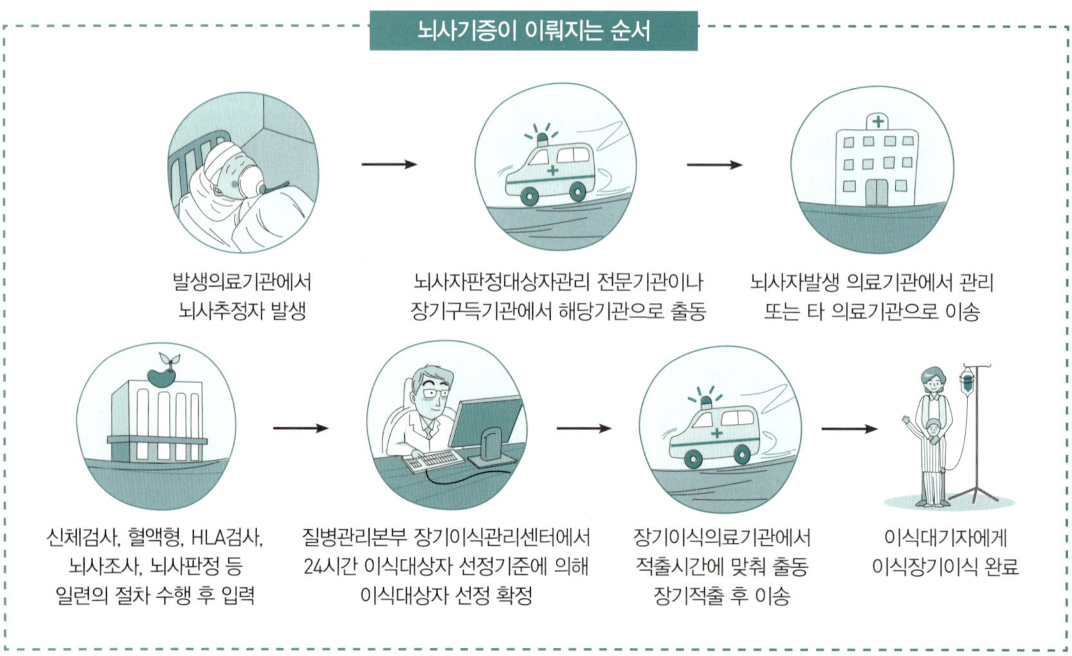

그림 7-3 장기기증이 이뤄지는 순서

은 '타인에게 상해를 입히거나 해를 가하지 말아야 한다'. 이 원칙에 따라 누구도 환자에게 상해를 입히는 행위를 해서는 안 된다. 물론 무조건적으로 환자에게 고통을 주어서는 안 된다는 의미라기보다는 환자에게 가해지는 위험과 고통을 최소화하여야 한다는 주장이다. 예를 들면, 장기이식 과정에서 일부 신체에 상해나 고통을 줄 수밖에 없다. 이는 곧 악행금지의 원칙을 위배한 것이다. 인간의 생명은 존엄하다. 또한 뇌사자의 마지막 생명도 존엄하다는 주장이다.

생명과 직결되는 희소한 자원인 인간의 장기는 죽어가는 자들에게 생명을 살리는 고귀한 일이다. 장기이식은 주는 자와 받는 자 모두 상호 혜택적인 측면이 강하다. 현재 이식이 절실한 사람들에게 더 많은 공평성과 효율성을 줄 수 있는 장기이식 관련 정책과 제도의 확립이 필요하다. 이는 뇌사자와 뇌사자의 장기를 이식하게 될 새 생명 모두에게 가치 있고 소중한 경험이 될 것이다.

5. 호스피스와 생명윤리

호스피스는 라틴어의 '주인'이라는 뜻의 "hospitalis"와 주인과 손님 사이의 따뜻한 마음을 표현하는 장소인 "hospitium"의 뜻을 합친 용어로, 중세기에 성지 순례자나 여행자가 쉬어가던 휴식처에서 유래하였다.

백과사전을 보면 호스피스(hospice)란 죽음을 앞둔 말기환자와 그 가족을 사랑으로 돌보는 행위로서, 환자가 여생 동안 인간으로서의 존엄성과 높은 삶의 질을 유지하면서 신체적, 정신적, 사회적, 영적으로 삶의 마지막 순간을 평안하게 지내다 임종을 맞이하도록 돕는다. 또한 사별가족의 고통과 슬픔을 경감시키기 위한 총체적인 돌봄이다.

호스피스의 개념은 서양 세계에서 긴 역사를 가졌다고 할 수 있다. 호스피스의 역사는 1815년 아일랜드 자선 수녀회에서 시작해서 아일랜드 수도 더블린(Dublin)에 처음 세워졌다. 그리고 1877년 마리아의 작은 자매회에서 영국 노팅햄(Nottingham)에서 죽어가는 사람들을 위해 기도, 가정방문하였던 것으로 유명하다. 1950년 말기환자의 통증조절 기술을 개선한 영국 간호사이자 사회사업가였던 시슬리 손더스(Cicely Saunders)는 호스피스 활동의 선구자가 되어 현대적 의미의 호스피스 개념을 창시하였다. 그녀는 1967년 성 크리스토퍼 호스피스 병원(St. Christopher's Hospice)을 개방해 호스피스의 시초가 되었고 이를 시작으로 미국, 캐나다, 유럽으로 계속 퍼져나감으로써 "편안함(comfort)"에서 "돌봄(care)"을 철학으로 발전시키기도 했다. 시슬리 손더스는 현대의학을 호스피스에 접목시킴으로써 현대적 의미의 호스피스, 즉 호스피스 · 완화의료 개념을 확립하였다고 할 수 있다.

호스피스 활동은 1960년대부터 영국과 미국 지역에서 활발히 전개된 최근의 활동이라 할 수 있다. 우리나라의 호스피스 활동은 미국, 대만, 일본 등에 비해 앞서 도입되었고, 1965년 작은 자매 수녀회인 강릉 갈바리 의원에서 임종환자 간호를 시작하였다. 그리고 1976년 충북 음성군 꽃동네 임종의 집, 1981년 1월 강릉 갈바리 의원에 갈바리 호스피스 병동을 개방하면서 본격화되었다. 종교적 배경의 기관이나 의과대학을 중심으로 호스피스 팀을 조직하여 각 종교별로 협회를 창설하였고, 1998년에는 한국호스피스·완화의료학회 창립을 통해 암의 말기환자 간호, 호스피스 가정간호 프로그램 활동을 해오고 있다.

시슬리 손더스

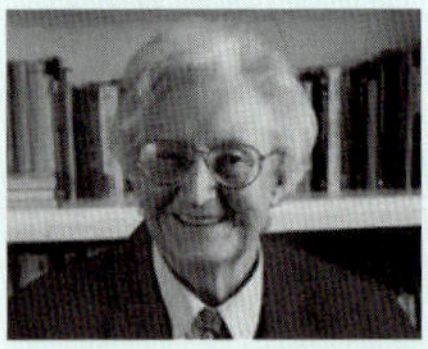

(Cicely Saunders 1928~2005)

You natter because you are you, and you matter to the end of your life. We will do all we can not only to help you die peacefully, but also to live until you die.

당신은 당신이기 때문에 소중하고 당신 인생의 마지막 순간이기에 중요합니다. 우리는 당신이 평화롭게 죽는 것을 도와줄 뿐만 아니라, 당신이 죽을 때까지 살아 있는 것에 대해 우리가 할 수 있는 모든 일을 할 것입니다.

호스피스의 목적은 임종환자, 가족들을 돌보고 지지하고 남은 생을 편안하게 살도록 돕는 것이다. 또한 생명연장보다는 삶의 질을 최대로 높일 수 있도록 도우며 가능한 한 모든 자원을 동원하여 신체적, 사회적, 심리적, 영적 요구를 지지하게 하며 죽음을 준비하게 하는 것이라고 할 수 있다.

호스피스의 기본원칙은 대상자의 품위를 유지하는 것으로 의학적 치료 및 중재는 보존적 차원이다. 그리고 통증 및 증상 조절은 완화보다는 예방이며 환자와 가족이 돌봄의 단위이다. 또한 다분야에서 팀을 이루어 공동으로 노력하며 인종, 국적, 종교, 경제적 능력 등에 관계없이 시행하고 모든 말기암 환자에게 24시간 간호를 제공한다.

한편, 완화의료란 삶이 제한된 말기환자를 대상으로 그들의 삶의 질을 최대한 높이는 데 목적을 두고 연구하며 치료하는 것이다. 과거에는 감염 같은 급성 질환으로 인한 사망률이 높았지만, 현재는 의학의 발달로 인간의 수명이 길어져 암뿐만 아니라 다른 만성 질환으로 많은 사람들이 고통 받으면서 죽어가고 있다. 그러므로 완화의료의 범위를 더 확장시켜 환자의 고통 완화나 예방에 초점을 두고 생의 말기에 있는 자 등을 포함해 모든 질환 단계에 있는 환자를 대상으로 하는 분야라고 할 수 있다. 예를 들어, 암이 진단되면 완화의료 전문의는 종양내과 전문의와 함께 환자를 치료하다 더 이상 완치를 위한 치료를 할 수 없을 때 환자의 남은 삶의 질을 최대한 높이도록 돕고 임종을 하도록 도와주는 것이라고 할 수 있다. 즉, 돌봄의 초점을 완치에 두는 것이 아니라 질환을 갖고 있는 환자의 증상 조절 등 완화에 두고 있는 것이라고 할 수 있다. 이에 호스피스·완화의료란, 치료가 어려운 말기질환을 가진 환자와 가족을 대상으로 통증 및 신체적, 심리적, 사회적, 영적 고통을 완화하여 삶의 질을 향상시키는 전문적인 의료 서비스라고 할 수 있다(표 7-7, 그림 7-4).

호스피스·완화의료에서 제공하는 주요 돌봄은 다음과 같다(그림 7-5).

첫째, 통증 및 신체적 돌봄으로 통증, 호흡곤란, 구토, 복수, 부종, 불면 등 고통스러운 신체 증상 조절이다.

둘째, 심리적 돌봄으로 환자와 가족의 불안, 우울, 슬픔 등의 심리적 고통을 완화시킨다.

표 7-7 호스피스와 완화의료의 차이점

호스피스 care	완화의료
• 6개월 여명이 있을 때 제공 • 증상조절에만 초점을 둠 • 주로 가정간호로 제공 • 질병이 치료 불가능하다는 것을 환자와 가족이 받아들이는 것 • 호스피스의 의미: 장소, 기관이나 프로그램	• 돌봄의 형태에 대한 전반적인 용어 • 임종하는 사람이나 호스피스 프로그램에 등록된 사람들에게만 제한되지는 않음 • 질병에 대한 적극적인 치료를 함께 하는 것 • 치료 없이 질병을 완화하기 위함 • 항암치료와 함께 질병의 이른 과정에서 시작하는 것

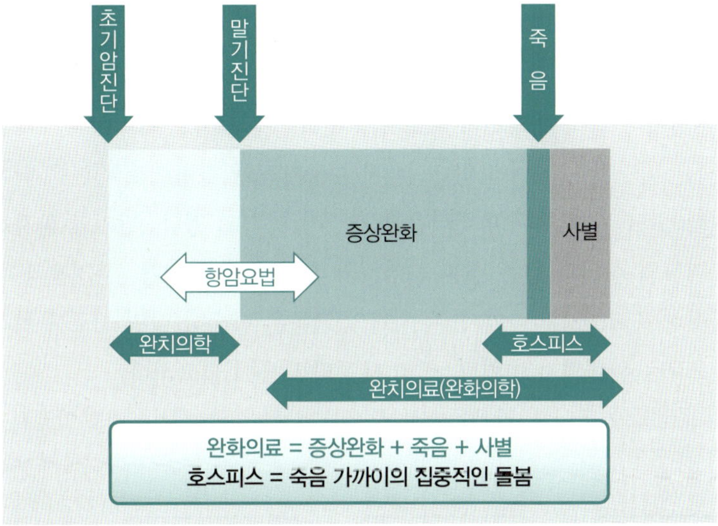

그림 7-4 호스피스와 완화의료

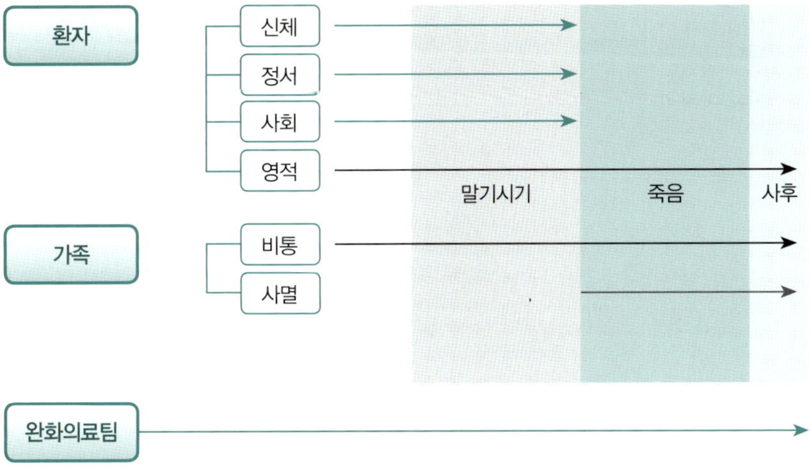

그림 7-5 호스피스·완화의료

셋째, 사회적 돌봄으로 경제적, 사회적인 어려움을 파악하여 가능한 자원을 총동원하여 지원하는 것이다.

넷째, 영적 돌봄으로 삶의 의미, 죽음에 대한 두려움 등에 의한 고통을 경감시키기 위해 노력한다.

다섯째, 임종 돌봄으로 임종 시기의 신체적, 심리적 고통을 완화시키고 가족이 임종을 준비할 수 있도록 지지하는 것이다.

여섯째, 사별가족 돌봄은 사별 후 가족이 겪을 수 있는 불안, 우울 등의 어려움을 극복할 수 있도록 돕는 것이다.

호스피스 · 완화의료의 대상은 의사 2인이 기대여명을 6개월 미만으로 인정한 환자이다. 첫째, 적극적인 항암치료의 시행이 환자의 경과에 더 이상 도움을 줄 수 없다고 판단되며, 환자의 전신상태가 악화되는 말기암 환자, 둘째 근원적인 회복의 가능성이 없으면서 악화되는 시기에 있는 말기 만성질환자, 셋째, 본인이나 법적 대리인이 호스피스 서비스에 동의한 사람이다. 그러나 6개월 미만의 기대여명을 진단받은 환자뿐만 아니라 암 또는 치유 불가능한 질병으로 진단을 받은 환자라면 진단받는 순간부터 완화의료를 시작하여야 한다는 목소리가 커지고 있다. 말기암 환자들은 신체적 통증 이외에도 역할과 기능의 상실과 같은 실존적 가치의 혼란과 영적 고통, 두려움과 우울과 같은 심리적 고통을 혼재하여 가지고 있다. 따라서 이 시기의 고통은 단순히 질병 치료를 목적으로 한 의사의 질병 치료 노력만으로는 완화되기 어렵고, 여러 사람의 도움이 필요하다.

호스피스 · 완화의료팀의 구성은 다음과 같다(그림 7–6). 호스피스 · 완화의료팀은 의사, 간호사,

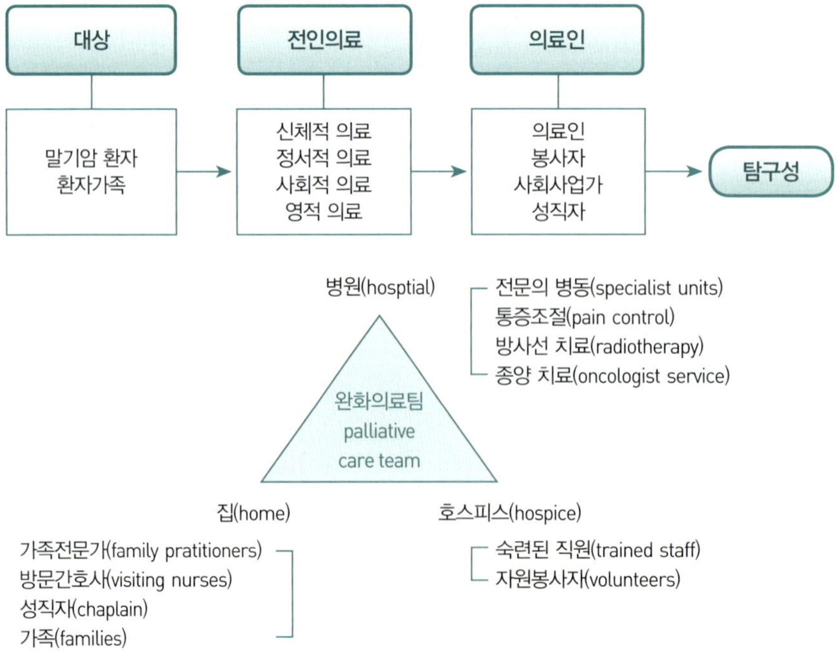

그림 7–6 호스피스·완화의료팀 구성

사회복지사, 성직자, 약사, 영양사, 물리치료사, 자원봉사자 등으로 구성되어 있으며 환자와 가족의 지지적 치료를 위해 팀접근을 통한 치료를 도모하고 있다. 환자의 상태에 따라 외래와 입원치료를 병행하기도 하고, 지역병원 및 보건소와 연계하여 다각적이고 포괄적인 완화의료를 제공하고 있다.

서구의 호스피스 · 완화의료정책을 살펴보면, 호스피스 · 완화의료 대상자들이 받는 의료보험의 혜택뿐 아니라 호스피스 · 완화의료 구축망을 형성해 효율적으로 운영하고 있다. 이러한 정책은 보건의료의 성장으로 복지사회 및 복지국가의 표준화로 사용되고 있다. 우리나라도 서구에 비해 늦었지만 2003년 5월 암관리법이 제정되면서 호스피스법 제도화 및 시범사업이 시작되었고, 제11조에 말기암 환자관리 사업을 명시하면서 법적 근거에 의한 정부의 호스피스 · 완화의료정책이 시작되었다. 2009년 호스피스 의료보험수가 시범사업을 통해 발전을 도모하였고 이후, 2013년에 보건복지부가 '호스피스 · 완화의료 활성화 대책'을 발표하였다. 2016년 2월에는 '호스피스 · 완화의료 및 임종과정에 있는 환자의 연명의료결정에 관한 법률'을 제정하여 2017년 8월부터 시행하게 되었다.

1) 호스피스 환자의 자살문제

최근 의료의 발달과 평균수명 연장에 따른 말기환자의 증가로 삶의 질 문제가 더욱 중요시 되고 있다. 상당한 수준의 상황적 스트레스에 놓인 호스피스 환자들은 자살의 위험이 일반 인구에 비해 높다. 조절이 되지 않는 통증, 항암제 부작용 등 여러 측면들이 상호작용하면서 삶의 질을 더욱 저하시켜 설망감, 우울을 경험하게 된다. 특히 암 환자의 정신과적 증상은 암의 진단, 치료 실패, 재발과 전이를 경험하면서 임종 시기에 두드러져 더욱 깊은 좌절감에 빠진다. 일반적으로 의사들이 환자의 통증, 질병 치료에 모든 집중을 하고 있을 때, 환자들은 자신의 상황에 대한 두려움을 느끼고 초조해져 아무것도 할 수 없다고 느낀다. 치료에 대한 실패는 곧 자기 인생의 실패라고 생각한다. 즉 자신의 인생이 가치가 없다고 생각하게 되고 결국 자살 생각을 하게 된다. 또한 통증지속에 대한 두려움이나 삶에 대한 절망감으로 포기하게 되어 의사조력자살을 요청하기도 한다.

의료진이나 상담자들은 환자들에게 우울이나 절망감이 있을 때 주변사람들과 어려움을 나누라고 권유한다. 그러나 호스피스 · 완화치료를 받고 있는 환자들은 자신의 치료가 어떻게 되어 가는지 궁금하면서도 치료의 지연, 암으로의 귀결을 생각하면 가족들에게 또 다른 부담을 주고 싶지 않아 솔직하게 말하지 않는다. 환자들은 고통스런 현실을 종결시킬 수 있는 유일하고 확실한 방법이라고 생각하여 용기를 내어 자살이라는 결정을 내리는 것이다.

자살은 숨겨진 문제이다. 우울증은 자살 충동의 주요 위험 요소로서 호스피스 환자들에게 의도적으로 우울감이나 자살의도를 물어야 한다. 일반적으로 호스피스에 입원한 환자의 우울증을 저평가하는 데 이유는 그들의 정신사회적 고통을 당연시 여기는 경향 때문이다. 우울증은 암이 진행되고 통증이 심해질수록 우울증의 반응 또한 증가한다. 특히 암 환자의 방문을 지연하거나 치료에 대한 비관, 외부와의 접촉이 없을 때 고립감, 격리감을 느껴 자살로 이어지기 쉽다. 따라서 신체나 심리

사회적으로 관련한 문제들을 통제할 수 없을 때 우울한 감정이 증가된다. 그리고 대처 능력이나 스트레스에 대한 탄력성이 낮은 경우도 우울증을 강화시킬 수 있다. 예를 들어, 구강암이나 후두암으로 입원한 환자가 있다면 통증조절이 잘 안되거나 오심, 구토가 조절이 안 되면 더욱 우울증에 취약할 수 있다. 환자들의 낮은 대처 능력으로 더 강한 약물을 요구하게 되고 이러한 악순환을 반복하다 자살을 선택하게 된다.

환자들에게 통증이 있다면 진통제를 사용해야 하고 우울증이 있다면 항우울제를 적극 사용할 필요가 있다고 호스피스 · 완화의료팀들은 강조한다. 말기환자에게서 흔히 보이는 전신쇠약, 의욕상실,

사례: 영화 속의 생명윤리 이야기 5(호스피스 관련)

◎ 다큐멘터리 영화 〈목숨〉 우리의 마지막이 당신에게 묻습니다. 후회 없이 살고 있나요? 라고...

2014년 12월 4일 개봉한 이창재 감독의 다큐멘터리 영화 〈목숨〉은 국회 "웰다잉(well dying) 문화조성을 위한 국회의원 모임"에서 호스피스 · 완화의료 활성화와 문화 확산을 위해 국회 의원회관에서 상영했던 영화이기도 하다. 영화 〈목숨〉은 '더 호스피스(The hospice)'라는 부제가 붙기도 하였다. 죽음을 목전에 둔 4명의 주인공들이 호스피스 시설에서 삶의 마지막 순간을 아름답게 마무리하는 모습을 담은 다큐멘터리 영화이다. "호스피스"란 '쉬어갈 편안한 장소'를 의미하는데, 완치가 어려운 환자가 육체적, 심리적 고통을 완화하고 남은 삶의 의미를 찾는 곳이다. 〈목숨〉은 죽음을 목전에 둔 4명의 주인공들이 그들 삶의 마지막 가장 소중한 시간을 내어준 선물 같은 영화다. 그들의 마지막 모습은 우리에게 '목숨'이 무엇을 의미하는지 질문을 던진다.

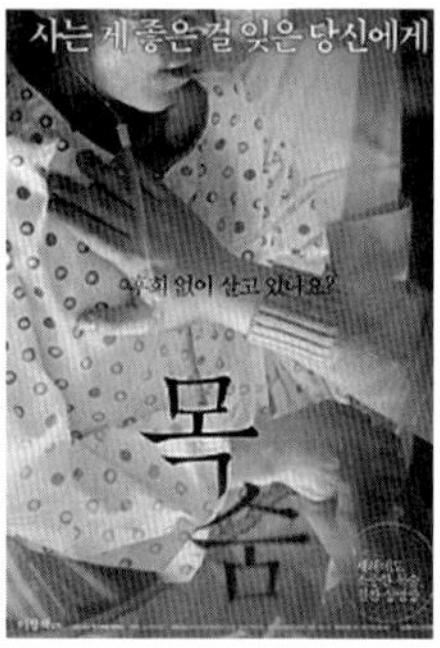

*출처: 네이버영화

내 집 장만을 위해 힘겹게 살아왔고, 꿈을 이뤄 새집으로 이사했지만 이사한지 한 달 만에 암 선고를 받은 두 아들의 엄마 김정자씨, 쪽방촌에 살던 무연고자로 후두암 수술 후 자살을 시도해 사회복지사의 요청으로 호스피스에 위탁된 할아버지 신창열씨, 수학 선생님으로서의 열정을 간직한 채 얼마 남지 않은 삶 앞에서도 꿋꿋하게 인생을 즐기는 할아버지 박진우씨, 그리고 남겨질 아내와 중학생 두 아이의 걱정뿐인 사십 대 가장으로서 호스피스의 완화치료와 항암치료 사이에서 갈등하는 박수명씨 이들이 주인공이다. 죽음을 알기 전까지 열심히 일을 하고, 돈을 벌고, 집안을 꾸려나가고, 가족들을 돌보며 바쁘게 살아갔던 그들은 다른 누구도 아닌 바로 우리네 모습이다. 삶의 시간이 많이 남았다고 믿었던 때에는 행복이 무엇인지, 소중한 것은 어떤 것인지 잊고 살았지만, 생이 얼마 남지 않은 지금, 주인공들은 "가장 행복했던 추억을 꼽으라면 진정으로 사랑하며 살아가는 지금 이 시간"이라고 고백한다. 그리고 이들 모두는 죽음을 통해 삶을 반추하는 모습을 보인다. '목숨이 끊어진다'는 명제는 곧 시간의 유한성을 의미하는데, 〈목숨〉은 그 유한성을 인지하는 사람들만이 진정한 삶의 가치를 깨달을 수 있다고 역설한다. 또한 그들의 진심 어린 고백은 우리에게 가장 소중한 시간은 언제인지, 평범한 일상이 얼마나 행복한 것인지 느끼고 고민하게 만든다. 2018년 2월부터 호스피스 · 완화의료 및 임종과정에 있는 환자의 연명의료결정에 관한 법률이 시행된다. 그동안 어떻게 잘 살 것인가? 하는 웰빙(well being)에 대한 관심은 많았지만, 어떻게 잘 죽을 것인가? 하는 웰다잉(well dying)의 문제는 아직 보편화되지 않은 듯하다. 웰다잉법의 시행으로 '잘 사는 것만큼 잘 죽는 법'에 대한 관심이 높아지고 있는데, 세상에서 가장 슬픈 이별을 가장 아름답게 맞아들인 사람들의 이야기를 다룬 〈목숨〉이란 영화를 통해 웰다잉의 문제를 고민해볼 수 있기를 바란다. 꼭 한 번 볼 수 있기를 추천한다.

수면장애, 식욕 저하 등은 절망감, 무가치함, 자살사고 등과 같은 심리적 증상을 동반할 수 있다. 쇠약해지는 것은 말기환자에게서 흔히 볼 수 있으나 우울증은 초기부터 오는 경향이 있어 이러한 증상에 민감해져야 한다. 따라서 환자들에게 통증이나 경제적 문제뿐 아니라 우울이나 절망, 자살 생각이 있는지 직접적으로 매일 질문해야 한다. 그리고 그들에게 도울 수 있다는 확신을 주어야 한다. 죽음을 선고받은 사람들이 죽음의 순간까지 인간다운 삶을 살도록 하기 위해서는 신체적 증상뿐 아니라 정신적 건강까지도 편안하게 보살펴 줄 수 있는 적극적 관심이 필요하다.

2) DNR 정책 이행과 문제점

심폐소생술(CPR, cardio-pulmonary resuscitation)이 의료에 도입된 후 인류의 많은 생명을 구하는 데 커다란 공헌을 하였다. 그러나 동시에 의학적으로 소생할 가능성이 전혀 없는 환자들의 심폐기능만을 유지시켜 놓아 자연스럽게 죽음을 맞이할 환자들의 무의미한 생명을 연장시켜 놓았다. 이는 인간으로서의 삶의 질, 죽음에 대한 존엄성에 대한 논란, 의료비 가중 등 문제를 가져왔다. 실제로 노인이나 여러 가지 의학적 문제가 있고 암이 진행된 환자에게서 CPR의 생존 가능성은 매우 적다. 이러한 이유로 CPR을 시행할 경우, 환자의 전 · 후의 삶의 질을 고려하여 예기된 죽음 상황에서 성공적일 수 있다고 판단될 때만 시도하려는 경향이 있다.

DNR(do not resuscitate)은 좁은 의미로 죽어가는 사람의 심장무수축 또는 호흡정지 시에 심폐소생술을 시행하지 않는다. 또한 넓은 의미로는 중환자실 입원치료, 식물인간 및 뇌사 상태에서 적극적 치료를 하지 않음으로써 자연스럽게 생명을 단축시키는 소극적인 안락사의 한 형태이기도 하다.

CPR은 병원마다 응급 간호와 건강전문가들에게 적합한 프로토콜을 채택하여 적용하고 있다. 의사는 심폐소생술의 적응증과 신호도에 따라 시행하는데 절차의 위험과 이점을 설명하고 환자나 보호자와 함께 공동으로 의사 결정을 내려야 한다. DNR 명령도 DNR 프로토콜에 의해 시행된다. 회복 불가능한 말기환자에게 소생술을 시행하지 않겠다는 충분한 이유와 목적을 이해시킨 후 환자의 자유로운 의사결정에 따라 중단해야 한다. 그러나 의사가 설명한 시나리오 상황과 임상현상에서 발생하는 상황들은 차이가 있다. 예를 들면, 심폐소생술 금지에 동의한 말기암 환자가 임종과정에 이르렀을지라도 임종과정을 보기를 원하는 가족 구성원이 있을 때, 환자의 생명 연장을 위해 원치 않았던 경우 CPR을 시행해야 한다. 그러다 보니 DNR 결정과정에 있어 환자 자신의 요청보다는 보호자나 건강관리자에 의해 이루어지는 경향이 있다. DNR 의사결정 시 의사와 가족의 일방적인 결정으로 의료인과 가족들 간에 의견 상충이 있기도 하다.

우리나라의 경우 대부분이 환자의 의견이 배제된 상태로 의사의 권고에 의해 가족이 의사결정을 한다는 점이 특징이다. 이러한 과정에서 주치의마다 환자에게 구체적으로 행하는 치료의 범위도 달라 치료의 중단이나 보류에 어려움이 있다. 의학적 문제가 발생할 경우에 대비하여 어느 수준까지 치료할 것인가 하는 윤리적 딜레마에 빠지기도 한다. 심폐소생술 금지 동의 후에도 산소공급, 영양

공급, 진통제 투여가 계속 유지되고 있는 경우가 그 예이다. 심폐소생술 금지 환자를 돌보는 간호사에게도 상황대처 시 갈등을 경험한다. 예를 들면, 'DNR 환자'는 응급상황 시에도 의사 처방의 감소로 상대적으로 손길이 덜 가고 긴장감도 덜하게 된다. 그러다 보면 뭔가 해줄 수 있는 것이 없음에 미안하고 죄책감이 든다.

DNR 결정과정에 개입되는 윤리원칙은 환자의 자율성, 치료의 무용성, 존엄한 죽음을 맞을 권리 등이 있다. 그러나 임상 현장에서 환자에게 직접 자신의 연명치료를 결정하도록 하는 것은 매우 어렵다. 이에 우리나라는 DNR의 결정과정 시 환자의 연령, 보호자나 환자의 요구, 소생이 불가능하다는 의학적 판단, 위중도, 긴 유병기간과 경제적 부담감 등을 고려하고 있다. 2018년 2월 연명의료결정법이 시행되면서 환자 스스로 DNR을 선택하는 경우 사전연명의료의향서를 작성해야 한다. 이는 임종과정에 있는 환자 뜻을 추정하는 객관적 문서이다. 자율성의 원칙에 따라 임종 전 마지막 순간에 대한 자신의 결정을 하도록 하는 것을 원칙으로 두고 있다. 의사가 환자에게 충분히 설명하고 의사는 법정 서식에 따라 작성한다. 그리고 환자의 확인을 받아 정부가 지정한 기관에 등록을 하고 전산처리를 거치면 전국 어느 의료 기관에서나 확인할 수 있고 법적 효력을 가질 수 있다. 사전연명의료의향서를 작성한 사람은 언제든지 그 의사를 변경하거나 철회할 수 있다. 만약, 임종과정에 들어선 환자가 의식불명 등으로 의사를 표시할 수 없다면 환자의 평소 뜻에 따라 연명의료에 대한 의지를 일기장이나 기록 등을 통해 객관적 자료로 추정할 수 있는 판단근거를 마련해야 한다.

DNR의 주요 목표는 전혀 소생가능성이 없는 환자에게 고통스러운 소생술을 받지 않고 평안한 임종을 맞게 하는 것이다. 그리고 한 인간으로서 마지막 존엄성을 유지하게 도와주는 것이다. 또한 DNR 결정 시 법적인 정당화를 이루기 위해 환자의 자율성을 나타내는 사전연명의료의향서와 분명한 의료처치의 범위가 수록된 가이드라인의 법적 제도적 장치도 요구된다.

생각해보기

1. 연명치료 대상 환자의 퇴원과 관련해 의료진(의사)이 고려해야 할 사항은 무엇인가?

2. 추정 및 대리판단은 정당한 환자의 자기결정권 행사인가?

3. 성인과 달리 자신의 의사를 표현할 능력이 없는 '신생아'의 경우 연명치료 결정을 어떻게 생각하는가?

4. 뇌사는 죽음의 상태인가? 그리고 뇌사 상태에 있는 환자는 죽은 인간인가?

5. 뇌사에 있는 상태에서 장기이식에 동의하는가?

참고문헌

1. 국립장기이식관리 센터(1997-2000), "뇌사자 장기이식 보고서".
2. 김명희(2012), "생존 장기 기증 및 이식 국내 · 외 현황", 생명윤리포럼, 1(4).
3. 김창곤(2017), "한국의 호스피스 · 완화의료정책", 한국 호스피스 · 완화의료학회지, 20(1), 8-17.
4. 김현아, 김귀분(2011), "심폐소생술 금지(DNR) 환자를 돌보는 간호사의 갈등", 동서간호학연구지, 17(2), 139-148.
5. 남상욱(2009), "뇌사와 심폐사 그리고 장기이식", 한국소아의학협회, 52(8), 856-861.
6. 박은숙(2011), "안락사의 윤리적 고찰 인간은 죽음을 선택할 권리가 있는가?", 인하대학교 교육대학원 교육학석사학위.
7. 박형숙, 구미지, 김영희(2006), "소생거부(Do-Not-Resuscitate: DNR)의 개념분석", 대한간호학회지, 36(6), 1055-1064.
8. 보건복지부, 국립의료원과 국립장기이식관리센터; 통계청/주요지표100선 장기이식정보시스템(질병관리본부).
9. 선종수(2017), "연명의료결정법의 문제점과 향후과제" 형사법의 신동향, 55(-), 136-190.
10. 손영희, 조정민(2002), "장기이식에 대한 일반인의 태도 및 영향요인", 기본간호학회지, 9(2)
11. 대한의학협회(1993), "대한의학협회 뇌사판정 기준".
12. 신현호(2008), "연명치료, 언제 중단할 것인가?", 대한내과학회 추계학술대회. 678-684.
13. 정철(2009), "연명치료중단 판결의 헌법적 검토", 서울대학교 법학-대법원 2009. 5. 21. 선고 2009다17417판결-, 50(4), 111~1140.
14. 이상목(2005), "한국인의 문화적 관점과 장기이식의 윤리", 윤리교육연구, 8(-), 241-259.
15. 이종원(2012), "뇌사판정과 장기이식의 윤리적 문제", 철학논총, 69(7), 271-295.
16. 이태관(2013), "뇌사와 장기이식의 윤리적 문제에 관한 연구", 동아대학교 교육대학원석사학위논문.
17. 조무성(2015), "웰다잉과 호스피스 정책", 한국행정학회, 141-163.
18. 조성진(2007), "암 환자와 가족에 대한 정신의학적 · 심리사회적 개입", 한국신경정신학회, 46(5), 430-436.
19. 허대석(2008), "무의미한 연명치료를 거부할 권리", 대한의사협회지, 51(6) 524-529.
20. 허대석(2018), "우리의 죽음이 삶이 되려면", 항아리출판사.
21. Sudore Leslie W, Stephen S, Mike D, David C(2010), Pro/con ethics debate: When is dead really dead?, Whetstine, 9(6), 538-542.
22. RL, Fried TR(2010), Redefining the "planning" in advance care planning: preparing for end-of-life decision making, ReAnn Intern Med153(4), 256-61.
23. 다음영화, http://movie.daum.net/
24. 네이버블로그, http://section.blog.naver.com/
25. 씨네21, http://www.cine21.com/
26. 네이버영화, http://m.movie.naver.com/

부록

1. 생명윤리 및 안전에 관한 법률(약칭: 생명윤리법)

1) 시행령 [별표2] 금지되는 유전검사(제20조 관련)
2) 시행령 [별표3] 배아 또는 태아를 대상으로 유전자검사를 할 수 있는 유전질환(제21조 관련)
3) 보건복지부 고시 제2020-036호, 배아 또는 태아를 대상으로 유전자검사를 할 수 있는 유전질환 지정 (2020.2.14 일부개정)

2. 장기 등 이식에 관한 법률(약칭: 장기이식법)

1) 시행령 [별표1] 뇌사판정의 기준(제21조 관련)

3. 인체조직안전 및 관리 등에 관한 법률(약칭: 인체조직법)

4. 실험동물에 관한 법률(약칭: 실험동물법)

5. 호스피스·완화의료 및 임종과정에 있는 환자의 연명의료결정에 관한 법률(약칭: 연명의료결정법)

*위 법률과 관련되 시행령 시행규칙 「별표」 및 「별지」, 고시 등의 내용은 보건복지부, 식품의약품안전처 등 관련 정부부처의 홈페이지 국가법령정보센터에서 확인할 수 있음.

1. 생명윤리 및 안전에 관한 법률(약칭: 생명윤리법)

[시행 2020.9.12] [법률 제17472호, 2020.8.11, 타법개정]
보건복지부(생명윤리정책과–총괄, 유전자, 배아) 044-202-2947
보건복지부(생명윤리정책과–인체유래물) 044-202-2944

제1장 총칙

제1조(목적) 이 법은 인간과 인체유래물 등을 연구하거나, 배아나 유전자 등을 취급할 때 인간의 존엄과 가치를 침해하거나 인체에 위해(危害)를 끼치는 것을 방지함으로써 생명윤리 및 안전을 확보하고 국민의 건강과 삶의 질 향상에 이바지함을 목적으로 한다.

제2조(정의) 이 법에서 사용하는 용어의 뜻은 다음과 같다. 〈개정 2015.12.29.〉

1. "인간대상연구"란 사람을 대상으로 물리적으로 개입하거나 의사소통, 대인 접촉 등의 상호작용을 통하여 수행하는 연구 또는 개인을 식별할 수 있는 정보를 이용하는 연구로서 보건복지부령으로 정하는 연구를 말한다.
2. "연구대상자"란 인간대상연구의 대상이 되는 사람을 말한다.
3. "배아"(胚芽)란 인간의 수정란 및 수정된 때부터 발생학적(發生學的)으로 모든 기관(器官)이 형성되기 전까지의 분열된 세포군(細胞群)을 말한다.
4. "잔여배아"란 체외수정(體外受精)으로 생성된 배아 중 임신의 목적으로 이용하고 남은 배아를 말한다.
5. "잔여난자"란 체외수정에 이용하고 남은 인간의 난자를 말한다.
6. "체세포핵이식행위"란 핵이 제거된 인간의 난자에 인간의 체세포 핵을 이식하는 것을 말한다.
7. "단성생식행위"란 인간의 난자가 수정 과정 없이 세포분열하여 발생하도록 하는 것을 말한다.
8. "체세포복제배아"(體細胞複製胚芽)란 체세포핵이식행위에 의하여 생성된 세포군을 말한다.
9. "단성생식배아"(單性生殖胚芽)란 단성생식행위에 의하여 생성된 세포군을 말한다.
10. "배아줄기세포주"(Embryonic stem cell lines)란 배아, 체세포복제배아, 단성생식배아 등으로부터 유래한 것으로서, 배양 가능한 조건에서 지속적으로 증식(增殖)할 수 있고 다양한 세포로 분화(分化)할 수 있는 세포주(細胞株)를 말한다.
11. "인체유래물"(人體由來物)이란 인체로부터 수집하거나 채취한 조직·세포·혈액·체액 등 인체 구성물 또는 이들로부터 분리된 혈청, 혈장, 염색체, DNA(Deoxyribonucleic acid), RNA(Ribonucleic acid), 단백질 등을 말한다.
12. "인체유래물연구"란 인체유래물을 직접 조사·분석하는 연구를 말한다.
13. "인체유래물은행"이란 인체유래물 또는 유전정보와 그에 관련된 역학정보(疫學情報), 임상정보 등을

수집 · 보존하여 이를 직접 이용하거나 타인에게 제공하는 기관을 말한다.

14. "유전정보"란 인체유래물을 분석하여 얻은 개인의 유전적 특징에 관한 정보를 말한다.
15. "유전자검사"란 인체유래물로부터 유전정보를 얻는 행위로서 개인의 식별 또는 질병의 예방 · 진단 · 치료 등을 위하여 하는 검사를 말한다.
16. "유전자치료"란 질병의 예방 또는 치료를 목적으로 인체 내에서 유전적 변이를 일으키거나, 유전물질 또는 유전물질이 도입된 세포를 인체로 전달하는 일련의 행위를 말한다.
17. "개인식별정보"란 연구대상자와 배아 · 난자 · 정자 또는 인체유래물의 기증자(이하 "연구대상자등"이라 한다)의 성명 · 주민등록번호 등 개인을 식별할 수 있는 정보를 말한다.
18. "개인정보"란 개인식별정보, 유전정보 또는 건강에 관한 정보 등 개인에 관한 정보를 말한다.
19. "익명화"(匿名化)란 개인식별정보를 영구적으로 삭제하거나, 개인식별정보의 전부 또는 일부를 해당 기관의 고유식별기호로 대체하는 것을 말한다.

제3조(기본 원칙) ① 이 법에서 규율하는 행위들은 인간의 존엄과 가치를 침해하는 방식으로 하여서는 아니 되며, 연구대상자등의 인권과 복지는 우선적으로 고려되어야 한다.

② 연구대상자등의 자율성은 존중되어야 하며, 연구대상자등의 자발적인 동의는 충분한 정보에 근거하여야 한다.

③ 연구대상자등의 사생활은 보호되어야 하며, 사생활을 침해할 수 있는 개인정보는 당사자가 동의하거나 법률에 특별한 규정이 있는 경우를 제외하고는 비밀로서 보호되어야 한다.

④ 연구대상자등의 안전은 충분히 고려되어야 하며, 위험은 최소화되어야 한다.

⑤ 취약한 환경에 있는 개인이나 집단은 특별히 보호되어야 한다.

⑥ 생명윤리와 안전을 확보하기 위하여 필요한 국제 협력을 모색하여야 하고, 보편적인 국제기준을 수용하기 위하여 노력하여야 한다.

제4조(적용 범위) ① 생명윤리 및 안전에 관하여는 다른 법률에 특별한 규정이 있는 경우를 제외하고는 이 법에 따른다.

② 생명윤리 및 안전에 관한 내용을 담은 다른 법률을 제정하거나 개정할 경우에는 이 법에 부합하도록 하여야 한다

제5조(국가와 지방자치단체의 책무) ① 국가와 지방자치단체는 생명윤리 및 안전에 관한 문제에 효율적으로 대처할 수 있도록 필요한 시책을 마련하여야 한다.

② 국가와 지방자치단체는 생명윤리 및 안전 관련 연구와 활동에 대한 행정적 · 재정적 지원방안을 마련하여야 한다.

③ 국가와 지방자치단체는 각급 교육기관 등에서 생명윤리 및 안전에 대한 교육을 할 수 있도록 하여야 하고, 교육 프로그램을 개발하는 등 교육 여건이 조성되도록 지원하여야 한다.

제6조(생명윤리정책연구센터의 지정) ① 보건복지부장관은 생명윤리정책에 관한 전문적인 조사, 연구 및 교육 등을 실시하기 위하여 해당 업무를 수행할 능력이 있다고 인정하는 기관 · 단체 또는 시설을 생명윤리정책연구센터로 지정할 수 있다.

② 제1항에 따른 생명윤리정책연구센터의 지정 및 운영 등에 필요한 사항은 보건복지부령으로 정한다.

제2장 국가생명윤리심의위원회 및 기관생명윤리위원회 등

제1절 국가생명윤리심의위원회

제7조(국가생명윤리심의위원회의 설치 및 기능) ① 생명윤리 및 안전에 관한 다음 각 호의 사항을 심의하기 위하여 대통령 소속으로 국가생명윤리심의위원회(이하 "국가위원회"라 한다)를 둔다.

1. 국가의 생명윤리 및 안전에 관한 기본 정책의 수립에 관한 사항
2. 제12조제1항제3호에 따른 공용기관생명윤리위원회의 업무에 관한 사항
3. 제15조제2항에 따른 인간대상연구의 심의 면제에 관한 사항
4. 제19조제3항에 따른 기록 · 보관 및 정보 공개에 관한 사항
5. 제29조제1항제3호에 따른 잔여배아를 이용할 수 있는 연구에 관한 사항
6. 제31조제2항에 따른 연구의 종류 · 대상 및 범위에 관한 사항
7. 제35조제1항제3호에 따른 배아줄기세포주를 이용할 수 있는 연구에 관한 사항
8. 제36조제2항에 따른 인체유래물연구의 심의 면제에 관한 사항
9. 제50조제1항에 따른 유전자검사의 제한에 관한 사항
10. 그 밖에 생명윤리 및 안전에 관하여 사회적으로 심각한 영향을 미칠 수 있다고 판단하여 국가위원회의 위원장이 회의에 부치는 사항

② 국가위원회의 위원장은 제1항제1호부터 제9호까지의 규정에 해당하는 사항으로서 재적위원 3분의 1 이상의 위원이 발의한 사항에 관하여는 국가위원회의 회의에 부쳐야 한다.

제8조(국가위원회의 구성) ① 국가위원회는 위원장 1명, 부위원장 1명을 포함한 16명 이상 20명 이하의 위원으로 구성한다. 〈개정 2013.3.23.〉

② 위원장은 위원 중에서 대통령이 임명하거나 위촉하고, 부위원장은 위원 중에서 호선(互選)한다.

③ 국가위원회의 위원은 다음 각 호의 사람이 된다. 〈개정 2013.3.23., 2014.11.19., 2017.7.26.〉

1. 교육부장관, 과학기술정보통신부장관, 법무부장관, 산업통상자원부장관, 보건복지부장관, 여성가족부장관
2. 생명과학 · 의과학(醫科學) · 사회과학 등의 연구 분야에 대한 전문지식과 경험이 풍부한 사람 중에서 대통령이 위촉하는 7명 이내의 사람
3. 종교계 · 윤리학계 · 법조계 · 시민단체(「비영리민간단체 지원법」 제2조에 따른 비영리민간단체를 말한다) 또는 여성계를 대표하는 사람 중에서 대통령이 위촉하는 7명 이내의 사람

④ 제3항제2호 및 제3호에 따른 위원의 임기는 3년으로 하되, 연임할 수 있다. 다만, 위원의 자리가 비게 된 경우에 새로 위촉된 위원의 임기는 전임자 임기의 남은 기간으로 한다.

⑤ 국가위원회에 간사위원 2명을 두되, 간사위원은 과학기술정보통신부장관과 보건복지부장관으로 하며, 수석 간사위원은 보건복지부장관으로 한다. 〈개정 2013.3.23., 2017.7.26.〉

⑥ 보건복지부장관은 국가위원회의 사무 처리 등 업무를 지원하기 위하여 보건복지부령으로 정하는 바에 따라 생명윤리 및 안전에 관련한 전문기관 중 하나를 지정하여 그 전문기관으로 하여금 사무국의 기능을 수행하게 할 수 있다. 〈신설 2014.3.18.〉

제9조(국가위원회의 운영) ① 국가위원회의 효율적인 운영을 위하여 국가위원회에 분야별 전문위원회를

둘 수 있다.

② 국가위원회의 사무는 수석 간사위원이 처리한다.

③ 국가위원회의 회의 등 활동은 독립적이어야 하고, 공개를 원칙으로 한다.

④ 국가위원회는 필요한 경우에 관련 당사자의 출석, 의견 진술 및 자료 제출 등을 요구할 수 있다. 이 경우 해당 요구를 받은 자는 타당한 사유가 없으면 요구에 따라야 한다.

⑤ 이 법에서 정한 사항 외에 국가위원회 및 전문위원회의 구성 · 운영, 그 밖에 필요한 사항은 대통령령으로 정한다.

제2절 기관생명윤리위원회

제10조(기관생명윤리위원회의 설치 및 기능) ① 생명윤리 및 안전을 확보하기 위하여 다음 각 호의 기관은 기관생명윤리위원회(이하 "기관위원회"라 한다)를 설치하여야 한다.

1. 인간대상연구를 수행하는 자(이하 "인간대상연구자"라 한다)가 소속된 교육 · 연구 기관 또는 병원 등
2. 인체유래물연구를 수행하는 자(이하 "인체유래물연구자"라 한다)가 소속된 교육 · 연구 기관 또는 병원 등
3. 제22조제1항에 따라 지정된 배아생성의료기관
4. 제29조제2항에 따라 등록한 배아연구기관
5. 제31조제3항에 따라 등록한 체세포복제배아등의 연구기관
6. 제41조제1항에 따라 보건복지부장관의 허가를 받은 인체유래물은행
7. 그 밖에 생명윤리 및 안전에 관하여 사회적으로 심각한 영향을 미칠 수 있는 기관으로서 보건복지부령으로 정하는 기관

② 제1항에도 불구하고 보건복지부령으로 정하는 바에 따라 다른 기관의 기관위원회 또는 제12조제1항에 따른 공용기관생명윤리위원회와 제3항 및 제11조제4항에서 정한 기관위원회 업무의 수행을 위탁하기로 협약을 맺은 기관은 기관위원회를 설치한 것으로 본다.

③ 기관위원회는 다음 각 호의 업무를 수행한다.

1. 다음 각 목에 해당하는 사항의 심의
   가. 연구계획서의 윤리적 · 과학적 타당성
   나. 연구대상자등으로부터 적법한 절차에 따라 동의를 받았는지 여부
   다. 연구대상자등의 안전에 관한 사항
   라. 연구대상자등의 개인정보 보호 대책
   마. 그 밖에 기관에서의 생명윤리 및 안전에 관한 사항
2. 해당 기관에서 수행 중인 연구의 진행과정 및 결과에 대한 조사 · 감독
3. 그 밖에 생명윤리 및 안전을 위한 다음 각 목의 활동
   가. 해당 기관의 연구자 및 종사자 교육
   나. 취약한 연구대상자등의 보호 대책 수립
   다. 연구자를 위한 윤리지침 마련

④ 제1항에 따라 기관위원회를 설치한 기관은 보건복지부장관에게 그 기관위원회를 등록하여야 한다.

⑤ 제3항 및 제4항에 따른 기관위원회의 기능 및 등록 등에 필요한 사항은 보건복지부령으로 정한다.

제11조(기관위원회의 구성 및 운영 등) ① 기관위원회는 위원장 1명을 포함하여 5명 이상의 위원으로 구성하되, 하나의 성(性)으로만 구성할 수 없으며, 사회적 · 윤리적 타당성을 평가할 수 있는 경험과 지식을 갖춘 사람 1명 이상과 그 기관에 종사하지 아니하는 사람 1명 이상이 포함되어야 한다.

② 기관위원회의 위원은 제10조제1항 각 호의 기관의 장이 위촉하며, 위원장은 위원 중에서 호선한다.

③ 기관위원회의 심의대상인 연구 · 개발 또는 이용에 관여하는 위원은 해당 연구 · 개발 또는 이용과 관련된 심의에 참여하여서는 아니 된다.

④ 제10조제1항 각 호의 기관의 장은 해당 기관에서 수행하는 연구 등에서 생명윤리 또는 안전에 중대한 위해가 발생하거나 발생할 우려가 있는 경우에는 지체 없이 기관위원회를 소집하여 이를 심의하도록 하고, 그 결과를 보건복지부장관에게 보고하여야 한다.

⑤ 제10조제1항 각 호의 기관의 장은 기관위원회가 독립성을 유지할 수 있도록 하여야 하며, 행정적 · 재정적 지원을 하여야 한다.

⑥ 제10조제1항에 따라 둘 이상의 기관위원회를 설치한 기관은 보건복지부령으로 정하는 바에 따라 해당 기관위원회를 통합하여 운영할 수 있다.

⑦ 제1항부터 제6항까지에서 규정한 사항 외에 기관위원회의 구성 및 운영에 필요한 사항은 보건복지부령으로 정한다.

제12조(공용기관생명윤리위원회의 지정 및 기관위원회의 공동 운영) ① 보건복지부장관은 다음 각 호의 업무를 하게 하기 위하여 제10조제1항에 따라 설치된 기관위원회 중에서 기관 또는 연구자가 공동으로 이용할 수 있는 공용기관생명윤리위원회(이하 "공용위원회"라 한다)를 지정할 수 있다.

1. 제10조제2항에 따라 공용위원회와 협약을 맺은 기관이 위탁한 업무
2. 교육 · 연구 기관 또는 병원 등에 소속되지 아니한 인간대상연구자 또는 인체유래물연구자가 신청한 업무
3. 그 밖에 국가위원회의 심의를 거쳐 보건복지부령으로 정하는 업무

② 둘 이상의 기관이 공동으로 수행하는 연구로서 각각의 기관위원회에서 해당 연구를 심의하는 것이 적절하지 아니하는 경우에 수행 기관은 각각의 소관 기관위원회 중 하나의 기관위원회를 선정하여 해당 연구를 심의하게 할 수 있다.

③ 제1항 및 제2항에 따른 공용위원회의 지정, 기능, 운영 및 기관위원회의 공동 운영 등에 필요한 사항은 보건복지부령으로 정한다.

제13조(기관위원회의 지원 등) ① 보건복지부장관은 기관위원회의 운영을 적절하게 감독 · 지원하기 위하여 다음 각 호의 업무를 수행한다.

1. 기관위원회의 조사
2. 기관위원회 위원의 교육
3. 그 밖에 기관위원회의 감독 및 지원에 필요한 업무로서 보건복지부령으로 정하는 업무

② 기관위원회의 조사 및 교육 지원 등에 필요한 사항은 보건복지부령으로 정한다.

제14조(기관위원회의 평가 및 인증) ① 보건복지부장관은 기관위원회의 구성 및 운영실적 등을 정기적으

로 평가하여 인증할 수 있다.

② 보건복지부장관은 제1항에 따라 인증을 받은 기관위원회의 인증 결과를 인터넷 홈페이지 등에 공표할 수 있다.

③ 중앙행정기관의 장은 제1항에 따른 인증 결과에 따라 그 기관에 예산 지원 및 국가 연구비 지원 제한 등의 조치를 할 수 있다.

④ 보건복지부장관은 제1항에 따라 인증을 받은 기관위원회가 다음 각 호의 어느 하나에 해당하면 그 인증을 취소할 수 있다. 다만, 제1호에 해당하는 경우에는 그 인증을 취소하여야 한다.

1. 거짓이나 부정한 방법으로 인증을 받은 경우
2. 기관위원회의 구성 및 운영에 중요한 변동사항이 발생하여 제5항에 따른 인증기준에 맞지 아니하는 경우

⑤ 제1항에 따른 인증의 기준 및 유효기간 등에 관하여 필요한 사항은 대통령령으로 정한다.

제3장 인간대상연구 및 연구대상자 보호

제15조(인간대상연구의 심의) ① 인간대상연구를 하려는 자는 인간대상연구를 하기 전에 연구계획서를 작성하여 기관위원회의 심의를 받아야 한다.

② 제1항에도 불구하고 연구대상자 및 공공에 미치는 위험이 미미한 경우로서 국가위원회의 심의를 거쳐 보건복지부령으로 정한 기준에 맞는 연구는 기관위원회의 심의를 면제할 수 있다.

제16조(인간대상연구의 동의) ① 인간대상연구자는 인간대상연구를 하기 전에 연구대상자로부터 다음 각 호의 사항이 포함된 서면동의(전자문서를 포함한다. 이하 같다)를 받아야 한다.

1. 인간대상연구의 목적
2. 연구대상자의 참여 기간, 절차 및 방법
3. 연구대상자에게 예상되는 위험 및 이득
4. 개인정보 보호에 관한 사항
5. 연구 참여에 따른 손실에 대한 보상
6. 개인정보 제공에 관한 사항
7. 동의의 철회에 관한 사항
8. 그 밖에 기관위원회가 필요하다고 인정하는 사항

② 제1항에도 불구하고 동의 능력이 없거나 불완전한 사람으로서 보건복지부령으로 정하는 연구대상자가 참여하는 연구의 경우에는 다음 각 호에서 정한 대리인의 서면동의를 받아야 한다. 이 경우 대리인의 동의는 연구대상자의 의사에 어긋나서는 아니 된다.

1. 법정대리인
2. 법정대리인이 없는 경우 배우자, 직계존속, 직계비속의 순으로 하되, 직계존속 또는 직계비속이 여러 사람일 경우 협의하여 정하고, 협의가 되지 아니하면 연장자가 대리인이 된다.

③ 제1항에도 불구하고 다음 각 호의 요건을 모두 갖춘 경우에는 기관위원회의 승인을 받아 연구대상자의 서면동의를 면제할 수 있다. 이 경우 제2항에 따른 대리인의 서면동의는 면제하지 아니한다.

1. 연구대상자의 동의를 받는 것이 연구 진행과정에서 현실적으로 불가능하거나 연구의 타당성에 심각

한 영향을 미친다고 판단되는 경우

2. 연구대상자의 동의 거부를 추정할 만한 사유가 없고, 동의를 면제하여도 연구대상자에게 미치는 위험이 극히 낮은 경우

④ 인간대상연구자는 제1항 및 제2항에 따른 서면동의를 받기 전에 동의권자에게 제1항 각 호의 사항에 대하여 충분히 설명하여야 한다.

제17조(연구대상자에 대한 안전대책) ① 인간대상연구자는 사전에 연구 및 연구환경이 연구대상자에게 미칠 신체적 · 정신적 영향을 평가하고 안전대책을 마련하여야 하며, 수행 중인 연구가 개인 및 사회에 중대한 해악(害惡)을 초래할 가능성이 있을 때에는 이를 즉시 소속 기관의 장에게 보고하고 적절한 조치를 하여야 한다.

② 인간대상연구자는 질병의 진단이나 치료, 예방과 관련된 연구에서 연구대상자에게 의학적으로 필요한 치료를 지연하거나 진단 및 예방의 기회를 박탈하여서는 아니 된다.

제18조(개인정보의 제공) ① 인간대상연구자는 제16조제1항에 따라 연구대상자로부터 개인정보를 제공하는 것에 대하여 서면동의를 받은 경우에는 기관위원회의 심의를 거쳐 개인정보를 제3자에게 제공할 수 있다.

② 인간대상연구자가 제1항에 따라 개인정보를 제3자에게 제공하는 경우에는 익명화하여야 한다. 다만, 연구대상자가 개인식별정보를 포함하는 것에 동의한 경우에는 그러하지 아니하다.

제19조(기록의 유지와 정보의 공개) ① 인간대상연구자는 인간대상연구와 관련한 사항을 기록 · 보관하여야 한다.

② 연구대상자는 자신에 관한 정보의 공개를 청구할 수 있으며, 그 청구를 받은 인간대상연구자는 특별한 사유가 없으면 정보를 공개하여야 한다.

③ 제1항 및 제2항에 따른 기록 · 보관 및 정보 공개에 관한 구체적인 사항은 국가위원회의 심의를 거쳐 보건복지부령으로 정한다.

제4장 배아 등의 생성과 연구

제1절 인간 존엄과 정체성 보호

제20조(인간복제의 금지) ① 누구든지 체세포복제배아 및 단성생식배아(이하 "체세포복제배아등"이라 한다)를 인간 또는 동물의 자궁에 착상시켜서는 아니 되며, 착상된 상태를 유지하거나 출산하여서는 아니 된다.

② 누구든지 제1항에 따른 행위를 유인하거나 알선하여서는 아니 된다.

제21조(이종 간의 착상 등의 금지) ① 누구든지 인간의 배아를 동물의 자궁에 착상시키거나 동물의 배아를 인간의 자궁에 착상시키는 행위를 하여서는 아니 된다.

② 누구든지 다음 각 호의 행위를 하여서는 아니 된다.

1. 인간의 난자를 동물의 정자로 수정시키거나 동물의 난자를 인간의 정자로 수정시키는 행위. 다만, 의학적으로 인간의 정자의 활동성을 시험하기 위한 경우는 제외한다.
2. 핵이 제거된 인간의 난자에 동물의 체세포 핵을 이식하거나 핵이 제거된 동물의 난자에 인간의 체세

포 핵을 이식하는 행위

3. 인간의 배아와 동물의 배아를 융합하는 행위
4. 다른 유전정보를 가진 인간의 배아를 융합하는 행위

③ 누구든지 제2항 각 호의 어느 하나에 해당하는 행위로부터 생성된 것을 인간 또는 동물의 자궁에 착상시키는 행위를 하여서는 아니 된다.

제2절 배아생성의료기관

제22조(배아생성의료기관의 지정 등) ① 체외수정을 위하여 난자 또는 정자를 채취 · 보존하거나 이를 수정시켜 배아를 생성하려는 의료기관은 보건복지부장관으로부터 배아생성의료기관으로 지정받아야 한다.

② 배아생성의료기관으로 지정받으려는 의료기관은 보건복지부령으로 정하는 시설 및 인력 등을 갖추어야 한다.

③ 배아생성의료기관의 지정 기준 및 절차 등에 관하여 필요한 사항은 보건복지부령으로 정한다.

④ 제1항에 따라 지정을 받은 배아생성의료기관(이하 "배아생성의료기관"이라 한다)이 보건복지부령으로 정하는 중요한 사항을 변경할 경우에는 보건복지부장관에게 그 변경사항을 신고하여야 한다.

⑤ 배아생성의료기관의 장은 휴업하거나 폐업하는 경우에는 보건복지부령으로 정하는 바에 따라 보건복지부장관에게 신고하여야 한다.

⑥ 배아생성의료기관의 장은 휴업하거나 폐업할 때에 보건복지부령으로 정하는 바에 따라 보관 중인 배아, 생식세포 및 관련 서류를 질병관리본부 또는 다른 배아생성의료기관으로 이관하여야 한다.

제23조(배아의 생성에 관한 준수사항) ① 누구든지 임신 외의 목적으로 배아를 생성하여서는 아니 된다.

② 누구든지 배아를 생성할 때 다음 각 호의 어느 하나에 해당하는 행위를 하여서는 아니 된다.

1. 특정의 성을 선택할 목적으로 난자와 정자를 선별하여 수정시키는 행위
2. 사망한 사람의 난자 또는 정자로 수정하는 행위
3. 미성년자의 난자 또는 정자로 수정하는 행위. 다만, 혼인한 미성년자가 그 자녀를 얻기 위하여 수정하는 경우는 제외한다.

③ 누구든지 금전, 재산상의 이익 또는 그 밖의 반대급부(反對給付)를 조건으로 배아나 난자 또는 정자를 제공 또는 이용하거나 이를 유인하거나 알선하여서는 아니 된다.

제24조(배아의 생성 등에 관한 동의) ① 배아생성의료기관은 배아를 생성하기 위하여 난자 또는 정자를 채취할 때에는 다음 각 호의 사항에 대하여 난자 기증자, 정자 기증자, 체외수정 시술대상자 및 해당 기증자 · 시술대상자의 배우자가 있는 경우 그 배우자(이하 "동의권자"라 한다)의 서면동의를 받아야 한다. 다만, 장애인의 경우는 그 특성에 맞게 동의를 구하여야 한다.

1. 배아생성의 목적에 관한 사항
2. 배아 · 난자 · 정자의 보존기간 및 그 밖에 보존에 관한 사항
3. 배아 · 난자 · 정자의 폐기에 관한 사항
4. 잔여배아 및 잔여난자를 연구 목적으로 이용하는 것에 관한 사항
5. 동의의 변경 및 철회에 관한 사항
6. 동의권자의 권리 및 정보 보호, 그 밖에 보건복지부령으로 정하는 사항

② 배아생성의료기관은 제1항에 따른 서면동의를 받기 전에 동의권자에게 제1항 각 호의 사항에 대하여 충분히 설명하여야 한다.

③ 제1항에 따른 서면동의를 위한 동의서의 서식 및 보관 등에 필요한 사항은 보건복지부령으로 정한다.

제25조(배아의 보존 및 폐기) ① 배아의 보존기간은 5년으로 한다. 다만, 동의권자가 보존기간을 5년 미만으로 정한 경우에는 이를 보존기간으로 한다.

② 제1항에도 불구하고 항암 치료 등 보건복지부령으로 정하는 경우에는 동의권자가 보존기간을 5년 이상으로 정할 수 있다.

③ 배아생성의료기관은 제1항 또는 제2항에 따른 보존기간이 끝난 배아 중 제29조에 따른 연구의 목적으로 이용하지 아니할 배아는 폐기하여야 한다.

④ 배아생성의료기관은 배아의 폐기에 관한 사항을 기록 · 보관하여야 한다.

⑤ 제3항 및 제4항에 따른 배아의 폐기 절차 및 방법, 배아의 폐기에 관한 사항의 기록 · 보관에 필요한 사항은 보건복지부령으로 정한다.

제26조(잔여배아 및 잔여난자의 제공) ① 배아생성의료기관은 연구에 필요한 잔여배아를 제30조제1항에 따라 배아연구계획서의 승인을 받은 배아연구기관에 제공하거나 잔여난자를 제31조제4항에 따라 체세포복제배아등 연구계획서의 승인을 받은 체세포복제배아등의 연구기관에 제공하는 경우에는 무상으로 하여야 한다. 다만, 배아생성의료기관은 잔여배아 및 잔여난자의 보존 및 제공에 든 경비의 경우에는 보건복지부령으로 정하는 바에 따라 제공받는 연구기관에 대하여 경비지급을 요구할 수 있다.

② 제1항에 따른 잔여배아 및 잔여난자의 제공 절차, 경비의 산출, 그 밖에 필요한 사항은 보건복지부령으로 정한다.

③ 배아생성의료기관은 잔여배아 및 잔여난자의 보존 및 제공 등에 관한 사항을 보건복지부령으로 정하는 바에 따라 보건복지부장관에게 보고하여야 한다.

제27조(난자 기증자의 보호 등) ① 배아생성의료기관은 보건복지부령으로 정하는 바에 따라 난자를 채취하기 전에 난자 기증자에 대하여 건강검진을 하여야 한다.

② 배아생성의료기관은 보건복지부령으로 정하는 건강 기준에 미치지 못하는 사람으로부터 난자를 채취하여서는 아니 된다.

③ 배아생성의료기관은 동일한 난자 기증자로부터 대통령령으로 정하는 빈도 이상으로 난자를 채취하여서는 아니 된다.

④ 배아생성의료기관은 난자 기증에 필요한 시술 및 회복에 걸리는 시간에 따른 보상금 및 교통비 등 보건복지부령으로 정하는 항목에 관하여 보건복지부령으로 정하는 금액을 난자 기증자에게 지급할 수 있다.

제28조(배아생성의료기관의 준수사항 등) ① 배아생성의료기관은 다음 각 호의 사항을 준수하여야 한다. 〈개정 2015.12.29.〉

1. 제24조에 따른 동의서에 적힌 내용대로 배아 · 난자 및 정자를 취급할 것
2. 보건복지부령으로 정하는 바에 따라 잔여배아 및 잔여난자의 보존 · 취급 및 폐기 등의 관리를 철저히 할 것
3. 그 밖에 생명윤리 및 안전의 확보를 위하여 필요하다고 인정하여 보건복지부령으로 정하는 사항

② 보건복지부장관은 배아의 생성 등에 관한 동의 등을 적절하게 관리하기 위하여 배아생성의료기관에 관한 표준운영지침을 정하고 배아생성의료기관에게 그 준수를 권장하여야 한다. 〈신설 2015.12.29.〉
[제목개정 2015.12.29.]

제3절 잔여배아 연구 등

제29조(잔여배아 연구) ① 제25조에 따른 배아의 보존기간이 지난 잔여배아는 발생학적으로 원시선(原始線)이 나타나기 전까지만 체외에서 다음 각 호의 연구 목적으로 이용할 수 있다.

1. 난임치료법 및 피임기술의 개발을 위한 연구
2. 근이영양증(筋異營養症), 그 밖에 대통령령으로 정하는 희귀 · 난치병의 치료를 위한 연구
3. 그 밖에 국가위원회의 심의를 거쳐 대통령령으로 정하는 연구

② 제1항에 따라 잔여배아를 연구하려는 자는 보건복지부령으로 정하는 시설 · 인력 등을 갖추고 보건복지부장관에게 배아연구기관으로 등록하여야 한다.

③ 제2항에 따라 등록한 배아연구기관(이하 "배아연구기관"이라 한다)이 보건복지부령으로 정하는 중요한 사항을 변경하거나 폐업할 경우에는 보건복지부장관에게 신고하여야 한다.

제30조(배아연구계획서의 승인) ① 배아연구기관은 잔여배아의 연구를 하려면 미리 보건복지부장관에게 배아연구계획서를 제출하여 승인을 받아야 한다. 배아연구계획서의 내용 중 대통령령으로 정하는 중요한 사항을 변경하는 경우에도 또한 같다.

② 제1항에 따른 배아연구계획서에는 기관위원회의 심의 결과에 관한 서류가 첨부되어야 한다.

③ 보건복지부장관은 다른 중앙행정기관의 장이 연구비를 지원하는 배아연구기관으로부터 배아연구계획서를 제출받았을 때에는 승인 여부를 결정하기 전에 그 중앙행정기관의 장과 협의하여야 한다.

④ 배아연구계획서의 승인 기준 및 절차, 제출서류, 그 밖에 필요한 사항은 보건복지부령으로 정한다.

제31조(체세포복제배아등의 연구) ① 누구든지 제29조제1항제2호에 따른 희귀 · 난치병의 치료를 위한 연구 목적 외에는 체세포핵이식행위 또는 단성생식행위를 하여서는 아니 된다.

② 제1항에 따른 연구의 종류 · 대상 및 범위는 국가위원회의 심의를 거쳐 대통령령으로 정한다.

③ 체세포복제배아등을 생성하거나 연구하려는 자는 보건복지부령으로 정하는 시설 및 인력 등을 갖추고 보건복지부장관에게 등록하여야 한다.

④ 제3항에 따라 등록한 기관(이하 "체세포복제배아등의 연구기관"이라 한다)은 체세포복제배아등을 생성하거나 연구하려면 보건복지부령으로 정하는 바에 따라 미리 보건복지부장관에게 연구계획서(이하 "체세포복제배아등 연구계획서"라 한다)를 제출하여 승인을 받아야 한다.

⑤ 체세포복제배아등 연구계획서의 승인에 관하여는 제30조를 준용한다. 이 경우 "잔여배아"는 "체세포복제배아등"으로, "배아연구계획서"는 "체세포복제배아등 연구계획서"로 각각 본다.

제32조(배아연구기관 등의 준수사항) ① 배아연구기관 및 체세포복제배아등의 연구기관은 해당 기관에서 수행하는 연구로 인하여 생명윤리 또는 안전에 중대한 위해가 발생하거나 발생할 우려가 있는 경우에는 연구 중단 등 적절한 조치를 하여야 한다.

② 배아연구기관 및 체세포복제배아등의 연구기관이 잔여배아 및 잔여난자를 제공받은 후 이를 연구의 목적으로 이용하지 아니하려는 경우에는 제25조제3항부터 제5항까지의 규정을 준용한다. 이 경우 "배

아"는 "잔여배아 및 잔여난자"로 본다.

③ 배아연구기관이 잔여배아를 관리하는 경우 및 체세포복제배아등의 연구기관이 잔여난자, 체세포복제배아등을 관리하는 경우에는 제28조를 준용한다.

제4절 배아줄기세포주

제33조(배아줄기세포주의 등록) ① 배아줄기세포주를 수립하거나 수입한 자는 그 배아줄기세포주를 제34조에 따라 제공하거나 제35조에 따라 이용하기 전에 보건복지부령으로 정하는 바에 따라 그 배아줄기세포주를 보건복지부장관에게 등록하여야 한다.

② 보건복지부장관은 배아줄기세포주의 등록을 신청한 자가 다른 중앙행정기관의 장으로부터 과학적 검증을 받은 경우에는 제1항에 따른 등록을 하는 데에 그 검증자료를 활용하여야 한다.

③ 보건복지부장관은 제1항에 따라 배아줄기세포주를 등록한 자에게 배아줄기세포주의 검증 등에 든 비용의 전부 또는 일부를 지원할 수 있다.

제34조(배아줄기세포주의 제공) ① 배아줄기세포주를 수립한 자가 그 배아줄기세포주를 타인에게 제공하려면 보건복지부령으로 정하는 바에 따라 기관위원회의 심의를 거쳐야 한다.

② 제1항에 따라 배아줄기세포주를 제공한 자는 보건복지부령으로 정하는 바에 따라 보건복지부장관에게 배아줄기세포주의 제공현황을 보고하여야 한다.

③ 제1항에 따라 배아줄기세포주를 제공하는 경우에는 무상으로 하여야 한다. 다만, 배아줄기세포주를 제공하는 자는 배아줄기세포주의 보존 및 제공에 든 경비의 경우에는 보건복지부령으로 정하는 바에 따라 이를 제공받는 자에 대하여 경비지급을 요구할 수 있다.

④ 제1항부터 제3항까지의 규정에 따른 배아줄기세포주의 제공 및 보고, 경비의 산출 방법 등에 관하여 필요한 사항은 보건복지부령으로 정한다.

제35조(배아줄기세포주의 이용) ① 제33조제1항에 따라 등록된 배아줄기세포주는 체외에서 다음 각 호의 연구 목적으로만 이용할 수 있다.

1. 질병의 진단 · 예방 또는 치료를 위한 연구
2. 줄기세포의 특성 및 분화에 관한 기초연구
3. 그 밖에 국가위원회의 심의를 거쳐 대통령령으로 정하는 연구

② 제1항에 따라 배아줄기세포주를 이용하려는 자는 해당 연구계획서에 대하여 보건복지부령으로 정하는 바에 따라 기관위원회의 심의를 거쳐 해당 기관의 장의 승인을 받아야 한다. 승인을 받은 연구계획서의 내용 중 대통령령으로 정하는 중요한 사항을 변경하는 경우에도 또한 같다.

③ 제2항에 따라 승인 또는 변경승인을 받은 자는 보건복지부령으로 정하는 바에 따라 그 사실을 보건복지부장관에게 보고하여야 한다.

④ 제2항에 따라 승인을 받은 자는 배아줄기세포주를 제공한 자에게 제공받은 배아줄기세포주의 이용계획서를 작성하여 제출하여야 한다.

⑤ 제2항에 따라 연구를 승인한 기관의 장은 연구를 하는 자가 연구계획에 적합하게 연구를 하도록 감독하여야 한다.

제5장 인체유래물연구 및 인체유래물은행

제1절 인체유래물연구

제36조(인체유래물연구의 심의) ① 인체유래물연구를 하려는 자는 인체유래물연구를 하기 전에 연구계획서에 대하여 기관위원회의 심의를 받아야 한다.

② 제1항에도 불구하고 인체유래물 기증자 및 공공에 미치는 위험이 미미한 경우로서 국가위원회의 심의를 거쳐 보건복지부령으로 정한 기준에 맞는 연구는 기관위원회의 심의를 면제할 수 있다.

제37조(인체유래물연구의 동의) ① 인체유래물연구자는 인체유래물연구를 하기 전에 인체유래물 기증자로부터 다음 각 호의 사항이 포함된 서면동의를 받아야 한다.

1. 인체유래물연구의 목적
2. 개인정보의 보호 및 처리에 관한 사항
3. 인체유래물의 보존 및 폐기 등에 관한 사항
4. 인체유래물과 그로부터 얻은 유전정보(이하 "인체유래물등"이라 한다)의 제공에 관한 사항
5. 동의의 철회, 동의 철회 시 인체유래물등의 처리, 인체유래물 기증자의 권리, 연구 목적의 변경, 그 밖에 보건복지부령으로 정하는 사항

② 인체유래물 기증자가 동의 능력이 없거나 불완전한 경우의 대리인 동의에 관하여는 제16조제2항을 준용한다. 이 경우 "연구대상자"는 "인체유래물 기증자"로 본다. 〈신설 2018.12.11.〉

③ 제1항 및 제2항에도 불구하고 인체유래물연구자가 아닌 인체유래물 채취자로부터 인체유래물을 제공받아 연구를 하는 인체유래물연구자의 경우에 그 인체유래물 채취자가 인체유래물 기증자(제2항에 따라 준용되는 제16조제2항에 따른 대리인을 포함한다. 이하 이 조 및 제38조에서 같다)로부터 제1항 각 호의 사항이 포함된 서면동의를 받았을 때에는 제1항에 따른 서면동의를 받은 것으로 본다. 〈개정 2018.12.11.〉

④ 인체유래물연구의 서면동의 면제에 관하여는 제16조제3항을 준용한다. 이 경우 "연구대상자"는 "인체유래물 기증자"로 본다. 〈개정 2018.12.11.〉

⑤ 인체유래물연구자는 제1항 및 제2항에 따른 서면동의를 받기 전에 인체유래물 기증자에게 제1항 각 호의 사항에 대하여 충분히 설명하여야 한다. 〈개정 2018.12.11.〉

⑥ 제1항 및 제2항에 따른 서면동의를 위한 동의서의 서식 등에 관하여 필요한 사항은 보건복지부령으로 정한다. 〈개정 2018.12.11.〉

제38조(인체유래물등의 제공) ① 인체유래물연구자는 제37조제1항 및 제2항에 따라 인체유래물 기증자로부터 인체유래물등을 제공하는 것에 대하여 서면동의를 받은 경우에는 기관위원회의 심의를 거쳐 인체유래물등을 인체유래물은행이나 다른 연구자에게 제공할 수 있다. 〈개정 2018.12.11.〉

② 인체유래물연구자가 제1항에 따라 인체유래물등을 다른 연구자에게 제공하는 경우에는 익명화하여야 한다. 다만, 인체유래물 기증자가 개인식별정보를 포함하는 것에 동의한 경우에는 그러하지 아니하다.

③ 제1항에 따라 인체유래물등을 제공할 경우 무상으로 하여야 한다. 다만, 인체유래물연구자가 소속된 기관은 인체유래물등의 보존 및 제공에 든 경비의 경우에는 보건복지부령으로 정하는 바에 따라 인체유래물등을 제공받아 연구하는 자에게 경비지급을 요구할 수 있다.

④ 인체유래물연구자는 제1항에 따라 인체유래물등을 제공하거나 제공받았을 때에는 보건복지부령으로 정하는 바에 따라 인체유래물등의 제공에 관한 기록을 작성 · 보관하여야 한다.

⑤ 인체유래물등의 제공 방법 및 절차, 경비의 산출, 그 밖에 필요한 사항은 보건복지부령으로 정한다.

제39조(인체유래물등의 보존 및 폐기) ① 인체유래물연구자는 동의서에 정한 기간이 지난 인체유래물등을 폐기하여야 한다. 다만, 인체유래물등을 보존하는 중에 인체유래물 기증자가 보존기간의 변경이나 폐기를 요청하는 경우에는 요청에 따라야 한다.

② 인체유래물연구자는 제1항에 따른 인체유래물등의 폐기에 관한 사항을 보건복지부령으로 정하는 바에 따라 기록 · 보관하여야 한다.

③ 인체유래물연구자가 부득이한 사정으로 인하여 인체유래물등을 보존할 수 없는 경우에는 기관위원회의 심의를 거쳐 인체유래물등을 처리하거나 이관하여야 한다.

④ 인체유래물등의 보존, 폐기, 처리 또는 이관 등에 필요한 사항은 보건복지부령으로 정한다.

제40조(인체유래물연구자의 준수사항) 인체유래물연구자의 인체유래물 기증자에 대한 안전대책 및 기록의 유지와 정보 공개에 관하여는 제17조 및 제19조를 각각 준용한다. 이 경우 "인간대상연구"는 "인체유래물연구"로, "연구대상자"는 "인체유래물 기증자"로 각각 본다.

제2절 인체유래물은행

제41조(인체유래물은행의 허가 및 신고) ① 인체유래물은행을 개설하려는 자는 대통령령으로 정하는 바에 따라 보건복지부장관의 허가를 받아야 한다. 다만, 국가기관이 직접 인체유래물은행을 개설하고자 하는 경우는 제외한다.

② 제1항에도 불구하고 다른 법령에 따라 중앙행정기관의 장으로부터 연구비 지원의 승인을 받아 인체유래물은행을 개설하려는 경우에는 그 중앙행정기관의 장으로부터 연구비 지원의 승인을 받은 후 보건복지부장관에게 신고하면 제1항에 따른 허가를 받은 것으로 본다. 이 경우 그 중앙행정기관의 장은 미리 보건복지부장관과 협의하여야 한다.

③ 제1항 및 제2항에 따라 개설된 인체유래물은행이 대통령령으로 정하는 중요한 사항을 변경하거나 휴업 또는 폐업하려는 경우에는 보건복지부장관에게 신고하여야 한다.

④ 인체유래물은행의 시설 · 장비 기준 및 허가 · 신고 절차, 그 밖에 필요한 사항은 대통령령으로 정한다.

제42조(인체유래물 채취 시의 동의) ① 인체유래물은행은 인체유래물연구에 쓰일 인체유래물을 직접 채취하거나 채취를 의뢰할 때에는 인체유래물을 채취하기 전에 인체유래물 기증자로부터 다음 각 호의 사항이 포함된 서면동의를 받아야 한다.

1. 인체유래물연구의 목적(인체유래물은행이 인체유래물연구를 직접 수행하는 경우만 해당한다)
2. 개인정보의 보호 및 처리에 관한 사항
3. 인체유래물등이 제공되는 연구자 및 기관의 범위에 관한 사항
4. 인체유래물등의 보존, 관리 및 폐기에 관한 사항
5. 동의의 철회, 동의의 철회 시 인체유래물등의 처리, 인체유래물 기증자의 권리나 그 밖에 보건복지부령으로 정하는 사항

② 인체유래물은행은 제1항에 따른 서면동의를 받기 전에 인체유래물 기증자에게 제1항 각 호의 사항에

대하여 충분히 설명하여야 한다.

③ 제1항에 따른 서면동의를 위한 동의서의 서식 등에 관하여 필요한 사항은 보건복지부령으로 정한다.

제42조의2(잔여검체의 제공 등) ① 제42조에도 불구하고 인체유래물은행은 의료기관(「의료법」에 따라 개설된 의료기관을 말한다. 이하 이 조에서 같다)으로부터 그 의료기관에서 치료 및 진단을 목적으로 사용하고 남은 인체유래물(이하 "잔여검체"라 한다)을 연구목적에 한정하여 제2항부터 제6항까지의 방법 및 절차에 따라 제공받을 수 있다. 이 경우 의료기관은 잔여검체를 제공할 목적으로 치료 및 진단에 필요한 정도를 초과하는 인체유래물을 채취하여서는 아니 된다.

② 잔여검체를 인체유래물은행에 제공하려는 의료기관은 제공 대상이 되는 인체유래물을 채취하기 전에 피채취자에게 다음 각 호의 사항을 서면으로 고지하여야 한다. 이 경우 제1호에 대한 사항은 구두로도 설명하여야 한다.

1. 피채취자가 거부의사를 표시하지 않으면 잔여검체가 인체유래물은행에 제공될 수 있다는 사실
2. 제1호에 따른 거부의사 표시 방법 및 절차
3. 잔여검체의 익명화 방법
4. 잔여검체의 보존, 관리, 폐기 및 이용 등에 관한 사항
5. 그 밖에 보건복지부령으로 정하는 사항

③ 제2항에 따른 고지를 받은 피채취자가 잔여검체의 제공을 거부하려는 경우에는 서명 또는 날인된 서면이나 그 밖에 보건복지부령으로 정하는 방법으로 거부의사를 표시하여야 한다. 이 경우 제2항에 따른 서면의 수령 거부는 전단에 따른 거부의사를 표시한 것으로 본다.

④ 의료기관은 제3항에 따라 피채취자가 거부의사를 표시한 잔여검체를 인체유래물은행에 제공하여서는 아니 된다.

⑤ 의료기관은 제1항에 따라 인체유래물은행에 잔여검체를 제공하기 전에 잔여검체 제공 목적 및 대상, 익명화의 방법 등을 정하여 미리 기관위원회의 승인을 받아야 한다.

⑥ 의료기관은 제1항에 따라 잔여검체를 인체유래물은행에 제공하는 경우에는 익명화하여야 한다.

⑦ 제1항에 따라 의료기관이 잔여검체를 제공할 경우 무상으로 하여야 한다. 다만, 의료기관은 잔여검체의 보존 및 제공에 든 경비의 경우에는 보건복지부령으로 정하는 바에 따라 인체유래물은행에 그 경비 지급을 요구할 수 있다.

⑧ 의료기관은 잔여검체를 제공하였을 때에는 보건복지부령으로 정하는 바에 따라 잔여검체의 제공에 관한 기록을 작성·보관하여야 한다.

⑨ 인체유래물은행의 잔여검체 제공에 관하여는 제43조를 준용한다. 이 경우 "인체유래물등"은 "잔여검체"로 본다.

⑩ 제2항에 따른 서면고지의 방법 및 절차, 제3항에 따른 거부의사 표시 방법 및 절차, 제5항에 따른 기관위원회의 승인 항목 및 절차 등에 관하여 필요한 사항은 보건복지부령으로 정한다.

[본조신설 2019. 4. 23.]

제42조의3(잔여검체의 관리) ① 인체유래물은행의 장 또는 그 종사자는 보존 중인 잔여검체를 정당한 이유 없이 사용, 폐기 또는 손상하여서는 아니 된다.

② 인체유래물은행의 잔여검체 보존 및 폐기에 관하여는 제39조를 준용한다. 이 경우 "인체유래물연구자"

는 "인체유래물은행"으로, "인체유래물등"은 "잔여검체"로 본다.

③ 인체유래물은행이 제42조의2제1항에 따라 잔여검체를 제공받은 경우에는 익명화하여야 한다.

④ 인체유래물은행의 장은 보건복지부령으로 정하는 바에 따라 잔여검체의 익명화 방안이 포함된 개인정보 보호 지침을 마련하고, 개인정보 관리 및 보안을 담당하는 책임자를 지정하여야 한다.

[본조신설 2019. 4. 23.]

제43조(인체유래물등의 제공) ① 인체유래물은행의 장은 인체유래물등을 제공받으려는 자로부터 이용계획서를 제출받아 그 내용을 검토하여 제공 여부를 결정하여야 한다.

② 인체유래물은행의 장은 인체유래물등을 타인에게 제공하는 경우에는 익명화하여야 한다. 다만, 인체유래물 기증자가 개인식별정보를 포함하는 것에 동의한 경우에는 그러하지 아니하다.

③ 인체유래물은행의 장은 인체유래물등을 타인에게 제공하는 경우에는 무상으로 하여야 한다. 다만, 인체유래물등의 보존 및 제공에 든 경비를 보건복지부령으로 정하는 바에 따라 인체유래물등을 제공받는 자에게 요구할 수 있다.

④ 기관위원회는 인체유래물등의 제공에 필요한 지침을 마련하고, 지침에 따라 적정하게 제공되고 있는지 정기적으로 심의하여야 한다.

⑤ 인체유래물등 이용계획서의 기재내용 · 제출절차, 제공에 필요한 지침, 기관위원회의 심의, 그 밖에 인체유래물등의 제공 및 관리에 필요한 사항은 보건복지부령으로 정한다.

제44조(인체유래물은행의 준수사항) ① 인체유래물은행의 장 또는 그 종사자는 보존 중인 인체유래물등을 타당한 사유 없이 사용, 폐기, 손상하여서는 아니 된다.

② 인체유래물은행이 제38조제1항 및 제53조제1항에 따라 인체유래물등을 제공받은 경우에는 익명화하여야 한다.

③ 인체유래물은행의 인체유래물등의 보존 및 폐기에 관하여는 제39조를 준용한다.

④ 인체유래물은행의 장은 보건복지부령으로 정하는 바에 따라 인체유래물등의 익명화 방안이 포함된 개인정보 보호 지침을 마련하고, 개인정보 관리 및 보안을 담당하는 책임자를 지정하여야 한다.

제45조(인체유래물은행에 대한 지원) 국가나 지방자치단체는 예산의 범위에서 인체유래물은행의 운영에 필요한 비용을 지원할 수 있다.

제6장 유전자치료 및 검사 등

제46조(유전정보에 의한 차별 금지 등) ① 누구든지 유전정보를 이유로 교육 · 고용 · 승진 · 보험 등 사회활동에서 다른 사람을 차별하여서는 아니 된다.

② 다른 법률에 특별한 규정이 있는 경우를 제외하고는 누구든지 타인에게 유전자검사를 받도록 강요하거나 유전자검사의 결과를 제출하도록 강요하여서는 아니 된다.

③ 의료기관은 「의료법」 제21조제3항에 따라 환자 외의 자에게 제공하는 의무기록 및 진료기록 등에 유전정보를 포함시켜서는 아니 된다. 다만, 해당 환자와 동일한 질병의 진단 및 치료를 목적으로 다른 의료기관의 요청이 있고 개인정보 보호에 관한 조치를 한 경우에는 그러하지 아니하다. 〈개정 2016.12.20.〉

제47조(유전자치료) ① 인체 내에서 유전적 변이를 일으키는 일련의 행위에 해당하는 유전자치료에 관한

연구는 다음 각 호의 모두에 해당하는 경우에만 할 수 있다. 〈개정 2015.12.29.〉

1. 유전질환, 암, 후천성면역결핍증, 그 밖에 생명을 위협하거나 심각한 장애를 불러일으키는 질병의 치료를 위한 연구
2. 현재 이용 가능한 치료법이 없거나 유전자치료의 효과가 다른 치료법과 비교하여 현저히 우수할 것으로 예측되는 치료를 위한 연구

② 유전물질 또는 유전물질이 도입된 세포를 인체로 전달하는 일련의 행위에 해당하는 유전자치료에 관한 연구는 제1항제1호 또는 제2호 중 어느 하나에 해당하는 경우에만 할 수 있다. 〈신설 2015.12.29.〉

③ 유전자치료는 배아, 난자, 정자 및 태아에 대하여 시행하여서는 아니 된다. 〈개정 2015.12.29.〉

제48조(유전자치료기관) ① 유전자치료를 하고자 하는 의료기관은 보건복지부장관에게 신고하여야 한다. 대통령령으로 정하는 중요한 사항을 변경하는 경우에도 또한 같다.

② 제1항에 따라 보건복지부장관에게 신고한 의료기관(이하 "유전자치료기관"이라 한다)은 유전자치료를 하고자 하는 환자에 대하여 다음 각 호의 사항에 관하여 미리 설명한 후 서면동의를 받아야 한다.

1. 치료의 목적
2. 예측되는 치료 결과 및 그 부작용
3. 그 밖에 보건복지부령으로 정하는 사항

③ 유전자치료기관의 신고 요건 및 절차, 동의서의 서식, 그 밖에 필요한 사항은 보건복지부령으로 정한다.

제49조(유전자검사기관) ① 유전자검사를 하려는 자는 유전자검사항목에 따라 보건복지부령으로 정하는 시설 및 인력 등을 갖추고 보건복지부장관에게 신고하여야 한다. 다만, 국가기관이 유전자검사를 하는 경우에는 그러하지 아니하다.

② 제1항에 따라 신고한 사항 중 대통령령으로 정하는 중요한 사항을 변경하는 경우에도 신고하여야 한다.

③ 보건복지부장관은 제1항에 따라 신고한 유전자검사기관(이하 "유전자검사기관"이라 한다)으로 하여금 보건복지부령으로 정하는 바에 따라 유전자검사의 정확도 평가를 받게 할 수 있고, 그 결과를 공개할 수 있다.

④ 유전자검사기관은 유전자검사의 업무를 휴업하거나 폐업하려는 경우에는 보건복지부령으로 정하는 바에 따라 보건복지부장관에게 신고하여야 한다.

⑤ 보건복지부장관은 유전자검사기관이 「부가가치세법」 제8조에 따라 관할 세무서장에게 폐업신고를 하거나 관할 세무서장이 사업자등록을 말소한 경우에는 신고 사항을 직권으로 말소할 수 있다. 〈개정 2017.12.12.〉

⑥ 보건복지부장관은 제5항의 직권말소를 위하여 필요한 경우 관할 세무서장에게 유전자검사기관의 폐업여부에 대한 정보 제공을 요청할 수 있다. 이 경우 요청을 받은 관할 세무서장은 「전자정부법」 제36조제1항에 따라 유전자검사기관의 폐업여부에 대한 정보를 제공하여야 한다. 〈신설 2017.12.12.〉

제50조(유전자검사의 제한 등) ① 유전자검사기관은 과학적 증명이 불확실하여 검사대상자를 오도(誤導)할 우려가 있는 신체 외관이나 성격에 관한 유전자검사 또는 그 밖에 국가위원회의 심의를 거쳐 대통령령으로 정하는 유전자검사를 하여서는 아니 된다.

② 유전자검사기관은 근이영양증이나 그 밖에 대통령령으로 정하는 유전질환을 진단하기 위한 목적으로

만 배아 또는 태아를 대상으로 유전자검사를 할 수 있다.

③ 의료기관이 아닌 유전자검사기관에서는 다음 각 호를 제외한 경우에는 질병의 예방, 진단 및 치료와 관련한 유전자검사를 할 수 없다. 〈개정 2015.12.29.〉

1. 의료기관의 의뢰를 받은 경우
2. 질병의 예방과 관련된 유전자검사로 보건복지부장관이 필요하다고 인정하는 경우

④ 유전자검사기관은 유전자검사에 관하여 거짓표시 또는 과대광고를 하여서는 아니 된다. 이 경우 거짓표시 또는 과대광고의 판정 기준 및 절차, 그 밖에 필요한 사항은 보건복지부령으로 정한다.

제51조(유전자검사의 동의) ① 유전자검사기관이 유전자검사에 쓰일 검사대상물을 직접 채취하거나 채취를 의뢰할 때에는 검사대상물을 채취하기 전에 검사대상자로부터 다음 각 호의 사항에 대하여 서면동의를 받아야 한다. 다만, 장애인의 경우는 그 특성에 맞게 동의를 구하여야 한다.

1. 유전자검사의 목적
2. 검사대상물의 관리에 관한 사항
3. 동의의 철회, 검사대상자의 권리 및 정보보호, 그 밖에 보건복지부령으로 정하는 사항

② 유전자검사기관이 검사대상물을 인체유래물연구자나 인체유래물은행에 제공하기 위하여는 검사대상자로부터 다음 각 호의 사항이 포함된 서면동의를 제1항에 따른 동의와 별도로 받아야 한다.

1. 개인정보의 보호 및 처리에 대한 사항
2. 검사대상물의 보존, 관리 및 폐기에 관한 사항
3. 검사대상물의 제공에 관한 사항
4. 동의의 철회, 동의 철회 시 검사대상물의 처리, 검사대상자의 권리, 그 밖에 보건복지부령으로 정하는 사항

③ 유전자검사기관 외의 자가 검사대상물을 채취하여 유전자검사기관에 유전자검사를 의뢰하는 경우에는 제1항에 따라 검사대상자로부터 서면동의를 받아 첨부하여야 하며, 보건복지부령으로 정하는 바에 따라 개인정보를 보호하기 위한 조치를 하여야 한다.

④ 검사대상자가 동의 능력이 없거나 불완전한 경우의 대리인 동의에 관하여는 제16조제2항을 준용한다. 이 경우 "연구대상자"는 "검사대상자"로, "연구"는 "검사"로 각각 본다.

⑤ 다음 각 호의 어느 하나에 해당하는 경우에는 동의 없이 유전자검사를 할 수 있다.

1. 시체 또는 의식불명인 사람이 누구인지 식별하여야 할 긴급한 필요가 있거나 특별한 사유가 있는 경우
2. 다른 법률에 규정이 있는 경우

⑥ 제1항부터 제4항까지의 규정에 따라 서면동의를 받고자 하는 자는 미리 검사대상자 또는 법정대리인에게 유전자검사의 목적과 방법, 예측되는 유전자검사의 결과와 의미 등에 대하여 충분히 설명하여야 한다.

⑦ 유전자검사의 동의 방식, 동의 면제 사항, 그 밖에 필요한 사항은 보건복지부령으로 정한다.

제52조(기록 보관 및 정보의 공개) ① 유전자검사기관은 다음 각 호의 서류를 보건복지부령으로 정하는 바에 따라 기록 · 보관하여야 한다.

1. 제51조에 따른 동의서

2. 유전자검사 결과
3. 제53조제2항에 따른 검사대상물의 제공에 관한 기록

② 유전자검사기관은 검사대상자나 그의 법정대리인이 제1항에 따른 기록의 열람 또는 사본의 발급을 요청하는 경우에는 그 요청에 따라야 한다.

③ 제2항에 따른 기록의 열람 또는 사본의 발급에 관한 신청 절차 및 서식 등에 관하여 필요한 사항은 보건복지부령으로 정한다.

제53조(검사대상물의 제공과 폐기 등) ① 유전자검사기관은 제51조제2항에 따라 검사대상자로부터 검사대상물의 제공에 대한 서면동의를 받은 경우에는 인체유래물연구자나 인체유래물은행에 검사대상물을 제공할 수 있다.

② 제1항에 따른 검사대상물의 제공에 관하여는 제38조제2항부터 제5항까지의 규정을 준용한다. 이 경우 "인체유래물등"은 "검사대상물"로, "인체유래물 기증자"는 "검사대상자"로 각각 본다.

③ 유전자검사기관은 제1항에 따라 검사대상물을 제공하는 경우 외에는 검사대상물을 유전자검사 결과 획득 후 즉시 폐기하여야 한다.

④ 유전자검사기관은 검사대상물의 폐기에 관한 사항을 기록 · 보관하여야 한다.

⑤ 유전자검사기관은 휴업 또는 폐업이나 그 밖에 부득이한 사정으로 인하여 검사대상물을 보존할 수 없는 경우에는 보건복지부령으로 정하는 바에 따라 검사대상물을 처리하거나 이관하여야 한다.

⑥ 검사대상물의 폐기, 폐기에 관한 기록 · 보관 및 검사대상물의 처리 또는 이관에 필요한 사항은 보건복지부령으로 정한다.

제7장 감독

제54조(보고와 조사) ① 보건복지부장관은 생명윤리 및 안전의 확보와 관련하여 필요하다고 인정할 때에는 제10조제1항 각 호의 기관과 유전자검사기관(이하 "감독대상기관"이라 한다) 및 그 종사자에 대하여 보건복지부령으로 정하는 바에 따라 이 법의 시행에 필요한 보고 또는 자료의 제출을 명할 수 있고, 생명윤리 또는 안전에 중대한 위해가 발생하거나 발생할 우려가 있을 때에는 그 연구 및 연구 성과 이용의 중단을 명하거나 그 밖에 필요한 조치를 할 수 있다.

② 보건복지부장관은 이 법에서 정하고 있는 사항의 이행 또는 위반 여부의 확인을 위하여 필요하다고 인정할 때에는 관계 공무원으로 하여금 감독대상기관 또는 그 사무소 등에 출입하여 그 시설 또는 장비, 관계 장부나 서류, 그 밖의 물건을 검사하게 하거나 관계인에게 질문하게 할 수 있으며, 시험에 필요한 시료(試料)를 최소분량으로 수거하게 할 수 있다. 이 경우 관계 공무원은 그 권한을 표시하는 증표를 지니고 이를 관계인에게 보여주어야 한다.

③ 감독대상기관 또는 그 종사자는 제1항 및 제2항에 따른 명령 · 검사 · 질문 등에 대하여 타당한 사유가 없으면 응하여야 한다.

제55조(폐기 및 개선 명령) ① 보건복지부장관은 감독대상기관 또는 그 종사자와 제33조부터 제35조까지의 규정에 따라 배아줄기세포주를 등록 · 제공 또는 이용한 자에게 다음 각 호의 대상물을 폐기할 것을 명할 수 있다. 이 경우 폐기의 절차 및 방법에 관하여는 제25조제5항, 제39조제4항, 제53조제6항을 각각 준용한다.

1. 제22조제1항부터 제3항까지, 제23조, 제24조제1항, 제25조제3항(제32조제2항에서 준용하는 경우를 포함한다), 제26조제1항, 제27조제1항부터 제3항까지, 제29조제1항 · 제2항, 제30조제1항부터 제3항까지, 제31조제1항 · 제3항 · 제4항, 제33조제1항, 제34조제1항 · 제3항, 제35조제2항을 위반하여 채취 · 생성 · 보존 · 연구 또는 제공된 배아 · 체세포복제배아등 · 배아줄기세포주 또는 난자
2. 제39조제1항, 제41조제1항, 제43조제2항, 제49조제1항, 제50조제1항부터 제3항까지, 제51조제1항 · 제2항 · 제4항, 제53조제1항부터 제3항까지의 규정을 위반하여 채취 · 보존 또는 제공된 검사대상물 및 인체유래물

② 보건복지부장관은 감독대상기관의 시설 · 인력 등이 제22조제2항, 제29조제2항, 제31조제3항 또는 제41조제4항에서 정하는 기준 등에 맞지 아니하여 연구 · 채취 · 보존 또는 배아의 생성 등을 하는 경우에 생명윤리나 안전에 중대한 위해가 발생하거나 발생할 우려가 있다고 인정할 때에는 감독대상기관에 대하여 그 시설의 개선을 명하거나 그 시설의 전부 또는 일부의 사용을 금지할 것을 명할 수 있다.

제56조(등록 등의 취소와 업무의 정지) ① 보건복지부장관은 감독대상기관이 다음 각 호의 어느 하나에 해당할 때에는 그 지정 · 등록 또는 허가를 취소하거나 1년 이내의 기간을 정하여 그 업무의 전부 또는 일부의 정지를 명할 수 있다. 〈개정 2019.4.23.〉

1. 제10조제1항(같은 항 제1호 및 제2호에 해당하는 기관의 경우는 제외한다), 제20조, 제21조, 제22조제1항부터 제3항까지, 제23조, 제24조제1항 · 제2항, 제25조제3항 · 제4항(제32조제2항에서 준용하는 경우를 포함한다), 제26조제1항 · 제3항, 제27조제1항부터 제3항까지, 제28조(제32조제3항에서 준용하는 경우를 포함한다), 제29조제2항, 제30조제1항, 제31조제1항, 제32조제1항, 제42조의3제1항, 제43조제2항, 제44조제1항, 제48조제1항 후단, 제48조제2항, 제50조, 제51조제1항부터 제4항까지, 제52조제1항 · 제2항 및 제53조제2항부터 제5항까지의 규정을 위반하였을 때
2. 제54조제1항 및 제55조에 따른 명령을 이행하지 아니하였을 때
3. 제54조제2항에 따른 검사 · 질문 · 수거에 응하지 아니하였을 때

② 제1항에 따른 행정처분의 세부 기준은 그 위반행위의 유형과 위반 정도 등을 고려하여 보건복지부령으로 정한다.

제57조(청문) 보건복지부장관은 제56조에 따라 기관의 지정 · 등록 또는 허가를 취소하려는 경우에는 청문을 하여야 한다.

제58조(과징금) ① 보건복지부장관은 감독대상기관이 다음 각 호의 어느 하나에 해당하여 업무정지처분을 하여야 할 경우로서 그 업무정지가 해당 사업의 이용자에게 심한 불편을 주거나 그 밖에 공익을 해칠 우려가 있을 때에는 대통령령으로 정하는 바에 따라 그 업무정지처분을 갈음하여 2억 원 이하의 과징금을 부과할 수 있다.

1. 제22조제1항부터 제3항까지, 제24조제1항 · 제2항, 제25조제3항 · 제4항(제32조제2항에서 준용하는 경우를 포함한다) 및 제27조제1항부터 제3항까지의 규정을 위반하였을 때
2. 제28조(제32조제3항에서 준용하는 경우를 포함한다) 및 제32조제1항에 따른 준수사항을 위반하였을 때
3. 제54조제1항 및 제55조에 따른 명령을 이행하지 아니하였을 때
4. 제54조제2항에 따른 검사 · 질문 · 수거에 응하지 아니하였을 때

② 제1항에 따라 과징금을 부과하는 위반행위의 종류와 위반 정도 등에 따른 과징금의 금액이나 그 밖에

필요한 사항은 보건복지부령으로 정한다.

③ 보건복지부장관은 제1항에 따른 과징금을 내야 할 자가 납부기한까지 내지 아니하였을 때에는 국세 체납처분의 예에 따라 징수한다.

제59조(수수료) 보건복지부장관은 이 법의 규정에 따라 지정 · 허가 · 등록 · 승인을 받으려 하거나 신고를 하는 자 또는 그 내용을 변경하려는 자로 하여금 보건복지부령으로 정하는 바에 따라 수수료를 내게 할 수 있다.

제8장 보칙

제60조(국고 보조) 보건복지부장관은 이 법에 따른 생명윤리 및 안전의 확보에 이바지할 수 있는 연구사업 및 교육을 육성 · 지원하기 위하여 대통령령으로 정하는 바에 따라 해당 단체 · 기관 또는 종사자에게 필요한 비용의 전부 또는 일부를 지원할 수 있다.

제61조(위임 및 위탁 등) ① 보건복지부장관은 이 법에 따른 권한의 일부를 대통령령으로 정하는 바에 따라 소속 기관의 장에게 위임할 수 있다.

② 보건복지부장관은 대통령령으로 정하는 바에 따라 다음 각 호의 어느 하나에 해당하는 업무의 일부를 관계 전문기관 또는 단체에 위탁할 수 있다.

1. 제13조제1항제2호에 따른 기관위원회 위원의 교육에 관한 업무
2. 제14조에 따른 기관위원회의 평가 · 인증에 관한 업무
3. 제49조제3항에 따른 유전자검사의 정확도 평가에 관한 업무

③ 보건복지부장관은 제2항에 따라 관계 전문기관 또는 단체에 업무를 위탁한 경우에는 필요한 예산을 보조할 수 있다.

④ 제2항에 따른 관계 전문기관 또는 단체에 대한 예산 보조, 보조금 환수(還收), 지원 금지 등에 필요한 사항은 대통령령으로 정한다.

제62조(벌칙 적용 시의 공무원 의제) 보건복지부장관이 제61조에 따라 위탁한 업무에 종사하는 기관, 단체의 임직원은 「형법」 제129조부터 제132조까지의 규정을 적용할 때에는 공무원으로 본다.

제63조(비밀 누설 등의 금지) 감독대상기관 또는 그 종사자나 업무에 종사하였던 사람은 직무상 알게 된 개인정보 등의 비밀을 누설하거나 도용하여서는 아니 된다.

제9장 벌칙

제64조(벌칙) ① 제20조제1항을 위반하여 체세포복제배아등을 자궁에 착상시키거나 착상된 상태를 유지하거나 출산한 사람은 10년 이하의 징역에 처한다.

② 제1항의 경우 미수범도 처벌한다.

제65조(벌칙) ① 제21조제1항을 위반하여 인간의 배아를 동물의 자궁에 착상시키거나 동물의 배아를 인간의 자궁에 착상시킨 사람 또는 같은 조 제3항을 위반하여 같은 조 제2항 각 호의 어느 하나에 해당하는 행위로부터 생성된 것을 인간 또는 동물의 자궁에 착상시킨 사람은 5년 이하의 징역에 처한다.

② 제1항의 경우 미수범도 처벌한다.

제66조(벌칙) ① 다음 각 호의 어느 하나에 해당하는 사람은 3년 이하의 징역에 처한다.
1. 제20조제2항을 위반하여 체세포복제배아등을 자궁에 착상시키거나 착상된 상태를 유지 또는 출산하도록 유인하거나 알선한 사람
2. 제21조제2항 각 호의 어느 하나에 해당하는 행위를 한 사람
3. 제23조제1항을 위반하여 임신 외의 목적으로 배아를 생성한 사람
4. 제23조제3항을 위반하여 금전, 재산상의 이익 또는 그 밖의 반대급부를 조건으로 배아나 난자 또는 정자를 제공 또는 이용하거나 이를 유인하거나 알선한 사람
5. 제31조제1항을 위반하여 희귀 · 난치병의 치료를 위한 연구 목적 외의 용도로 체세포핵이식행위 또는 단성생식행위를 한 사람
6. 제63조를 위반하여 비밀을 누설하거나 도용한 사람

② 제29조제1항을 위반하여 잔여배아를 이용한 자는 3년 이하의 징역 또는 5천만 원 이하의 벌금에 처한다.
③ 제1항제1호 및 제2호의 경우 미수범도 처벌한다.

제67조(벌칙) ① 다음 각 호의 어느 하나에 해당하는 자는 2년 이하의 징역 또는 3천만 원 이하의 벌금에 처한다. 〈개정 2015.12.29.〉
1. 배아를 생성할 때 제23조제2항 각 호의 어느 하나에 해당하는 행위를 한 자
2. 제24조제1항을 위반하여 서면동의 없이 난자 또는 정자를 채취한 자
3. 제27조제1항을 위반하여 난자 기증자에 대하여 건강검진을 하지 아니한 자 또는 같은 조 제2항이나 제3항을 위반하여 난자를 채취한 자
4. 제46조제1항부터 제3항까지의 규정을 위반하여 유전정보를 이유로 다른 사람을 차별한 자, 유전자검사를 받도록 강요하거나 유전자검사 결과를 제출하도록 강요한 자 또는 환자 외의 자에게 제공하는 기록 등에 유전정보를 포함시킨 자
5. 제47조제1항부터 제3항까지를 위반하여 유전자치료에 관한 연구를 하거나 유전자치료를 시행한 자
6. 제50조제1항부터 제3항까지의 규정을 위반하여 유전자검사를 한 자
7. 제55조에 따른 폐기명령 또는 개선명령을 이행하지 아니한 자

② 제22조제6항을 위반하여 배아, 생식세포를 이관하지 아니한 자는 2년 이하의 징역 또는 1천만 원 이하의 벌금에 처한다.

제68조(벌칙) 다음 각 호의 어느 하나에 해당하는 자는 1년 이하의 징역 또는 2천만원 이하의 벌금에 처한다. 〈개정 2019.4.23.〉
1. 제22조제1항부터 제3항까지의 규정을 위반하여 배아생성의료기관으로 지정받지 아니하고 인간의 난자 또는 정자를 채취 · 보존하거나 이를 수정시켜 배아를 생성한 자
2. 제25조제3항(제32조제2항에서 준용하는 경우를 포함한다)을 위반하여 배아를 폐기하지 아니한 자
3. 제26조제1항을 위반하여 유상(有償)으로 잔여배아 및 잔여난자를 제공한 자
4. 제26조제3항을 위반하여 보건복지부장관에게 보고하지 아니한 자
5. 제29조제2항을 위반하여 배아연구기관으로 등록하지 아니하고 잔여배아를 연구한 자
6. 제30조제1항을 위반하여(제31조제5항에서 준용하는 경우를 포함한다) 배아연구계획서의 승인을 받지 아니하고 배아연구를 한 자

7. 제31조제3항을 위반하여 보건복지부장관에게 등록하지 아니하고 체세포복제배아등을 생성하거나 연구한 자
8. 제41조제1항을 위반하여 허가를 받지 아니하고 인체유래물은행을 개설한 자
9. 제42조제1항을 위반하여 서면동의 없이 인체유래물을 직접 채취하거나 채취를 의뢰한 자

9의2. 제42조의2제2항에 따른 서면고지 없이 잔여검체를 인체유래물은행에 제공한 자

9의3. 제42조의2제4항을 위반하여 거부의사를 표시한 피채취자의 잔여검체를 인체유래물은행에 제공한 자

10. 제50조제4항을 위반하여 유전자검사에 관하여 거짓표시 또는 과대광고를 한 자
11. 제51조제1항 · 제2항 · 제4항을 위반하여 유전자검사에 관한 서면동의를 받지 아니하고 검사대상물을 채취한 자 또는 같은 조 제3항을 위반하여 서면동의서를 첨부하지 아니하거나 개인정보를 보호하기 위한 조치를 하지 아니하고 유전자검사를 의뢰한 자

제69조(양벌규정) ① 법인의 대표자나 법인 또는 개인의 대리인, 사용인, 그 밖의 종업원이 그 법인 또는 개인의 업무에 관하여 제64조부터 제66조까지의 어느 하나에 해당하는 위반행위를 하면 그 행위자를 벌하는 외에 그 법인 또는 개인을 5천만 원 이하의 벌금에 처한다. 다만, 법인 또는 개인이 그 위반행위를 방지하기 위하여 해당 업무에 관하여 상당한 주의와 감독을 게을리하지 아니한 경우에는 그러하지 아니하다.

② 법인의 대표자나 법인 또는 개인의 대리인, 사용인, 그 밖의 종업원이 그 법인 또는 개인의 업무에 관하여 제67조 또는 제68조의 위반행위를 하면 그 행위자를 벌하는 외에 그 법인 또는 개인에게도 해당 조문의 벌금형을 과(科)한다. 다만, 법인 또는 개인이 그 위반행위를 방지하기 위하여 해당 업무에 관하여 상당한 주의와 감독을 게을리하지 아니한 경우에는 그러하지 아니하다.

제70조(과태료) ① 다음 각 호의 어느 하나에 해당하는 자에게는 500만원 이하의 과태료를 부과한다. 〈개정 2019.4.23.〉

1. 제10조제1항을 위반하여 기관위원회를 설치하지 아니한 자
2. 제33조제1항을 위반하여 등록하지 아니하고 해당 배아줄기세포주를 제공하거나 이용한 자
3. 제35조제1항을 위반하여 배아줄기세포주를 이용한 자
4. 제38조제2항을 위반하여 인체유래물등을 익명화하지 아니하고 다른 연구자에게 제공한 자
5. 제39조제1항 본문 또는 제3항(제42조의3제2항 및 제44조제3항에서 준용하는 경우를 포함한다)에 따라 인체유래물을 폐기, 처리하거나 이관하지 아니한 자
6. 제41조제2항에 따른 신고를 하지 아니한 자

6의2. 제42조의2제6항을 위반하여 잔여검체를 익명화하지 아니하고 인체유래물은행에 제공한 자

6의3. 제42조의2제9항을 위반하여 잔여검체를 익명화하지 아니하고 타인에게 제공한 자

6의4. 제42조의3제4항을 위반하여 잔여검체의 익명화 방안이 포함된 개인정보 보호 지침을 마련하지 아니하거나 개인정보 관리 및 보안을 담당하는 책임자를 두지 아니한 자

7. 제44조제4항을 위반하여 인체유래물등의 익명화 방안이 포함된 개인정보 보호 지침을 마련하지 아니하거나 개인정보 관리 및 보안을 담당하는 책임자를 두지 아니한 자

8. 제48조제1항을 위반하여 신고하지 아니하고 유전자치료를 한 자
9. 제49조제1항 본문에 따른 신고를 하지 아니한 자
10. 제54조제3항을 위반하여 보건복지부장관의 명령 · 검사 · 질문 등에 대하여 타당한 사유 없이 응하지 아니한 감독대상기관 또는 그 종사자

② 다음 각 호의 어느 하나에 해당하는 자에게는 300만원 이하의 과태료를 부과한다.
1. 제22조제4항 또는 제5항, 제29조제3항을 위반하여 보건복지부장관에게 신고하지 아니한 자
2. 제22조제6항을 위반하여 관련 서류를 이관하지 아니한 자

③ 다음 각 호의 어느 하나에 해당하는 자에게는 200만원 이하의 과태료를 부과한다. 〈개정 2019.4.23.〉
1. 제10조제4항을 위반하여 보건복지부장관에게 등록하지 아니한 자
2. 제11조제4항을 위반하여 보건복지부장관에게 보고하지 아니한 자
3. 제34조제3항을 위반하여 유상으로 배아줄기세포주를 제공한 자
4. 제38조제3항을 위반하여 유상으로 인체유래물등을 제공한 자
5. 제41조제3항에 따른 신고를 하지 아니한 자
5의2. 제42조의2제7항을 위반하여 유상으로 잔여검체를 제공한 자
6. 제49조제2항 또는 제4항에 따른 신고를 하지 아니한 자

④ 제1항부터 제3항까지에 따른 과태료는 대통령령으로 정하는 바에 따라 보건복지부장관이 부과 · 징수한다.

부칙 <제17472호, 2020.8.11.>

제1조(시행일) 이 법은 공포 후 1개월이 경과한 날부터 시행한다. 다만, · · · 〈생략〉 · · · , 부칙 제4조에 따라 개정되는 법률 중 이 법 시행 전에 공포되었으나 시행일이 도래하지 아니한 법률을 개정한 부분은 각각 해당 법률의 시행일부터 시행한다.

제2조 및 제3조 생략

제4조(다른 법률의 개정) ①부터 ⑰까지 생략

⑱ 생명윤리 및 안전에 관한 법률 일부를 다음과 같이 개정한다.

제22조제6항 중 "질병관리본부"를 "보건복지부"로 한다.

제61조제1항 중 "소속 기관의 장"을 "질병관리청장 또는 소속 기관의 장"으로 한다.

⑲부터 〈33〉까지 생략

제5조 생략

시행령 [별표 2]

금지되는 유전자검사(제20조 관련)

1. 다음 각 목의 어느 하나에 해당하는 유전자검사는 금지된다.
   가. 삭제 〈2017. 2. 28.〉
   나. 삭제 〈2017. 2. 28.〉
   다. VDR 유전자에 의한 골다공증 관련 유전자검사
   라. Mt16189 유전자에 의한 당뇨병 관련 유전자검사
   마. UCP−1 · PPAR-gamma · ADRB3(B3AR) 유전자에 의한 비만 관련 유전자검사
   바. 삭제 〈2017. 2. 28.〉
   사. 5−HTT 유전자에 의한 우울증 관련 유전자검사
   아. Mt5178A 유전자에 의한 장수 관련 유전자검사
   자. IGF2R 또는 CALL 유전자에 의한 지능 관련 유전자검사
   차. 삭제 〈2017. 2. 28.〉
   카. ACE 유전자에 의한 체력 관련 유전자검사
   타. CYP1A1 유전자에 의한 폐암 관련 유전자검사
   파. SLC6A4 유전자에 의한 폭력성 관련 유전자검사
   하. DRD2 또는 DRD4 유전자에 의한 호기심 관련 유전자검사
2. HLA-B27 유전자에 의한 강직성척추염 관련 유전자검사는 금지된다. 다만, 진료를 담당하는 의사가 강직성척추염이 의심된다고 판단하는 경우는 제외한다.
3. 삭제 〈2017. 2. 28.〉
4. 삭제 〈2017. 2. 28.〉
5. BRCA1 또는 BRCA2 유전자에 의한 유방암 관련 유전자검사는 금지된다. 다만, 진료를 담당하는 의사가 해당 질환의 고위험군에 속한다고 판단하거나 해당 질환에 걸린 것으로 확실하게 진단된 사람을 대상으로 진료를 하는 과정에서 필요하다고 판단하는 경우는 제외한다.
6. Apolipoprotein E 유전자에 의한 치매 관련 유전자검사는 금지된다. 다만, 성인의 경우 진료를 담당하는 의사가 질환이 의심된다고 판단하거나 그 질환의 고위험군에 속한다고 판단하는 경우는 제외한다.
7. 제1호 · 제2호 · 제5호 및 제6호에도 불구하고 연구를 목적으로 하는 검사로서 기관위원회에서 필요하다고 판단한 경우에는 유전자검사를 실시할 수 있다.

시행령 [별표 3]

배아 또는 태아를 대상으로 유전자검사를 할 수 있는 유전질환(제21조 관련)

1. 수적 이상 염색체이상질환(Numerical chromosome abnormalities)
2. 구조적 이상 염색체이상질환(Structural chromosome rearrangements)
3. 연골무형성증(Achondroplasia)
4. 낭성 섬유증(Cystic fibrosis)
5. 혈우병(Haemophilia)
6. 척수성 근육위축(Spinal muscular atrophy)
7. 디 조지 증후군(Di George's syndrome)
8. 표피 수포증(Epidermolysis bullosa)
9. 고셰병(Gaucher's disease)
10. 레쉬 니한 증후군(Lesch Nyhan syndrome)
11. 마르판 증후군(Marfan's syndrome)
12. 근육긴장성 장애(Myotonic dystrophy)
13. 오르니틴 트랜스카바밀레이즈 결핍(Ornithine transcarbamylase deficiency)
14. 다낭성 신장병(Polycystic kidney disease)
15. 겸상 적혈구빈혈(Sickle cell anemia)
16. 테이삭스병(Tay-Sachs disease)
17. 윌슨병(Wilson's disease)
18. 판코니 빈혈(Fanconi's anemia)
19. 블룸 증후군(Bloom syndorme)
20. 부신백질 영양장애(Adrenoleukodystrophy)
21. 무감마글로불린혈증(Agammaglobulinemia)
22. 알포트 증후군(Alport syndrome)
23. 파브리(-안더슨)병(Fabury's-Anderson disease)
24. 바르트 증후군(Barth syndrome)
25. 샤르코-마리-투스병(Charcot-Marie-Tooth disease)
26. 코핀-로리 증후군(Coffin-Lowry syndrome)
27. 선천성 부신 과형성증(Congenital adrenal hyperplasia)
28. 크루존 증후군(Crouzon syndrome)
29. 가족성 선종성 용종증(Familial adenomatous polyposis coli)
30. 골츠 증후군(Goltz's syndrome)
31. 육아종병(Granulomatous disease)
32. 헌터 증후군(Hunter's syndrome)

33. 헌팅턴병(Huntington's disease)
34. 발한저하성 외배엽이형성증(Hypohydrotic ectodermal dysplasia)
35. 색소 실조증(Incontinentia pigmenti)
36. 케네디병(Kennedy disease)
37. 크라베병(Krabbe disease)
38. 로웨 증후군(Lowe syndrome)
39. 신경섬유종증(Neurofibromatosis)
40. 구안지(입얼굴손가락) 증후군(Orofacial-digital syndrome)
41. 불완전 골형성증(Osteogenesis imperfecta)
42. 펠리제우스-메르츠바하병(Pelizaeus-Merzbacher disease)
43. 피르브산 탈수소효소 결핍(Pyruvate dehydrogenase deficiency)
44. 망막세포변성(Retinitis pigmentosa)
45. 망막아세포증(Retinoblastoma)
46. 망막층간분리(Retinoschisis)
47. 산필립포 증후군(Sanfilippo disease)
48. 척수 소뇌성 운동실조(Spinocerebellar ataxia)
49. 스티클러 증후군(Stickler syndrome)
50. 결절성 경화증(Tuberous sclerosis)
51. 비타민D 저항성 구루병(Vitamin D resistant rickets)
52. 폰 히펠-린다우 증후군(Von Hippel-Lindau disease)
53. 비스코트-올드리치 증후군(Wiskott-Aldrich syndrome)
54. 니만-피크병(Niemann-Pick Disease)
55. 이염성 백질 이영양증(Metachromatic Leukodystrophy)
56. 후를러 증후군(Hurler syndrome)
57. 프로피온산혈증(Propionic acidemia)
58. 메틸말론산혈증(Methylmalonic acidemia)
59. 페닐케톤뇨증(Phenylketonuria)
60. 티로신혈증(Tyrosinemia)
61. 울프-허쉬호른 증후군(Wolf-Hirschhorn syndrome)
62. 베타-지중해빈혈(β-thalassemia)
63. 그 밖에 질환의 예후(豫後) 등이 제1호부터 제62호까지의 질환과 같은 수준의 유전질환으로서 보건복지부장관이 지정 · 고시한 유전질환

■ 보건복지부 고시 제2020-036호(2020.2.14 일부개정)

「생명윤리 및 안전에 관한 법률」 제50조 제2항, 「생명윤리 및 안전에 관한 법률 시행령」 제21조 규정에 의한 「배아 또는 태아를 대상으로 유전자검사를 할 수 있는 유전질환」을 [별첨]과 같이 지정한다.

[별첨]

배아 또는 태아를 대상으로 유전자검사를 할 수 있는 유전질환

1. 시투룰린혈증(Citrullinemia)
2. 크리글러-나자르증후군(Crigler-Najjar syndrome)
3. 갈락토스혈증(Galactosemia)
4. 글루타릭산혈증(Glutaric acidemia)
5. 당원축적병(Glycogen storage disease)
6. 저인산효소증(Hypophosphatasia)
7. 장쇄수산화 acyl-CoA 탈수소효소 결핍증(Long chain 3-hydroxy acyl-CoA dehydrogenase deficiency)
8. 단풍당밀뇨병(Maple syrup urine disease)
9. 멘케스 증후군(Menkes syndrome)
10. 비케톤성 고글리신혈증(Nonketotic hyperglycinemia)
11. 지속성 고인슐린혈증에 의한 영아기 저혈당증(Persistent hyperinsulinemic hypoglycemia of infancy)
12. 중증 복합 면역결핍 장애(Severe combined immunodeficiency disorder)
13. 월만병(Wolman disease)
14. 젤웨거 증후군(Zellweger peroxisome syndrome)
15. 모세혈관확장성 운동실조(Ataxia telangiectasia)
16. 점액다당질증(Mucopolysaccharidosis)
17. 골화석증(Osteopetrosis)
18. 레트 증후군(Rett syndrome)
19. 골연골종증(Osteochondroma)
20. 점상연골 이형성증(Rhizomelic chondrodysplasia punctata)
21. 백색증(Albinism)
22. 알라질 증후군(Alagille syndrome)
23. 유전성 과당불내증(Hereditary fructose intolerance 또는 Aldolase A deficiency)
24. 알파-지중해빈혈(α-thalassemia)
25. 카나반병(Canavan disease)
26. 세로이드 리포푸신증(Ceroid lipofuscinosis 또는 Batten disease)
27. 선천성 당화부전(Congenital disorder of glycosylation)

28. 주기성 호중구 감소증(Cosman-cyclic neutropenia)
29. 시스틴축적증(Cystinosis)
30. 데니스-드래쉬 증후군(Denys-Drash syndrome)
31. GM1 강글리오사이드증(GM1 gangliosidosis)
32. 할러포르텐-스파츠병(Hallervorden-Spatz disease)
33. 수두증(Hydrocephalus : X-linked L1CAM)
34. 선천성 면역결핍증(Hyper IgM syndrome)
35. 뮤코리피드증 Ⅳ(Mucolipidosis Ⅳ)
36. NEMO 면역결여(NEMO immunodeficiency)
37. 허파고혈압(Pulmonary hypertension)
38. 액틴-네말린 근육병증(Actin-Nemaline myopathy)
39. 알파-1 항트립신 결핍증(Alpha-1 antitrypsin deficiency)
40. 아동기 저수초형성 운동실조(Childhood ataxia with central nervous system hypomyelination)
41. 선천성 핀란드형 신장증(Congenital Finnish nephrosis)
42. 아페르 증후군(Apert syndrome)
43. 맥락막 결손(Choroideremia)
44. 쇄골두개골 형성이상(Cleidocranial dysplasia)
45. 코케인 증후군(Cockayne syndrome)
46. 선천성 조혈기성 포르피린증(Congenital erythropoietic porphyria)
47. 데스민 축적 근육병증(Desmin storage myopathy)
48. 표피박리 각화다과증(Epidermolytic hyperkeratosis)
49. 프리드라이히 운동실조(Friedreich's ataxia)
50. 글리신 뇌병증(Glycine encephalopathy)
51. 유전성 출혈성 모세혈관확장(Hereditary hemmorrhagic telangiectasia)
52. 혈구탐식성 림프조직구증(Hemophagocytic lymphohistiocytosis)
53. 레베르 선천성 흑암시(Leber retinal congenital amaurosis)
54. 베스트병(Best disease 또는 Vitelliform macular dystrophy)
55. 누난 증후군(Noonan syndrome)
56. 노리병(Norrie disease)
57. 눈 · 코 · 치아 · 골격 이형성증(Oculodentodigital dysplasia)
58. 시신경 위축(Optic atrophy 1)
59. 백질 이소증(Periventricular heterotopia)
60. 파이퍼 증후군(Pfeiffer syndrome)
61. 천골무형성증(Sacral agenesis syndrome 또는 Currarino syndrome)
62. 스미스-렘리-오피쯔 증후군(Smith-Lemli-Opitz syndrome)
63. 선천성 척추뼈끝 형성이상(Spindylo-epiphyseal dysplasia congenita)

64. 트레처 콜린스 증후군(Treacher Collins syndrome)
65. 바르덴부르크 증후군(Waardenburg syndrome)
66. 유전성 혈관부종(Hereditary angioedema)
67. 유전성 청각장애(Hereditary deafness)
68. 블랙판-다이아몬드 증후군(Blackfan-Diamond syndrome)
69. 저칼륨성 주기성 마비(Hypokalemic periodic paralysis)
70. X-연관 어린선: 스테로이드 설파타제 결핍증(X-linked ichthyosis: Steroid sulfatase deficiency)
71. 선천성 어린선(Congenital harlequin ichthyosis)
72. 유전성 림프부종(Hereditary lymphedema)
73. 선천성 손발톱 비대증(Pachyonychia congenita)
74. 가성 부갑상샘 기능저하증(Pseudohypoparathyroidism)
75. 밸라-제롤드 증후군(Baller-Gerold syndrome 또는 Saethre-Chotzen syndrome)
76. 웨스트 증후군(West syndrome)
77. 이영양성 형성이상(Diastrophic dysplasia)
78. 폰 빌레브란트병(Von Willebrand disease)
79. 다발성골단 이형성증(Multiple epiphyseal dysplasia)
80. 제1형 진행성 가족성 간내담즙정체증(Progressive familial intrahepatic cholestasis 1)
81. 오르니틴 아미노전환효소 결핍증(Ornithine aminotransferase deficiency)
82. 제1형 자가면역성 다선 증후군(Autoimmune polyendocrine syndrome type1)
83. 아가미-귀-콩팥 스펙트럼 장애(Branchio-oto-renal spectrum disorders)
84. 선천성 중추 저환기 증후군(Congenital central hypoventilation syndrome)
85. 제2형 뮤코지질증(Mucolipidosis Ⅱ)
86. 여린 X 증후군 (Fragile X syndrome)
87. 로이디에츠 신드롬(Loeye-Dietz syndrome)
88. 멕켈그루버 증후군(Meckel Gruber syndrome)
89. 연골저형성증(Hypochondroplasia)
90. 가성연골무형성증(Pseudoachondroplasia)
91. Combined oxidative phosphorylation deficiency 14(mCOXPD14)
92. ARC 증후군(ARC syndrome)
93. 촤지 증후군(CHARGE syndrome)
94. 샌드호프병(Sandhoff's disease)
95. 치사성이형성증(Thanatophoric dysplasia)
96. 쉼케면역골이형성이상증(Schimke immunoosseous dysplasia)
97. 소토스 증후군(Sotos syndrome)
98. 루빈스타인-테이비 증후군(Rubinstein-Taybi syndrome)
99. 홀트-오람 증후군(Holt-Oram syndrome)

100. 폐포모세혈관이형성증(Congenital alveolar dysplasia, Alveolar capillary dysplasia)
101. 유전성 강직성 하반신마비(Hereditary spastic paraplegia)
102. 중심핵병(Central Core Disease)
103. 가부키증후군(Kabuki syndrome)
104. 포이츠제거스 증후군(Peutz-Jeghers syndrome)
105. 갑상선수질암(Medullary thyroid cancer)
106. X-연관 림프증식성 질환(X-linked lymphoproliferative disease)
107. X-연관 근세관성 근육병증(X-linked myotubular myopathy)
108. 코넬리아드랑에 증후군(Cornelia de Lange syndrome)
109. 유전감각신경병4형(Hereditary sensory and autonomic neuropathy IV)
110. 화버 증후군(Farbers syndrome)
111. 비키 증후군(VICI Syndrome)
112. 급성 괴사성 뇌증(Acute Necrotizing Encephalopathy)
113. 피르빈산키나아제 결핍증 (Pyruvate kinase Deficiency)
114. 부분백색증(Partial albinism)
115. 멜라스 증후군(MELAS syndrome)
116. 선천성부신 저형성증(Adrenal hypoplasia congenita)]
117. 바터 증후군(Batters syndrome)
118. 옥살산뇨증(Hyperoxaluria, primary)
119. 주버트 증후군(Joubert syndrome)
120. 싱글턴머튼 증후군(atypical Singleton-Merten syndrome)
121. 무홍채증(Aniridia). 다만, 해당 분야 전문의의 판단에 따라 이환된 가족의 중증도를 고려한 선별적인 검사에 한한다.
122. 아벨리노 각막이상증(Avellino corneal dystrophy). 다만, 해당 분야 전문의의 판단에 따라 이환된 가족의 중증도를 고려한 선별적인 검사에 한한다.
123. 스타가르트병(Stargardt disease). 다난, 해딩 분야 전문의이 판단에 따라 이환된 가족의 중증도를 고려한 선별적인 검사에 한한다.
124. 영아간부전 증후군 1형(Infantile liver failure syndrome type 1/LARS). 다만, 해당 분야 전문의의 판단에 따른 LARS 유전자의 열성유전에 의한 영아간부전증후군 1형 유전병 검사에 한한다.
125. 엘러스단로스 증후군(Ehlers-Danlos syndrome). 다만, 해당 분야 전문의의 판단에 따른 혈관성 엘로스 단로스 증후군(Vascular Ehlers-Danlos Syndrome) 유전병 검사에 한한다.
126. 외안근 섬유화증(Fibrosis of Extraoccular Muscles). 다만, 해당 분야 전문의의 판단에 따른 제3형 TUBB3 타입 유전병 검사에 한한다.

2. 장기등 이식에 관한 법률(약칭: 장기이식법)

[시행 2020.10.8] [법률 제17214호, 2020.4.7, 일부개정]
보건복지부(생명윤리정책과) 044-202-2945

제1장 총칙

제1조(목적) 이 법은 장기등의 기증에 관한 사항과 사람의 장기등을 다른 사람의 장기등의 기능회복을 위하여 적출(摘出)하고 이식(移植)하는 데에 필요한 사항을 규정하여 장기등의 적출 및 이식을 적정하게 하고 국민보건을 향상시키는 데에 이바지하는 것을 목적으로 한다.

제2조(기본이념) ① 장기등의 적출 및 이식은 인도적 정신에 따라 이루어져야 한다.

② 장기등을 기증하려는 사람이 자신의 장기등의 기증에 관하여 표시한 의사는 존중되어야 한다. 이 경우 장기등을 기증하려는 사람의 의사는 자발적인 것이어야 한다.

③ 장기등을 이식받을 기회는 장기등의 이식이 필요한 모든 사람에게 공평하게 주어져야 한다.

④ 장기등의 적출 및 이식은 윤리적으로 타당하고 의학적으로 인정된 방법으로 이루어져야 한다.

제3조(장기등기증자의 존중) ① 장기등기증자의 이웃 사랑과 희생정신은 언제나 존중되어야 한다.

② 누구든지 장기등 기증을 이유로 장기등기증자를 차별대우하여서는 아니 된다.

③ 국가 또는 지방자치단체는 제2항을 위반하여 장기등기증자에게 불이익을 주거나 차별대우를 한 것으로 인정되는 자에 대하여 시정을 요구할 수 있다.

제4조(정의) 이 법에서 사용하는 용어의 뜻은 다음과 같다.

1. "장기등"이란 사람의 내장이나 그 밖에 손상되거나 정지된 기능을 회복하기 위하여 이식이 필요한 조직으로서 다음 각 목의 어느 하나에 해당하는 것을 말한다.
   가. 신장 · 간장 · 췌장 · 심장 · 폐
   나. 골수 · 안구
   다. 그 밖에 사람의 내장 또는 조직 중 기능회복을 위하여 적출 · 이식할 수 있는 것으로서 대통령령으로 정하는 것
2. "장기등기증자"란 다른 사람의 장기등의 기능회복을 위하여 대가 없이 자신의 특정한 장기등을 제공하는 사람으로서 제14조에 따라 등록한 사람을 말한다.
3. "장기등기증희망자"란 본인이 장래에 뇌사 또는 사망할 때 장기등을 기증하겠다는 의사표시를 한 사람으로서 제15조에 따라 등록한 사람을 말한다.
4. "장기등이식대기자"란 자신의 장기등의 기능회복을 목적으로 다른 사람의 장기등을 이식받기 위하여 제14조에 따라 등록한 사람을 말한다.
5. "살아 있는 사람"이란 사람 중에서 뇌사자를 제외한 사람을 말하고, "뇌사자"란 이 법에 따른 뇌사판

정기준 및 뇌사판정절차에 따라 뇌 전체의 기능이 되살아날 수 없는 상태로 정지되었다고 판정된 사람을 말한다.

6. “가족” 또는 “유족”이란 살아 있는 사람 · 뇌사자 또는 사망한 자의 다음 각 목의 어느 하나에 해당하는 사람을 말한다. 다만, 14세 미만인 사람은 제외한다.
   가. 배우자
   나. 직계비속
   다. 직계존속
   라. 형제자매
   마. 가목부터 라목까지에 해당하는 가족 또는 유족이 없는 경우에는 4촌 이내의 친족

제5조(적용범위) 이 법은 다른 사람의 장기등의 기능회복을 위하여 이식할 목적으로 살아 있는 사람 등으로부터 적출 · 이식되는 장기등에 적용한다.

제6조(국가 및 지방자치단체의 의무) ① 국가와 지방자치단체는 장기등의 이식이 필요한 모든 사람에게 이식받을 기회를 공평하게 보장하여야 하고, 장기등의 적출 · 이식이 적정하게 이루어지도록 하여야 한다.

② 국가와 지방자치단체는 장기등의 기증 · 이식을 활성화하기 위하여 예산의 범위에서 다음 각 호의 사업을 하여야 한다. 〈개정 2013.7.30.〉

1. 운전면허증 등 국가와 지방자치단체가 발행하는 증명서에 장기등기증희망자임을 표시(제15조에 따라 장기등기증희망자로 등록한 사람 중 원하는 사람에 한정한다)
2. 장기등의 기증 및 이식에 대한 각종 홍보 및 홍보사업에 대한 지원
3. 장기등기증자에 대한 지원정책의 마련 및 추진
4. 의료인 및 의료기관 종사자를 대상으로 한 장기등의 기증 · 이식 관련 교육

제7조(장기등의 매매행위 등 금지) ① 누구든지 금전 또는 재산상의 이익, 그 밖의 반대급부를 주고 받거나 주고 받을 것을 약속하고 다음 각 호의 어느 하나에 해당하는 행위를 하여서는 아니 된다.

1. 다른 사람의 장기등을 제3자에게 주거나 제3자에게 주기 위하여 받는 행위 또는 이를 약속하는 행위
2. 자신의 장기등을 다른 사람에게 주거나 다른 사람의 장기등을 자신에게 이식하기 위하여 받는 행위 또는 이를 약속하는 행위
3. 제1호 또는 제2호의 행위를 교사 · 알선 · 방조하는 행위

② 누구든지 제1항제1호 또는 제2호의 행위를 교사 · 알선 · 방조하여서는 아니 된다.

③ 누구든지 제1항 또는 제2항을 위반하는 행위가 있음을 알게 된 경우에는 그 행위와 관련되는 장기등을 적출하거나 이식하여서는 아니 된다.

제2장 장기등이식윤리위원회 및 장기이식관리기관

제8조(장기등이식윤리위원회) ① 장기등의 적출 및 이식과 뇌사판정 등에 관한 보건복지부장관의 자문에 응하게 하기 위하여 보건복지부에 장기등이식윤리위원회(이하 “위원회”라 한다)를 둔다.

② 위원회는 다음 각 호의 사항을 심의한다.

1. 뇌사판정 기준에 관한 사항

2. 장기등을 이식받을 사람(이하 "이식대상자"라 한다)의 선정기준에 관한 사항
3. 제13조제1항에 따른 장기이식등록기관, 제19조제1항에 따른 뇌사판정대상자관리전문기관, 제20조제1항에 따른 장기구득기관 및 제25조제1항에 따른 장기이식의료기관의 지정기준에 관한 사항
4. 그 밖에 장기등의 적출 및 이식 등에 관하여 보건복지부장관이 회의에 부치는 사항

제9조(위원회의 구성과 운영) ① 위원회는 위원장을 포함한 15명 이상 20명 이하의 위원으로 구성하고, 위원은 의사 또는 변호사 자격을 가진 사람, 판사, 검사, 공무원, 그 밖에 학식과 사회적 덕망이 풍부한 사람 중에서 보건복지부장관이 임명하거나 위촉한다. 이 경우 공무원이 아닌 위원이 전체 위원의 과반수가 되도록 하여야 한다. 〈개정 2018.12.11.〉

② 위원장은 위원 중에서 호선한다.

③ 위원회는 위원회를 효율적으로 운영하기 위하여 분야별로 전문위원회를 둘 수 있다.

④ 위원회와 전문위원회의 구성 및 운영 등에 관하여 필요한 사항은 대통령령으로 정한다.

제10조(국립장기이식관리기관) ① 장기등의 이식에 관한 사항을 적정하게 관리하기 위하여 장기이식관리기관(이하 "국립장기이식관리기관"이라 한다)을 두되, 국립장기이식관리기관은 보건복지부 소속 기관 중에서 보건복지부령으로 정하는 기관으로 한다.

② 국립장기이식관리기관의 업무는 다음 각 호와 같다.

1. 이식대상자의 선정
2. 장기등기증희망자의 등록 및 관리, 장기등기증자 및 장기등이식대기자의 인적사항과 신체검사결과에 관한 자료의 관리
3. 제13조에 따른 장기이식등록기관, 제16조에 따른 뇌사판정기관, 제19조에 따른 뇌사판정대상자관리전문기관, 제20조에 따른 장기구득기관 및 제25조에 따른 장기이식의료기관에 대한 지도 · 감독
4. 장기등의 적출 및 이식에 관한 조사 · 연구, 정보 · 통계의 관리 및 홍보
5. 그 밖에 장기등의 적출 및 이식에 관하여 대통령령으로 정하는 업무

③ 국립장기이식관리기관의 운영 등에 필요한 사항은 대통령령으로 정한다.

제3장 장기등의 적출 및 이식 등

제1절 통칙

제11조(장기등의 적출 · 이식의 금지 등) ① 다음 각 호의 어느 하나에 해당하는 장기등은 이를 적출하거나 이식하여서는 아니 된다.

1. 장기등을 이식하기에 적합하지 아니한 감염성병원체에 감염된 장기등
2. 암세포가 침범한 장기등
3. 그 밖에 이식대상자의 생명 · 신체에 위해를 가할 우려가 있는 것으로서 대통령령으로 정하는 장기등

② 이식대상자가 정하여지지 아니한 경우에는 장기등을 적출하여서는 아니 된다. 다만, 안구 등 상당한 기간이 지난 후에도 이식이 가능한 장기등으로서 대통령령으로 정하는 장기등의 경우에는 그러하지 아니하다.

③ 살아 있는 사람으로서 다음 각 호의 어느 하나에 해당하는 사람의 장기등은 적출하여서는 아

니 된다. 다만, 제1호에 해당하는 사람의 경우에는 골수에 한정하여 적출할 수 있다. 〈개정 2011. 8.4.〉

1. 16세 미만인 사람
2. 임신한 여성 또는 해산한 날부터 3개월이 지나지 아니한 사람
3. 정신질환자 · 지적(知的)장애인. 다만, 정신건강의학과전문의가 본인 동의 능력을 갖춘 것으로 인정하는 사람은 그러하지 아니하다.
4. 마약 · 대마 또는 향정신성 의약품에 중독된 사람

④ 살아 있는 사람으로서 16세 이상인 미성년자의 장기등(골수는 제외한다)은 배우자 · 직계존비속 · 형제자매 또는 4촌 이내의 친족에게 이식하는 경우가 아니면 적출할 수 없다.

⑤ 살아 있는 사람으로부터 적출할 수 있는 장기등은 다음 각 호의 것에 한정한다.

1. 신장은 정상인 것 2개 중 1개
2. 간장 · 골수 및 대통령령으로 정하는 장기등은 의학적으로 인정되는 범위에서 그 일부

제12조(장기등의 기증에 관한 동의) ① 이 법에 따른 장기등기증자 · 장기등기증희망자 본인 및 가족 · 유족의 장기등의 기증에 관한 동의는 다음 각 호에 따른 것이어야 한다.

1. 본인의 동의: 본인이 서명한 문서에 의한 동의 또는 「민법」의 유언에 관한 규정에 따른 유언의 방식으로 한 동의
2. 가족 또는 유족의 동의: 제4조제6호 각 목에 따른 가족 또는 유족의 순서에 따른 선순위자 1명의 서면 동의. 다만, 선순위자 1명이 미성년자이면 그 미성년자와 미성년자가 아닌 다음 순서의 가족 또는 유족 1명이 함께 동의한 것이어야 하고, 선순위자가 행방불명이거나 그 밖에 대통령령으로 정하는 부득이한 사유로 동의를 할 수 없으면 그다음 순위자가 동의할 수 있다.

② 제22조제3항제1호 단서에 따른 뇌사자 또는 사망한 자의 장기등의 적출에 관한 그 가족 또는 유족의 거부의 의사표시는 제4조제6호 각 목에 따른 가족 또는 유족의 순위에 따른 선순위자 1명이 하여야 한다.

③ 제1항제2호 및 제2항에 따른 선순위자 1명을 확정할 때 선순위자에 포함되는 사람이 2명 이상이면 그 중 촌수 · 연장자순(촌수가 우선한다)에 따른 1명으로 한다.

제2절 장기등기증희망자·장기등기증자 및 장기등이식대기자의 등록

제13조(장기이식등록기관) ① 장기등기증자, 장기등기증희망자, 장기등이식대기자의 등록에 관한 업무를 수행하려는 자는 대통령령으로 정하는 시설 · 인력 등을 갖추고 보건복지부장관으로부터 장기이식등록기관(이하 "등록기관"이라 한다)으로 지정받아야 한다. 이 경우 보건복지부장관은 대통령령으로 정하는 바에 따라 해당 등록기관이 등록받을 수 있는 장기등의 종류를 정하여 지정할 수 있다.

② 등록기관으로 지정받을 수 있는 자는 다음 각 호와 같다.

1. 국가 또는 지방자치단체
2. 「대한적십자사 조직법」에 따라 설립된 대한적십자사
3. 「의료법」 제3조에 따른 의료기관(이하 "의료기관"이라 한다)
4. 장기등의 기증 및 이식에 관련된 사업을 주된 목적으로 설립한 비영리법인

5. 「공공기관의 운영에 관한 법률」 제4조에 따른 공공기관(이하 “공공기관”이라 한다)

③ 등록기관의 업무는 다음 각 호와 같다. 다만, 장기등이식대기자의 등록에 관한 업무는 제25조에 따른 이식의료기관에서 수행한다.

1. 장기등기증희망자 · 장기등기증자 또는 장기등이식대기자의 접수 및 등록에 관한 업무
2. 장기등기증자 또는 장기등이식대기자로 등록하려는 사람의 신체검사에 관한 업무
3. 장기등기증희망자 · 장기등기증자 또는 장기등이식대기자의 접수 · 등록 결과를 국립장기이식관리기관에 통보하는 업무
4. 그 밖에 제1항에 따른 접수 · 등록에 관하여 대통령령으로 정하는 업무

④ 등록에 관한 서식 및 보존에 관한 사항은 보건복지부령으로 정한다.

제13조(장기이식등록기관) ① 장기등기증자, 장기등기증희망자, 장기등이식대기자의 등록에 관한 업무를 수행하려는 자는 대통령령으로 정하는 시설 · 인력 등을 갖추고 보건복지부장관으로부터 장기이식등록기관(이하 “등록기관”이라 한다)으로 지정받아야 한다. 이 경우 보건복지부장관은 대통령령으로 정하는 바에 따라 해당 등록기관이 등록받을 수 있는 장기등의 종류를 정하여 지정할 수 있다.

② 등록기관으로 지정받을 수 있는 자는 다음 각 호와 같다.

1. 국가 또는 지방자치단체
2. 「대한적십자사 조직법」에 따라 설립된 대한적십자사
3. 「의료법」 제3조에 따른 의료기관(이하 “의료기관”이라 한다)
4. 장기등의 기증 및 이식에 관련된 사업을 주된 목적으로 설립한 비영리법인
5. 「공공기관의 운영에 관한 법률」 제4조에 따른 공공기관(이하 “공공기관”이라 한다)

③ 등록기관의 업무는 다음 각 호와 같다. 다만, 장기등이식대기자의 등록에 관한 업무는 제25조에 따른 이식의료기관에서 수행한다. 〈개정 2017.10.24.〉

1. 장기등기증희망자 · 장기등기증자 또는 장기등이식대기자의 접수 및 등록에 관한 업무
2. 장기등기증자 또는 장기등이식대기자로 등록하려는 사람의 신체검사에 관한 업무
3. 장기등기증희망자 · 장기등기증자 또는 장기등이식대기자의 접수 · 등록 결과를 국립장기이식관리기관에 통보하는 업무
4. 장기등의 기증 활성화를 위한 홍보 및 상담
5. 그 밖에 제1항에 따른 접수 · 등록에 관하여 대통령령으로 정하는 업무

④ 등록에 관한 서식 및 보존에 관한 사항은 보건복지부령으로 정한다.

제14조(장기등기증자 등의 등록) ① 장기등기증자 또는 장기등이식대기자로 등록하려는 사람은 보건복지부령으로 정하는 바에 따라 등록기관에 등록을 신청하여야 한다. 다만, 장기등기증자가 뇌사자 또는 사망한 자의 경우에는 그 가족 또는 유족 중 1명이 등록을 신청할 수 있다.

② 등록기관의 장은 제1항에 따른 신청을 받으면 다음 각 호의 기준에 따라 등록 여부를 결정하여야 한다.

1. 장기등기증자의 경우: 제12조 및 제22조에 따른 본인이나 가족 또는 유족의 동의 여부와 등록기관의 장이 실시하는 신체검사(등록기관이 의료기관이 아닌 경우에는 등록기관의 장이 지정하는 의료기관에서 실시하는 신체검사를 말한다. 이하 같다) 결과 장기등기증자로 적합한지 여부. 다만, 장기등기증자로 적합한지 확인할 수 있는 신체검사 결과가 있으면 신체검사를 생략할 수 있다.

2. 장기등이식대기자의 경우: 등록기관의 장이 실시하는 신체검사 결과 장기등이식대기자로 적합한지 여부

③ 등록기관의 장은 제2항에 따라 등록을 결정하면 그 등록을 하고, 지체 없이 그 결과를 신청인 및 국립장기이식관리기관의 장에게 알려야 한다.

④ 제2항에 따른 신체검사의 항목 및 방법, 그 밖에 신체검사의 실시에 관하여 필요한 사항은 국립장기이식관리기관의 장이 보건복지부장관의 승인을 받아 정한다.

⑤ 등록기관의 장은 등록한 사람이 장기등의 기증 등에 관한 의사표시를 철회하면 즉시 그 등록을 말소하여야 한다.

제15조(장기등기증희망자의 등록) ① 본인이 뇌사 또는 사망할 때 장기등을 기증하려는 사람은 보건복지부령으로 정하는 바에 따라 등록기관에 장기등기증희망등록신청을 할 수 있다.

② 등록기관의 장은 제1항에 따라 장기등기증희망등록신청을 받은 경우에는 본인 동의 여부를 확인한 후 그 등록을 하고 지체 없이 그 결과를 신청인 및 국립장기이식관리기관의 장에게 알려야 한다.

③ 등록기관 중 국가, 지방자치단체 또는 공공기관은 보건복지부령으로 정하는 바에 따라 장기등기증희망자 등록에 관한 신청만을 접수하고, 그 밖의 장기등기증희망자 등록 및 사후관리 등에 관한 업무는 국립장기이식관리기관의 장이 수행하도록 할 수 있다.

④ 제3항에 따라 국립장기이식관리기관의 장이 장기등기증희망자의 등록 및 사후관리 등에 관한 업무를 수행하도록 하려는 경우 국가, 지방자치단체 및 공공기관은 신청 접수 결과를 보건복지부령으로 정하는 바에 따라 국립장기이식관리기관의 장에게 알려야 한다.

⑤ 국립장기이식관리기관의 장은 제4항에 따라 접수 결과를 통보받고 그 등록을 한 경우에는 지체 없이 등록 결과를 신청인에게 알려야 한다.

⑥ 등록기관 또는 국립장기이식관리기관의 장은 제2항 및 제5항에 따라 등록한 사람이 장기등기증희망등록에 관한 의사표시를 철회하면 즉시 그 등록을 말소하여야 한다.

제3절 뇌사의 판정

제16조(뇌사판정의료기관 및 뇌사판정위원회) ① 장기등의 적출 및 이식을 위한 뇌사판정업무를 하려는 의료기관은 보건복지부령으로 정하는 바에 따라 국립장기이식관리기관의 장에게 알려야 한다.

② 뇌사판정업무를 하려는 의료기관은 제1항에 따른 통보 전까지 보건복지부령으로 정하는 시설 · 장비 · 인력 등을 갖추고, 해당 의료기관에 뇌사판정위원회를 설치하여야 한다.

③ 제2항에 따른 뇌사판정위원회는 대통령령으로 정하는 바에 따라 전문의사 2명 이상과 「의료법」 제2조 제1항에 따른 의료인(이하 "의료인"이라 한다)이 아닌 위원 1명 이상을 포함한 4명 이상 6명 이하의 위원으로 구성한다.

④ 제1항에 따라 통보한 의료기관(이하 "뇌사판정기관"이라 한다)이 아니면 장기등의 적출 및 이식을 위한 뇌사판정업무를 할 수 없다. 다만, 뇌사판정기관이 아닌 의료기관에서 뇌사판정을 수행하고자 할 때는 제2항에 따른 뇌사판정위원회를 활용하여 업무를 수행할 수 있다.

⑤ 제4항 단서에 따라 뇌사판정기관이 아닌 의료기관에서 뇌사판정을 수행하기 위하여 제2항에 따른 뇌사판정위원회를 활용하는 경우 뇌사조사서 작성 및 뇌사판정서, 회의록 제출 등 뇌사판정 절차에 관한

구체적 사항은 대통령령으로 정한다.

⑥ 뇌사판정위원회의 운영 등에 관하여 필요한 사항은 대통령령으로 정한다.

제17조(뇌사추정자의 신고 및 뇌사판정의 신청) ① 뇌사로 추정되는 사람(이하 "뇌사추정자"라 한다)을 진료한 의료기관의 장은 제20조에 따른 장기구득기관의 장에게 알려야 하고, 통보를 받은 장기구득기관의 장은 국립장기이식관리기관의 장에게 그 사실을 신고하여야 한다.

② 뇌사추정자의 장기등을 기증하기 위하여 뇌사판정을 받으려는 사람은 보건복지부령으로 정하는 바에 따라 뇌사추정자의 검사기록 및 진료담당의사의 소견서를 첨부하여 뇌사판정기관의 장에게 뇌사판정 신청을 하여야 한다.

③ 제2항에 따라 뇌사판정을 신청할 수 있는 사람은 다음 각 호의 어느 하나에 해당하는 사람으로 한다.

1. 뇌사추정자의 가족
2. 뇌사추정자의 가족이 없는 경우에는 법정대리인 또는 진료담당의사. 이 경우 뇌사추정자가 제15조의 장기등기증희망자인 경우로 한정한다.

④ 제1항에 따라 통보하여야 하는 뇌사추정자의 기준 및 장기구득기관의 장이 국립장기이식관리기관의 장에게 신고하는 데 필요한 절차 및 방법 등은 보건복지부령으로 정한다.

제18조(뇌사판정 등) ① 뇌사판정기관의 장은 제17조제2항에 따른 뇌사판정 신청을 받으면 지체 없이 현장에 출동하여 뇌사판정 신청이 된 뇌사추정자(이하 "뇌사판정대상자"라 한다)의 상태를 파악한 후 보건복지부령으로 정하는 바에 따라 전문의사 2명 이상과 진료담당의사가 함께 작성한 뇌사조사서를 첨부하여 뇌사판정위원회에 뇌사판정을 요청하여야 한다.

② 제1항에 따라 뇌사판정의 요청을 받은 뇌사판정위원회는 전문의사인 위원 2명 이상과 의료인이 아닌 위원 1명 이상을 포함한 과반수의 출석과 출석위원 전원의 찬성으로 뇌사판정을 한다. 이 경우 뇌사판정의 기준은 대통령령으로 정한다.

③ 뇌사판정위원회는 뇌사판정을 위하여 필요하다고 인정하면 뇌사조사서를 작성한 전문의사와 진료담당의사를 뇌사판정위원회에 출석시켜 의견을 진술하게 할 수 있다.

④ 뇌사판정위원회는 제2항에 따라 뇌사판정을 한 경우에는 대통령령으로 정하는 바에 따라 출석위원 전원이 서명하거나 기명날인한 뇌사판정서 및 회의록을 작성하여 뇌사판정기관의 장에게 제출하여야 한다.

⑤ 뇌사판정기관의 장은 제4항에 따라 뇌사판정서 및 회의록을 제출받으면 그 사본과 보건복지부령으로 정하는 자료를 국립장기이식관리기관의 장에게 보내야 하고, 뇌사판정 신청자에게는 뇌사판정서 사본을 보내야 한다.

제19조(뇌사판정대상자관리전문기관) ① 국립장기이식관리기관의 장은 뇌사판정대상자에 대하여 장기등 기증, 뇌사판정, 장기등 적출 · 이식 등에 관한 일련의 업무를 통합하여 수행할 수 있는 뇌사판정대상자관리전문기관을 지정할 수 있다.

② 제1항에 따라 뇌사판정대상자관리전문기관으로 지정될 수 있는 기관은 다음 각 호의 요건을 모두 갖추어야 한다.

1. 제13조제1항에 따라 지정된 등록기관일 것
2. 제16조에 따라 통보된 뇌사판정기관일 것
3. 제25조에 따라 지정된 장기이식의료기관일 것

4. 보건복지부령으로 정하는 시설 · 장비 및 인력 등을 갖출 것

③ 뇌사판정대상자관리전문기관의 지정 절차 · 업무, 그 밖에 필요한 사항은 보건복지부령으로 정한다.

제20조(장기구득기관) ① 보건복지부장관은 뇌사추정자 및 뇌사판정대상자의 파악과 관리, 뇌사판정 및 장기 적출 절차의 진행 지원, 장기등 기증 설득 및 장기등기증자에 대한 지원 등의 업무를 수행하는 장기구득기관을 지정할 수 있다.

② 장기구득기관으로 지정받을 수 있는 기관은 다음 각 호와 같다.

1. 의료기관
2. 장기등의 기증 및 이식에 관련된 사업을 주된 목적으로 설립된 비영리법인

③ 장기구득기관은 다음 각 호의 사항을 준수하여야 한다.

1. 뇌사추정자 통보를 받으면 신속하게 현장에 출동하는 등 장기구득을 위한 적절한 조치를 취할 것
2. 장기등 기증을 유도하기 위하여 뇌사자의 가족에게 거짓된 사실을 알리거나 장기등 기증을 강요하지 아니할 것
3. 그 밖에 보건복지부령으로 정하는 사항

④ 장기구득기관은 관할 지역이 설정되어야 하고, 해당 관할 지역의 뇌사판정기관과 잠재 뇌사자를 발굴하기 위하여 협약을 맺어야 한다. 이 경우 장기구득기관의 관할 지역은 보건복지부령으로 정한다.

⑤ 장기구득기관은 뇌사판정대상자를 관리할 수 있는 장기구득 전문 의료인을 두어야 한다. 이 경우 장기구득 전문 의료인의 자격 등에 관한 내용은 대통령령으로 정한다.

⑥ 제5항에 따른 장기구득 전문 의료인은 제17조제1항에 따라 통보받은 뇌사추정자 및 뇌사판정대상자에 한하여 의무기록을 열람하고 대통령령으로 정하는 검사와 처치 업무를 수행할 수 있다.

⑦ 장기구득기관으로 지정받으려는 자는 대통령령으로 정하는 시설 · 장비 및 인력 등을 갖추어야 한다.

⑧ 장기구득기관의 지정 절차, 업무, 그 밖에 필요한 사항은 보건복지부령으로 정한다.

제21조(뇌사자의 사망원인 및 사망시각) ① 뇌사자가 이 법에 따른 장기등의 적출로 사망한 경우에는 뇌사의 원인이 된 질병 또는 행위로 인하여 사망한 것으로 본다.

② 뇌사자의 사망시각은 뇌사판정위원회가 제18조제2항에 따라 뇌사판정을 한 시각으로 한다.

제4절 장기등의 적출 및 이식

제22조(장기등의 적출 요건) ① 살아 있는 사람의 장기등은 본인이 동의한 경우에만 적출할 수 있다. 다만, 16세 이상인 미성년자의 장기등과 16세 미만인 미성년자의 골수를 적출하려는 경우에는 본인과 그 부모(부모가 없고 형제자매에게 골수를 이식하기 위하여 적출하려는 경우에는 법정대리인)의 동의를 함께 받아야 한다.

② 제1항 단서의 경우 부모 중 1명이 행방불명, 그 밖에 대통령령으로 정하는 부득이한 사유로 동의할 수 없으면 부모 중 나머지 1명과 제4조제6호 각 목에 따른 가족 또는 유족의 순서에 따른 선순위자 1명의 동의를 받아야 한다.

③ 뇌사자와 사망한 자의 장기등은 다음 각 호의 어느 하나에 해당하는 경우에만 적출할 수 있다.

1. 본인이 뇌사 또는 사망하기 전에 장기등의 적출에 동의한 경우. 다만, 그 가족 또는 유족이 장기등의 적출을 명시적으로 거부하는 경우는 제외한다.

2. 본인이 뇌사 또는 사망하기 전에 장기등의 적출에 동의하거나 반대한 사실이 확인되지 아니한 경우로서 그 가족 또는 유족이 장기등의 적출에 동의한 경우. 다만, 본인이 16세 미만의 미성년자인 경우에는 그 부모(부모 중 1명이 사망 · 행방불명, 그 밖에 대통령령으로 정하는 부득이한 사유로 동의할 수 없으면 부모 중 나머지 1명)가 장기등의 적출에 동의한 경우로 한정한다.

④ 제1항부터 제3항까지에 따라 동의한 사람은 장기등을 적출하기 위한 수술이 시작되기 전까지는 언제든지 장기등의 적출에 관한 동의의 의사표시를 철회할 수 있다.

제23조(장기등의 적출 시 준수사항) 장기등을 적출하려는 의사는 다음 각 호의 사항을 준수하여야 한다.

1. 제22조에 따른 동의 및 제26조제3항 후단에 따른 승인 사실을 확인할 것
2. 장기등기증자가 살아 있는 사람인 경우에는 본인 여부를 확인하고 본인과 그 가족에게 다음 각 목의 사항을 충분히 설명할 것
   가. 장기등기증자의 건강상태
   나. 장기등 적출수술의 내용과 건강에 미치는 영향
   다. 장기등을 적출한 후의 치료계획
   라. 그 밖에 장기등기증자가 장기등의 적출과 관련하여 미리 알아야 할 사항

제24조(해부 또는 검시의 우선) 「형사소송법」 또는 「검역법」에 따라 해부 또는 검시를 하여야 하는 경우에는 그 해부 또는 검시를 하기 전에는 이식을 위하여 장기등을 적출할 수 없다. 다만, 진료담당의사가 적출할 장기등이 사망원인과 상관관계가 없고 해부 또는 검시가 끝날 때까지 기다리면 적출 시기를 놓칠 우려가 있다고 판단하는 경우에는 관할 지방검찰청 또는 지방검찰청지청의 검사, 관할 검역소장의 승인과 유족의 동의를 받아 장기등을 적출할 수 있다.

제25조(장기이식의료기관) ① 장기등의 이식을 위하여 장기등을 적출하거나 이식하려는 의료기관은 보건복지부장관으로부터 장기이식의료기관(이하 "이식의료기관"이라 한다)으로 지정받아야 한다.

② 이식의료기관으로 지정받으려는 의료기관은 대통령령으로 정하는 시설 · 장비 · 인력 등을 갖추어야 한다.

③ 이식의료기관이 아니면 장기등의 이식을 위하여 장기등을 적출하거나 이식할 수 없다. 다만, 이식의료기관이 아닌 의료기관에서도 보건복지부령으로 정하는 시설 · 인력 · 장비 등을 갖춘 경우에는 장기등을 적출할 수 있다.

제26조(이식대상자 선정 등) ① 국립장기이식관리기관의 장은 제14조제3항에 따라 장기등기증자의 등록결과를 통보받으면 대통령령으로 정하는 장기등 이식대상자의 선정기준에 따라 장기등이식대기자 중에서 이식대상자를 선정하여야 한다. 이 경우 국립장기이식관리기관의 장은 이를 장기등기증자 또는 이식대상자가 등록된 등록기관의 장에게 알려야 하고 등록기관의 장은 선정사실을 등록된 장기등기증자 또는 이식대상자와 그 가족 · 유족에게 즉시 알려야 한다.

② 제1항에도 불구하고 안구의 경우와 이식대상자의 선정을 기다리면 이식 시기를 놓칠 현저한 우려가 있는 경우 등 대통령령으로 정하는 부득이한 사유가 있으면 이식의료기관의 장이 이식대상자를 선정할 수 있다. 이 경우 이식의료기관의 장은 선정한 사유 및 선정결과를 국립장기이식관리기관의 장에게 알리고, 등록기관의 장 · 장기등기증자 · 이식대상자와 그 가족 · 유족에게 선정결과를 알려야 한다.

③ 제1항에도 불구하고 살아 있는 사람으로서 제11조제4항에 따른 16세 이상의 장기등기증자와 20세 미

만인 사람 중 골수를 기증하려는 사람은 자신의 장기등의 이식대상자를 선정할 수 있다. 이 경우 본인 또는 배우자의 가족에게 골수를 기증하려는 경우 외에는 보건복지부령으로 정하는 기준과 절차에 따라 미리 국립장기이식관리기관의 장의 승인을 받아야 한다.

④ 이식대상자 선정은 제2항 및 제3항과 제11조제4항에 해당되는 경우 외에는 제1항에 따라 국립장기이식관리기관의 이식대상자 선정절차를 거쳐야 한다.

제27조(뇌사판정 의사의 장기등의 적출 등 금지) 다음 각 호의 어느 하나에 해당하는 자는 해당 뇌사자의 장기등을 적출하거나 이식하는 수술에 참여하여서는 아니 된다.

1. 해당 뇌사자의 뇌사조사서를 작성한 전문의사와 진료담당의사
2. 해당 뇌사자에 대하여 뇌사판정을 한 뇌사판정위원회에 출석한 위원인 의사

제5절 기록의 작성 및 열람 등

제28조(기록의 작성 및 장기등의 적출사실 통보 등) ① 장기등을 적출하거나 이식한 의사는 보건복지부령으로 정하는 바에 따라 적출 · 이식 및 장기등을 이식받은 사람의 사후 경과에 관한 기록을 작성하여 해당 장기등을 적출하거나 이식한 의료기관의 장에게 제출하여야 한다.

② 제1항에 따라 기록을 제출받은 의료기관의 장은 보건복지부령으로 정하는 바에 따라 그 내용을 이식 후 1년이 경과하기 전에는 6개월마다, 1년이 경과한 후에는 매년 국립장기이식관리기관의 장에게 제출하여야 한다. 다만, 진료 거부 등 기록 작성 및 제출이 어려운 경우로서 보건복지부령으로 정하는 경우에는 그러하지 아니하다.

③ 뇌사자의 장기등을 적출한 의료기관의 장은 그 사실을 지체 없이 관할 지방검찰청 또는 지방검찰청지청의 장에게 서면으로 알려야 한다.

제29조(기록의 보존) ① 뇌사판정기관의 장은 제18조제4항에 따른 뇌사판정서 및 회의록, 그 밖에 보건복지부령으로 정하는 뇌사판정에 관련된 자료를 15년 동안 보존하여야 한다.

② 의료기관의 장은 제28조제1항에 따른 장기등의 적출 · 이식 및 장기등을 이식받은 사람의 사후 경과에 관한 기록을 보건복지부령으로 정하는 바에 따라 보존하여야 한다.

③ 국립장기이식관리기관의 장은 데이터베이스를 구축하여 제28조제2항에 따라 제출받은 기록을 체계적으로 관리하여야 한다.

제30조(기록의 열람 등) 의료기관의 장은 다음 각 호의 어느 하나에 해당하는 경우에는 장기등의 적출 또는 이식에 관한 기록을 열람하게 하거나 사본을 내주어야 한다. 다만, 진료담당의사가 장기등을 기증하거나 이식받은 사람 본인이 그 기록의 내용을 알게 되면 그의 치료 또는 회복에 현저한 지장을 초래할 우려가 있다고 판단하는 경우에는 이를 거부할 수 있다.

1. 장기등을 기증한 사람 또는 그 가족 · 유족이 해당 장기등의 적출에 관한 기록의 열람 또는 사본의 제공을 요구하는 경우
2. 장기등을 이식받은 사람 또는 그 가족이 해당 장기등의 이식에 관한 기록의 열람 또는 사본의 제공을 요구하는 경우

제31조(비밀의 유지) ① 국립장기이식관리기관 · 등록기관 · 뇌사판정기관(제16조제5항에 따른 의료기관을 포함한다) · 이식의료기관(제25조제3항 단서에 따른 의료기관을 포함한다) · 뇌사판정대상자관리전

문기관 · 장기구득기관에 종사하는 사람으로서 대통령령으로 정하는 사람은 이 법에서 특별히 규정한 경우 외에는 해당 장기등기증자 등의 등록, 뇌사판정대상자 관리, 장기구득 또는 장기등의 적출 · 이식과 관련된 업무를 담당하는 사람 외의 사람에게 다음 각 호의 어느 하나에 해당하는 행위를 하여서는 아니 된다.

1. 장기등기증자와 적출한 장기등에 관한 사항을 알려주는 행위
2. 이식대상자와 이식한 장기등에 관한 사항을 알려주는 행위
3. 장기등기증희망자 및 장기등이식대기자에 관한 사항을 알려주는 행위

② 다음 각 호의 어느 하나에 해당하는 경우에는 제1항을 적용하지 아니한다.

1. 범죄수사를 위하여 수사기관이 장기등의 적출 또는 이식에 관련된 자료를 요청한 경우
2. 재판과 관련하여 법관이 장기등의 적출 또는 이식과 관련된 자료의 제출명령을 한 경우
3. 제6조제2항제1호에 따라 장기등기증희망자임을 표시하기 위하여 해당 증명서의 발급기관에 장기등기증희망자의 명단을 제공하는 경우
4. 장기기증 홍보사업 등 공익 목적을 위하여 장기등기증자 또는 장기등이식대기자 본인이 정보제공에 동의한 경우

제4장 장기등기증자 등에 대한 지원

제32조(장기등기증자 등에 대한 지원 등) ① 국가는 다음 각 호의 어느 하나에 해당하는 자에게 예산의 범위에서 장제비 · 진료비 등을 지급할 수 있다. 〈개정 2017.10.24.〉

1. 장기등기증자
2. 장기등기증자의 가족 또는 유족
3. 장기등기증자인 근로자(「근로기준법」 제2조제1항제1호에 따른 근로자를 말한다. 이하 이 조에서 같다)의 사용자

② 근로자인 장기등기증자가 장기등을 기증하기 위한 신체검사 또는 적출 등에 필요한 입원기간에 대하여는 공무원인 근로자의 소속 기관의 장은 그 기간을 병가로 처리하고, 공무원 외의 근로자의 사용자는 그 기간을 유급휴가로 처리하여야 한다. 〈개정 2013.7.30.〉

③ 국가는 장기등기증자 및 그 유족에 대한 추모 및 예우 사업을 실시할 수 있다. 〈신설 2017. 10. 24.〉

④ 국립장기이식관리기관의 장은 장기등기증자인 뇌사자 또는 사망한 자에 대한 장례지원 방법 · 절차, 가족 또는 유족에 대한 상담 등 가족관리, 사후 행정처리 지원 등에 관한 표준지침을 마련하고 이를 뇌사판정대상자관리전문기관, 장기구득기관, 이식의료기관 등 관련 기관이 따르도록 권고할 수 있다. 〈신설 2018.12.11.〉

⑤ 제1항에 따른 지급의 범위 및 절차, 제3항에 따른 사업의 내용 등에 관하여 필요한 사항은 보건복지부령으로 정한다. 〈개정 2017.10.24., 2018.12.11.〉

제33조(국립장기이식관리기관 등에 대한 지원) 국가나 지방자치단체는 국립장기이식관리기관 · 등록기관 · 뇌사판정기관 · 뇌사판정대상자관리전문기관 · 장기구득기관 및 이식의료기관에 대하여 필요한 예산 등을 지원할 수 있다.

제5장 감독

제34조(보고 · 조사 등) ① 보건복지부장관 또는 국립장기이식관리기관의 장은 장기등의 기증 · 적출 또는 이식 등과 관련하여 필요하다고 인정하면 등록기관 · 뇌사판정기관 · 뇌사판정대상자관리전문기관 · 장기구득기관 또는 이식의료기관의 장 및 그 종사자에게 그 업무에 관하여 필요한 명령을 하거나, 보고 또는 관계 서류의 제출을 명할 수 있다.

② 보건복지부장관 또는 국립장기이식관리기관의 장은 제1항에 따라 등록기관 등의 관계 서류 등을 관계 공무원에게 조사하게 할 수 있다. 이 경우 조사를 담당하는 관계 공무원은 그 권한을 표시하는 증표를 지니고 이를 내보여야 한다.

③ 제1항 및 제2항의 경우에 등록기관 · 뇌사판정기관 · 뇌사판정대상자관리전문기관 · 장기구득기관 또는 이식의료기관의 장 및 그 종사자는 정당한 사유가 없으면 이에 따라야 한다.

제35조(시정명령) 보건복지부장관 또는 국립장기이식관리기관의 장은 등록기관 · 뇌사판정기관 · 뇌사판정대상자관리전문기관 · 장기구득기관 또는 이식의료기관의 장 및 그 종사자가 다음 각 호의 어느 하나에 해당하면 일정한 기간을 정하여 해당 기관의 장에게 위반된 사항을 시정할 것을 명할 수 있다.

1. 제14조제3항에 따라 장기등기증자 등의 등록결과를 알리지 아니한 경우
2. 제15조제2항 및 제4항에 따라 장기등기증희망자 등록 및 접수 결과를 알리지 아니한 경우
3. 제18조제1항에 따라 지체 없이 현장에 출동하여 뇌사판정대상자의 상태를 파악하지 아니한 경우
4. 제18조제5항에 따라 뇌사판정서 및 회의록의 사본 등을 국립장기이식관리기관의 장에게 보내지 아니한 경우
5. 제20조제3항에 따른 준수사항을 지키지 아니한 경우
6. 제28조제1항에 따라 장기등의 적출 · 이식 및 장기등을 이식받은 사람의 사후 경과에 관한 기록을 작성하지 아니한 경우
7. 제28조제2항 또는 제3항에 따른 통보를 하지 아니한 경우

제36조(지정취소 등) ① 보건복지부장관은 등록기관, 장기구득기관 또는 이식의료기관이 다음 각 호의 어느 하나에 해당하면 그 지정을 취소하거나 1년 이내의 기간을 정하여 장기등기증자 · 장기등기증희망자 등의 등록업무, 장기구득에 관한 업무, 장기등의 적출 또는 이식에 관한 업무의 정지를 명할 수 있다.

1. 제13조제1항 전단, 제20조제7항 또는 제25조제2항에 따른 시설 · 장비 · 인력 등을 갖추지 아니한 경우
2. 제13조제1항 후단에 따라 등록받을 수 있는 장기등이 아닌 장기등에 대한 등록업무를 한 경우
3. 제34조제1항에 따른 명령을 이행하지 아니하거나 같은 조 제2항에 따른 조사에 응하지 아니한 경우

② 국립장기이식관리기관의 장은 뇌사판정기관이 다음 각 호의 어느 하나에 해당하면 3년 이내의 기간을 정하여 뇌사판정업무의 정지를 명할 수 있다. 〈개정 2018.12.11.〉

1. 제16조제2항에 따른 시설 · 장비 · 인력 등을 갖추지 아니한 경우
2. 제16조제2항에 따른 뇌사판정위원회를 설치하지 아니한 경우
3. 제18조를 위반하여 뇌사판정업무를 한 경우
4. 제34조제1항에 따른 명령을 이행하지 아니하거나 같은 조 제2항에 따른 조사에 응하지 아니한 경우

5. 제35조에 따른 시정명령을 이행하지 아니한 경우
6. 제37조제3항에 따른 뇌사판정업무 종료 통보를 하지 아니한 경우
7. 그 밖에 이 법 또는 이 법에 따른 명령을 위반한 경우

③ 국립장기이식관리기관의 장은 뇌사판정대상자관리전문기관이 다음 각 호의 어느 하나에 해당하면 그 지정을 취소하거나 1년 이내의 기간을 정하여 뇌사판정대상자 관리업무의 정지를 명할 수 있다.
1. 제19조제2항에 따른 요건을 갖추지 못한 경우
2. 제34조제1항에 따른 명령을 이행하지 아니하거나 같은 조 제2항에 따른 조사에 응하지 아니한 경우
3. 제35조에 따른 시정명령을 이행하지 아니한 경우
4. 제37조제1항에 따른 폐업신고 또는 업무종료 신고를 하지 아니한 경우

④ 보건복지부장관 또는 국립장기이식관리기관의 장은 등록기관 · 뇌사판정대상자관리전문기관 · 장기구득기관 또는 이식의료기관이 제1항 또는 제3항에 따른 업무정지명령을 위반하여 업무를 하면 그 지정을 취소할 수 있다.

⑤ 제1항 · 제3항 및 제4항에 따라 지정이 취소된 등록기관 · 뇌사판정대상자관리전문기관 · 장기구득기관 또는 이식의료기관은 그 지정이 취소된 날부터 1년 이내에 등록기관 · 뇌사판정대상자관리전문기관 · 장기구득기관 또는 이식의료기관으로 지정받을 수 없다.

제37조(폐업 등의 신고 · 통보 및 자료이관) ① 등록기관 · 뇌사판정대상자관리전문기관 · 장기구득기관 또는 이식의료기관이 폐업하려 하거나 장기등기증자 · 장기등기증희망자 등의 등록업무, 뇌사판정대상자 관리업무, 장기구득에 관한 업무 또는 장기등의 적출 · 이식 업무를 끝내려고 하는 경우에는 보건복지부령으로 정하는 바에 따라 보건복지부장관 또는 국립장기이식관리기관의 장에게 신고하여야 한다.

② 보건복지부장관 또는 국립장기이식관리기관의 장은 제1항에 따른 신고를 받은 경우 그 내용을 검토하여 이 법에 적합하면 신고를 수리하여야 한다. 〈신설 2018.12.11.〉

③ 뇌사판정기관이 뇌사판정업무를 끝내려면 그 사실을 국립장기이식관리기관의 장에게 알려야 한다. 〈개정 2018.12.11.〉

④ 제1항 및 제3항에 따라 폐업하거나 업무를 끝내려는 등록기관 · 뇌사판정기관 · 뇌사판정대상자관리전문기관 · 장기구득기관 또는 이식의료기관의 장, 제36조에 따라 업무정지명령을 받거나 지정이 취소된 등록기관 · 뇌사판정기관 · 뇌사판정대상자관리전문기관 · 장기구득기관의 장은 대통령령으로 정하는 바에 따라 관련 자료를 국립장기이식관리기관의 장에게 이관하여야 한다. 〈개정 2018.12.11.〉

제6장 보칙

제38조(협조의무) 보건복지부장관 또는 국립장기이식관리기관의 장은 장기등을 안전하고 신속하게 적출 · 운반하거나 이식하기 위하여 필요한 조치를 관계 기관의 장에게 요청할 수 있다. 이 경우 관계 기관의 장은 정당한 사유가 없으면 요청에 따라야 한다.

제39조(국립장기이식관리기관 등의 명칭 사용금지) 이 법에 따른 국립장기이식관리기관, 등록기관, 뇌사판정기관, 뇌사판정대상자관리전문기관, 장기구득기관 또는 이식의료기관이 아니면 각각 해당 명칭을 사용하지 못한다.

제40조(권한의 위임) 이 법에 따른 보건복지부장관의 권한은 그 일부를 대통령령으로 정하는 바에 따라

소속 기관의 장이나 특별시장 · 광역시장 · 도지사 · 특별자치도지사 또는 시장 · 군수 · 구청장(자치구의 구청장을 말한다. 이하 같다)에게 위임할 수 있다.

제41조(청문) 보건복지부장관 또는 국립장기이식관리기관의 장은 제36조제1항 · 제3항 및 제4항에 따른 취소처분을 하려면 청문을 하여야 한다.

제42조(장기등의 적출 · 이식 비용의 부담 등) ① 장기등의 적출 및 이식에 드는 비용은 해당 장기등을 이식받은 사람이 부담한다. 다만, 이식받은 사람이 부담하는 비용에 대하여 다른 법령에서 따로 정하는 경우에는 해당 법령에서 정하는 바에 따른다.

② 제1항에 따른 비용은 「국민건강보험법」에서 정하는 바에 따라 산출한다. 다만, 「국민건강보험법」에서 규정하지 아니한 비용은 보건복지부령으로 정하는 바에 따라 산출한다.

제43조(수수료) ① 장기등이식대기자로 등록하려는 사람은 등록기관의 장에게 수수료를 내야 한다.

② 제1항에 따른 수수료의 금액 등에 관하여 필요한 사항은 보건복지부령으로 정한다.

제7장 벌칙

제44조(벌칙) ① 다음 각 호의 어느 하나에 해당하는 자는 무기징역 또는 2년 이상의 유기징역에 처한다.

1. 제11조제1항을 위반하여 감염성병원체에 감염된 장기등, 암세포가 침범한 장기등 또는 이식대상자의 생명 · 신체에 위해를 줄 우려가 있는 장기등을 적출하거나 이식한 자
2. 제11조제2항을 위반하여 이식대상자가 정하여지지 아니한 장기등을 적출한 자
3. 제11조제3항을 위반하여 같은 항 각 호의 어느 하나에 해당하는 사람으로부터 장기등을 적출한 자
4. 제11조제4항을 위반하여 16세 이상인 미성년자의 장기등을 적출한 자
5. 제11조제5항을 위반하여 살아 있는 사람으로부터 적출할 수 없는 장기등을 적출한 자
6. 제18조에 따른 뇌사판정을 받지 아니한 뇌사추정자의 장기등을 적출한 자
7. 제18조제2항을 위반하여 뇌사판정을 한 자
8. 제22조제1항 또는 제2항을 위반하여 본인 등의 동의를 받지 아니하고 장기등을 적출한 자
9. 제22조제3항을 위반하여 뇌사자로부터 장기등을 적출한 자

② 제1항 각 호의 어느 하나를 위반하여 사람을 사망에 이르게 한 자는 사형 · 무기징역 또는 5년 이상의 유기징역에 처한다.

제45조(벌칙) ① 제7조제1항제1호 또는 제3호를 위반하여 장기등을 주고 받거나 주고 받을 것을 약속하거나, 이를 교사 · 알선 · 방조하는 자 또는 같은 조 제3항을 위반하여 장기등을 적출하거나 이식한 자는 2년 이상의 유기징역에 처한다.

② 제7조제1항제2호를 위반하여 장기등을 주고 받거나 주고 받을 것을 약속하거나, 같은 조 제2항을 위반하여 같은 조 제1항제1호 및 제2호의 행위를 교사 · 알선 · 방조하는 자는 10년 이하의 징역 또는 5천만 원 이하의 벌금에 처한다. 이 경우 징역과 벌금은 병과(併科)할 수 있다.

③ 제26조제1항부터 제3항까지의 규정에 따른 이식대상자의 선정 또는 선정 승인과 관련하여 금전, 재산상의 이익, 그 밖의 대가적 급부를 받은 자는 7년 이하의 징역 또는 3천만 원 이하의 벌금에 처한다. 이 경우 징역과 벌금은 병과할 수 있다.

④ 제1항부터 제3항까지의 죄를 범하여 얻은 금전이나 재산상의 이익은 몰수한다. 다만, 몰수할 수 없으

면 그 가액(價額)을 추징한다.

제45조(벌칙) ① 제7조제1항제1호 또는 제3호를 위반하여 장기등을 주고 받거나 주고 받을 것을 약속하거나, 이를 교사 · 알선 · 방조하는 자 또는 같은 조 제3항을 위반하여 장기등을 적출하거나 이식한 자는 2년 이상의 유기징역에 처한다.

② 제7조제1항제2호를 위반하여 장기등을 주고 받거나 주고 받을 것을 약속하거나, 같은 조 제2항을 위반하여 같은 조 제1항제1호 및 제2호의 행위를 교사 · 알선 · 방조하는 자는 10년 이하의 징역 또는 1억 원 이하의 벌금에 처한다. 이 경우 징역과 벌금은 병과(倂科)할 수 있다. 〈개정 2017.10.24.〉

③ 제26조제1항부터 제3항까지의 규정에 따른 이식대상자의 선정 또는 선정 승인과 관련하여 금전, 재산상의 이익, 그 밖의 대가적 급부를 받은 자는 7년 이하의 징역 또는 7천만 원 이하의 벌금에 처한다. 이 경우 징역과 벌금은 병과할 수 있다. 〈개정 2017.10.24.〉

④ 제1항부터 제3항까지의 죄를 범하여 얻은 금전이나 재산상의 이익은 몰수한다. 다만, 몰수할 수 없으면 그 가액(價額)을 추징한다.

제46조(벌칙) ① 제18조제1항에 따른 전문의사 또는 진료담당의사가 뇌사조사서를 거짓으로 작성하여 뇌사자가 아닌 사람에게 뇌사판정을 하게 한 경우에는 1년 이상의 유기징역에 처한다.

② 제1항의 죄를 범하여 사람을 상해(傷害)에 이르게 한 경우에는 2년 이상의 유기징역에 처한다.

③ 제1항의 죄를 범하여 사람을 사망에 이르게 한 경우에는 사형 · 무기징역 또는 5년 이상의 유기징역에 처한다.

제47조(벌칙) ① 제18조제1항에 따른 전문의사 또는 진료담당의사가 업무상 과실로 뇌사조사서를 사실과 다르게 작성하여 뇌사자가 아닌 사람에게 뇌사판정을 하게 한 경우에는 5년 이하의 금고 또는 2천만 원 이하의 벌금에 처한다.

② 제1항의 죄를 범하여 사람을 상해에 이르게 한 경우에는 7년 이하의 금고 또는 3천만 원 이하의 벌금에 처한다.

③ 제1항의 죄를 범하여 사람을 사망에 이르게 한 경우에는 10년 이하의 금고 또는 5천만 원 이하의 벌금에 처한다.

제47조(벌칙) ① 제18조제1항에 따른 전문의사 또는 진료담당의사가 업무상 과실로 뇌사조사서를 사실과 다르게 작성하여 뇌사자가 아닌 사람에게 뇌사판정을 하게 한 경우에는 5년 이하의 금고 또는 5천만 원 이하의 벌금에 처한다. 〈개정 2017.10.24.〉

② 제1항의 죄를 범하여 사람을 상해에 이르게 한 경우에는 7년 이하의 금고 또는 7천만 원 이하의 벌금에 처한다. 〈개정 2017.10.24.〉

③ 제1항의 죄를 범하여 사람을 사망에 이르게 한 경우에는 10년 이하의 금고 또는 1억 원 이하의 벌금에 처한다. 〈개정 2017.10.24.〉

제48조(벌칙) 다음 각 호의 어느 하나에 해당하는 자는 5년 이하의 징역 또는 3천만 원 이하의 벌금에 처한다.

1. 제16조제1항을 위반하여 국립장기이식관리기관의 장에게 알리지 아니하고 뇌사판정업무를 하거나 제36조제2항에 따른 뇌사판정업무의 정지기간 중에 뇌사판정업무를 한 의료기관의 장
2. 제16조제2항 및 제3항에 따른 시설 · 장비 · 인력 등을 갖추지 아니하거나 뇌사판정위원회를 설치하

지 아니하고 뇌사판정업무를 한 의료기관의 장. 다만, 뇌사판정기관에 설치된 뇌사판정위원회가 제16조제4항 단서에 따라 뇌사판정업무를 하는 경우는 제외한다.

3. 제22조제3항을 위반하여 사망한 자로부터 장기등을 적출한 자
4. 제25조제3항을 위반하여 장기등을 적출하거나 이식한 자
5. 제26조제1항 전단을 위반하여 이식대상자의 선정기준에 따르지 아니하고 이식대상자를 선정한 자
6. 제26조제4항을 위반하여 이식대상자를 선정하거나 그 장기등을 이식한 자
7. 제27조를 위반하여 뇌사자의 장기등의 적출 또는 이식수술에 참여한 자

제48조(벌칙) 다음 각 호의 어느 하나에 해당하는 자는 5년 이하의 징역 또는 5천만 원 이하의 벌금에 처한다. 〈개정 2017.10.24.〉

1. 제16조제1항을 위반하여 국립장기이식관리기관의 장에게 알리지 아니하고 뇌사판정업무를 하거나 제36조제2항에 따른 뇌사판정업무의 정지기간 중에 뇌사판정업무를 한 의료기관의 장
2. 제16조제2항 및 제3항에 따른 시설 · 장비 · 인력 등을 갖추지 아니하거나 뇌사판정위원회를 설치하지 아니하고 뇌사판정업무를 한 의료기관의 장. 다만, 뇌사판정기관에 설치된 뇌사판정위원회가 제16조제4항 단서에 따라 뇌사판정업무를 하는 경우는 제외한다.
3. 제22조제3항을 위반하여 사망한 자로부터 장기등을 적출한 자
4. 제25조제3항을 위반하여 장기등을 적출하거나 이식한 자
5. 제26조제1항 전단을 위반하여 이식대상자의 선정기준에 따르지 아니하고 이식대상자를 선정한 자
6. 제26조제4항을 위반하여 이식대상자를 선정하거나 그 장기등을 이식한 자
7. 제27조를 위반하여 뇌사자의 장기등의 적출 또는 이식수술에 참여한 자

제49조(벌칙) 다음 각 호의 어느 하나에 해당하는 자는 3년 이하의 징역 또는 2천만 원 이하의 벌금에 처한다.

1. 제26조제2항 후단을 위반하여 이식대상자를 선정한 사유 및 선정결과를 국립장기이식관리기관의 장에게 알리지 아니한 자
2. 제28조제3항을 위반하여 뇌사자의 장기등을 적출한 사실을 관할 지방검찰청 또는 지방검찰청지청의 장에게 서면으로 알리지 아니한 자
3. 제31조를 위반하여 같은 조 제1항 각 호의 어느 하나에 해당하는 행위를 한 자

제49조(벌칙) 다음 각 호의 어느 하나에 해당하는 자는 3년 이하의 징역 또는 3천만 원 이하의 벌금에 처한다. 〈개정 2017.10.24.〉

1. 제26조제2항 후단을 위반하여 이식대상자를 선정한 사유 및 선정결과를 국립장기이식관리기관의 장에게 알리지 아니한 자
2. 제28조제3항을 위반하여 뇌사자의 장기등을 적출한 사실을 관할 지방검찰청 또는 지방검찰청지청의 장에게 서면으로 알리지 아니한 자
3. 제31조를 위반하여 같은 조 제1항 각 호의 어느 하나에 해당하는 행위를 한 자

제50조(벌칙) 다음 각 호의 어느 하나에 해당하는 자는 2년 이하의 징역 또는 1천만 원 이하의 벌금에 처한다.

1. 업무상 과실로 제11조제1항을 위반하여 감염성병원체에 감염된 장기등, 암세포가 침범한 장기등 또

는 이식에 적합하지 아니한 장기등을 적출하거나 이식한 자
2. 제13조제1항을 위반하여 등록기관으로 지정받지 아니하고 장기등기증자 등의 등록업무를 수행한 자
3. 제18조제5항을 위반하여 뇌사판정서 및 회의록의 사본과 해당 자료를 국립장기이식관리기관의 장에게 보내지 아니한 자
4. 제24조를 위반하여 장기등을 적출한 자
5. 제26조제3항을 위반하여 국립장기이식관리기관의 장의 승인을 받지 아니하고 이식대상자를 선정하여 장기등을 기증한 자
6. 제28조제1항을 위반하여 장기등의 적출 · 이식에 관한 기록을 작성하지 아니하거나 거짓으로 작성한 자
7. 제29조제1항을 위반하여 뇌사판정서 등 뇌사판정에 관련된 자료를 15년 동안 보존하지 아니한 자
8. 제29조제2항을 위반하여 장기등의 적출 · 이식에 관한 기록을 보존하지 아니한 자

제50조(벌칙) 다음 각 호의 어느 하나에 해당하는 자는 2년 이하의 징역 또는 2천만 원 이하의 벌금에 처한다. 〈개정 2017.10.24.〉
1. 업무상 과실로 제11조제1항을 위반하여 감염성병원체에 감염된 장기등, 암세포가 침범한 장기등 또는 이식에 적합하지 아니한 장기등을 적출하거나 이식한 자
2. 제13조제1항을 위반하여 등록기관으로 지정받지 아니하고 장기등기증자 등의 등록업무를 수행한 자
3. 제18조제5항을 위반하여 뇌사판정서 및 회의록의 사본과 해당 자료를 국립장기이식관리기관의 장에게 보내지 아니한 자
4. 제24조를 위반하여 장기등을 적출한 자
5. 제26조제3항을 위반하여 국립장기이식관리기관의 장의 승인을 받지 아니하고 이식대상자를 선정하여 장기등을 기증한 자
6. 제28조제1항을 위반하여 장기등의 적출 · 이식에 관한 기록을 작성하지 아니하거나 거짓으로 작성한 자
7. 제29조제1항을 위반하여 뇌사판정서 등 뇌사판정에 관련된 자료를 15년 동안 보존하지 아니한 자
8. 제29조제2항을 위반하여 장기등의 적출 · 이식에 관한 기록을 보존하지 아니한 자

제51조(자격정지의 병과) 이 법을 위반한 자를 유기징역에 처할 경우에는 10년 이하의 자격정지를 병과할 수 있다.

제52조(양벌규정) 법인의 대표자나 법인 또는 개인의 대리인, 사용인, 그 밖의 종업원이 그 법인 또는 개인의 업무에 관하여 제45조제2항 · 제3항, 제47조부터 제50조까지의 어느 하나에 해당하는 위반행위를 하면 그 행위자를 벌하는 외에 그 법인 또는 개인에게도 해당 조문의 벌금형을 과(科)한다. 다만, 법인 또는 개인이 그 위반행위를 방지하기 위하여 해당 업무에 관하여 상당한 주의와 감독을 게을리하지 아니한 경우에는 그러하지 아니하다.

제53조(과태료) ① 다음 각 호의 어느 하나에 해당하는 자에게는 500만원 이하의 과태료를 부과한다.
1. 제3조제3항을 위반하여 시정요구를 따르지 아니한 자
2. 제28조제1항을 위반하여 사후 경과에 관한 기록을 작성하지 아니하거나 거짓으로 작성한 자
3. 제29조제2항을 위반하여 사후 경과에 관한 기록을 보존하지 아니한 자

② 다음 각 호의 어느 하나에 해당하는 자에게는 300만원 이하의 과태료를 부과한다. 〈개정 2018.12.11.〉

1. 제14조제3항, 제15조제2항을 위반하여 등록결과를 국립장기이식관리기관의 장에게 알리지 아니한 자
2. 제17조제1항을 위반하여 뇌사추정자를 알리지 아니하거나 신고하지 아니한 자
3. 제23조를 위반하여 동의 및 승인 사실 또는 본인 여부를 확인하지 아니하거나 필요한 설명을 하지 아니한 자
4. 제26조제1항 후단 또는 제2항 후단을 위반하여 이식대상자의 선정사실을 장기등기증자, 이식대상자와 그 가족 · 유족에게 알리지 아니한 자
5. 제37조제4항을 위반하여 국립장기이식관리기관의 장에게 관련 자료를 이관하지 아니한 자

③ 다음 각 호의 어느 하나에 해당하는 자에게는 200만원 이하의 과태료를 부과한다.

1. 제34조제1항에 따른 명령을 이행하지 아니하거나 같은 조 제2항에 따른 조사를 거부 · 방해 또는 기피한 자
2. 제39조를 위반하여 국립장기이식관리기관 · 등록기관 · 뇌사판정기관 · 뇌사판정대상자관리전문기관 · 장기구득기관 또는 이식의료기관이라는 명칭을 사용한 자

④ 다음 각 호의 어느 하나에 해당하는 자에게는 100만원 이하의 과태료를 부과한다. 〈개정 2018.12.11.〉

1. 제14조제5항 또는 제15조제6항을 위반하여 등록을 말소하지 아니한 자
2. 제30조를 위반하여 기록의 열람 또는 사본의 제공 요구에 따르지 아니한 자
3. 제37조제1항 또는 제3항에 따른 신고 또는 통보를 하지 아니한 자

제54조(과태료의 부과 · 징수절차) 제53조에 따른 과태료는 대통령령으로 정하는 바에 따라 보건복지부장관 또는 그 소속 기관의 장이 부과 · 징수한다

부칙 <제17214호, 2020.4.7.>

제1조(시행일) 이 법은 공포 후 6개월이 경과한 날부터 시행한다.

제2조(국외 장기등 이식자 관리에 관한 적용례) 제27조의2의 개정규정은 이 법 시행 후 최초로 국외에서 장기등을 이식받는 사람부터 적용한다.

시행령 [별표 1]

뇌사판정의 기준(제21조 관련)

1. 뇌사판정의 기준

뇌사판정대상자를 뇌사자로 판정하기 위해서는 제2호 및 제3호에 모두 적합해야 한다.

2. 선행 조건

가. 원인질환이 확실할 것

나. 치료될 가능성이 없는 기질적(器質的)인 뇌병변(腦病變)이 있을 것

다. 깊은 혼수상태로서 자발호흡(自發呼吸)이 없고 인공호흡기로 호흡이 유지되고 있을 것

라. 치료 가능한 약물중독(마취제, 수면제, 진정제, 근육이완제, 독극물 등으로 인한 중독을 말한다)이나 대사성(代謝性) 장애의 가능성이 없을 것

마. 치료 가능한 내분비성 장애[간성혼수(肝性昏睡), 요독성혼수(尿毒性昏睡), 저혈당성뇌증(低血糖性腦症) 등을 말한다]의 가능성이 없을 것

바. 저체온상태[직장온도(直腸溫度)가 섭씨 32° 이하인 상태를 말한다]가 아닐 것

사. 쇼크상태가 아닐 것

3. 판정 기준

가. 외부 자극에 전혀 반응이 없는 깊은 혼수상태일 것

나. 자발호흡이 되살아날 수 없는 상태로 소실되었을 것

다. 두 눈의 동공이 확대 · 고정되어 있을 것

라. 뇌간반사(腦幹反射)가 완전히 소실되어 있을 것(다음의 반사가 모두 소실된 것을 말한다)

1) 광반사(光反射, Light reflex)

2) 각막반사(角膜反射, Corneal reflex)

3) 안구두부반사(眼球頭部反射, Oculo-cephalic reflex)

4) 전정안구반사(前庭眼球反射, Vestibular-ocular reflex)

5) 모양체척수반사(毛樣體脊髓反射, Cilio-spinal reflex)

6) 구역반사(嘔逆反射, Gag reflex)

7) 기침반사(Cough reflex)

마. 자발운동, 제뇌경직(除腦硬直), 제피질경직(除皮質硬直), 경련 등이 나타나지 않을 것

바. 무호흡검사 결과 자발호흡이 유발되지 않아 자발호흡이 되살아날 수 없다고 판정될 것

※ 무호흡검사: 자발호흡이 소실된 후 자발호흡의 회복 가능 여부를 판정하는 임상검사로서 그 검사방법은 다음과 같다. 100% 산소 또는 95% 산소와 5% 이산화탄소를 10분 동안 인공호흡기로 흡입시킨 후 인공호흡기를 제거한 상태에서 100% 산소 6ℓ/min를 기관내관(氣管內管)을 통하여 공급하면서, 10분 이내에 혈압을 관찰하여 혈액의 이산화탄소분압($PaCO_2$)이 50torr 이상으로 상승하는 것을 확인하였음에도 불구하고 자발호흡이 유발되지 않으면 자발호흡이 되살아날 수 없다고 판정하며, 검사가 불충분하거나 중단된 경우에는 혈류검사로 추가 확인해야 한다.

사. 다음의 구분에 따른 방법에 따라 가목부터 바목까지의 규정에 따른 판정 결과를 재확인하였을 때에도 그 결과가 같을 것

1) 뇌사판정대상자가 6세 이상인 경우: 1차 판정부터 6시간이 지난 후에 실시

2) 뇌사판정대상자가 1세 이상 6세 미만인 경우: 1차 판정부터 24시간이 지난 후에 실시

3) 뇌사판정대상자가 생후 2개월 이상 1세 미만인 경우: 1차 판정부터 48시간이 지난 후에 실시

아. 다음의 구분에 따른 방법에 따라 뇌파검사를 하였을 때에 평탄뇌파가 30분 이상 지속될 것

1) 뇌사판정대상자가 1세 이상인 경우: 사목에 따른 재확인 이후에 실시

2) 뇌사판정대상자가 생후 2개월 이상 1세 미만인 경우: 사목에 따른 재확인 이전과 이후에 각각 실시

3. 인체조직안전 및 관리 등에 관한 법률(약칭: 인체조직법)

[시행 2019.12.12] [법률 제15898호, 2018.12.11, 일부개정]
식품의약품안전처(바이오의약품정책과) 043-719-3304
보건복지부(생명윤리정책과) 044-202-2945

제1장 총칙

제1조(목적) 이 법은 사람의 신체적 완전성을 기하고 생리적 기능회복을 위하여 인체조직의 기증 · 관리 및 이식 등에 필요한 사항을 정함으로써 인체조직의 적정한 수급과 안전성을 도모하고 국민보건향상에 이바지함을 목적으로 한다.

제2조(기본이념) ① 인체조직의 기증 · 관리 및 이식은 인도적 정신에 따라 행하여져야 한다.

② 자신의 인체조직 기증에 관하여 표시한 의사는 존중되어야 한다. 이 경우 그 의사는 자발적이어야 한다.

③ 인체조직의 이식을 필요로 하는 사람은 사회적 · 경제적 조건 등에 관계없이 공평하게 이식을 받을 수 있는 기회를 가져야 한다.

④ 인체조직의 기증 · 관리 및 이식은 윤리적으로 타당하고 의학적으로 인정된 방법에 의하여 행하여져야 한다.

제3조(정의) 이 법에서 사용하는 용어의 정의는 다음과 같다. 〈개정 2005.1.27., 2008.2.29., 2010.1.18., 2014.1.28., 2016.2.4., 2018.12.11.〉

1. "인체조직"이라 함은 「장기등 이식에 관한 법률」 제4조제1호에 따른 장기등에 속하지 아니하는 다음 각 목의 어느 하나에 해당하는 것(이하 "조직"이라 한다)을 말한다.
   가. 뼈 · 연골 · 근막 · 피부 · 양막 · 인대 및 건
   나. 심장판막 · 혈관
   다. 신체의 일부로서 사람의 건강, 신체회복 및 장애예방을 위하여 채취하여 이식될 수 있는 것으로 대통령령이 정하는 것

2. "조직기증자"란 다른 사람의 기능회복을 위하여 대가 없이 특정한 조직을 제공하는 사람으로서 제7조의2제1항에 따라 조직기증자로 등록한 사람을 말한다.

2의2. "조직기증희망자"란 장래에 사망할 때 조직을 기증할 의사를 가진 사람으로서 제7조의2제1항에 따라 조직기증희망자로 등록한 사람을 말한다.

2의3. "잠재적 조직기증자"란 유족이 제16조의2에 따른 조직기증지원기관(이하 "조직기증지원기관"이라 한다), 「의료법」 제3조에 따른 의료기관(이하 "의료기관"이라 한다)에 조직기증에 관한 정보제공 및 상담을 요청한 사망자, 「장기등 이식에 관한 법률」 제20조에 따른 장기구득기관(이하 "장기구득기

관"이라 한다)에 신고된 뇌사추정자 중 가족이 조직기증에 관한 정보 제공 및 상담을 요청하여 조직기증지원기관으로 연계된 자를 말한다.

3. "조직이식"이라 함은 조직기증자로부터 기증된 안전성이 확보된 조직을 환자의 질환치료 등을 목적으로 이식하는 행위를 말한다.
4. "조직은행"이라 함은 이식을 목적으로 조직의 관리를 위하여 제13조제1항의 규정에 따라 허가받는 기관을 말한다.
5. "조직관리"라 함은 조직을 채취 · 저장 · 처리 · 보관 및 분배하는 행위를 말한다.
6. "살아있는 자" · "뇌사자" · "가족" 또는 "유족"의 정의는 「장기등 이식에 관한 법률」 제4조를 준용한다.

제4조(적용범위) 이 법은 사람의 신체의 완전성을 기하고 생리적 기능의 회복을 위하여 이식의 목적으로 살아 있는 자 · 뇌사자 · 사망한 자로부터 기증 · 관리 및 이식 등과 관련하여 국내에서 생산 혹은 외국으로부터 수입된 조직에 적용한다. 다만, 다음 각호의 1은 제외한다. 〈개정 2011.4.7.〉

1. 자가이식용 조직
2. 「약사법」, 「의료기기법」, 그 밖에 다른 법령의 적용을 받는 품목류 또는 품목

제5조(조직의 매매행위 등의 금지) ① 누구든지 금전 또는 재산상의 이익 그 밖의 반대급부를 주고받거나 주고받을 것을 약속하고 다음 각호의 1에 해당하는 행위를 하여서는 아니된다.

1. 뇌사자 또는 사망한 자의 조직을 제3자에게 주거나 제3자에게 주기 위하여 받는 행위 또는 이를 각각 약속하는 행위
2. 자신의 조직을 타인에게 주거나 타인의 조직을 자신에게 이식하기 위하여 받는 행위 또는 이를 각각 약속하는 행위
3. 제1호 또는 제2호의 행위를 알선하는 행위

② 누구든지 제1항의 규정을 위반한 행위가 있음을 인지한 때에는 그 행위와 관련되는 조직을 관리하거나 이식하여서는 아니된다.

제5조의2(국가 등의 책무) 국가와 지방자치단체는 조직의 이식이 필요한 모든 사람에게 이식받을 기회를 공평하게 제공하여야 하며, 조직의 기증 · 관리 및 이식 등이 적정하게 이루어지도록 하여야 한다.

[본조신설 2014.1.28.]

제6조(인체조직안전관리자문위원회) ①조직의 기증 · 관리 및 이식 등에 관하여 보건복지부장관 및 식품의약품안전처장의 자문에 응하여 다음 각호의 사항을 심의하기 위하여 보건복지부에 인체조직안전관리자문위원회(이하 "위원회"라 한다)를 둔다. 〈개정 2008.2.29., 2010.1.18., 2014.1.28., 2016.2.4.〉

1. 조직의 기증 · 관리 및 이식 등에 관한 기본정책 수립에 관한 사항
2. 조직은행의 허가기준 및 운영에 관한 사항
3. 제16조의3에 따른 공공조직은행(이하 "공공조직은행"이라 한다)의 공적 운영 및 조직분배의 적정성에 관한 사항
4. 수입 조직의 관리방안에 관한 사항
5. 조직품질 · 조직검사 또는 조직관리의 정확도 평가(이하 "정도관리"라 한다)에 관한 사항
6. 그 밖에 조직의 기증 · 관리 및 이식에 관한 조사 · 연구 등에 관하여 보건복지부장관이 부의하는 사항

② 위원회는 위원장과 부위원장 각 1명을 포함한 15명 이내의 위원으로 구성하고, 위원장과 부위원장은 위원 중에서 호선하며 위원은 다음 각 호의 사람이 된다. 이 경우 공무원이 아닌 위원이 전체 위원의 과반수가 되도록 하여야 한다. 〈신설 2018.12.11.〉

1. 보건복지부 및 식품의약품안전처에서 조직의 기증 · 관리 및 이식 등에 관한 업무를 수행하는 3급이나 3급 상당 또는 고위공무원단에 속하는 공무원 중에서 소속 기관의 장이 지명하는 사람
2. 조직의 기증 · 관리 및 이식에 관한 학식과 경험이 풍부한 사람 중에서 보건복지부장관이 위촉하는 사람

③ 제2항제2호에 따른 위원의 임기는 2년으로 한다. 〈신설 2018.12.11.〉

④ 그 밖에 위원회의 구성 및 운영 등에 관하여 필요한 사항은 대통령령으로 정한다. 〈개정 2018.12.11.〉

제6조의2(국립조직기증관리기관) ① 보건복지부장관은 조직의 기증에 관한 사항을 적정하게 관리하기 위하여 조직기증관리기관(이하 "국립조직기증관리기관"이라 한다)을 두되, 「장기등 이식에 관한 법률」 제10조에 따른 국립장기이식관리기관이 그 역할을 수행하도록 한다.

② 국립조직기증관리기관은 다음 각 호의 업무를 수행한다. 〈개정 2016.2.4.〉

1. 조직기증자 및 조직기증희망자의 등록 및 관리
2. 제7조의3에 따른 조직기증자등록기관(이하 "등록기관"이라 한다), 조직기증지원기관 및 공공조직은행에 관한 지도 및 감독
3. 제12조에 따른 조직 분배에 관한 관리
4. 조직의 기증에 관한 조사 · 연구 · 정보 및 통계의 작성
5. 그 밖에 조직의 기증에 관하여 대통령령으로 정하는 업무

[본조신설 2014.1.28.]

제2장 조직의 관리

제7조(조직의 기증에 관한 동의) ① 조직 기증에 관한 동의는 「장기등 이식에 관한 법률」 제12조를 준용한다. 〈개정 2014.1.28.〉

② 제1항의 규정에 의한 동의에는 다음 각호의 사항이 포함되어야 한다. 〈개정 2008.2.29., 2010.1.18., 2014.3.18.〉

1. 조직의 보존기간 그 밖의 보관에 관한 사항
2. 동의의 철회 등 동의자의 권리 및 정보보호에 관한 사항
3. 조직의 분배 · 이식의 적합성을 결정하기 위한 혈액검사, 병력 및 투약이력의 조사 등에 관한 사항
4. 그 밖에 보건복지부령이 정하는 사항

③ 조직을 채취하고자 하는 자는 제1항의 규정에 의한 동의를 얻는 때에는 미리 제2항 각호의 사항에 대하여 충분히 설명하여야 한다.

④ 동의서의 서식 및 보존 등에 관하여 필요한 사항은 보건복지부령으로 정한다. 〈개정 2008.2.29., 2010.1.18.〉

제7조의2(조직기증자 등의 등록 등) ① 조직기증자 또는 조직기증희망자가 되려는 사람은 등록기관에 보건복지부령으로 정하는 바에 따라 등록을 신청하여야 한다. 다만, 조직기증자가 뇌사자 또는 사망한

사람인 경우에는 그 가족 또는 유족 중 1명이 등록을 신청할 수 있다.

② 조직기증자 또는 조직기증희망자의 등록 결정 및 통보, 등록의 철회 및 말소 등에 관하여는 「장기등 이식에 관한 법률」 제14조 및 제15조를 준용한다.

[본조신설 2014.1.28.]

제7조의3(조직기증자등록기관의 지정 등) ① 조직기증자 및 조직기증희망자 등록에 관한 업무를 수행하려는 자는 대통령령으로 정하는 시설 · 인력 등을 갖추고 보건복지부장관으로부터 조직기증자등록기관으로 지정을 받아야 한다. 지정받은 사항 중 보건복지부령으로 정하는 중요 사항을 변경할 때에도 같다.

② 등록기관으로 지정받을 수 있는 자는 다음 각 호와 같다. 〈개정 2016.2.4.〉

1. 국가 또는 지방자치단체
2. 의료기관
3. 조직기증 및 이식과 관련된 사업을 목적으로 설립된 비영리법인
4. 「공공기관의 운영에 관한 법률」 제4조에 따른 공공기관

③ 등록기관의 업무는 다음 각 호와 같다.

1. 조직기증자 접수 · 등록 및 그 결과의 국립조직기증관리기관 및 식품의약품안전처장에의 통보
2. 조직기증희망자의 접수 · 등록 및 그 결과의 국립조직기증관리기관에의 통보
3. 조직기증자 또는 조직기증희망자의 개인정보 관리 및 기증 관련 정보 제공
4. 조직기증에 관한 홍보 및 상담
5. 그 밖에 조직기증자 및 조직기증희망자 등록에 관하여 보건복지부령으로 정하는 업무

④ 제1항에도 불구하고 다음 각 호의 어느 하나에 해당하는 자는 별도의 지정 절차 없이 등록기관의 업무를 할 수 있다.

1. 「장기등 이식에 관한 법률」 제13조에 따라 장기이식등록기관으로 지정받은 자
2. 제13조제2항제1호 · 제2호에 따라 조직은행으로 허가받은 자
3. 조직기증지원기관으로 지정받은 자

⑤ 그 밖에 등록기관의 지정 절차 및 운영 등에 필요한 사항은 보건복지부령으로 정한다.

[본조신설 2014.1.28.]

제8조(조직의 채취요건) ① 뇌사자와 사망한 자의 조직은 다음 각호의 1에 해당하는 경우에 한하여 이를 채취할 수 있다. 〈개정 2014.1.28.〉

1. 본인이 뇌사 또는 사망전에 조직의 채취에 동의한 경우. 다만, 그 가족 또는 유족이 조직 등의 채취를 명시적으로 거부하는 경우를 제외한다.
2. 본인이 뇌사 또는 사망전에 조직의 채취에 동의 또는 반대하였다는 사실이 확인되지 아니한 경우로서 그 가족 또는 유족이 조직의 채취에 동의한 경우. 다만, 본인이 16세 미만의 미성년자인 경우에는 그 부모가 조직의 채취에 동의한 경우에 한한다.

② 살아 있는 자로부터 조직을 채취할 경우에는 본인의 동의가 있는 경우에 한한다. 다만, 미성년자의 조직을 채취하고자 하는 경우에는 본인의 동의외에 부모의 동의를 얻어야 한다.

③ 제1항 및 제2항의 규정에 의하여 동의한 자는 조직의 채취를 위한 수술이 시작되기 전까지 언제든지 조직채취에 관한 동의의 의사표시를 철회할 수 있다.

제9조(조직의 분배 · 이식의 금지 등) 다음 각호의 1에 해당하는 조직은 이를 분배하거나 이식하여서는 아니된다. 〈개정 2005.1.27., 2008.2.29., 2010.1.18., 2013.3.23., 2014.3.18.〉

1. 이식에 적합하지 아니한 B형 또는 C형 간염 · 매독 · 후천성면역결핍증후군 등 전염성질환에 감염되거나 감염이 의심되는 조직
2. 치매 등 퇴행성 신경질환을 가진 기증자의 조직
3. 사망원인이 분명하지 아니한 기증자의 조직
4. 유해성물질에 노출된 기증자의 조직
5. 암세포의 전이 우려가 있는 조직
6. 제8조제1항 · 제2항, 제13조제1항 또는 제17조제1항을 위반한 조직
7. 그 밖에 제1호부터 제6호까지에 준하는 조직으로 이식대상자의 생명 · 신체에 위해를 가할 우려가 있어 이식에 적합하지 아니하다고 총리령이 정하는 조직

제10조(조직의 안전성확보) ① 조직은행은 직접 국내에서 채취 · 처리한 조직과 외국에서 수입한 조직에 대하여 다른 조직은행 또는 조직이식을 행하는 의료기관(이하 "조직이식의료기관"이라 한다)에 분배하기 전에 총리령으로 정하는 바에 따라 이식의 적합성 여부를 검사하여야 한다. 이 경우 조직은행은 분배 · 이식에 부적합한 조직을 발견하였을 때에는 총리령으로 정하는 바에 따라 이를 폐기처분하고 식품의약품안전처장에게 보고하여야 한다. 〈개정 2018.12.11.〉

② 조직을 채취하려는 조직은행은 조직기증자의 병력 및 투약이력 등에 대하여 조직기증자 또는 유가족을 통하여 문진하여야 한다. 〈신설 2018.12.11.〉

③ 조직을 채취하려는 조직은행은 「국민건강보험법」에 따른 건강보험심사평가원(이하 "심사평가원"이라 한다)에 조직기증자에 대한 병력 및 투약이력의 조사를 요청하여야 한다. 이 경우 심사평가원은 정당한 사유가 없으면 이에 따라야 하며, 그 결과를 통보하여야 한다. 〈신설 2014.3.18., 2018.12.11.〉

④ 제3항에도 불구하고 제16조의2제7항에 따라 조직기증지원기관으로부터 확인결과를 통보받은 조직은행은 심사평가원에 병력 및 투약이력의 조사를 요청하지 아니할 수 있다. 〈신설 2014.3.18., 2018.12.11.〉

⑤ 조직은행은 제2항에 따른 문진을 하였거나 제3항 또는 제4항에 따른 통보를 받은 경우에는 조직이 제9조 각 호의 어느 하나에 해당하는지 확인하여야 하며, 그 결과 분배 · 이식에 부적합한 조직을 발견하였을 때에는 총리령으로 정하는 바에 따라 폐기처분하고 이를 식품의약품안전처장에게 보고하여야 한다. 〈신설 2014.3.18., 2018.12.11.〉

⑥ 조직은행은 제1항 후단 및 제5항에도 불구하고 다음 각 호의 어느 하나에 해당하는 경우에는 분배 · 이식에 부적합한 조직을 폐기처분하지 아니하고 직접 사용하거나 이를 사용하려는 다른 조직은행에 공급할 수 있다. 이 경우 그 용도 및 수량, 사용 · 공급 조직은행명 등 조직의 사용 및 수급 현황에 관하여 총리령으로 정하는 바에 따라 식품의약품안전처장에게 보고하여야 한다. 〈신설 2018.12.11.〉

1. 사람의 건강, 신체회복 및 장애예방 등을 위한 의학연구에 사용하는 경우
2. 조직의 품질 수준의 평가 · 검증 · 관리에 사용하는 경우

⑦ 제1항에 따른 조직이식의 적합성여부에 관한 판정기준, 제2항부터 제5항까지의 규정에 따른 확인방법 및 절차, 제6항에 따른 보고의 방법 및 절차 등에 필요한 사항은 총리령으로 정한다. 〈개정

2008.2.29., 2010.1.18., 2013.3.23., 2014.3.18., 2018.12.11.〉

제11조(조직은행의 정도관리) ① 식품의약품안전처장은 조직은행으로 하여금 정도관리를 받게 할 수 있고, 정도관리 결과를 공개할 수 있다. 〈개정 2008.2.29., 2010.1.18., 2013.3.23.〉

② 제1항의 규정에 의한 정도관리의 절차, 정도관리 결과의 공개 그 밖에 정도관리에 필요한 사항은 총리령으로 정한다. 〈개정 2010.1.18., 2013.3.23.〉

제12조(조직분배의 우선순위) 조직기증자로부터 조직을 채취한 조직은행은 다른 조직은행 또는 조직이식 의료기관에 조직을 분배하는 경우에 의료적 측면에서 조직이식의 시급성 및 기대효과의 경중을 감안하여 대통령령으로 정하는 바에 따라 분배우선순위를 적용하여 제공하여야 한다. 〈개정 2014.1.28., 2018.12.11.〉

[제목개정 2014.1.28.]

제13조(조직은행의 허가 등) ① 조직은행을 설립하고자 하는 자는 대통령령이 정하는 시설·장비·인력·품질관리체계 등을 갖추고 총리령으로 정하는 바에 따라 식품의약품안전처장의 허가를 받아야 한다. 허가받은 사항 중 총리령으로 정하는 중요 사항을 변경하려는 경우에도 같다. 〈개정 2008.2.29., 2010.1.18., 2013.3.23., 2014.1.28.〉

② 조직은행으로 허가를 받을 수 있는 자는 다음 각호와 같다. 다만, 제3호 및 제4호에 해당하는 자는 조직의 기증 또는 채취 업무를 할 수 없다. 〈개정 2016.2.4.〉

1. 의료기관
2. 조직에 관련된 사업을 주된 목적으로 하여 설립된 비영리법인
3. 조직가공처리업자
4. 조직수입업자

③ 조직은행의 업무는 다음 각호와 같다. 〈개정 2018.12.11.〉

1. 조직의 채취·저장·처리·수입·보관 및 분배에 관한 업무
2. 조직기증자의 관리 및 조직기증을 위한 홍보·상담에 관한 업무
3. 조직기증자의 선별 및 조직의 품질보증에 관한 업무
4. 그 밖에 조직이식의 안전성확보를 위하여 필요한 사항으로서 대통령령이 정하는 업무

제13조의2(의료관리자 등) ① 조직은행의 장은 그 조직은행마다 의사 또는 치과의사 자격을 가진 사람으로서 조직기증자의 병력 검토, 질병 여부 진단 및 조직 채취 행위 등을 관리하는 업무(이하 "의료관리업무"라 한다)를 수행하는 의료관리자를 1명 이상 두어야 한다.

② 제1항에 따른 의료관리자는 의료관리업무를 수행함에 있어 다음 각 호의 사항을 준수하여야 한다.

1. 제9조에 따른 조직의 분배·이식 금지 대상 여부를 판정하여 적합한 조직만을 분배승인할 것
2. 사망한 기증자로부터 조직을 채취할 때에는 채취 상황 등을 감안하여 조직이 안전하다고 판단되는 경우에만 채취할 것
3. 그 밖에 총리령으로 정하는 사항

③ 제1항에 따른 의료관리자는 의료기관 등에서 의사 등의 업무를 겸직할 수 있다. 다만, 제13조제2항제1호 또는 제2호에 해당하는 조직은행의 의료관리자가 겸직하고자 하는 경우에는 해당 조직은행의 소재지와 의료기관 등의 소재지가 같아야 한다.

④ 조직은행의 장은 의료관리업무를 방해하여서는 아니 되며, 의료관리자가 업무 수행을 위하여 필요한 사항을 요청하면 정당한 사유 없이 거부하여서는 아니 된다.

[본조신설 2014.3.18.]

제13조의3(지위의 승계) ① 제13조에 따라 허가받은 자가 사망하거나 그 영업을 양도한 경우 또는 법인인 조직은행이 합병한 경우에는 그 상속인, 영업을 양수한 자 또는 합병 후 존속하는 법인이나 합병에 따라 설립되는 법인(이하 "양수인등"이라 한다)이 그 허가받은 자의 지위를 승계한다. 이 경우 양수인등은 제13조제2항 각 호의 어느 하나에 해당하여야 한다.

② 제1항에 따라 허가받은 자의 지위를 승계한 자는 총리령으로 정하는 바에 따라 1개월 이내에 식품의약품안전처장에게 신고하여야 한다.

[본조신설 2018.12.11.]

제13조의4(행정제재처분 효과의 승계) 제13조의3에 따라 지위를 승계한 경우에 종전의 허가받은 자에 대한 행정제재처분의 효과는 그 처분이 있었던 날부터 1년간 양수인등에 승계되며, 행정제재처분의 절차가 진행 중일 때에는 양수인등에 대하여 행정제재처분의 절차를 속행(續行)할 수 있다. 다만, 양수인등이 지위를 승계할 때에 그 처분 또는 위반 사실을 알지 못한 경우에는 그러하지 아니하다.

[본조신설 2018.12.11.]

제14조(조직은행 허가의 유효기간 등) ① 제13조에 따른 조직은행 허가의 유효기간은 허가받은 날부터 3년으로 한다. 〈개정 2018.12.11.〉

② 제1항에 따른 유효기간이 만료된 후 계속하여 조직은행을 운영하려는 자는 식품의약품안전처장에게 갱신허가를 받아야 한다. 〈개정 2018.12.11.〉

③ 식품의약품안전처장은 조직은행이 허가 갱신 이전 3년간 조직의 채취 · 저장 · 처리 · 수입 · 보관 또는 분배 실적이 없으면 갱신허가를 하지 아니할 수 있다. 〈신설 2018.12.11.〉

④ 식품의약품안전처장은 제2항에 따른 갱신허가 신청을 받은 날부터 총리령으로 정하는 기간 내에 갱신허가 여부를 신청인에게 통지하여야 한다. 〈신설 2018.12.11.〉

⑤ 식품의약품안전처장이 제4항에서 정한 기간 내에 갱신허가 여부 또는 민원 처리 관련 법령에 따른 처리기간의 연장을 신청인에게 통지하지 아니하면 그 기간(민원 처리 관련 법령에 따라 처리기간이 연장 또는 재연장된 경우에는 해당 처리기간을 말한다)이 끝난 날의 다음 날에 갱신허가를 한 것으로 본다. 〈신설 2018.12.11.〉

⑥ 제2항부터 제5항까지의 규정에 따른 갱신허가의 기준 · 절차 등에 관하여 필요한 사항은 대통령령으로 정한다. 〈개정 2014.3.18., 2018.12.11.〉

[제목개정 2018.12.11.]

제15조(조직은행의 준수사항) ① 조직은행의 장은 조직관리 및 품질보증 등 조직의 안전을 위하여 총리령으로 정하는 사항을 준수하여야 한다. 〈개정 2014.3.18.〉

② 조직은행이 다른 조직은행과의 협력을 통하여 각각의 업무를 수행하는 경우 협력관계 및 계약관계를 명확히 하여야 한다. 다만, 조직 채취에 관한 업무는 총리령으로 정하는 바에 따라 다른 조직은행이나 의료기관의 시설을 이용할 수 있다. 〈개정 2014.1.28.〉

③ 조직은행이 다른 조직은행이나 조직이식의료기관에게 시술에 필요한 조직을 제공하는 경우에는 비영

리원칙을 준수하여야 한다. 다만, 조직은행은 다음 각 호의 어느 하나에 해당하는 경비를 보건복지부령으로 정하는 바에 따라 다른 조직은행이나 조직이식의료기관에 요구할 수 있다. 〈개정 2008.2.29., 2010.1.18., 2014.1.28.〉

1. 기증 · 관리 및 이식 등에 소요된 경비
2. 비영리법인 또는 의료기관인 조직은행에서 생산한 조직이 아닌 경우에 소요된 경비

④ 조직은행에 종사하는 조직 취급관련 의료인 그 밖의 종사자로서 총리령이 정하는 자는 총리령이 정하는 소정의 교육을 받아야 한다. 〈개정 2008.2.29., 2010.1.18., 2013.3.23.〉

⑤ 조직은행의 장은 제4항에 따라 해당 조직은행의 교육 대상자가 교육을 받도록 하여야 한다. 〈신설 2014.3.18.〉

⑥ 조직의 제공절차, 조직의 보관규모, 관리책임자 및 관리현황의 보고 그 밖의 필요한 사항은 총리령으로 정한다. 〈개정 2008.2.29., 2010.1.18., 2013.3.23., 2014.3.18.〉

⑦ 조직은행의 장은 이식이 가능하도록 처리 과정이 완료된 조직의 최종 용기나 포장을 총리령으로 정하는 바에 따라 봉함하여야 하며, 봉함된 용기나 포장을 개봉 또는 재포장하여 조직을 분배하여서는 아니 된다. 〈신설 2014.3.18.〉

제15조의2(조직의 표시 및 기재 사항) 조직은행의 장은 조직의 용기나 포장에 다음 각 호에 해당하는 사항을 적어야 한다. 다만, 총리령으로 정하는 바에 따라 일정 용기나 포장에는 다음 각 호에 해당하는 사항 중 그 일부만을 적을 수 있다.

1. 조직은행(수입한 조직의 경우에는 수출국 제조원을 포함한다)의 명칭과 소재지
2. 조직의 명칭 및 세부 명칭
3. 조직의 제조번호와 사용기한
4. 조직의 크기, 중량 및 치수
5. 조직의 보관방법
6. "인체조직"이라는 문자
7. 그 밖에 총리령으로 정하는 사항

[본조신설 2014.3.18.]

제15조의3(첨부문서 기재사항) 조직은행의 장은 다음 각 호에 해당하는 사항을 적어 조직의 용기나 포장에 첨부하여야 한다. 다만, 해당 조직은행이 속한 의료기관에 조직을 분배할 경우에는 생략할 수 있다.

1. 조직의 보관 및 사용 방법
2. 조직 채취 국가명
3. 조직기증자에 대한 검사의 결과
4. 포장 개봉 후 사용시간 제한 등의 사항
5. 개별 포장된 조직은 한 환자에게만 사용가능하다는 사항
6. 그 밖에 총리령으로 정하는 사항

[본조신설 2014.3.18.]

제15조의4(기재상의 주의) ① 제15조의2 및 제15조의3에 규정된 사항은 다른 문자, 기사, 그림 또는 도안보다 쉽게 볼 수 있는 부분에 총리령으로 정하는 바에 따라 한글로 적어야 하며, 필요한 경우 한자 등

을 병기할 수 있다.

② 조직은행의 장은 용기나 포장 또는 첨부문서에 다음 각 호의 사항을 적어서는 아니 된다.

1. 해당 조직에 관하여 거짓이나 오해할 우려가 있는 사항
2. 정부기관 또는 특정 단체가 공인 · 추천 · 지도하거나 사용하고 있다는 사항이나 불법적으로 외국 상표 · 상호 등을 표시하는 사항

[본조신설 2014.3.18.]

제16조(조직의 채취시 준수사항) ① 조직을 채취하고자 하는 조직은행은 다음 각호의 사항을 준수하여야 한다. 〈개정 2014.3.18.〉

1. 제7조 또는 제8조제1항 · 제2항의 규정에 의한 동의의 사실을 확인할 것
2. 본인 또는 동의권자에게 다음 각목의 사항을 충분히 설명할 것
   가. 조직기증자의 혈액검사, 병력 및 투약이력의 조사 등에 관한 사항
   나. 조직의 채취수술의 내용
   다. 조직기증후의 장례절차에 대한 사전 설명
   라. 그 밖에 조직의 기증과 관련하여 사전에 알아두어야 할 사항

② 제1항의 규정에 의한 본인 또는 동의권자에 대한 설명시 준수하여야 할 세부절차 · 내용 그 밖의 필요한 사항은 보건복지부장관이 정한다. 〈개정 2008.2.29., 2010.1.18.〉

제16조의2(조직기증지원기관) ① 보건복지부장관은 조직의 안정적 수급을 지원하기 위하여 다음 각 호의 업무를 수행하는 조직기증지원기관을 지정할 수 있다. 〈개정 2016.2.4.〉

1. 조직은행, 의료기관 및 장기구득기관 등 관련 기관과 협력을 통한 잠재적 조직기증자 관리 및 조직기증자 발굴
2. 잠재적 조직기증자의 조직기증 적합성 판단을 위한 의무기록의 열람(이 경우 열람은 「의료법」 제2조의 의료인이 하여야 한다)
3. 조직기증자와 그 유족에 대한 관리 및 지원
4. 조직기증에 관한 조사 · 연구 및 교육
5. 그 밖에 조직기증 활성화를 위하여 보건복지부령으로 정하는 업무

② 조직기증지원기관으로 지정받을 수 있는 기관은 다음 각 호와 같다.

1. 의료기관
2. 조직의 기증 및 이식에 관련된 사업을 주된 목적으로 설립된 비영리법인

③ 조직기증지원기관으로 지정받은 자가 지정받은 사항 중 보건복지부령으로 정하는 사항을 변경하려면 보건복지부장관에게 변경신고를 하여야 한다.

④ 조직기증지원기관으로 지정받으려는 자는 대통령령으로 정하는 시설 및 인력 등을 갖추어야 한다.

⑤ 조직기증지원기관은 심사평가원에 조직기증자에 대한 병력 및 투약이력의 조사를 요청할 수 있다. 이 경우 심사평가원은 정당한 사유가 없으면 이에 따라야 하며, 그 결과를 통보하여야 한다. 〈신설 2014.3.18.〉

⑥ 조직기증지원기관은 제5항에 따른 통보를 받은 경우에는 조직이 제9조 각 호의 어느 하나에 해당하는지 확인할 수 있다. 그 결과 조직기증자의 조직이 분배 · 이식에 부적합한 경우에는 본인 또는 가족 ·

유족에게 통보하여야 한다. 〈신설 2014.3.18.〉

⑦ 조직기증지원기관은 조직기증자를 조직은행에 이송한 경우에는 해당 조직은행에 제6항에 따른 확인결과를 통보하여야 한다. 〈신설 2014.3.18., 2018.12.11.〉

⑧ 제5항부터 제7항까지에 따른 확인방법 및 절차 등에 필요한 사항은 제10조제7항을 준용한다. 〈신설 2014.3.18., 2018.12.11.〉

⑨ 의료기관의 장은 잠재적 조직기증자의 가족 또는 유족이 조직기증에 관한 정보 제공 및 상담을 신청한 경우 즉시 조직기증지원기관의 장에게 통보하여야 한다. 〈신설 2016.2.4.〉

⑩ 조직기증지원기관의 장은 조직기증 정보 제공 및 상담을 위하여 필요한 경우 장기구득기관의 장에게 뇌사추정자 및 뇌사판정대상자의 이름, 성별, 생년월일과 입원한 의료기관명의 제공을 요청할 수 있다. 이 경우 장기구득기관의 장은 그 정보를 제공하여야 한다. 〈신설 2016.2.4.〉

⑪ 조직기증지원기관의 지정 절차 및 운영 등에 필요한 사항은 보건복지부령으로 정한다. 〈개정 2014.3.18., 2016.2.4.〉

[본조신설 2014.1.28.]

제16조의3(공공조직은행) ① 보건복지부장관은 조직기증지원기관에서 발굴한 조직의 채취, 가공처리 및 분배 등 조직관리를 공익성, 비영리성의 원칙 아래 수행하기 위하여 공공조직은행을 지정하여 운영하여야 한다.

② 공공조직은행으로 지정받을 수 있는 자는 제13조제2항제1호 및 제2호에 해당하는 조직은행이다.

③ 공공조직은행은 뇌사자 및 사망자에 대한 조직 기증 업무를 수행할 수 없다.

④ 공공조직은행의 장은 보건복지부령으로 정하는 재무 · 회계에 관한 기준에 따라 공공조직은행을 투명하게 운영하여야 한다.

⑤ 공공조직은행의 장은 조직관리 현황을 국립조직기증관리기관의 장에게 보고하여야 하며, 위원회는 정기적으로 공공조직은행의 조직 분배의 적정성에 대하여 심의하여야 한다.

⑥ 공공조직은행의 지정 절차, 준수사항 및 운영 등에 필요한 사항은 보건복지부령으로 정한다.

[본조신설 2016.2.4.]

제17조(조직의 수입) ①조직은행외의 자는 조직을 수입하여서는 아니된다.

② 조직을 수입하려는 조직은행의 장은 총리령으로 정하는 바에 따라 조직마다 식품의약품안전처장의 승인을 받아야 한다. 승인받은 사항을 변경하려는 경우에도 같다. 〈개정 2014.1.28.〉

③ 식품의약품안전처장은 외국에서 수입되는 조직의 안전성 확보 등을 위하여 총리령으로 정하는 바에 따라 해당 조직을 처리한 기관 · 법인 · 단체 등 수출국 제조원에 대한 실태조사를 할 수 있다. 이 경우 식품의약품안전처장은 수출국 제조원이 실태조사를 정당한 사유 없이 거부하거나 실태조사 결과 수입조직으로 인한 위해발생의 우려가 있는 경우에는 총리령으로 정하는 바에 따라 해당 수출국 제조원의 조직에 대하여 수입중단 조치를 할 수 있다. 〈신설 2014.1.28., 2018.12.11.〉

④ 조직을 수입하는 조직은행의 장은 조직별로 총리령으로 정하는 사항이 기록된 수입 조직 관리현황 자료를 작성하고 이를 비치하여야 한다. 〈신설 2014.1.28.〉

제17조의2(수출국 제조원의 등록) ① 조직은행의 장은 제17조제2항 전단에 따른 승인을 받은 후 그 승인받은 조직을 수입하려면 해당 조직의 수출국 제조원을 총리령으로 정하는 바에 따라 식품의약품안전

처장에게 등록하여야 한다.

② 조직은행의 장은 제1항에 따라 등록한 사항을 변경하려는 경우에는 총리령으로 정하는 바에 따라 식품의약품안전처장에게 변경등록을 하여야 한다.

③ 제1항 및 제2항에서 규정한 사항 외에 등록 및 변경등록의 절차와 방법 등에 필요한 사항은 총리령으로 정한다.

[본조신설 2018.12.11.]

제18조(해부 또는 검시의 우선) 형사소송법 또는 검역법에 의하여 해부 또는 검시를 하여야 하는 경우에는 그 해부 또는 검시전에 조직의 이식을 위한 조직의 채취를 할 수 없다. 다만, 진료를 담당한 의료인이 채취할 조직과 사망의 원인간에 상관관계가 없고 해부 또는 검시를 기다려서는 채취할 시기를 상실할 우려가 있다고 판단하는 경우에는 관할 지방검찰청 또는 지방검찰지청의 검사, 관할 검역소장의 승인과 유족의 동의를 얻어 조직을 채취할 수 있다.

제19조(기록의 작성 및 보고 등) ① 조직은행은 연 1회 총리령이 정하는 바에 의하여 조직의 기증 · 관리 및 이식에 관한 사항을 작성하고 식품의약품안전처장에게 보고하여야 한다. 〈개정 2008.2.29., 2010.1.18., 2013.3.23.〉

② 조직이식의료기관은 이식결과를 총리령이 정하는 바에 의하여 조직은행에 통보하여야 한다. 이를 통보받은 조직은행은 제1항의 규정에 의한 보고시 이를 포함하여 보고하여야 한다. 〈개정 2008.2.29., 2010.1.18., 2013.3.23.〉

③ 조직은행 및 조직이식의료기관은 총리령으로 정하는 바에 따라 각 조직마다 분배부터 이식까지 조사 · 기록하는 추적조사를 실시하고, 그 결과 및 부작용 등을 식품의약품안전처장에게 보고하여야 한다. 〈개정 2008.2.29., 2010.1.18., 2013.3.23., 2014.3.18.〉

제20조(기록의 보존) 조직은행 및 조직이식의료기관의 장은 조직의 기증 · 관리 및 이식 등에 관한 기록을 보건복지부장관이 정하는 바에 따라 10년간 보존하여야 한다. 〈개정 2008.2.29., 2010.1.18.〉

제21조(기록의 열람 등) 조직은행의 장은 조직을 기증한 자나 그 유족이 당해 조직의 채취 또는 이식에 관한 기록의 열람 또는 사본의 교부를 요구하는 경우에 조직기증 제반에 관한 기록 또는 이식에 관한 기록을 열람시키거나 사본을 교부하여야 한다. 다만, 진료를 담당한 의료인이 그 기록의 내용을 조직을 기증하거나 이식받은 자가 알게 되는 경우 그의 치료 또는 회복에 현저한 지장을 초래할 우려가 있다고 판단하는 때에는 이를 거부할 수 있다.

제22조(비밀의 유지) ① 등록기관 · 조직기증지원기관 · 조직은행 · 조직이식의료기관 또는 조직의 기증 · 관리 및 이식 관련업무에 종사하는 자로서 대통령령이 정하는 자는 이 법에 특별히 규정한 경우를 제외하고는 당해 조직기증자 등의 조직 채취 · 이식과 관련된 업무를 담당하는 자외의 자에게 다음 각 호의 1에 해당하는 사항을 알려주어서는 아니된다. 〈개정 2014.1.28., 2014.3.18., 2016.2.4.〉

1. 조직기증자와 채취한 조직에 관한 사항, 조직기증자의 병력 및 투약이력의 조사결과에 관한 사항, 조직기증자 및 잠재적 조직기증자의 의무기록에 관한 사항, 장기구득기관에서 연계받은 뇌사추정자 및 뇌사판정대상자에 관한 사항
2. 이식대상자와 이식한 조직에 관한 사항
3. 조직 기증희망자에 관한 사항

② 다음 각호의 1에 해당하는 경우에는 제1항의 규정을 적용하지 아니한다. 〈개정 2014.1.28.〉

1. 범죄수사를 위한 수사기관이 조직 등의 채취 또는 이식과 관련된 자료를 요청한 경우
2. 재판과 관련되어 법관이 조직 등의 채취 또는 이식과 관련된 자료를 요청한 경우
3. 「장기등 이식에 관한 법률」에 따라 장기등 기증을 목적으로 요청한 경우

제3장 감독

제23조(보고 · 조사 등) ① 보건복지부장관, 식품의약품안전처장 또는 국립조직기증관리기관의 장은 조직의 기증 · 관리 및 이식 등과 관련하여 필요하다고 인정하는 경우에는 등록기관 · 조직기증지원기관 · 조직은행 · 조직이식의료기관의 장 및 그 종사자에 대하여 그 업무에 관하여 필요한 명령을 하거나 보고 또는 관계서류의 제출을 명할 수 있다. 〈개정 2008.2.29., 2010.1.18., 2013.3.23., 2014.1.28.〉

② 보건복지부장관, 식품의약품안전처장 또는 국립조직기증관리기관의 장은 제1항에 따른 등록기관 · 조직기증지원기관 · 조직은행 · 조직이식의료기관의 관계 서류 등에 대하여 대통령령으로 정하는 바에 따라 관계공무원으로 하여금 조사하게 할 수 있다. 이 경우 조사를 담당하는 관계공무원은 그 권한을 표시하는 증표를 지니고 이를 관계인에게 내보여야 한다. 〈개정 2008.2.29., 2010.1.18., 2010.1.18., 2013.3.23., 2014.1.28.〉

③ 등록기관 · 조직기증지원기관 · 조직은행 또는 조직이식의료기관의 장 및 그 종사자는 정당한 사유가 없는 한 제1항 및 제2항의 규정에 의한 명령 또는 조사에 응하여야 한다. 〈개정 2014.1.28.〉

제24조(시정명령) 보건복지부장관, 식품의약품안전처장 또는 국립조직기증관리기관의 장은 등록기관 · 조직기증지원기관 · 조직은행 또는 조직이식의료기관의 장 및 그 종사자가 다음 각호의 1에 해당하는 경우에는 해당기관의 장에게 일정한 기간을 정하여 위반사항의 시정을 명할 수 있다. 〈개정 2008.2.29., 2010.1.18., 2013.3.23., 2014.1.28.〉

1. 제7조의2제2항에 따른 통보를 하지 아니한 경우
2. 제15조제3항에 따른 조직은행의 준수사항을 지키지 아니한 경우
3. 제19조의 규정에 의한 보고를 하지 아니한 경우
4. 제20조의 규정에 의한 기록을 보존하지 아니한 경우

제24조의2(회수 · 폐기 명령 등) ① 식품의약품안전처장은 국민보건에 위해를 주었거나 줄 염려가 있는 조직을 처리 또는 수입하여 분배한 조직은행 또는 조직이식의료기관에 대하여 조직의 사용을 중지하거나 그 밖의 필요한 조치를 명할 수 있다.

② 식품의약품안전처장은 조직으로 인하여 공중위생상 위해가 발생하였거나 발생할 우려가 있다고 인정하면 조직은행 또는 조직이식의료기관에 대하여 보관 중인 조직을 회수 · 폐기하게 하거나 그 밖의 필요한 조치를 명할 수 있다.

③ 식품의약품안전처장은 제1항 또는 제2항에 따른 명령을 받은 자가 그 명령을 이행하지 아니하거나 공중위생을 위하여 긴급한 때에는 관계 공무원에게 해당 조직을 폐기하게 하거나 그 밖의 필요한 처분을 하게 할 수 있다.

④ 제2항 및 제3항에 따른 조직의 회수 · 폐기와 그 밖의 조치 등에 필요한 사항은 총리령으로 정한다.
[본조신설 2014.3.18.]

제25조(허가 등의 취소 등) ① 식품의약품안전처장은 조직은행이 다음 각 호의 어느 하나에 해당하는 경우에는 그 허가를 취소하거나 총리령이 정하는 바에 따라 1년 이내의 기간을 정하여 그 업무의 전부 또는 일부의 정지를 명할 수 있다. 다만, 보건복지부장관은 제6호 및 제7호의 경우에 대하여 식품의약품안전처장에게 허가 취소 또는 1년 이내의 기간을 정하여 그 업무의 전부 또는 일부의 정지를 명하도록 요청할 수 있다. 〈개정 2008.2.29., 2010.1.18., 2013.3.23., 2014.1.28., 2014.3.18., 2016.2.4., 2018.12.11.〉

1. 제10조제1항을 위반하여 이식의 적합성 여부를 검사하지 아니한 경우 또는 분배 · 이식에 부적합한 조직을 폐기처분하지 아니하거나 보고하지 아니한 경우

1의2. 제10조제3항 전단 또는 같은 조 제5항을 위반하여 조직기증자의 병력 및 투약이력의 조사를 요청하여 그 결과를 확인하지 아니하거나 분배 · 이식에 부적합한 조직을 폐기하지 아니한 경우

1의3. 제10조제6항을 위반하여 조직의 사용 및 수급 현황을 보고하지 아니한 경우

2. 제13조제1항 전단의 규정에 의한 시설 · 장비 · 인력 · 품질관리체계 등을 갖추지 아니하게 된 경우

2의2. 제13조제1항 후단에 따른 중요 사항의 변경허가를 받지 아니한 경우

3. 제13조의2를 위반한 경우

4. 제15조 및 제15조의2부터 제15조의4까지를 위반한 경우

5. 제16조제1항에 따른 조직 채취 시 준수사항을 지키지 아니한 경우

5의2. 제17조의2를 위반하여 등록 또는 변경등록을 하지 아니한 경우

6. 제23조제1항의 규정에 의한 명령을 이행하지 아니하거나 동조제2항의 규정에 의한 조사에 불응한 경우

7. 제24조의 규정에 의한 시정명령을 이행하지 아니한 경우

8. 제24조의2제1항 또는 제2항에 따른 명령을 이행하지 아니한 경우

② 보건복지부장관은 등록기관 또는 조직기증지원기관이 다음 각 호의 어느 하나에 해당하는 경우에는 그 지정을 취소하거나 보건복지부령으로 정하는 바에 따라 1년 이내의 기간을 정하여 그 업무의 전부 또는 일부의 정지를 명할 수 있다. 〈신설 2014.1.28., 2014.3.18.〉

1. 제7조의3제1항 또는 제16조의2제4항에 따른 시설 · 인력 등의 기준에 적합하지 아니하게 된 경우
2. 제16조의2제6항 후단 또는 같은 조 제7항을 위반하여 필요한 조치를 취하지 아니한 경우
3. 제23조제1항에 따른 명령을 이행하지 아니하거나 같은 조 제2항에 따른 조사에 불응한 경우
4. 제24조에 따른 시정명령을 이행하지 아니한 경우

③ 보건복지부장관 또는 식품의약품안전처장은 등록기관, 조직기증지원기관 또는 조직은행이 제1항 및 제2항에 따른 업무의 정지명령을 위반하여 업무를 한 때에는 그 허가 또는 지정을 취소할 수 있다. 〈개정 2008.2.29., 2010.1.18., 2013.3.23., 2014.1.28.〉

④ 제1항부터 제3항까지의 규정에 따라 허가 또는 지정이 취소된 등록기관, 조직기증지원기관 또는 조직은행은 그 허가 또는 지정이 취소된 날부터 1년 이내에 등록기관, 조직기증지원기관 또는 조직은행으로 허가 또는 지정을 받을 수 없다. 〈개정 2014.1.28.〉

⑤ 제1항의 규정에 의한 행정처분의 세부기준은 그 위반행위의 유형과 위반의 정도등을 고려하여 총리령으로 정한다. 〈개정 2008.2.29., 2010.1.18., 2013.3.23., 2014.1.28.〉

⑥ 제2항에 따른 행정처분의 세부기준은 그 위반 행위의 유형과 위반의 정도 등을 고려하여 보건복지부령으로 정한다. 〈신설 2014.1.28.〉

[제목개정 2014.1.28.]

제26조(폐업 등의 신고 및 자료이관) ①조직은행이 폐업하고자 할 경우 총리령으로 정하는 바에 따라 식품의약품안전처장에게 신고하여야 한다. 〈개정 2008.2.29., 2010.1.18., 2013.3.23., 2018.12.11.〉

② 등록기관 또는 조직기증지원기관이 폐업하려 하거나 조직기증자 · 조직기증희망자의 등록업무 또는 조직기증자 발굴업무를 끝내려고 하는 경우에는 보건복지부령으로 정하는 바에 따라 보건복지부장관에게 신고하여야 한다. 〈신설 2014.1.28.〉

③ 제1항의 규정에 의하여 폐업하거나 제25조의 규정에 의하여 허가가 취소된 조직은행의 장은 대통령령이 정하는 바에 따라 제20조에 따른 기록을 식품의약품안전처장에게 이관하고, 보관 중인 조직의 처리 계획 및 처리 결과에 관한 자료를 제출하여야 한다. 〈개정 2008.2.29., 2010.1.18., 2013.3.23., 2014.1.28., 2018.12.11.〉

④ 제2항에 따라 폐업하거나 업무를 끝내려는 등록기관 · 조직기증지원기관의 장 또는 제25조에 따라 지정이 취소된 등록기관 · 조직기증지원기관의 장은 대통령령으로 정하는 바에 따라 관련 자료를 보건복지부장관에게 이관하여야 한다. 〈신설 2014.1.28.〉

제26조의2(인체조직감시원) ① 제23조제2항 및 제24조의2제3항에 따른 관계 공무원의 직무를 집행하게 하기 위하여 보건복지부 및 식품의약품안전처에 인체조직감시원을 둔다.

② 인체조직감시원은 보건복지부 또는 식품의약품안전처 공무원 중에서 보건복지부장관 또는 식품의약품안전처장이 각각 임명한다.

③ 인체조직감시원의 자격, 직무범위, 임명절차 및 그 밖에 필요한 사항은 보건복지부장관과 협의하여 총리령으로 정한다.

[본조신설 2018.12.11.]

제4장 보칙

제27조(조직기증 지원사업 등) ① 국가와 지방자치단체는 조직의 기증과 이식을 활성화하기 위하여 예산의 범위에서 다음 각 호의 사업을 한다.

1. 조직기증자에 대한 지원 정책의 마련 및 추진
2. 조직의 기증 · 이식에 대한 홍보 지원
3. 조직기증희망자 표시(국가와 지방자치단체가 발행하는 운전면허증 등 증명서에 표시하는 것으로서 제7조의2제1항에 따라 조직기증희망자로 등록한 자 중 원하는 자에 한정한다)

② 국가와 지방자치단체는 등록기관, 조직기증지원기관, 조직은행 또는 조직기증자에게 예산의 범위에서 필요한 지원을 할 수 있다.

③ 국가는 조직의 기증 · 관리 및 이식 등과 관련된 정보를 관리하는 전산망시스템을 구축 · 관리할 수 있다.

④ 제3항에 따른 전산망시스템의 구축 · 관리주체 및 운영 등에 필요한 사항은 대통령령으로 정한다.

[전문개정 2014.1.28.]

제27조의2(국제협력) 식품의약품안전처장은 조직의 안전, 품질관리 등을 위하여 국제기구, 관련 국가와 협약을 체결하는 등 국제협력에 노력하여야 한다.

[본조신설 2018.12.11.]

제28조(권한의 위임) 보건복지부장관 또는 식품의약품안전처장은 이 법에 의한 권한의 일부를 대통령령이 정하는 바에 의하여 소속기관의 장, 특별시장 · 광역시장 · 특별자치시장 · 도지사 · 특별자치도지사 또는 시장 · 군수 · 구청장(자치구의 구청장을 말한다. 이하 같다)에게 위임할 수 있다. 〈개정 2008.2.29., 2010.1.18., 2013.3.23.〉

제29조(협조의무) ① 보건복지부장관, 식품의약품안전처장, 국립조직기증관리기관의 장, 조직기증지원기관의 장 또는 조직은행의 장은 조직기증자 발굴 또는 조직을 안전하고 신속하게 채취 · 운반하거나 이식하기 위하여 필요한 조치를 관계기관의 장에게 요청할 수 있다. 이 경우 관계기관의 장은 정당한 사유가 없는 한 이에 응하여야 한다. 〈개정 2008.2.29., 2010.1.18., 2013.3.23., 2014.1.28., 2018.12.11.〉

② 조직은행의 장은 제10조제3항에 따른 조직기증자의 병력 및 투약이력 조사 결과가 조직기증자의 병력을 확인한 다른 자료와 일치하지 아니하는 등 추가 확인이 필요한 경우에는 식품의약품안전처장에게 병력 및 투약이력이 조사된 관련 자료를 요청할 수 있다. 〈신설 2018.12.11.〉

③ 식품의약품안전처장은 제2항에 따른 요청을 받은 경우 「국민건강보험법」 제42조제1항에 따른 요양기관에 조직기증자의 병력 및 투약이력에 관한 자료를 요청할 수 있다. 이 경우 요청받은 요양기관의 장은 정당한 사유가 없으면 이에 따라야 한다. 〈신설 2018.12.11.〉

제29조의2(동일명칭의 사용금지 등) ① 이 법에 따른 조직은행이 아닌 자는 그 상호 중에 조직은행이라는 명칭을 사용하여서는 아니 된다.

② 이 법에 따른 조직은행이 아닌 자는 조직은행으로 허가받은 것으로 오인할 수 있는 표시나 광고를 하여서는 아니 된다.

[본조신설 2018.12.11.]

제30조(청문) 보건복지부장관 또는 식품의약품안전처장은 제25조 규정에 의한 취소처분을 하고자 하는 때에는 청문을 실시하여야 한다. 〈개정 2008.2.29., 2010.1.18., 2013.3.23., 2014.1.28.〉

제31조(비용의 부담 등) ① 조직의 채취 및 이식에 소요되는 비용은 해당 조직을 이식받은 자가 부담한다. 다만, 이식받은 자가 부담하는 비용에 대하여 다른 법령이 따로 정하는 경우에는 당해 법령이 정하는 바에 의한다.

② 제1항의 규정에 의한 비용의 산출은 국민건강보험법이 정하는 바에 의한다. 다만, 국민건강보험법이 규정하지 아니한 비용의 산출은 보건복지부령이 정하는 바에 의한다. 〈개정 2010.1.18.〉

제5장 벌칙

제32조(벌칙) 제9조의 규정을 위반하여 같은 조 각 호(제6호는 제외한다)에 해당하는 조직을 다른 사람에게 이식할 목적으로 분배 또는 이식한 자는 무기징역 또는 2년 이상의 유기징역에 처한다. 〈개정

2014.3.18.〉

제33조(벌칙) ①금전 등을 주고받거나 주고받을 것을 약속하고 제5조제1항제1호 또는 제3호의 규정을 위반한 자는 7년 이하의 징역에 처한다.

② 금전 등을 주고받거나 주고받을 것을 약속하고 제5조제1항제2호의 규정을 위반한 자는 5년 이하의 징역 또는 5천만원 이하의 벌금에 처하거나 이를 병과할 수 있다. 〈개정 2018.12.11.〉

③ 다음 각 호의 어느 하나에 해당하는 자는 5년 이하의 징역 또는 5천만원 이하의 벌금에 처한다. 〈개정 2014.3.18., 2018.12.11.〉

1. 제8조제1항 · 제2항에 따른 동의를 받지 아니하고 조직을 채취한 자
2. 제13조제1항에 따른 허가를 받지 아니하고 조직은행을 설립한 자
3. 제17조제1항을 위반하여 조직을 수입한 자

④ 제1항 또는 제2항의 규정을 위반하여 주고받은 금전 또는 재산상의 이익 그 밖의 반대급부는 이를 몰수한다. 다만, 이에 대한 몰수가 불가능할 때에는 그 가액을 추징한다. 〈개정 2014.1.28.〉

제34조(벌칙) 다음 각 호의 어느 하나에 해당하는 자는 2년 이하의 징역 또는 2천만원 이하의 벌금에 처한다. 〈개정 2014.1.28., 2014.3.18., 2016.2.4., 2018.12.11.〉

1. 제5조제2항의 규정을 위반하여 조직을 관리하거나 이식한 자
2. 제7조의3제1항 또는 제16조의2제1항 · 제3항을 위반하여 거짓 또는 그 밖의 부정한 방법으로 지정을 받거나 변경신고를 하지 아니하고 변경을 한 자

2의2. 제9조제6호에 해당하는 조직을 다른 사람에게 이식할 목적으로 분배 또는 이식한 자

2의3. 제10조제1항을 위반하여 이식의 적합성 여부를 검사하지 아니하거나 분배 · 이식에 부적합한 조직을 폐기처분 또는 보고하지 아니한 자

3. 제10조제3항 전단 또는 같은 조 제5항을 위반하여 조직기증자에 대한 병력 및 투약이력의 조사를 요청 또는 확인을 하지 아니하거나 거짓으로 확인한 자
4. 제10조제5항을 위반하여 부적합한 조직을 폐기처분하지 아니하거나 보고하지 아니한 자
5. 제16조의2제1항제2호 단서를 위반하여 의료인이 아닌 자가 의무기록을 열람한 경우
6. 제16조의2제6항 후단 또는 같은 조 제7항을 위반하여 필요한 조치를 취하지 아니한 자
7. 조직은행의 장으로서 제17조제2항을 위반하여 승인을 받지 아니하거나 변경 승인을 받지 아니하고 조직을 수입한 자
8. 제22조의 규정을 위반하여 조직기증자와 채취한 조직에 관한 사항 등을 알려준 자
9. 제24조의2제1항 또는 제2항에 따른 명령을 이행하지 아니한 자
10. 제29조의2를 위반하여 상호 중에 조직은행이라는 명칭을 사용하거나 조직은행으로 허가받은 것으로 오인할 수 있는 표시나 광고를 한 자

제35조(자격정지의 병과) 이 법에 위반한 자를 유기징역에 처할 경우에는 10년 이하의 자격정지를 병과할 수 있다.

제36조(양벌규정) 법인의 대표자나 법인 또는 개인의 대리인 · 사용인 그 밖의 종업원이 그 법인 또는 개인의 업무에 관하여 제33조제2항 · 제3항 또는 제34조의 위반행위를 하면 그 행위자를 벌하는 외에 그 법인 또는 개인에 대하여도 각 해당 조문의 벌금형을 과(科)한다. 다만, 법인 또는 개인이 그 위반행위

를 방지하기 위하여 해당 업무에 관하여 상당한 주의와 감독을 게을리하지 아니한 경우에는 그러하지 아니하다. 〈개정 2011.4.28., 2014.1.28.〉

제37조(과태료) ① 다음 각 호의 어느 하나에 해당하는 자는 500만원 이하의 과태료에 처한다. 〈개정 2018.12.11.〉

1. 제16조제1항의 규정을 위반하여 동의사실을 확인하지 아니하거나 충분한 설명을 하지 아니한 자
2. 제18조 본문의 규정을 위반하여 조직을 채취한 자

② 다음 각 호의 어느 하나에 해당하는 자는 300만원 이하의 과태료에 처한다. 〈개정 2014.3.18., 2016.2.4., 2018.12.11.〉

1. 제13조의3제2항에 따른 지위승계 신고를 하지 아니한 자

1의2. 제14조제2항에 따른 갱신허가를 받지 아니한 조직은행의 장

2. 제15조제5항을 위반하여 교육 대상자가 교육을 받지 아니한 조직은행의 장

2의2. 제17조제4항을 위반하여 자료 작성 및 비치를 하지 아니한 자

3. 제19조의 규정을 위반하여 작성 · 보고 또는 통보하지 아니한 자
4. 제20조의 규정을 위반하여 기록을 보존하지 아니한 자
5. 제21조 본문의 규정을 위반하여 기록의 열람 또는 사본의 교부요구에 응하지 아니한 자
6. 제23조제1항의 규정에 의한 명령을 이행하지 아니한 자
7. 제24조의 규정에 의한 명령을 이행하지 아니한 자
8. 제26조의 규정을 위반하여 신고를 하지 아니한 자 또는 기록을 이관하지 아니하거나 자료를 제출하지 아니한 자

③ 제1항 및 제2항에 따른 과태료는 대통령령으로 정하는 바에 따라 보건복지부장관, 식품의약품안전처장, 그 소속기관의 장, 특별시장 · 광역시장 · 특별자치시장 · 도지사 · 특별자치도지사 또는 시장 · 군수 · 구청장이 부과 · 징수한다. 〈신설 2013.3.23.〉

제38조 삭제 〈2013.3.23.〉

부칙 <제15898호, 2018.12.11>

제1조(시행일) 이 법은 공포 후 1년이 경과한 날부터 시행한다. 다만, 제3조제1호 및 제6호, 제13조제3항제1호, 제16조의2제7항, 제27조의2, 제33조제2항 및 같은 조 제3항 각 호 외의 부분, 제34조 각 호 외의 부분의 개정규정은 공포한 날부터 시행하고, 제6조의 개정규정은 공포 후 3개월이 경과한 날부터 시행하며, 제13조의3, 제13조의4, 제25조제1항제2호 및 제2호의2, 제37조제2항제1호의 개정규정은 공포 후 6개월이 경과한 날부터 시행한다.

제2조(인체조직안전관리자문위원회의 위원 구성에 관한 경과조치) ① 제6조의 개정규정 시행 후 위원을 지명 또는 위촉할 당시 제6조제2항 각 호 외의 부분 후단의 개정규정을 충족하지 못하는 경우에는 해당 개정규정의 요건이 충족될 때까지는 공무원이 아닌 위원을 위촉하여야 한다.

② 인체조직안전관리자문위원회의 위원 구성에 관하여는 제1항에 따라 제6조제2항 각 호 외의 부분 후단의 개정규정을 충족할 때까지는 종전의 규정에 따른다.

제3조(조직은행 허가의 유효기간에 관한 경과조치) 이 법 시행 당시 종전의 규정에 따라 허가 또는 갱신허

가를 받은 조직은행의 허가 유효기간은 제14조의 개정규정에도 불구하고 종전의 규정에 따라 허가 또는 갱신허가를 받은 날부터 3년으로 한다.

4. 실험동물에 관한 법률(약칭: 실험동물법)

[시행 2019.3.12] [법률 제15944호, 2018.12.11, 일부개정]
식품의약품안전처(임상제도과) 043-719-1851

제1장 총칙

제1조(목적) 이 법은 실험동물 및 동물실험의 적절한 관리를 통하여 동물실험에 대한 윤리성 및 신뢰성을 높여 생명과학 발전과 국민보건 향상에 이바지함을 목적으로 한다.

제2조(정의) 이 법에서 사용하는 용어의 정의는 다음과 같다.

1. "동물실험"이란 교육 · 시험 · 연구 및 생물학적 제제(製劑)의 생산 등 과학적 목적을 위하여 실험동물을 대상으로 실시하는 실험 또는 그 과학적 절차를 말한다.
2. "실험동물"이란 동물실험을 목적으로 사용 또는 사육되는 척추동물을 말한다.
3. "재해"란 동물실험으로 인한 사람과 동물의 감염, 전염병 발생, 유해물질 노출 및 환경오염 등을 말한다.
4. "동물실험시설"이란 동물실험 또는 이를 위하여 실험동물을 사육하는 시설로서 대통령령으로 정하는 것을 말한다.
5. "실험동물생산시설"이란 실험동물을 생산 및 사육하는 시설을 말한다.
6. "운영자"란 동물실험시설 혹은 실험동물생산시설을 운영하는 자를 말한다.

제3조(적용 대상) 이 법은 다음 각 호의 어느 하나에 필요한 실험에 사용되는 동물과 그 동물실험시설의 관리 등에 적용한다.

1. 식품 · 건강기능식품 · 의약품 · 의약외품 · 생물의약품 · 의료기기 · 화장품의 개발 · 안전관리 · 품질관리
2. 마약의 안전관리 · 품질관리

제4조(다른 법률과의 관계) 실험동물의 사용 또는 관리에 관하여 이 법에서 규정한 것을 제외하고는 「동물보호법」으로 정하는 바에 따른다.

제5조(식품의약품안전처의 책무) ① 식품의약품안전처장은 제1조의 목적을 달성하기 위하여 다음 각 호의 사항을 수행하여야 한다. 〈개정 2013.3.23., 2016.2.3.〉

1. 실험동물의 사용 및 관리에 관한 정책의 수립 및 추진
2. 동물실험시설의 설치 · 운영에 관한 지원
3. 동물실험시설 내에서 실험동물의 유지 · 보존 및 개발에 관한 지원

3의2. 실험동물자원은행(실험동물 종의 보존과 실험적 개입을 받은 실험동물 유래 자원의 관리를 위한

시설을 말한다)의 설치 · 운영

4. 실험동물의 품질향상 등을 위한 연구 지원
5. 실험동물 관련 정보의 수집 · 관리 및 교육에 대한 지원
6. 동물실험을 대체할 수 있는 방법의 개발 · 인정에 관한 정책의 수립 및 추진
7. 그 밖에 실험동물의 사용과 관리에 필요한 사항

② 제1항을 수행하기 위하여 필요한 사항은 총리령으로 정한다. 〈개정 2010.1.18., 2013.3.23.〉

[제목개정 2013.3.23.]

제2장 실험동물의 과학적 사용

제6조(동물실험시설 운영자의 책무) 동물실험시설의 운영자는 동물실험의 안전성 및 신뢰성 등을 확보하기 위하여 다음 각 호의 사항을 수행하여야 한다.

1. 실험동물의 과학적 사용 및 관리에 관한 지침 수립
2. 동물실험을 수행하는 자 및 종사자에 대한 교육
3. 동물실험을 대체할 수 있는 방법의 우선적 고려
4. 동물실험의 폐기물 등의 적절한 처리 및 작업자의 안전에 관한 계획 수립

제7조(실험동물운영위원회 설치 등) ① 동물실험시설에는 동물실험의 윤리성, 안전성 및 신뢰성 등을 확보하기 위하여 실험동물운영위원회를 설치 · 운영하여야 한다. 다만, 해당 동물실험시설에 「동물보호법」 제25조에 따른 동물실험윤리위원회가 설치되어 있고, 그 위원회의 구성이 제2항 및 제3항의 요건을 충족하는 경우에는 그 위원회를 실험동물운영위원회로 본다. 〈개정 2016.2.3.〉

② 실험동물운영위원회는 위원장 1명을 포함하여 4명 이상 15명 이내의 위원으로 구성한다. 〈개정 2016.2.3.〉

③ 위원은 다음 각 호의 어느 하나에 해당하는 사람 중에서 동물실험시설의 운영자가 위촉하고, 위원장은 위원 중에서 호선(互選)한다. 〈신설 2016.2.3.〉

1. 「수의사법」에 따른 수의사
2. 동물실험 분야에서 박사 학위를 취득한 사람으로서 동물실험의 관리 또는 동물실험 업무 경력이 있는 사람
3. 동물보호에 관한 학식과 경험이 풍부한 사람 중에서 「민법」에 따른 법인 또는 「비영리민간단체 지원법」에 따른 비영리민간단체가 추천하는 사람으로서 대통령령으로 정하는 자격요건에 해당하는 사람
4. 그 밖에 동물실험에 관한 학식과 경험이 풍부한 사람으로서 총리령으로 정하는 사람

④ 다음 각 호의 사항은 실험동물운영위원회의 심의를 거쳐야 한다. 〈신설 2017.12.19.〉

1. 동물실험의 계획 및 실행에 관한 사항
2. 동물실험시설의 운영과 그에 관한 평가
3. 유해물질을 이용한 동물실험의 적정성에 관한 사항
4. 실험동물의 사육 및 관리에 관한 사항
5. 그 밖에 동물실험의 윤리성, 안전성 및 신뢰성 등을 확보하기 위하여 위원회의 위원장이 필요하다고 인정하는 사항

⑤ 제1항의 실험동물운영위원회의 운영 등에 관하여 필요한 사항은 대통령령으로 정한다. 〈신설 2016.2.3., 2017.12.19.〉

제3장 동물실험시설 등

제8조(동물실험시설의 등록) ① 동물실험시설을 설치하고자 하는 자는 식품의약품안전처장에게 등록하여야 한다. 등록사항을 변경하는 경우에도 또한 같다. 〈개정 2013.3.23.〉

② 동물실험시설에는 해당 시설 및 실험동물의 관리를 위하여 대통령령으로 정하는 자격요건을 갖춘 관리자(이하 "관리자"라 한다)를 두어야 한다.

③ 제1항에 따른 등록기준 및 절차 등에 관하여 필요한 사항은 총리령으로 정한다. 〈개정 2010.1.18., 2013.3.23.〉

제9조(실험동물의 사용 등) ① 동물실험시설에서 대통령령으로 정하는 실험동물을 사용하는 경우에는 다음 각 호의 자가 아닌 자로부터 실험동물을 공급받아서는 아니 된다. 〈개정 2017.12.19.〉

1. 다른 동물실험시설
2. 제15조제1항에 따른 우수실험동물생산시설
3. 제12조에 따라 등록된 실험동물공급자

② 외국으로부터 수입된 실험동물을 사용하고자 하는 경우에는 총리령으로 정하는 기준에 적합한 실험동물을 사용하여야 한다. 〈개정 2010.1.18., 2013.3.23.〉

제10조(우수동물실험시설의 지정) ① 식품의약품안전처장은 실험동물의 적절한 사용 및 관리를 위하여 적절한 인력 및 시설을 갖추고 운영상태가 우수한 동물실험시설을 우수동물실험시설로 지정할 수 있다. 이 경우 지정기준, 지정사항 변경 등에 관한 사항은 총리령으로 정한다. 〈개정 2010.1.18., 2013.3.23.〉

② 제1항에 따른 우수동물실험시설로 지정받고자 하는 자는 총리령으로 정하는 바에 따라 지정신청을 하여야 한다. 〈개정 2010.1.18., 2013.3.23.〉

③ 식품의약품안전처장은 실험동물을 사용하는 관련 사업자 또는 연구 용역을 수행하는 자에게 제1항에 따라 지정된 우수동물실험시설에서 그 업무를 수행하도록 권고할 수 있다. 〈개정 2013.3.23.〉

제11조(동물실험시설 등에 대한 지도 · 감독) ① 제8조 또는 제10조에 따라 동물실험시설로 등록 또는 우수동물실험시설로 지정 받은 자는 식품의약품안전처장의 지도 · 감독을 받아야 한다. 〈개정 2013.3.23.〉

② 제1항에 따른 지도 · 감독의 내용 · 대상 · 시기 · 기준 등에 관하여 필요한 사항은 식품의약품안전처장이 정한다. 〈개정 2013.3.23.〉

제4장 실험동물의 공급 등

제12조(실험동물공급자의 등록) ① 대통령령으로 정하는 실험동물의 생산 · 수입 또는 판매를 업으로 하고자 하는 자(이하 "실험동물공급자"라 한다)는 총리령으로 정하는 바에 따라 식품의약품안전처장에게

등록하여야 한다. 다만, 제8조의 동물실험시설에서 유지 또는 연구 과정 중 생산된 실험동물을 공급하는 경우에는 그러하지 아니하다. 〈개정 2010.1.18., 2013.3.23.〉

② 제1항에 따른 등록사항을 변경하고자 할 때에는 총리령으로 정하는 바에 따라 변경등록을 하여야 한다. 〈개정 2010.1.18., 2013.3.23.〉

제13조(실험동물공급자의 준수사항) 실험동물공급자는 실험동물의 안전성 및 건강을 확보하기 위하여 다음 각 호의 사항을 준수하여야 한다. 〈개정 2010.1.18., 2013.3.23.〉

1. 실험동물생산시설과 실험동물을 보건위생상 위해(危害)가 없고 안전성이 확보되도록 관리할 것
2. 실험동물을 운반하는 경우 그 실험동물의 생태에 적합한 방법으로 운송할 것
3. 그 밖에 제1호 및 제2호에 준하는 사항으로서 실험동물의 안전성 확보 및 건강관리를 위하여 필요하다고 인정하여 총리령으로 정하는 사항

제14조(실험동물 수입에 관한 사항) 실험동물의 수입과 검역에 관하여는 「가축전염병예방법」 제32조, 제34조, 제35조 및 제36조의 규정에 따른다.

제15조(우수실험동물생산시설의 지정 등) ① 식품의약품안전처장은 실험동물의 품질을 향상시키기 위하여 충분한 인력 및 시설을 갖추고 관리상태가 우수한 실험동물생산시설을 우수실험동물생산시설로 지정할 수 있다. 이 경우 지정기준, 지정사항 변경 등에 관한 사항은 총리령으로 정한다. 〈개정 2010.1.18., 2013.3.23.〉

② 제1항에 따른 우수실험동물생산시설로 지정받고자 하는 자는 총리령으로 정하는 바에 따라 지정신청을 하여야 한다. 〈개정 2010.1.18., 2013.3.23.〉

③ 제1항에 따라 우수실험동물생산시설로 지정된 경우가 아니면 실험동물의 운송용기나 문서 등에 우수실험동물생산시설 또는 이와 유사한 표지를 부착하거나 이를 홍보하여서는 아니 된다.

제16조(실험동물공급자 등에 대한 지도 · 감독) ① 제12조에 따라 실험동물공급자로 등록하거나 제15조에 따라 우수실험동물생산시설로 지정받은 자는 식품의약품안전처장의 지도 · 감독을 받아야 한다. 〈개정 2013.3.23.〉

② 제1항에 따른 지도 · 감독의 대상 · 시기 · 기준 등에 관하여 필요한 사항은 식품의약품안전처장이 정한다. 〈개정 2013.3.23.〉

제5장 안전관리 등

제17조(교육) ① 다음 각 호의 자는 실험동물의 사용 · 관리 등에 관하여 교육을 받아야 한다. 〈개정 2017.2.8.〉

1. 동물실험시설 운영자
2. 제8조제2항에 따른 관리자
3. 제12조에 따른 실험동물공급자
4. 그 밖에 동물실험을 수행하는 자

② 식품의약품안전처장은 제1항에 따른 교육을 수행하여야 하며, 교육 위탁기관, 교육내용, 소요경비의 징수 등에 관하여 필요한 사항은 총리령으로 정한다. 〈개정 2010.1.18., 2013.3.23.〉

제18조(재해 방지) ① 동물실험시설의 운영자 또는 관리자는 재해를 유발할 수 있는 물질 또는 병원체 등

을 사용하는 동물실험을 실시하는 경우 사람과 동물에 위해를 주지 아니하도록 필요한 조치를 취하여야 한다.

② 동물실험시설 및 실험동물생산시설로 인한 재해가 국민 건강과 공익에 유해하다고 판단되는 경우 운영자 또는 관리자는 즉시 폐쇄, 소독 등 필요한 조치를 취한 후 그 결과를 식품의약품안전처장에게 보고하여야 한다. 이 경우 「가축전염병예방법」 제19조를 준용한다. 〈개정 2013.3.23.〉

③ 동물실험 및 실험동물로 인한 재해가 국민 건강과 공익에 유해하다고 판단되는 경우 운영자 또는 관리자는 살처분 등 필요한 조치를 취한 후 그 결과를 식품의약품안전처장에게 보고하여야 한다. 이 경우 「가축전염병예방법」 제20조를 준용한다. 〈개정 2013.3.23.〉

제19조(생물학적 위해물질의 사용보고) ① 동물실험시설의 운영자는 총리령으로 정하는 생물학적 위해물질을 동물실험에 사용하고자 하는 경우 미리 식품의약품안전처장에게 보고하여야 한다. 〈개정 2010.1.18., 2013.3.23.〉

② 제1항의 보고에 관한 사항은 총리령으로 정한다. 〈개정 2010.1.18., 2013.3.23.〉

제20조(사체 등 폐기물) ① 삭제 〈2016.2.3.〉

② 동물실험시설의 운영자 및 관리자 또는 실험동물공급자는 동물실험시설과 실험동물생산시설에서 배출된 실험동물의 사체 등의 폐기물은 「폐기물관리법」에 따라 처리한다. 다만, 제5조제1항제3호의2에 따른 실험동물자원은행에 제공하는 경우에는 그러하지 아니하다. 〈개정 2016.2.3.〉

제6장 기록 및 정보의 공개

제21조(기록) 동물실험을 수행하는 자는 총리령으로 정하는 바에 따라 실험동물의 종류, 사용량, 수행된 연구의 절차, 연구에 참여한 자에 대하여 기록하여야 한다. 〈개정 2010.1.18., 2013.3.23.〉

제22조(동물실험 실태보고) ① 식품의약품안전처장은 동물실험에 관한 실태보고서를 매년 작성하여 발표하여야 한다. 〈개정 2013.3.23.〉

② 제1항에 따른 실태보고서에는 다음 각 호의 사항이 포함되어야 한다. 〈개정 2010.1.18., 2013.3.23.〉

1. 동물실험에 사용된 실험동물의 종류 및 수
2. 동물실험 후의 실험동물의 처리
3. 동물실험시설 및 실험동물공급시설의 종류 및 수
4. 제11조에 따른 동물실험시설 등에 대한 지도 · 감독에 관한 사항
5. 제18조에 따른 재해유발 물질 또는 병원체 등의 사용에 관한 사항
6. 제19조에 따른 위해물질의 사용에 관한 사항
7. 제24조에 따른 지정취소 등에 관한 사항
8. 그 밖에 총리령으로 정하는 사항

제7장 보칙

제23조(실험동물협회) ① 동물실험의 신뢰성 증진 및 실험동물산업의 건전한 발전을 위하여 실험동물협회(이하 "협회"라 한다)를 둘 수 있다.

② 협회는 법인으로 한다.

③ 다음 각 호에 해당하는 자는 협회의 회원이 될 수 있다.

1. 제8조제1항에 따른 등록을 한 자
2. 제8조제2항에 의한 관리자
3. 실험동물분야에 관한 지식과 기술이 있는 자 중 협회의 정관으로 정하는 자

④ 협회를 설립하고자 하는 경우에는 대통령령으로 정하는 바에 따라 정관을 작성하여 식품의약품안전처장의 설립인가를 받아야 한다. 〈개정 2013.3.23.〉

⑤ 협회의 정관 기재 사항과 업무에 관하여 필요한 사항은 대통령령으로 정한다.

⑥ 협회에 관하여 이 법에 규정되지 아니한 사항은 「민법」 중 사단법인에 관한 규정을 준용한다.

⑦ 국가는 협회가 제1항에 따라 사업을 하는 때에 필요하다고 인정하는 경우 재정 등의 지원을 할 수 있다.

제24조(지정 등의 취소 등) ① 식품의약품안전처장은 제8조 또는 제12조에 따라 동물실험시설 또는 실험동물공급자로 등록한 자가 다음 각 호의 어느 하나에 해당하는 때에는 해당 시설 또는 공급자의 등록을 취소하거나 6개월 이내의 범위에서 시설의 운영 또는 영업을 정지할 수 있다. 〈개정 2013.3.23., 2017.12.19.〉

1. 속임수나 그 밖의 부정한 방법으로 등록한 것이 확인된 경우
2. 동물실험시설로부터 또는 실험동물공급과 관련하여 국민의 건강 또는 공익을 해하는 질병 등 재해가 발생한 경우
3. 제11조 또는 제16조에 따른 지도 · 감독을 따르지 아니하거나 기준에 미달한 경우
4. 동물실험시설이 제9조제1항을 위반하여 다른 동물실험시설, 우수실험동물생산시설 또는 실험동물공급자가 아닌 자로부터 실험동물을 공급받은 경우

② 식품의약품안전처장은 제10조 또는 제15조에 따라 우수동물실험시설 또는 우수실험동물생산시설로 지정을 받은 자가 다음 각 호의 어느 하나에 해당하는 때에는 그 지정을 취소하거나 또는 6개월 이내의 범위에서 시설의 운영을 정지할 수 있다. 〈개정 2013.3.23.〉

1. 속임수나 그 밖의 부정한 방법으로 지정을 받은 것이 확인된 경우
2. 우수동물실험시설 또는 우수실험동물생산시설로부터 국민의 건강 또는 공익을 해하는 질병 등 재해가 발생한 경우
3. 제11조 또는 제16조에 따른 지도 · 감독을 따르지 아니하거나 기준에 미달한 경우

③ 제1항 및 제2항에 따른 처분의 기준은 총리령으로 정한다. 〈개정 2010.1.18., 2013.3.23.〉

제25조(결격사유) 다음 각 호의 어느 하나에 해당하는 자는 동물실험시설의 운영자 또는 관리자 및 실험동물공급자가 될 수 없다. 〈개정 2016.2.3., 2017.12.19.〉

1. 「정신건강증진 및 정신질환자 복지서비스 지원에 관한 법률」 제3조제1호에 따른 정신질환자. 다만, 전문의가 운영자 또는 관리자로서 적합하다고 인정하는 사람은 그러하지 아니하다.
2. 피성년후견인 또는 피한정후견인
3. 마약 · 대마 · 향정신성의약품 중독자
4. 이 법을 위반하여 금고 이상의 실형을 선고받고, 집행이 종료(집행이 종료된 것으로 보는 경우를 포함한다)되거나 집행이 면제된 날부터 2년이 지나지 아니한 자
5. 이 법을 위반하여 금고 이상의 형의 집행유예 선고를 받고 그 유예기간 중에 있는 자

6. 제24조제1항에 따라 시설의 운영정지를 받거나 등록이 취소된 후 2년이 지나지 아니한 자

제26조(청문) 식품의약품안전처장은 제24조에 따라 해당 시설의 등록 취소, 운영정지, 지정 취소 등을 하고자 하는 때에는 미리 청문을 실시하여야 한다. 〈개정 2013.3.23.〉

제27조(지도 · 감독 등) ① 식품의약품안전처장은 제11조 및 제16조에 따른 지도 및 감독을 위하여 관계 공무원으로 하여금 현장조사를 하게 하거나 필요한 자료의 제출을 요구할 수 있다. 〈개정 2013.3.23.〉

② 제1항에 따라 조사를 하는 공무원은 그 권한을 표시하는 증표를 지니고 이를 관계인에게 제시하여야 한다.

제28조(과징금) ① 식품의약품안전처장은 시설의 운영자가 제24조에 해당하는 경우에는 해당 시설의 운영정지에 갈음하여 5천만 원 이하의 과징금을 부과할 수 있다. 〈개정 2013.3.23.〉

② 제1항에 따라 과징금을 부과하는 위반행위의 정도 등에 따른 과징금의 금액 등에 관하여 필요한 사항은 대통령령으로 정한다.

③ 식품의약품안전처장은 과징금의 부과를 위하여 필요하면 다음 각 호의 사항을 적은 문서로 관할 세무관서의 장에게 과세정보의 제공을 요청할 수 있다. 〈개정 2013.3.23., 2016.2.3.〉

1. 납세자의 인적사항
2. 사용 목적
3. 과징금의 부과기준이 되는 매출금액

④ 제3항에 따라 요청을 받은 자는 정당한 사유가 없으면 이에 따라야 한다. 〈신설 2016.2.3.〉

⑤ 식품의약품안전처장은 제1항에 따른 과징금을 내야할 자가 납부기한까지 내지 아니하면 대통령령으로 정하는 바에 따라 제1항에 따른 과징금 부과처분을 취소하고 제24조제1항 또는 제2항에 따른 운영정지처분을 하거나 국세 체납처분의 예에 따라 이를 징수한다. 다만, 폐업 등으로 제24조제1항 또는 제2항에 따른 운영정지처분을 할 수 없는 경우에는 국세 체납처분의 예에 따라 이를 징수한다. 〈신설 2016.2.3.〉

⑥ 식품의약품안전처장은 제1항에 따라 과징금을 부과받은 자가 다음 각 호의 어느 하나에 해당하는 사유로 과징금의 전액을 일시에 납부하기 어렵다고 인정되는 경우에는 12개월의 범위에서 납부기한을 연장하거나 분할납부하게 할 수 있다. 〈신설 2017.2.8.〉

1. 재해 등으로 인하여 재산에 현저한 손실을 입은 경우
2. 과징금의 일시납부에 따라 자금사정에 현저한 어려움이 예상되는 경우
3. 그 밖에 제1호 또는 제2호에 준하는 사유가 있는 경우

⑦ 식품의약품안전처장은 제6항에 따라 납부기한이 연장되거나 분할납부가 허용된 과징금납부의무자가 다음 각 호의 어느 하나에 해당할 때에는 납부기한 연장이나 분할납부 결정을 취소하고 과징금을 일시에 징수할 수 있다. 〈신설 2017.2.8.〉

1. 분할납부가 결정된 과징금을 그 납부기한 내에 납부하지 아니하였을 때
2. 강제집행, 경매의 개시, 파산선고, 법인의 해산, 국세 또는 지방세의 체납처분을 받는 등 과징금의 전부 또는 잔여분을 징수할 수 없다고 인정될 때
3. 그 밖에 제1호 또는 제2호에 준하는 사유가 있을 때

⑧ 제6항 및 제7항에 의한 과징금 납부기한의 연장, 분할납부 등에 관하여 필요한 사항은 총리령으로 정

한다. 〈신설 2017.2.8.〉

제29조(수수료) 다음 각 호의 어느 하나에 해당하는 자는 총리령으로 정하는 바에 따라 수수료를 납부하여야 한다. 〈개정 2010.1.18., 2013.3.23.〉

1. 제8조에 따른 등록 또는 제10조에 따른 지정을 받고자 하는 자
2. 제12조에 따른 등록 또는 제15조에 따른 지정을 받고자 하는 자

제30조(벌칙) 제12조제1항 또는 제2항을 위반하여 등록 또는 변경등록을 하지 아니한 자는 500만 원 이하의 벌금에 처한다.

제31조(벌칙) 다음 각 호의 어느 하나에 해당하는 자는 200만원 이하의 벌금에 처한다.

1. 제9조제1항을 위반하여 다른 동물실험시설, 우수실험동물생산시설 또는 실험동물공급자가 아닌 자로부터 실험동물을 공급받은 자
2. 제27조제1항에 따른 현장조사를 정당한 사유 없이 거부 · 기피 · 방해한 자 또는 자료제출 요구에 응하지 아니하거나 거짓의 자료를 제출한 자

[전문개정 2017.12.19.]

제32조(양벌규정) 법인의 대표자나 법인 또는 개인의 대리인 · 사용인 및 그 밖의 종업원이 그 법인 또는 개인의 업무에 대하여 제31조에 해당하는 행위를 한 때에는 행위자를 벌하는 외에 그 법인 또는 개인에 대하여도 각 해당 조의 벌금형을 과한다. 다만, 법인 또는 개인이 그 위반행위를 방지하기 위하여 해당 업무에 관하여 상당한 주의와 감독을 게을리하지 아니한 경우에는 그러하지 아니하다. 〈개정 2013.7.30.〉

제33조(과태료) ① 다음 각 호의 어느 하나에 해당하는 자에게는 300만원 이하의 과태료를 부과한다. 〈신설 2017.12.19.〉

1. 제7조제1항을 위반하여 실험동물운영위원회를 설치 · 운영하지 아니한 동물실험시설의 운영자 또는 관리자
2. 제7조제4항을 위반하여 실험동물운영위원회의 심의를 거치지 아니한 동물실험시설의 운영자 또는 관리자

② 다유 각 호의 어느 하나에 해당하는 자에게는 100만원 이하의 과태료를 부과한다. 〈개정 2017.2.8., 2017.12.19.〉

1. 제8조에 따른 등록을 하지 아니한 자
2. 제15조제3항을 위반하여 우수실험동물생산시설 또는 이와 유사한 표지를 부착하거나 이를 홍보한 자
3. 제17조제1항을 위반하여 교육을 받지 아니한 동물실험시설 운영자, 관리자 또는 실험동물공급자
4. 제18조제2항 및 제3항 또는 제19조제1항에 따른 보고를 하지 아니하거나 거짓으로 보고한 자

③ 제1항 및 제2항에 따른 과태료는 대통령령으로 정하는 바에 따라 식품의약품안전처장이 부과 · 징수한다. 〈개정 2013.3.23., 2017.12.19.〉

④ 삭제 〈2013.3.23.〉

⑤ 삭제 〈2013.3.23.〉

부칙 <제15944호, 2018.12.11.>

제1조(시행일) 이 법은 공포 후 3개월이 경과한 날부터 시행한다.

제2조(과징금 부과에 관한 경과조치) 이 법 시행 전의 위반행위에 대한 과징금 부과에 관하여는 종전의 규정에 따른다.

5. 호스피스·완화의료 및 임종과정에 있는 환자의 연명의료결정에 관한 법률(약칭: 연명의료결정법)

[시행 2020.4.7] [법률 제17218호, 2020.4.7, 일부개정]
보건복지부(생명윤리정책과-연명의료결정) 044-202-2942
보건복지부(질병정책과-호스피스 완화의료) 044-202-2517

제1장 총칙

제1조(목적) 이 법은 호스피스 · 완화의료와 임종과정에 있는 환자의 연명의료와 연명의료중단등결정 및 그 이행에 필요한 사항을 규정함으로써 환자의 최선의 이익을 보장하고 자기결정을 존중하여 인간으로서의 존엄과 가치를 보호하는 것을 목적으로 한다.

제2조(정의) 이 법에서 사용하는 용어의 뜻은 다음과 같다. 〈개정 2018.3.27.〉

1. "임종과정"이란 회생의 가능성이 없고, 치료에도 불구하고 회복되지 아니하며, 급속도로 증상이 악화되어 사망에 임박한 상태를 말한다.
2. "임종과정에 있는 환자"란 제16조에 따라 담당의사와 해당 분야의 전문의 1명으로부터 임종과정에 있다는 의학적 판단을 받은 자를 말한다.
3. "말기환자(末期患者)"란 적극적인 치료에도 불구하고 근원적인 회복의 가능성이 없고 점차 증상이 악화되어 보건복지부령으로 정하는 절차와 기준에 따라 담당의사와 해당 분야의 전문의 1명으로부터 수개월 이내에 사망할 것으로 예상되는 진단을 받은 환자를 말한다.
   가. 삭제 〈2018.3.27.〉
   나. 삭제 〈2018.3.27.〉
   다. 삭제 〈2018.3.27.〉
   라. 삭제 〈2018.3.27.〉
   마. 삭제 〈2018.3.27.〉
4. "연명의료"란 임종과정에 있는 환자에게 하는 심폐소생술, 혈액 투석, 항암제 투여, 인공호흡기 착용 및 그 밖에 대통령령으로 정하는 의학적 시술로서 치료효과 없이 임종과정의 기간만을 연장하는 것을 말한다.
5. "연명의료중단등결정"이란 임종과정에 있는 환자에 대한 연명의료를 시행하지 아니하거나 중단하기로 하는 결정을 말한다.
6. "호스피스 · 완화의료"(이하 "호스피스"라 한다)란 다음 각 목의 어느 하나에 해당하는 질환으로 말기환자로 진단을 받은 환자 또는 임종과정에 있는 환자(이하 "호스피스대상환자"라 한다)와 그 가족에

게 통증과 증상의 완화 등을 포함한 신체적, 심리사회적, 영적 영역에 대한 종합적인 평가와 치료를 목적으로 하는 의료를 말한다.

가. 암

나. 후천성면역결핍증

다. 만성 폐쇄성 호흡기질환

라. 만성 간경화

마. 그 밖에 보건복지부령으로 정하는 질환

7. "담당의사"란 「의료법」에 따른 의사로서 말기환자 또는 임종과정에 있는 환자(이하 "말기환자등"이라 한다)를 직접 진료하는 의사를 말한다.
8. "연명의료계획서"란 말기환자등의 의사에 따라 담당의사가 환자에 대한 연명의료중단등결정 및 호스피스에 관한 사항을 계획하여 문서(전자문서를 포함한다)로 작성한 것을 말한다.
9. "사전연명의료의향서"란 19세 이상인 사람이 자신의 연명의료중단등결정 및 호스피스에 관한 의사를 직접 문서(전자문서를 포함한다)로 작성한 것을 말한다.

제3조(기본 원칙) ① 호스피스와 연명의료 및 연명의료중단등결정에 관한 모든 행위는 환자의 인간으로서의 존엄과 가치를 침해하여서는 아니 된다.

② 모든 환자는 최선의 치료를 받으며, 자신이 앓고 있는 상병(傷病)의 상태와 예후 및 향후 본인에게 시행될 의료행위에 대하여 분명히 알고 스스로 결정할 권리가 있다.

③ 「의료법」에 따른 의료인(이하 "의료인"이라 한다)은 환자에게 최선의 치료를 제공하고, 호스피스와 연명의료 및 연명의료중단등결정에 관하여 정확하고 자세하게 설명하며, 그에 따른 환자의 결정을 존중하여야 한다.

제4조(다른 법률과의 관계) 이 법은 호스피스와 연명의료, 연명의료중단등결정 및 그 이행에 관하여 다른 법률에 우선하여 적용한다.

제5조(국가 및 지방자치단체의 책무) ① 국가와 지방자치단체는 환자의 인간으로서의 존엄과 가치를 보호하는 사회적 · 문화적 토대를 구축하기 위하여 노력하여야 한다.

② 국가와 지방자치단체는 환자의 최선의 이익을 보장하기 위하여 호스피스 이용의 기반 조성에 필요한 시책을 우선적으로 마련하여야 한다.

제6조(호스피스의 날 지정) ① 삶과 죽음의 의미와 가치를 널리 알리고 범국민적 공감대를 형성하며 호스피스를 적극적으로 이용하고 연명의료에 관한 환자의 의사를 존중하는 사회 분위기를 조성하기 위하여 매년 10월 둘째 주 토요일을 "호스피스의 날"로 한다.

② 국가와 지방자치단체는 호스피스의 날의 취지에 부합하는 행사와 교육 · 홍보를 실시하도록 노력하여야 한다.

제7조(종합계획의 시행 · 수립) ① 보건복지부장관은 호스피스와 연명의료 및 연명의료중단등결정의 제도적 확립을 위하여 제8조에 따른 국가호스피스연명의료위원회의 심의를 거쳐 호스피스와 연명의료 및 연명의료중단등결정에 관한 종합계획(이하 "종합계획"이라 한다)을 5년마다 수립 · 추진하여야 한다.

② 종합계획에는 다음 각 호의 사항이 포함되어야 한다.

1. 호스피스와 연명의료 및 연명의료중단등결정의 제도적 확립을 위한 추진방향 및 기반조성

2. 호스피스와 연명의료 및 연명의료중단등결정 관련 정보제공 및 교육의 시행 · 지원
3. 제14조에 따른 의료기관윤리위원회의 설치 · 운영에 필요한 지원
4. 말기환자등과 그 가족의 삶의 질 향상을 위한 교육프로그램 및 지침의 개발 · 보급
5. 제25조에 따른 호스피스전문기관의 육성 및 전문 인력의 양성
6. 다양한 호스피스 사업의 개발
7. 호스피스와 연명의료 및 연명의료중단등결정에 관한 조사 · 연구에 관한 사항
8. 그 밖에 호스피스와 연명의료 및 연명의료중단등결정의 제도적 확립을 위하여 필요한 사항

③ 보건복지부장관은 종합계획을 수립할 때 생명윤리 및 안전에 관하여 사회적으로 심각한 영향을 미칠 수 있는 사항에 대하여는 미리 「생명윤리 및 안전에 관한 법률」 제7조에 따른 국가생명윤리심의위원회와 협의하여야 한다.

④ 보건복지부장관은 종합계획에 따라 매년 시행계획을 수립 · 시행하고 그 추진실적을 평가하여야 한다.

⑤ 보건복지부장관은 종합계획을 수립하거나 주요 사항을 변경한 경우 지체 없이 국회에 보고하여야 한다.

제8조(국가호스피스연명의료위원회) ① 보건복지부는 종합계획 및 시행계획을 심의하기 위하여 보건복지부장관 소속으로 국가호스피스연명의료위원회(이하 "위원회"라 한다)를 둔다.

② 위원회는 위원장을 포함한 15인 이내의 위원으로 구성한다.

③ 위원장은 보건복지부차관이 된다.

④ 위원은 말기환자 진료, 호스피스 및 임종과정에 관한 학식과 경험이 풍부한 다양한 분야의 전문가들 중에서 보건복지부장관이 임명 또는 위촉한다.

⑤ 그 밖에 위원회의 조직 및 운영에 필요한 사항은 대통령령으로 정한다.

제2장 연명의료중단등결정의 관리체계

제9조(국립연명의료관리기관) ① 보건복지부장관은 연명의료, 연명의료중단등결정 및 그 이행에 관한 사항을 적정하게 관리하기 위하여 국립연명의료관리기관(이하 "관리기관"이라 한다)을 둔다.

② 관리기관의 업무는 다음 각 호와 같다.

1. 제10조에 따라 등록된 연명의료계획서 및 제12조에 따라 등록된 사전연명의료의향서에 대한 데이터베이스의 구축 및 관리
2. 제11조에 따른 사전연명의료의향서 등록기관에 대한 관리 및 지도 · 감독
3. 제17조제2항에 따른 연명의료계획서 및 사전연명의료의향서 확인 조회 요청에 대한 회답
4. 연명의료, 연명의료중단등결정 및 그 이행의 현황에 대한 조사 · 연구, 정보수집 및 관련 통계의 산출
5. 그 밖에 연명의료, 연명의료중단등결정 및 그 이행과 관련하여 대통령령으로 정하는 업무

③ 관리기관의 운영 등에 필요한 사항은 대통령령으로 정한다.

제10조(연명의료계획서의 작성 · 등록 등) ① 담당의사는 말기환자등에게 연명의료중단등결정, 연명의료계획서 및 호스피스에 관한 정보를 제공할 수 있다.

② 말기환자등은 의료기관(「의료법」 제3조에 따른 의료기관 중 의원 · 한의원 · 병원 · 한방병원 · 요양병원 및 종합병원을 말한다. 이하 같다)에서 담당의사에게 연명의료계획서의 작성을 요청할 수 있다.

③ 제2항에 따른 요청을 받은 담당의사는 해당 환자에게 연명의료계획서를 작성하기 전에 다음 각 호의

사항에 관하여 설명하고, 환자로부터 내용을 이해하였음을 확인받아야 한다. 이 경우 해당 환자가 미성년자인 때에는 환자 및 그 법정대리인에게 설명하고 확인을 받아야 한다.

1. 환자의 질병 상태와 치료방법에 관한 사항
2. 연명의료의 시행방법 및 연명의료중단등결정에 관한 사항
3. 호스피스의 선택 및 이용에 관한 사항
4. 연명의료계획서의 작성 · 등록 · 보관 및 통보에 관한 사항
5. 연명의료계획서의 변경 · 철회 및 그에 따른 조치에 관한 사항
6. 그 밖에 보건복지부령으로 정하는 사항

④ 연명의료계획서는 다음 각 호의 사항을 포함하여야 한다.

1. 환자의 연명의료중단등결정 및 호스피스의 이용에 관한 사항
2. 제3항 각 호의 설명을 이해하였다는 환자의 서명, 기명날인, 녹취, 그 밖에 이에 준하는 대통령령으로 정하는 방법으로의 확인
3. 담당의사의 서명 날인
4. 작성 연월일
5. 그 밖에 보건복지부령으로 정하는 사항

⑤ 환자는 연명의료계획서의 변경 또는 철회를 언제든지 요청할 수 있다. 이 경우 담당의사는 이를 반영한다.

⑥ 의료기관의 장은 작성된 연명의료계획서를 등록 · 보관하여야 하며, 연명의료계획서가 등록 · 변경 또는 철회된 경우 그 결과를 관리기관의 장에게 통보하여야 한다.

⑦ 연명의료계획서의 서식 및 연명의료계획서의 작성 · 등록 · 통보 등에 필요한 사항은 보건복지부령으로 정한다.

제11조(사전연명의료의향서 등록기관) ① 보건복지부장관은 대통령령으로 정하는 시설 · 인력 등 요건을 갖춘 다음 각 호의 기관 중에서 사전연명의료의향서 등록기관(이하 "등록기관"이라 한다)을 지정할 수 있다.

1. 「지역보건법」 제2조에 따른 지역보건의료기관
2. 의료기관
3. 사전연명의료의향서에 관한 사업을 수행하는 비영리법인 또는 비영리단체(「비영리민간단체 지원법」 제4조에 따라 등록된 비영리민간단체를 말한다)
4. 「공공기관의 운영에 관한 법률」 제4조에 따른 공공기관

② 등록기관의 업무는 다음 각 호와 같다.

1. 사전연명의료의향서 등록에 관한 업무
2. 사전연명의료의향서에 관한 설명 및 작성 지원
3. 사전연명의료의향서에 관한 상담, 정보제공 및 홍보
4. 관리기관에 대한 사전연명의료의향서의 등록 · 변경 · 철회 등의 결과 통보
5. 그 밖에 사전연명의료의향서에 관하여 보건복지부령으로 정하는 업무

③ 등록기관의 장은 제2항에 따른 업무 수행의 결과를 기록 · 보관하고, 관리기관의 장에게 보고하여야 한다.

④ 국가와 지방자치단체는 등록기관의 운영 및 업무 수행에 필요한 행정적 · 재정적 지원을 할 수 있다.

⑤ 등록기관의 장은 등록기관의 업무를 폐업 또는 1개월 이상 휴업하거나 운영을 재개하는 경우 보건복지부장관에게 신고하여야 한다.

⑥ 등록기관의 장은 등록기관의 업무를 폐업 또는 1개월 이상 휴업하는 경우 보건복지부령으로 정하는 바에 따라 관련 기록을 관리기관의 장에게 이관하여야 한다. 다만, 휴업하려는 등록기관의 장이 휴업 예정일 전일까지 관리기관의 장의 허가를 받은 경우에는 관련 기록을 직접 보관할 수 있다.

⑦ 등록기관의 지정 절차, 업무 수행 결과 기록 · 보관 및 보고, 폐업 등의 신고절차에 관하여 필요한 사항은 보건복지부령으로 정한다.

제12조(사전연명의료의향서의 작성 · 등록 등) ① 사전연명의료의향서를 작성하고자 하는 사람(이하 "작성자"라 한다)은 이 조에 따라서 직접 작성하여야 한다.

② 등록기관은 작성자에게 그 작성 전에 다음 각 호의 사항을 충분히 설명하고, 작성자로부터 내용을 이해하였음을 확인받아야 한다.

1. 연명의료의 시행방법 및 연명의료중단등결정에 대한 사항
2. 호스피스의 선택 및 이용에 관한 사항
3. 사전연명의료의향서의 효력 및 효력 상실에 관한 사항
4. 사전연명의료의향서의 작성 · 등록 · 보관 및 통보에 관한 사항
5. 사전연명의료의향서의 변경 · 철회 및 그에 따른 조치에 관한 사항
6. 그 밖에 보건복지부령으로 정하는 사항

③ 사전연명의료의향서는 다음 각 호의 사항을 포함하여야 한다. 〈개정 2018.3.27.〉

1. 연명의료중단등결정
2. 호스피스의 이용
3. 작성 연월일
4. 그 밖에 보건복지부령으로 정하는 사항

④ 등록기관의 장은 사전연명의료의향서를 제출받을 때 본인의 작성 여부를 확인한 후 작성된 사전연명의료의향서를 등록 · 보관하여야 한다.

⑤ 등록기관의 장은 제4항에 따른 등록 결과를 관리기관의 장에게 통보하여야 한다.

⑥ 사전연명의료의향서를 작성한 사람은 언제든지 그 의사를 변경하거나 철회할 수 있다. 이 경우 등록기관의 장은 지체 없이 사전연명의료의향서를 변경하거나 등록을 말소하여야 한다.

⑦ 등록기관의 장은 제6항에 따라 사전연명의료의향서가 변경 또는 철회된 경우 그 결과를 관리기관의 장에게 통보하여야 한다.

⑧ 사전연명의료의향서는 다음 각 호의 어느 하나에 해당하는 경우 그 효력이 없다. 다만, 제4호의 경우에는 그 때부터 효력을 잃는다.

1. 본인이 직접 작성하지 아니한 경우
2. 본인의 자발적 의사에 따라 작성되지 아니한 경우
3. 제2항 각 호의 사항에 관한 설명이 제공되지 아니하거나 작성자의 확인을 받지 아니한 경우
4. 사전연명의료의향서 작성 · 등록 후에 연명의료계획서가 다시 작성된 경우

⑨ 사전연명의료의향서의 서식 및 사전연명의료의향서의 작성 · 등록 · 보관 · 통보 등에 필요한 사항은 보건복지부령으로 정한다.

제13조(등록기관의 지정 취소) ① 보건복지부장관은 등록기관이 다음 각 호의 어느 하나에 해당하는 경우 그 지정을 취소할 수 있다. 다만, 제1호에 해당하는 경우에는 그 지정을 취소하여야 한다.

1. 거짓이나 그 밖의 부정한 방법으로 지정을 받은 경우
2. 제11조제1항에 따른 지정기준에 미달하는 경우
3. 제11조제2항 각 호의 업무를 정당한 사유 없이 이행하지 아니한 경우
4. 정당한 사유 없이 제34조제3항에 따른 명령 · 조사에 응하지 아니한 자

② 제1항에 따라 지정이 취소된 등록기관은 지정이 취소된 날부터 2년 이내에 등록기관으로 지정받을 수 없다.

③ 등록기관의 장은 제1항에 따라 지정이 취소된 경우 대통령령으로 정하는 바에 따라 보관하고 있는 기록을 관리기관의 장에게 이관하여야 한다.

제14조(의료기관윤리위원회의 설치 및 운영 등) ① 연명의료중단등결정 및 그 이행에 관한 업무를 수행하려는 의료기관은 보건복지부령으로 정하는 바에 따라 해당 의료기관에 의료기관윤리위원회(이하 "윤리위원회"라 한다)를 설치하고 이를 보건복지부장관에게 등록하여야 한다.

② 윤리위원회는 다음 각 호의 활동을 수행한다.

1. 연명의료중단등결정 및 그 이행에 관하여 임종과정에 있는 환자와 그 환자가족 또는 의료인이 요청한 사항에 관한 심의
2. 제19조제3항에 따른 담당의사의 교체에 관한 심의
3. 환자와 환자가족에 대한 연명의료중단등결정 관련 상담
4. 해당 의료기관의 의료인에 대한 의료윤리교육
5. 그 밖에 보건복지부령으로 정하는 사항

③ 윤리위원회의 위원은 위원장 1명을 포함하여 5명 이상으로 구성하되, 해당 의료기관에 종사하는 사람으로만 구성할 수 없으며, 의료인이 아닌 사람으로서 종교계 · 법조계 · 윤리학계 · 시민단체 등의 추천을 받은 사람 2명 이상을 포함하여야 한다.

④ 윤리위원회 위원은 해당 의료기관의 장이 위촉하고, 위원장은 위원 중에서 호선한다.

⑤ 제1항에도 불구하고 보건복지부령으로 정하는 바에 따라 다른 의료기관의 윤리위원회 또는 제6항에 따른 공용윤리위원회와 제2항 각 호의 업무의 수행을 위탁하기로 협약을 맺은 의료기관은 윤리위원회를 설치한 것으로 본다.

⑥ 보건복지부장관은 의료기관이 제2항 각 호의 업무의 수행을 위탁할 수 있도록 공용윤리위원회를 지정할 수 있다.

⑦ 그 밖에 윤리위원회 및 공용윤리위원회의 구성 및 운영 등에 필요한 사항은 보건복지부령으로 정한다.

제3장 연명의료중단등결정의 이행

제15조(연명의료중단등결정 이행의 대상) 담당의사는 임종과정에 있는 환자가 다음 각 호의 어느 하나에 해당하는 경우에만 연명의료중단등결정을 이행할 수 있다.

1. 제17조에 따라 연명의료계획서, 사전연명의료의향서 또는 환자가족의 진술을 통하여 환자의 의사로 보는 의사가 연명의료중단등결정을 원하는 것이고, 임종과정에 있는 환자의 의사에도 반하지 아니하는 경우
2. 제18조에 따라 연명의료중단등결정이 있는 것으로 보는 경우

제16조(환자가 임종과정에 있는지 여부에 대한 판단) ① 담당의사는 환자에 대한 연명의료중단등결정을 이행하기 전에 해당 환자가 임종과정에 있는지 여부를 해당 분야의 전문의 1명과 함께 판단하고 그 결과를 보건복지부령으로 정하는 바에 따라 기록(전자문서로 된 기록을 포함한다)하여야 한다. 〈개정 2018.3.27.〉

② 제1항에도 불구하고 제25조에 따른 호스피스전문기관에서 호스피스를 이용하는 말기환자가 임종과정에 있는지 여부에 대한 판단은 담당의사의 판단으로 갈음할 수 있다. 〈신설 2018.3.27.〉

제17조(환자의 의사 확인) ① 연명의료중단등결정을 원하는 환자의 의사는 다음 각 호의 어느 하나의 방법으로 확인한다.

1. 의료기관에서 작성된 연명의료계획서가 있는 경우 이를 환자의 의사로 본다.
2. 담당의사가 사전연명의료의향서의 내용을 환자에게 확인하는 경우 이를 환자의 의사로 본다. 담당의사 및 해당 분야의 전문의 1명이 다음 각 목을 모두 확인한 경우에도 같다.
   가. 환자가 사전연명의료의향서의 내용을 확인하기에 충분한 의사능력이 없다는 의학적 판단
   나. 사전연명의료의향서가 제2조제4호의 범위에서 제12조에 따라 작성되었다는 사실
3. 제1호 또는 제2호에 해당하지 아니하고 19세 이상의 환자가 의사를 표현할 수 없는 의학적 상태인 경우 환자의 연명의료중단등결정에 관한 의사로 보기에 충분한 기간 동안 일관하여 표시된 연명의료중단등에 관한 의사에 대하여 환자가족(19세 이상인 자로서 다음 각 목의 어느 하나에 해당하는 사람을 말한다) 2명 이상의 일치하는 진술(환자가족이 1명인 경우에는 그 1명의 진술을 말한다)이 있으면 담당의사와 해당 분야의 전문의 1명의 확인을 거쳐 이를 환자의 의사로 본다. 다만, 그 진술과 배치되는 내용의 다른 환자가족의 진술 또는 보건복지부령으로 정하는 객관적인 증거가 있는 경우에는 그러하지 아니하다.
   가. 배우자
   나. 직계비속
   다. 직계존속
   라. 가목부터 다목까지에 해당하는 사람이 없는 경우 형제자매

② 담당의사는 제1항제1호 및 제2호에 따른 연명의료계획서 또는 사전연명의료의향서 확인을 위하여 관리기관에 등록 조회를 요청할 수 있다.

③ 제1항제2호나 제3호에 따라 환자의 의사를 확인한 담당의사 및 해당 분야의 전문의는 보건복지부령으로 정하는 바에 따라 확인 결과를 기록(전자문서로 된 기록을 포함한다)하여야 한다. 〈개정 2018.3.27.〉

제18조(환자의 의사를 확인할 수 없는 경우의 연명의료중단등결정) ① 제17조에 해당하지 아니하여 환자의 의사를 확인할 수 없고 환자가 의사표현을 할 수 없는 의학적 상태인 경우 다음 각 호의 어느 하나에 해당할 때에는 해당 환자를 위한 연명의료중단등결정이 있는 것으로 본다. 다만, 담당의사 또는 해

당 분야 전문의 1명이 환자가 연명의료중단등결정을 원하지 아니하였다는 사실을 확인한 경우는 제외한다.

1. 미성년자인 환자의 법정대리인(친권자에 한정한다)이 연명의료중단등결정의 의사표시를 하고 담당의사와 해당 분야 전문의 1명이 확인한 경우
2. 환자가족(행방불명자 등 대통령령으로 정하는 사유에 해당하는 사람은 제외한다) 전원의 합의로 연명의료중단등결정의 의사표시를 하고 담당의사와 해당 분야 전문의 1명이 확인한 경우

② 제1항제1호 · 제2호에 따라 연명의료중단등결정을 확인한 담당의사 및 해당 분야의 전문의는 보건복지부령으로 정하는 바에 따라 확인 결과를 기록(전자문서로 된 기록을 포함한다)하여야 한다. 〈개정 2018.3.27.〉

제19조(연명의료중단등결정의 이행 등) ① 담당의사는 제15조 각 호의 어느 하나에 해당하는 환자에 대하여 즉시 연명의료중단등결정을 이행하여야 한다.

② 연명의료중단등결정 이행 시 통증 완화를 위한 의료행위와 영양분 공급, 물 공급, 산소의 단순 공급은 시행하지 아니하거나 중단되어서는 아니 된다.

③ 담당의사가 연명의료중단등결정의 이행을 거부할 때에는 해당 의료기관의 장은 윤리위원회의 심의를 거쳐 담당의사를 교체하여야 한다. 이 경우 의료기관의 장은 연명의료중단등결정의 이행 거부를 이유로 담당의사에게 해고나 그 밖에 불리한 처우를 하여서는 아니 된다.

④ 담당의사는 연명의료중단등결정을 이행하는 경우 그 과정 및 결과를 기록하여야 한다.

⑤ 의료기관의 장은 제1항에 따라 연명의료중단등결정을 이행하는 경우 그 결과를 지체 없이 보건복지부령으로 정하는 바에 따라 관리기관의 장에게 통보하여야 한다.

제20조(기록의 보존) 의료기관의 장은 연명의료중단등결정 및 그 이행에 관한 다음 각 호의 기록을 연명의료중단등결정 이행 후 10년 동안 보존하여야 한다.

1. 제10조에 따라 작성된 연명의료계획서
2. 제16조에 따라 기록된 임종과정에 있는 환자 여부에 대한 담당의사와 해당 분야 전문의 1명의 판단 결과
3. 제17조제1항제1호 및 제2호에 따른 연명의료계획서 또는 사전연명의료의향서에 대한 담당의사 및 해당 분야 전문의의 확인 결과
4. 제17조제1항제3호에 따른 환자가족의 진술에 대한 자료 · 문서 및 그에 대한 담당의사와 해당 분야 전문의의 확인 결과
5. 제18조제1항제1호 · 제2호에 따른 의사표시에 대한 자료 · 문서 및 그에 대한 담당의사와 해당 분야 전문의의 확인 결과
6. 제19조제4항에 따라 기록된 연명의료중단등결정 이행의 결과
7. 그 밖에 연명의료중단등결정 및 그 이행에 관한 중요한 기록으로서 대통령령으로 정하는 사항

제4장 호스피스 · 완화의료

제21조(호스피스사업) ① 보건복지부장관은 호스피스를 위하여 다음 각 호의 사업을 실시하여야 한다.

1. 말기환자등의 적정한 통증관리 등 증상 조절을 위한 지침 개발 및 보급

2. 입원형, 자문형, 가정형 호스피스의 설치 및 운영, 그 밖에 다양한 호스피스 유형의 정책개발 및 보급
3. 호스피스의 발전을 위한 연구 · 개발 사업
4. 제25조에 따른 호스피스전문기관의 육성 및 호스피스 전문 인력의 양성
5. 말기환자등과 그 가족을 위한 호스피스 교육프로그램의 개발 및 보급
6. 호스피스 이용 환자의 경제적 부담능력 등을 고려한 의료비 지원사업
7. 말기환자, 호스피스의 현황과 관리실태에 관한 자료를 지속적이고 체계적으로 수집 · 분석하여 통계를 산출하기 위한 등록 · 관리 · 조사 사업(이하 "등록통계사업"이라 한다)
8. 호스피스에 관한 홍보
9. 그 밖에 보건복지부장관이 필요하다고 인정하는 사업

② 보건복지부장관은 제1항 각 호에 따른 사업을 대통령령으로 정하는 바에 따라 관계 전문기관 및 단체에 위탁할 수 있다.

제22조(자료제공의 협조 등) 보건복지부장관은 제21조제1항제7호에 따른 등록통계사업에 필요한 경우 관계 기관 또는 단체에 자료의 제출이나 의견의 진술 등을 요구할 수 있다. 이 경우 자료의 제출 등을 요구받은 자는 정당한 사유가 없으면 이에 따라야 한다.

제23조(중앙호스피스센터의 지정 등) ① 보건복지부장관은 다음 각 호의 업무를 수행하게 하기 위하여 보건복지부령으로 정하는 기준을 충족하는 「의료법」 제3조제2항제3호마목에 따른 종합병원(이하 "종합병원"이라 한다)을 중앙호스피스센터(이하 "중앙센터"라 한다)로 지정할 수 있다. 이 경우 국공립 의료기관을 우선하여 지정한다. 〈개정 2018.3.27.〉

1. 말기환자의 현황 및 진단 · 치료 · 관리 등에 관한 연구
2. 호스피스사업에 대한 정보 · 통계의 수집 · 분석 및 제공
3. 호스피스사업 계획의 작성
4. 호스피스에 관한 신기술의 개발 및 보급
5. 호스피스대상환자에 대한 호스피스 제공
6. 호스피스사업 결과의 평가 및 활용
7. 그 밖에 말기환자 관리에 필요한 사업으로서 보건복지부령으로 정하는 사업

② 보건복지부장관은 중앙센터가 제1항 각 호의 사업을 하지 아니하거나 잘못 수행한 경우에는 시정을 명할 수 있다.

③ 보건복지부장관은 중앙센터가 다음 각 호의 어느 하나에 해당하는 경우에는 그 지정을 취소할 수 있다.

1. 제1항에 따른 지정 기준에 미달한 경우
2. 제1항 각 호의 사업을 하지 아니하거나 잘못 수행한 경우
3. 제2항에 따른 시정명령을 따르지 아니한 경우

④ 제1항 및 제3항에 따른 중앙센터 지정 및 지정취소의 기준 · 방법 · 절차 및 운영에 관하여 필요한 사항은 보건복지부령으로 정한다.

제24조(권역별호스피스센터의 지정 등) ① 보건복지부장관은 다음 각 호의 업무를 수행하게 하기 위하여 보건복지부령으로 정하는 기준을 충족하는 종합병원을 권역별호스피스센터(이하 "권역별센터"라 한다)로 지정할 수 있다. 이 경우 국공립 의료기관을 우선하여 지정한다. 〈개정 2018.3.27.〉

1. 말기환자의 현황 및 진단 · 치료 · 관리 등에 관한 연구
2. 해당 권역의 호스피스사업의 지원
3. 해당 권역의 호스피스전문기관들에 관한 의료 지원 및 평가
4. 호스피스대상환자의 호스피스 제공
5. 해당 권역의 호스피스사업에 관련된 교육 · 훈련 및 지원 업무
6. 해당 권역의 호스피스에 관한 홍보
7. 말기환자 등록통계자료의 수집 · 분석 및 제공
8. 그 밖에 말기환자 관리에 필요한 사업으로서 보건복지부령으로 정하는 사업

② 보건복지부장관은 권역별센터가 제1항 각 호의 사업을 하지 아니하거나 잘못 수행한 경우에는 시정을 명할 수 있다.

③ 보건복지부장관은 권역별센터가 다음 각 호의 어느 하나에 해당하는 경우에는 그 지정을 취소할 수 있다.

1. 제1항에 따른 지정 기준에 미달한 경우
2. 제1항 각 호의 사업을 하지 아니하거나 잘못 수행한 경우
3. 제2항에 따른 시정명령을 따르지 아니한 경우

④ 제1항 및 제3항에 따른 권역별센터 지정 및 지정취소의 기준 · 방법 · 절차 및 운영에 관하여 필요한 사항은 보건복지부령으로 정한다.

제25조(호스피스전문기관의 지정 등) ① 보건복지부장관은 호스피스대상환자를 대상으로 호스피스전문기관을 설치 · 운영하려는 의료기관 중 보건복지부령으로 정하는 시설 · 인력 · 장비 등의 기준을 충족하는 의료기관을 입원형, 자문형, 가정형으로 구분하여 호스피스전문기관으로 지정할 수 있다. 〈개정 2018.3.27.〉

② 제1항에 따라 지정을 받으려는 의료기관은 보건복지부령으로 정하는 바에 따라 보건복지부장관에게 신청하여야 한다.

③ 보건복지부장관은 제1항에 따라 지정받은 호스피스전문기관(이하 "호스피스전문기관"이라 한다)에 대하여 제29조에 따른 평가결과를 반영하여 호스피스사업에 드는 비용의 전부 또는 일부를 차등 지원할 수 있다.

④ 제1항 및 제2항에서 규정한 사항 외에 호스피스전문기관의 지정에 필요한 사항은 보건복지부령으로 정한다.

제26조(변경 · 폐업 등 신고) ① 호스피스전문기관의 장은 보건복지부령으로 정하는 인력 · 시설 · 장비 등 중요한 사항을 변경하려는 경우 보건복지부장관에게 그 변경사항을 신고하여야 한다.

② 호스피스전문기관의 장은 호스피스사업을 폐업 또는 휴업하려는 경우 보건복지부장관에게 미리 신고하여야 한다.

③ 제1항 및 제2항에 따른 신고의 절차 등에 필요한 사항은 보건복지부령으로 정한다.

제27조(의료인의 설명의무) ① 호스피스전문기관의 의료인은 호스피스대상환자나 그 가족 등에게 호스피스의 선택과 이용 절차에 관하여 설명하여야 한다. 〈개정 2018.3.27.〉

② 호스피스전문기관의 의사 또는 한의사는 호스피스를 시행하기 전에 치료 방침을 호스피스대상환자나 그 가족에게 설명하여야 하며, 호스피스대상환자나 그 가족이 질병의 상태에 대하여 알고자 할 때에는

이를 설명하여야 한다. 〈개정 2018.3.27.〉

제28조(호스피스의 신청) ① 호스피스대상환자가 호스피스전문기관에서 호스피스를 이용하려는 경우에는 호스피스 이용동의서(전자문서로 된 동의서를 포함한다)와 의사가 발급하는 호스피스대상환자임을 나타내는 의사소견서(전자문서로 된 소견서를 포함한다)를 첨부하여 호스피스전문기관에 신청하여야 한다. 〈개정 2018.3.27.〉

② 호스피스대상환자가 의사결정능력이 없을 때에는 미리 지정한 지정대리인이 신청할 수 있고 지정대리인이 없을 때에는 제17조제1항제3호 각 목의 순서대로 신청할 수 있다. 〈개정 2018.3.27.〉

③ 호스피스대상환자는 언제든지 직접 또는 대리인을 통하여 호스피스의 신청을 철회할 수 있다. 〈개정 2018.3.27.〉

④ 호스피스의 신청 및 철회 등에 필요한 사항은 보건복지부령으로 정한다.

제29조(호스피스전문기관의 평가) ① 보건복지부장관은 호스피스의 질을 향상시키기 위하여 호스피스전문기관에 대하여 다음 각 호의 사항을 평가할 수 있다.

1. 시설 · 인력 및 장비 등의 질과 수준
2. 호스피스 질 관리 현황
3. 그 밖에 보건복지부령으로 정하는 사항

② 호스피스전문기관의 평가 시기 · 범위 · 방법 · 절차 등에 필요한 사항은 보건복지부령으로 정한다.

③ 보건복지부장관은 제1항에 따른 평가결과를 보건복지부령으로 정하는 바에 따라 공개할 수 있으며, 지원 및 감독에 반영할 수 있다.

④ 보건복지부장관은 제1항에 따른 평가업무를 대통령령으로 정하는 바에 따라 관계 전문기관 또는 단체에 위탁할 수 있다.

제30조(호스피스전문기관의 지정 취소 등) ① 보건복지부장관은 호스피스전문기관이 다음 각 호의 어느 하나에 해당하는 경우 그 지정을 취소하거나, 6개월 이내의 기간을 정하여 호스피스 업무의 정지를 명할 수 있다. 다만, 제1호에 해당하는 경우에는 그 지정을 취소하여야 한다.

1. 거짓이나 그 밖의 부정한 방법으로 지정을 받은 경우
2. 제25조제1항에 따른 지정 기준에 미달한 경우
3. 정당한 사유 없이 제29조에 따른 평가를 거부한 경우

② 제1항에 따른 호스피스전문기관 지정 취소의 기준 · 방법 · 절차 및 운영에 필요한 사항은 보건복지부령으로 정한다.

③ 제1항에 따라 지정이 취소된 호스피스전문기관은 지정이 취소된 날부터 2년 이내에는 호스피스전문기관으로 지정받을 수 없다.

제5장 보칙

제31조(민감정보 및 고유식별정보의 처리) 관리기관, 등록기관, 의료기관, 중앙센터, 권역별센터, 호스피스전문기관, 담당의사 및 해당 분야 전문의는 이 법에서 정한 연명의료의 결정 및 호스피스에 관한 사무를 수행하기 위하여 불가피한 경우 「개인정보 보호법」 제23조에 따른 건강에 관한 정보 및 같은 법 제24조에 따른 고유식별정보가 포함된 자료를 처리할 수 있다. 〈개정 2018.3.27.〉

[제목개정 2018.3.27.]

제32조(정보 유출 금지) 관리기관, 등록기관, 의료기관, 중앙센터, 권역별센터 및 호스피스전문기관에 종사하거나 종사하였던 사람은 연명의료중단등결정 및 그 이행 또는 호스피스 업무상 알게 된 정보를 유출하여서는 아니 된다. 〈개정 2018.3.27.〉

제33조(기록 열람 등) ① 환자가족(이 조에서는 연령을 제한하지 아니한다)은 보건복지부령으로 정하는 바에 따라 관리기관의 장 또는 해당 의료기관의 장에게 환자의 연명의료중단등결정 또는 그 이행에 관한 기록의 열람을 요청할 수 있으며, 이 경우 요청을 받은 자는 정당한 사유가 없으면 사본을 교부하거나 그 내용을 확인할 수 있도록 하여야 한다.

② 제1항에 따른 기록 열람의 범위와 절차 및 열람 거부 등에 관하여 필요한 사항은 보건복지부령으로 정한다.

제34조(보고 · 조사 등) ① 보건복지부장관 또는 관리기관의 장은 연명의료중단등결정의 이행 또는 호스피스 등과 관련하여 필요하다고 인정하는 경우 등록기관 또는 의료기관의 장 및 그 종사자에게 그 업무에 관하여 필요한 명령을 하거나, 보고 또는 관련 서류의 제출을 명할 수 있다.

② 보건복지부장관 또는 관리기관의 장은 제1항에 따른 관련 서류 등을 관계 공무원에게 조사하게 할 수 있다. 이 경우 조사를 담당하는 관계 공무원은 그 권한을 표시하는 증표를 지니고 이를 내보여야 한다.

③ 등록기관 또는 의료기관의 장 및 그 종사자는 제1항 및 제2항에 따른 명령 · 조사에 정당한 사유가 없으면 응하여야 한다.

제35조(청문) 보건복지부장관은 다음 각 호의 어느 하나에 해당하는 처분을 하고자 하는 경우에는 청문을 하여야 한다.

1. 제13조에 따른 등록기관의 지정 취소
2. 제30조에 따른 호스피스전문기관의 지정 취소

제36조(유사명칭의 사용금지) 이 법에 따른 관리기관, 등록기관, 중앙센터, 권역별센터 또는 호스피스전문기관이 아니면 국립연명의료관리기관, 사전연명의료의향서 등록기관, 중앙호스피스센터, 권역별호스피스센터, 호스피스전문기관 또는 이와 유사한 명칭을 사용하지 못한다. 〈개정 2018.3.27.〉

제37조(보험 등의 불이익 금지) 이 법에 따른 연명의료중단등결정 및 그 이행으로 사망한 사람과 보험금 수령인 또는 연금수급자를 보험금 또는 연금급여 지급 시 불리하게 대우하여서는 아니 된다.

제38조(연명의료 결정 등 비용의 부담) 제10조에 따른 연명의료계획서 작성, 제16조에 따른 임종과정에 있는 환자인지 여부에 대한 판단 및 제28조에 따른 호스피스의 신청을 위한 의사소견서 발급 및 호스피스의 이용 등에 따른 비용은 「국민건강보험법」에서 정하는 바에 따른다. 다만, 「국민건강보험법」에서 규정하지 아니한 비용은 보건복지부령으로 정하는 바에 따른다.

제6장 벌칙

제39조(벌칙) 다음 각 호의 어느 하나에 해당하는 자는 3년 이하의 징역 또는 3천만원 이하의 벌금에 처한다.

1. 삭제 〈2018.3.27.〉
2. 제20조 각 호에 따른 기록을 허위로 기록한 자

3. 제32조를 위반하여 정보를 유출한 자

제40조(벌칙) ① 다음 각 호의 어느 하나에 해당하는 자는 1년 이하의 징역 또는 1천만원 이하의 벌금에 처한다. 〈개정 2018.3.27.〉

1. 제11조제1항을 위반하여 보건복지부장관으로부터 지정받지 아니하고 사전연명의료의향서의 등록에 관한 업무를 한 자
2. 임종과정에 있는 환자에 대하여 제17조에 따른 환자의 의사 또는 제18조에 따른 연명의료중단등결정에 반하여 연명의료를 시행하지 아니하거나 중단한 자

② 제20조 각 호에 따른 기록을 보존하지 아니한 자는 300만원 이하의 벌금에 처한다.

제41조(자격정지의 병과) 이 법을 위반한 자를 유기징역에 처할 경우에는 7년 이하의 자격정지를 병과할 수 있다.

제42조(양벌규정) 법인의 대표자나 법인 또는 개인의 대리인, 사용인, 그 밖의 종업원이 그 법인 또는 개인의 업무에 관하여 제39조 또는 제40조의 어느 하나에 해당하는 위반행위를 하면 그 행위자를 벌하는 외에 그 법인 또는 개인에게도 해당 조문의 벌금형을 과(科)한다. 다만, 법인 또는 개인이 그 위반행위를 방지하기 위하여 해당 업무에 관하여 상당한 주의와 감독을 게을리하지 아니한 경우에는 그러하지 아니하다.

제43조(과태료) ① 다음 각 호의 어느 하나에 해당하는 자에게는 500만원 이하의 과태료를 부과한다.

1. 제14조제1항을 위반하여 윤리위원회를 설치하지 아니한 자
2. 제19조제5항을 위반하여 연명의료중단등결정의 이행 결과를 관리기관의 장에게 알리지 아니한 자

② 다음 각 호의 어느 하나에 해당하는 자에게는 300만원 이하의 과태료를 부과한다.

1. 제11조제3항을 위반하여 업무 수행 결과를 기록 · 보관 또는 보고하지 아니한 자
2. 제34조제3항에 따른 명령에 정당한 사유 없이 응하지 아니한 자

③ 다음 각 호의 어느 하나에 해당하는 자에게는 200만원 이하의 과태료를 부과한다. 〈개정 2018.3.27.〉

1. 제11조제5항 및 제26조를 위반하여 폐업 또는 휴업 등의 변경 사항을 신고하지 아니한 자
2. 제11조제6항 및 제13조제3항에 따른 기록이관 의무를 하지 아니한 자
3. 제36조를 위반하여 국립연명의료관리기관, 사전연명의료의향서 등록기관, 중앙호스피스센터, 권역별호스피스센터, 호스피스전문기관 또는 이와 유사한 명칭을 사용한 자

④ 제1항부터 제3항까지의 규정에 따른 과태료는 대통령령으로 정하는 바에 따라 보건복지부장관이 부과 · 징수한다.

부칙 <제17218호, 2020.4.7>

이 법은 공포한 날부터 시행한다.

찾아보기

대표저자

유　민 계명대학교
김동운 광양보건대학교
이원유 여주대학교
정귀남 전)경북전문대학교

참여저자

고영주 제주한라대학교
김동운 광양보건대학교
김선화 대구과학대학교
남지란 구미대학교
문경희 혜전대학교
민계식 경상국립대학교
유　민 계명대학교
육미경 수성대학교
이원유 여주대학교
정귀남 전)경북전문대학교
정미현 군산간호대학교
주영희 충북보건과학대학교
최영아 경북보건대학교

저자와의 협의로 인지생략

생명윤리 제 2 판

발 행 일　2021년 2월 10일 2판 1쇄 발행
　　　　　2023년 8월 21일 2판 2쇄 발행
저　　자　고영주 김동운 김선화 남지란 문경희 민계식 유 민
　　　　　육미경 이원유 정귀남 정미현 주영희 최영아
발 행 인　김재민
발 행 처　정문각 JMK
　　　　　서울특별시 마포구 백범로 104, 봉화빌딩 4층
출판등록　2011년 1월 19일 제 313-2011-35호
전　　화　02)713-0421~3
팩　　스　02)704-6265
전자우편　jmk@jmkp.co.kr
홈페이지　www.jmkp.co.kr

©JUNGMUNKAG JMK, 2023, Printed in Seoul, Korea

정　　가　26,000원

이 책의 출판권은 저자와 정문각JMK 출판사에 있습니다.
저자와 출판사의 허락 없이 내용의 일부 또는 전부를 불법 복사, 제본, 스캔, 배포하는 행위는 법률로 엄격히 금하고 있으며, 위반 시 저작권법 등 관련 법률 위반으로 손해배상청구, 형사고소 등 민·형사상 처벌을 받을 수 있습니다.

ISBN 979-11-6260-145-7 93510